国家科学技术学术著作出版基金资助出版

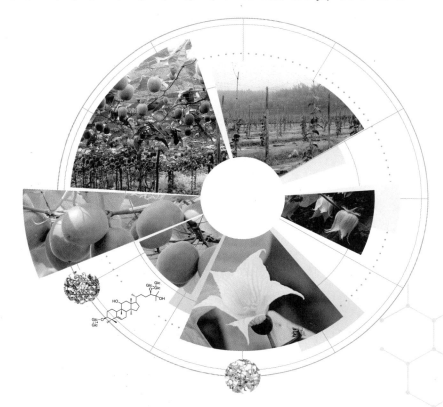

药用甜料植物罗汉果

遗传资源的挖掘与创新

主编　马小军　莫长明

人民卫生出版社
·北京·

图书在版编目（CIP）数据

药用甜料植物罗汉果遗传资源的挖掘与创新 / 马小
军，莫长明主编. —北京：人民卫生出版社，2024.4
ISBN 978-7-117-35203-1

I.①药… Ⅱ.①马… ②莫… Ⅲ.①罗汉果 – 种质
资源 – 研究 – 中国 Ⅳ.①S567.230.24

中国国家版本馆 CIP 数据核字（2023）第 162707 号

药用甜料植物罗汉果遗传资源的挖掘与创新
Yaoyong Tianliao Zhiwu Luohanguo Yichuan Ziyuan de Wajue yu Chuangxin

主　　编	马小军　莫长明
出版发行	人民卫生出版社（中继线 010-59780011）
地　　址	北京市朝阳区潘家园南里 19 号
邮　　编	100021
E – mail	pmph @ pmph.com
购书热线	010-59787592　010-59787584　010-65264830
印　　刷	鸿博睿特（天津）印刷科技有限公司
经　　销	新华书店
开　　本	787×1092　1/16　印张：30
字　　数	636 千字
版　　次	2024 年 4 月第 1 版
印　　次	2024 年 4 月第 1 次印刷
标准书号	ISBN 978-7-117-35203-1
定　　价	169.00 元

打击盗版举报电话	010-59787491	E– mail	WQ @ pmph.com
质量问题联系电话	010-59787234	E– mail	zhiliang @ pmph.com
数字融合服务电话	4001118166	E– mail	zengzhi @ pmph.com

编委会

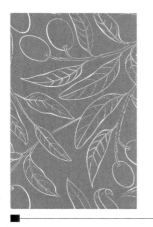

内容提要

　　本书系统介绍了中国特有植物罗汉果的药用沿革、药用成分、药用功效、食用特色、产品开发等知识。重点介绍了近年来作者就罗汉果遗传资源进行的研究，包括罗汉果的品质与农艺性状、种质资源保护、用传统育种方法选育的优良品种，围绕天然功能性甜味物质罗汉果苷 V 开展的功能基因挖掘与创新应用研究，并展望了罗汉果分子育种的前景。本书采用叙议结合的撰写方式，展示了较多珍贵的图像资料，既保持了本书的专业性，又兼顾了可读性，有助于普通读者了解罗汉果，有助于科技人员进一步开展研究探索。

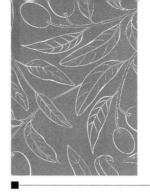

前言

　　罗汉果是我国特有的珍贵植物，早在 200 多年前古人就学会用它医治咳嗽，迄今仍然是经久不衰的止咳良药。另外，罗汉果很甜，甜过世界上绝大多数甜味果蔬。它的甜不是靠糖，而是含有一种特殊的非糖甜味物质：罗汉果苷 V。如今，从罗汉果果实中提取的天然甜味剂已获得国内外越来越多消费者的喜爱。正是因为有国内外市场的强力拉动，它也成了广大农民的宠儿，在适宜地区种植罗汉果也为广大农民朋友提供了一条实实在在的致富之路。

　　罗汉果生产效率的提高除了通过改进种植方法外，归根结底还是需要有好的品种，这就需要我们深入了解罗汉果的遗传规律和遗传特点，选择适合的育种方法，提高育种效率，培育出优良品种。我们这个科研团队已经在这一领域扎扎实实地工作了十几年，如今有机会把我们的所学所悟、所知所得归纳成一部专著，奉献给后来的罗汉果研究者和生产经营者作参考和借鉴，这是我们莫大的荣幸。

　　在本书中，我们首先介绍了罗汉果的药用沿革、药用成分（皂苷类、黄酮类、糖类）、药用功效、食用特色、产品开发（中药、甜味剂、健康产品）等知识。然后，重点介绍了近年来我们就罗汉果遗传资源进行的研究，包括罗汉果的品质与农艺性状及其遗传变异规律；种质资源的收集、保存与鉴定；用杂交育种和多倍体育种方法培育出的优良品种。我们率先解析了罗汉果苷 V 的生物合成通路以及通路中各个合成酶的基因。本书分享了如何挖掘、鉴定、转化这些基因，还介绍了罗汉果苷 V 合成生物学的一些进展，介绍了如何通过基因定点突变来提高罗汉果苷 V 关键合成酶的活性，以及在转基因黄瓜中合成罗汉果苷 V 这样一些颇具创新性的工作。最后，我们也展望了罗汉果分子育种的前景。

　　与其他药用植物资源学和育种学理论著作不同，本书一点一滴的结果全部来自田间试验和实验室的工作，是每一位参与其中的专家学者们"汗滴禾下土"的结晶。在艰苦的工作中来自中国医学科学院药用植物研究所、广西药用植物园、广西大学农学院、广西农业科学院、湖南农业大学园林学院及桂林吉福思罗汉果生物技术股份有限公司等单位的专家和学子们始终坚信，再多的付出也是值得的，这对于我国特有的罗汉果资源的保护与可持续利用具有重要的理论和实际意义。相信本书的出版将有助于专业读者和普通读者了解罗汉果，有助于科技人员在我们研究结果的基础上，更深入地挖掘罗汉果的遗传资源，有助于企业家更有效的开发罗汉果产品，也有助于青年科技人员把我们在罗汉果上的经验用到别的药用植物育种研究中。

在写作上，我们采用叙议结合的方式撰写本书，文中穿插进许多必要的珍贵图表、照片，既保持了本书的专业性，又兼顾了可读性。值此付梓之际，我们由衷地感谢每一位参与工作的研究者的辛苦付出。需要指出的是，罗汉果生长环境苛刻，山区的研究条件十分艰苦，遗传和育种研究尤为不易，所以在我们所获得的来之不易的结果中，有些结论难免是不成熟、不严格的，期待后人验证。尽管我们在本书编写过程中竭尽所能，但文中错误和疏漏之处仍恐难避免，希望亲爱的读者们谅解并给予指正。

马小军　莫长明

2023 年 11 月 3 日

目录

第一章　罗汉果药用功能和食用价值的发掘　001

第一节·罗汉果传统用药经验与历史　001

第二节·罗汉果生产销售概况　003

第三节·罗汉果作为中药的开发应用　005

第四节·罗汉果作为甜味剂的开发应用　005

第五节·罗汉果作为健康产品的开发应用　007

第二章　罗汉果药用成分及其合成途径研究　011

第一节·罗汉果萜类化合物　012

一、罗汉果萜类的种类　012

二、三萜类化合物的代谢途径　017

三、罗汉果苷的代谢途径　021

第二节·罗汉果甾体化合物　024

一、罗汉果甾体的种类　024

二、甾体化合物的代谢途径　024

第三节·罗汉果黄酮类化合物　028

一、罗汉果黄酮的种类　028

二、黄酮类化合物的代谢途径　033

第四节·罗汉果糖类化合物　036

一、罗汉果糖的种类　036

二、糖类化合物的代谢途径　043

第三章　罗汉果遗传学基础的研究　052

第一节 • 罗汉果品质性状和农艺性状遗传分析　053
一、种质间性状遗传分析　053
二、亲子代性状遗传分析　078

第二节 • 罗汉果种质综合评价研究　098
一、药材型种质评价　098
二、提取型种质评价　101

第三节 • 罗汉果分子遗传连锁图谱及 QTL 定位研究　106
一、分子遗传连锁图谱构建　106
二、性状 QTL 定位　120

第四章　罗汉果优良品种选育　143

第一节 • 罗汉果种质资源收集与鉴定　143
一、植物分类学地位　143
二、种质资源分布　168
三、种质资源类型　170

第二节 • 罗汉果种质保存技术　180
一、种质离体保存　180
二、组培对罗汉果田间性状的影响　192

第三节 • 罗汉果优良品种选育　195
一、常规杂交育种　195
二、多倍体育种　200

第四节 • 罗汉果特异种质及雄株伴侣品种的筛选　205
一、特异种质　205
二、雄株伴侣品种　227

第五节 • 罗汉果多倍体及单性结实诱导技术 233

一、多倍体诱导技术研究 233

二、单性结实诱导技术研究 257

第五章 罗汉果苷Ⅴ合成酶基因及转录因子的研究 282

第一节 • 罗汉果苷Ⅴ合成酶基因发掘、克隆及功能验证 283

一、罗汉果苷类与糖类代谢分析 283

二、罗汉果苷Ⅴ合成酶基因发掘 285

三、罗汉果苷Ⅴ合成酶基因全长克隆 291

四、罗汉果苷Ⅴ合成酶基因功能验证 293

第二节 • 罗汉果苷Ⅴ合成酶基因的启动子和转录因子研究 302

一、罗汉果苷Ⅴ合成酶基因启动子分析 303

二、罗汉果苷Ⅴ合成相关转录因子的研究 308

第六章 罗汉果遗传资源创新研究 344

第一节 • 罗汉果苷Ⅴ合成生物学的初步研究 344

一、罗汉果苷Ⅴ合成生物学研究概况 345

二、基于酵母表达体系的葫芦二烯醇的合成生物学研究 345

第二节 • 罗汉果苷Ⅴ合成酶基因的遗传转化研究 357

一、罗汉果遗传转化体系的构建 357

二、其他植物合成罗汉果苷Ⅴ的研究 371

第七章　药用植物分子遗传育种展望 　397

第一节·分子遗传学研究 　397
一、药用植物遗传资源 　397
二、药用植物结构基因组 　399
三、药用植物功能基因组 　401
四、药用植物分子遗传学方法 　403

第二节·分子辅助育种 　404
一、遗传连锁作图 　405
二、QTL 定位作图 　406
三、关联分析作图 　407
四、分子辅助选择应用 　409

第三节·基因工程育种 　410
一、转基因育种技术 　410
二、基因编辑育种技术 　411

第四节·分子设计育种 　415
一、分子设计育种进展 　415
二、植物分子育种的发展趋势 　416
三、药用植物分子育种存在的问题与展望 　417

第五节·罗汉果分子育种 　420
一、罗汉果分子辅助育种 　420
二、罗汉果基因工程育种 　423
三、罗汉果分子设计育种 　447

第一章

罗汉果药用功能和食用价值的发掘

罗汉果 *Siraitia grosvenorii*（Swingle）C. Jeffrey ex A. M. Lu et Z. Y. Zhang 属于葫芦科罗汉果属，是雌雄异株多年生藤本植物（图 1-1），原生于我国广西、贵州、湖南、广东和江西等省区，常生长于山坡林下、河边湿地和灌木丛。其果实烘烤干燥后就是传统的中药材"罗汉果"，也是提取功能性高甜度天然甜味剂的原料。

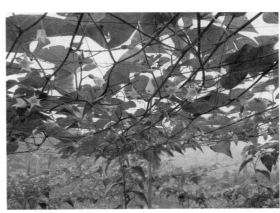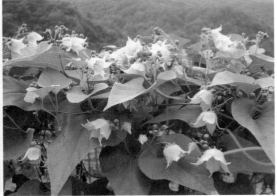

图 1-1 罗汉果雌株（左）与雄株（右）形态

第一节 罗汉果传统用药经验与历史
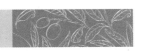

罗汉果为知名南药，分布于岭南局部地区，道地产区为广西桂林。现存对岭南草药学发展具有重要影响的本草典籍多为清代和民国时期所编撰，明清以前岭南本草典籍大多亡佚。因此，罗汉果主要在一些县志史籍中有记载，在古代本草中鲜有记载。广西《修仁县志》（荔浦）、《永宁州志》（永福）、《临桂县志》、《昭平县志》等七县（市）的 13 部史籍都有对罗汉果的记载（曾祥林，2009）。最早的记载见于清代道光十年（1830 年）《修仁县志》卷一物产中，载有"罗汉果可以入药，清热治咳，其果每生必十八颗相连，因以

为名。"清代光绪三十一年（公元 1905 年）《临桂县志》卷八物产中，载有"罗汉果大如柿，椭圆中空，味甜性凉，治劳嗽。"中华民国十六年（公元 1927 年）《昭平县志》卷六物产部药之属，载有"罗汉果如桐子大，味甜，润肺，火症用煲猪肺食颇有效。"中华民国二十一年（公元 1932 年），萧步丹系统总结了清代以来岭南医学家运用草药的经验，全面收集了两广地区生药 480 味，且多为《本草纲目》未记载的当地特色草药，编撰成《岭南采药录》。《岭南采药录》于中华民国二十五年（公元 1936 年）再版，新增 96 味生药，将罗汉果收载其中，载有"果形圆如橙，理痰火咳嗽，和猪精肉煎汤服之。"由此可见，罗汉果形态、性味及功效清代时已有详细记述。

1977 年，罗汉果被载入《中华人民共和国药典》（以下简称《中国药典》），此后历版中均有收载。《中国药典》记载：性味甘、凉，归肺、大肠经，具有清热润肺、利咽开音、滑肠通便功能，主治肺热燥咳、咽痛失音、肠燥便秘病症，原植物学名 2010 年版前为 *Momordica grosvenori* Swingle，2010 年版起改为 *Siraitia grosvenorii*（Swingle）C. Jeffrey ex A. M. Lu et Z. Y. Zhang。《广西中药志》记载："味甘，性凉，无毒，入肺、脾二经，止咳，清热，凉血润肠，治咳嗽、血燥、胃热、便秘等症"。这些说明罗汉果的现代应用与古代典籍、本草记载相符。

罗汉果在壮、瑶、侗和苗等少数民族中也被广泛应用，壮药名棵给坝（Kuogeiba）、芒裸寒（Makloxhan），瑶药名罗汉表（Lorh hanx biouv），侗药名杷南朋卡、云南朋卡，苗药名金不换，其药用功效与中药相似。《广西壮药质量标准》（2008 年版）第一卷记载，具有"通气道谷道、清热毒、止咳化痰、生津润肠功效"。壮医用于治疗货烟妈（咽痛）、声音嘶哑、唉百银（百日咳）、埃病（咳嗽）、陆裂（咳血）、心头痛（胃痛）、阿意囊（肠燥便秘）、阿意勒（便血）。《中国瑶药学》记载味甘，性凉，清热止咳，凉血润肠，治咽喉炎、扁桃体炎、支气管炎、感冒咳嗽、大便秘结，别名拉汉果、假苦瓜、根罗哼表。根也习称罗汉薯，属打药，具有"清热祛湿、消肿散结、去脓生肌、通络止痛、降脂功效"，用于治疗痈疖肿毒、扁桃体炎、肝硬化、风湿性关节炎，多为鲜用；果实属风药，具有清热解暑、清肺止咳、祛痰、润肠通便、凉血功效，用于治疗暑热口渴、肺燥咳嗽、支气管炎、肺结核、伤风感冒、咽痛失音、肠燥便秘、糖尿病。《侗族文化遗产集成》第三辑上册的侗药大观篇收载其"味甘，性凉，具有清热润肺、润肠通便的功能。"

现代药理学研究表明，罗汉果苷具有止咳祛痰、抗氧化、降血糖、抗癌、抗炎、保肝和改善生理机能等多种作用。罗汉果苷 V 可显著减少小鼠咳嗽次数，延长咳嗽潜伏期，缓和气管痉挛（刘婷等，2007）。罗汉果苷能显著提高高血脂小鼠血清 GSH-Px 和 SOD 的活性，明显降低血清 MDA 的含量（赵燕等，2008），增强 PC12 细胞的抗氧化能力（夏星等，2013），抑制大鼠肝组织的脂质过氧化，清除超氧阴离子能力依次为：罗汉果苷 Ⅵ ＞罗汉果苷 V ＞罗汉果苷 Ⅲ ＞罗汉果苷 Ⅳ ＞ 11-*O*- 罗汉果苷 V ＞罗汉果苷 Ⅱ A₂，清除羟自由基能力依次为：罗汉果苷 Ⅱ A₂ ＞罗汉果苷 Ⅵ ＞罗汉果苷 V ＞罗汉果苷 Ⅲ ＞罗汉果苷 Ⅳ ＞ 11-*O*- 罗汉果苷 V，其中罗汉果苷 V 是主要的抗氧化活性成分（张俐勤等，2006；朱慧玲，2014）。罗汉果苷对小鼠急性肝损伤和大鼠慢性肝损伤有防治作用，并有一定抗肝纤维化作用（肖刚等，2013；王勤等，2013）。水提罗汉果苷能降低1型糖尿病小鼠空腹及餐后血糖，改善胰腺的病变程度，其降血糖作用主要由甜苷所引起，罗汉果苷V、罗汉果苷IV、赛门苷I和罗汉果苷III的半抑制浓度分别为14mmol、12mmol/L、10mmol/L、1.6mmol/L（Suzuki et al.，2005），而且对正常小鼠体重、血糖和糖耐量等各项指标无影响（戚向阳等，2003；陈维军等，2006）。2型糖尿病大鼠，取食含0.4%水提罗汉果苷食物13周，可改善口服葡萄糖后15分钟胰岛素反应，增强空腹状态下胰腺分泌胰岛素能力，降低口服葡萄糖后120分钟空腹血糖，抵抗糖尿病引起的氧化胁迫，减缓糖尿病引起的肾损伤，对取食量和体重也无影响（Suzuki et al.，2007）。100mg/kg罗汉果苷提取物降血糖、降血脂及抗氧化作用最佳，效果相当于消渴丸（张俐勤等，2006）。Takasaki等（2003）研究表明，罗汉果苷V和11-O-罗汉果苷V对EB病毒早期EA抗原具有强抑制作用，罗汉果苷V、11-O-罗汉果苷V、罗汉果苷IV、赛门苷I对小鼠II期皮肤癌具有显著抑制效应，11-O-罗汉果苷V对小鼠II期皮肤癌具有极显著抑制效应。Matsumoto等（2009）研究表明，含31%罗汉果苷V的罗汉果苷提取物可通过抑制芳烃受体活性降低Cyp1a1基因表达，减少活性氧产生进而抑制肝癌形成。Pan等（2009）研究表明，罗汉果苷能下调炎症基因iNOS和COX-2在巨噬细胞中表达，预示可用其开发抗炎试剂。夏星等（2012）以红景天胶囊（570mg/kg）为对照，研究表明罗汉果苷能显著增强小鼠的抗疲劳和耐缺氧能力。Xu等（2015）和Yang等（2016）研究表明，罗汉果苷V和赛门苷I在大鼠体内会分别代谢成77种和86种化合物，其中许多为新化合物，这些化合物在大鼠各器官分布的种类存在差异。因此，罗汉果及其苷类化合物具有的这些药用功效最终在体内是以何种方式发挥作用的仍有待深入研究，以便我们更好地理解罗汉果的各种功效。

第二节 罗汉果生产销售概况

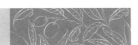

罗汉果栽培主要集中于广西北部地区，湖南、贵州、云南、江西和福建也有少量引种栽培。1983年全国中药资源普查时，广西罗汉果收购量2 606万个，其中人工种植1 200亩（1亩≈667m²），产量400万个，主产桂林市各区县和柳州市、玉林市。随着时间的推移，虽然广西种植区域减少了，但是种植面积和产量逐渐增加。近十年来，种植面积由3万～4万亩，已经扩大到15万～20万亩，产量也由3亿～4亿个，增加到15亿～22亿个（图1-2）。随着产量增加而市场需求达到饱和，鲜果价格会有所波动（图1-3），但是干果药材的价格则呈持续增长态势，2016年才稍有所回落（图1-4）。所产果实以往60%～70%用于加工干果药材，仅30%～40%用于加工甜苷提取物等产品。如今转变为60%～70%用于加工甜苷提取物等产品，仅30%～40%用于加工干果药材或以鲜果直接销售。

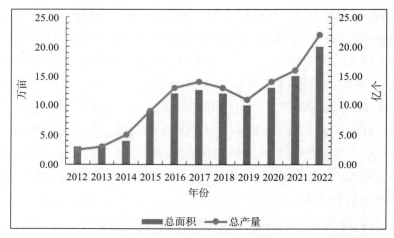

图 1-2　罗汉果种植面积与产量的变化（2012—2022 年）

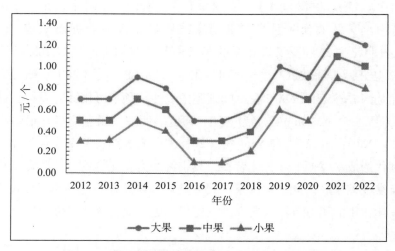

图 1-3　罗汉果鲜果价格的变化（2012—2022 年）

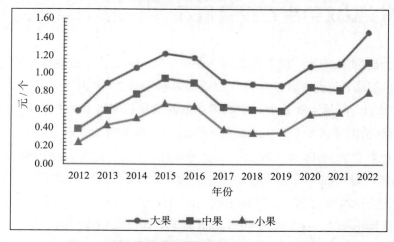

图 1-4　罗汉果干果价格的变化（2012—2022 年）

第三节　罗汉果作为中药的开发应用

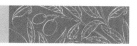

　　罗汉果具有良好的药用功效，主要活性成分为罗汉果苷，除作为传统中药材入药外，还被制成了颗粒剂、糖浆剂、片剂、胶囊剂等多种剂型的中成药，如复方罗汉果止咳颗粒、罗汉果玉竹颗粒、复方罗汉果清肺颗粒、罗汉果菊花颗粒、罗汉果止咳糖浆、复方罗汉果清肺糖浆、复方罗汉果含片、西瓜霜清咽含片、金嗓子喉片、复方罗汉果止咳片等，其产品生产企业多达数十家。所产中成药包括清热解毒和止咳化痰两大类产品。但是，罗汉果显著的滑肠通便功效尚未得到很好的开发利用，且降血糖、抗氧化、抗炎、抗癌、保肝和改善生理机能等功效也有待进一步加强研究开发。

第四节　罗汉果作为甜味剂的开发应用

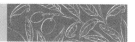

　　甜味剂是指能够赋予被添加物甜味的添加剂，根据来源可分为天然和合成甜味剂。天然甜味剂是指存在于自然界各种生物体中天然合成的甜味成分，经提取加工而得的产品，包括低倍甜味剂蔗糖、蜂蜜、葡萄糖、果糖、甜菜糖、各种植物糖浆，以及高倍甜味剂甜菊糖苷、罗汉果苷、甜茶苷、甘草酸、新橙皮苷二氢查耳酮和甜味蛋白（索马甜）。合成甜味剂指利用化学或发酵方法合成的甜味化合物，以高倍甜味剂为主，如糖精、甜蜜素、阿斯巴甜、三氯蔗糖、纽甜、艾德万甜等，也有一些低倍甜味剂，如稀少糖（阿洛酮糖、塔格糖）或糖醇。

　　截至2021年，全球甜味剂市场销售规模已达到889亿美元。蔗糖虽然是天然甜味剂中应用最广泛的一种甜味剂，占甜味剂市场的70%以上，但是食用过量可能会导致肥胖、超重、血管硬化、糖尿病和龋齿等一系列的健康问题。目前，英国、美国、法国、南非、葡萄牙、爱尔兰、匈牙利、比利时、挪威、墨西哥、斯里兰卡、印度等约40个国家开始征收糖税以减少其公民对糖的摄入。随着全球越来越多的国家实施征收糖税的政策，将加速全球含糖食品及饮料行业的变革，采取适当方法来减少饮料及其他食品中糖用量，但同时又不能影响产品的口感及风味将成为潮流。近年来，可口可乐和百事可乐等全球知名饮料企业也在积极作出改变，先后推出了诸多主打无热量或极低热量的甜味剂低糖产品，试图在甜味和热量上做到两全其美。无热量的甜味剂替代高热量的营养型糖，在全球食品和饮料中的应用是一个明显趋势。目前，基于代糖的成本原因，食品和饮料中添加以阿斯巴甜、三氯蔗糖为主的化学合成甜味剂的比重比较大，但是阿斯巴甜有苯丙酮尿症患者不适应的问题，三氯蔗糖也有生产过程中会产生有害"三废"的问题，因而甜味剂发展的重点之一就是安全性高，在此基础上发展无热量或极低热量的功能型高倍甜味剂。提取自植物的高倍天然甜味剂如甜菊糖苷、罗汉果苷等具有甜度高、用量少、热值小又不参与代谢过程等优点，甚至还有保健功能。因此，用非营养型的低热量高倍天然甜味剂部分替代糖的摄入已是全球范围内的一种发展趋势。虽然，天然甜味剂因价格较高仅占全球甜味剂市场的 1%，还远低于合成甜味剂，但是使用量正急剧上升。例如，2010 年全球高强度甜味剂由安赛蜜、三氯蔗糖和阿斯巴甜主导时，甜菊糖苷仅有 9% 的产品使用，而截至 2018 年则已被 29% 的新产品使用，2016—2021 年含有甜菊糖的产品数量每年增长 15% 以上。同时，按照欧美部分地区 20% 的减糖计划，天然甜味剂的发展空间无疑是巨大的。2020—2021 年榨季，我国蔗糖生产及进口值超 800 亿元，如果按 20% 的标准替代糖，仅国内将有每年 160 亿元的市场空间。因此，天然甜味剂开发与研究在国内外越来越受到重视，市场关注度和市场份额均不断快速提高。

罗汉果的主要活性成分皂苷具有高强度的甜味，分子结构中的糖苷键都是 β 键，在人体内不易被分解消化掉，为世界上最甜的非糖天然物质之一。罗汉果苷 IV、罗汉果苷 V 和赛门苷 I、异罗汉果苷 V 的甜度分别是蔗糖的 300 倍、378 倍、465 倍、500 倍（Murata *et al.*，2006）。由于具有甜度高、热量低、安全（Xu *et al.*，2006；Jin *et al.*，2007；Marone *et al.*，2008）、无后苦味、溶解性好等特点，而且含环状烯烃结构而具有明显的药用功效，罗汉果苷成为少数从中药中挖掘出来的、具有治疗功能的非营养型低热量高倍天然甜味剂，可供糖尿病患者和肥胖症患者食用，具有广阔的应用前景。

科学家对罗汉果苷 V（M V）致甜作用机制和增甜效应已有一些探讨，模拟了人舌受体蛋白，Kim 等人以大鼠 GluR1 受体构建了人甜味受体 T1R2-T1R3 二聚体模型，并选定模型中的 T1R2-VFD 区域与罗汉果苷 V（M V）进行分子对接和分子动力学模拟（Kim *et al.*，2017）。分子对接结果显示，M V 两端的葡萄糖基分别能够与受体口袋残基形成多处牢固的氢键，当中包括多个对甜菊苷识别有关键作用的残基；此外，决定 M V 甜味的关键基团 11-OH（Cicek *et al.*，2021）也与受体的 N44 形成了一个氢键。根据 MV-T1R2-T1R3 复合物的分子动力学模拟结果，作者推测其激活甜味受体的过程：M V 与 VFD2 口袋结合，使其构象改变，与 VFD3 发生偶联，继而通过 CRD3 引发两个 TM6 的靠近，该动作会传递到与其偶联的 G 蛋白，引起细胞内信号转导。迄今未见关于甜味受体相关的细胞内信号转导机制研究，Molitor 等（2021）人推测其传导过程可能为：G 蛋白的 $\beta_{13}\gamma_{13}$ 亚基释放并激活磷酸酯酶 Cβ2（PLCβ2）产生肌醇 -3- 磷酸（IP3），IP3 与位于内质网的 IP3 受体结合，释放其储存的 Ca^{2+}。细胞质 Ca^{2+} 浓度增加会打开膜相关瞬时受体电位通道（TRPM5），使 Na^+ 内流，然后使细胞去极化并通过 CALHM1/3 通道释放 ATP。ATP 激活嘌呤受体第二家族（P2R），信号通过传入神经到达鼓索神经和舌咽神经，再次将信号沿孤束核、丘脑传达大脑中的脑岛，脑岛与其他脑区域交流，调节奖励、动机和能量内稳态，这就是科学家推测的罗汉果苷 V 感受甜味的通路，为罗汉果苷 V 的开发应用提出了科学依据。

自从 2011 年中国的桂林吉福思罗汉果股份有限公司（简称"吉福思"）和桂林莱茵生物科技股份有限公司（简称"莱茵生物"）的产品通过了美国 FDA 的 GRAS 认证，成功进入美国市场（Rahul *et al.*，2013），罗汉果苷甜味剂已获得 20 多个国家的市场准入。随着知名度的不断提升，罗汉果苷甜味剂需求量持续增长，成为增长最快的中药提取物之一。罗汉果苷甜味剂生产量由 2015 年的 200 多吨猛增至 2021 年的 800 多吨（图 1-5）。罗汉果提取物 2017 年市场规模 6 000 万美元左右，2020 年市场规模达到 1.135 亿美元，占据全球天然甜味剂市场 14% 左右。

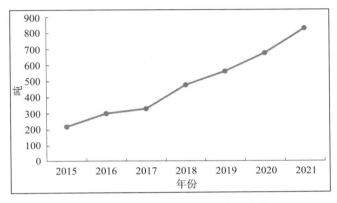

图 1-5　近年罗汉果甜味剂生产量变化

除了不同含量和配比的罗汉果苷甜味剂主导产品之外，各罗汉果苷甜味剂主要生产企业还有浓缩原汁、浓缩纯汁和果粉等产品，主要应用于食品、饮料及保健品中，如罗汉果茶膏、罗汉果蜜、罗汉果原浆、罗汉果粒粒茶等。自 2009 年起，全球市场已推出 5 000 多种使用罗汉果苷甜味剂的产品，罗汉果苷甜味剂近年总产量 500 ~ 800 吨，生产消耗罗汉果原果 12 亿 ~ 16 亿个。罗汉果苷甜味剂价格根据罗汉果苷 V 纯度 20% ~ 60% 不同，在 1 000 ~ 4 000 元 /kg 不等。长期以来，由于价格昂贵，罗汉果苷甜味剂的销售主要是出口，国内市场尚有待进一步开发，销往地包括美国、泰国、日本、澳大利亚、荷兰、韩国、印度尼西亚、新加坡、墨西哥、德国、巴西、印度、菲律宾。其中，美国是最大的消费国，占出口量的 70% 左右。

第五节　罗汉果作为健康产品的开发应用
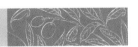

除了作为中药和甜味剂，罗汉果各种健康产品也日益增多，深受消费者的欢迎，如罗汉果雪梨膏、罗汉果绿茶颗粒、金银花罗汉果含片、甘草罗汉果乌梅青果含片、罗汉果含片、罗汉果糖等。罗汉果健康产品开发方兴未艾。

　　罗汉果药用和食用历史悠久，在栽培、中药、甜味剂、健康产品开发方面取得了长足进步，形成了完整产业链，为当地人民致富做出了贡献，但是受一些因素影响制约，产业发展仍处于起步阶段。罗汉果苷既是止咳活性成分，又是高倍天然甜味剂的新星。由于种子太多且不含甜苷成分，罗汉果果实中的罗汉果苷含量较低，罗汉果苷提取时，原料利用率低、在产品成本中占比高，导致罗汉果苷产品价格居高不下，严重影响其市场拓展和产业的发展壮大。对罗汉果的研究偏重于罗汉果苷的提取、检测及其性能（毒理、药理）和应用研究，罗汉果苷的提取得率已达较高水平（宋雯雯，2019：2.98%），改进提取工艺以降低其成本与价格的潜力已近极限。为了进一步拓展市场和促进产业发展，需要探索新方法、新途径来降低罗汉果苷生产成本与产品价格。一方面，罗汉果苷工业化发酵生产的合成生物学研究发展如火如荼。另一方面，老客户固守天然传统，新客户也回归自然需求旺盛，而且原料占罗汉果苷成本达70%左右，因此，罗汉果遗传育种研究工作意义重要，潜力巨大。

　　人们早期栽种的野生种和农家品种存在罗汉果苷含量低、果实小、果形差、徒长等问题，通过组培无性系品种和杂交品种选育，大地2号等品种使得罗汉果苷V含量由1.0%左右提高到了1.8%左右，永青1号品种使得大果率由30%左右提高到了70%左右，无籽罗汉果品种也成功培育。但是，罗汉果苷V含量有待进一步提高，抗病虫害品种缺乏，品种高含量与果大尚不能兼备。因此，在选育超高含量、抗虫抗病、果实大、结果多、利用率高等优良性状的遗传育种研究仍有大量工作需要去做。后续章节，本研究组的罗汉果遗传育种科研成果将为后续育种工作的开展提供有益参考。

▋▋ 参考文献

[1]　国家药典委员会. 中华人民共和国药典：一部 [M]. 2020年版. 北京：中国医药科技出版社，2020：212.

[2]　广西中药资源普查办公室. 广西壮族自治区中药资源重点品种专题调查报告汇编 [M]. 南宁：内部资料，1987：43.

[3]　贾敏如，张艺. 中国民族药辞典 [M]. 北京：中国医药科技出版社，2016，772-773.

[4]　曾祥林. 广西特产植物罗汉果研究进展 [J]. 广西医学，2009，31（8）：1182-1186.

[5]　萧步丹撰. 关培生校勘及增订. 岭南采药录 [M]. 香港：万里机构·万里书店，2003.

[6]　广西壮族自治区食品药品管理局. 广西壮族自治区壮药质量标准（第一卷）[M]. 南宁：广西科学技术出版社，2008：132-133.

[7]　广西壮族自治区卫生厅. 广西中药志（第二辑）[M]. 南宁：广西人民出版社，1963：195-199.

[8]　覃迅云，罗金裕，高志刚. 中国瑶药学 [M]. 北京：民族出版社，2002，593-594.

[9]　陆中午，吴炳升. 侗族文化遗产集成（第三辑上册）[M]. 北京：民族出版社，2006，309.

[10]　刘婷，王旭华，李春，等. 罗汉果皂苷Ⅴ的镇咳、祛痰及解痉作用研究 [J]. 中国药物学杂志，2007，42（20）：1534-1536，1590.

[11]　赵燕，刘国艳. 史贤明. 罗汉果浓缩汁及罗汉果甜甙对小鼠血脂代谢的影响 [J]. 中国食品学报，2008，8（1）：9-12.

[12]　夏星，钟振国，肖颖梅，等. 罗汉果甜苷对氧化损伤的 PC12 细胞的抗凋亡作用 [J]. 中国医院药学杂志，2013，33（10）：786-789.

[13]　张俐勤，戚向阳. 罗汉果皂甙提取物的分离、纯化及对体外自由基的清除作用 [J]. 食品研究与开发，2006，27（3）：16-18.

[14]　朱慧玲. 罗汉果皂甙类化合物的分离、纯化及其抗氧化活性研究 [D]. 武汉：华中农业大学，2014.

[15]　肖刚，王勤. 罗汉果甜苷保肝作用实验研究 [J]. 中国实验方剂学杂志，2013，19（2）：196-200.

[16]　王勤，王巍，龙颖，等. 罗汉果甜苷对肝星状细胞 HSC-T6 增殖及肝纤维化相关基因的影响 [J]. 中草药，2013，44（3）：331-334.

[17]　SUZUKI Y A, MURATA Y J, INUI H, et al. Triterpene glycosides of *Siraitia grosvenori* inhibit rat intestinal maltase and suppress the rise in blood glucose level after a single oral administration of maltose in rats[J]. J Agric Food Chem, 2005, 53(8): 2941-2946.

[18]　戚向阳，陈维军，宋云飞，等. 罗汉果对糖尿病小鼠的降血糖作用 [J]. 食品科学，2003，24（12）：124-127.

[19]　陈维军，宋方方，刘烈刚，等. 罗汉果皂甙提取物对 1 型糖尿病小鼠细胞免疫功能的影响 [J]. 营养学报，2006，28（3）：221-225.

[20]　SUZUKI Y A, TOMODA M, MURATA Y, et al. Antidiabetic effect of long-term supplementation with *Siraitia grosvenorii* on the spontaneously diabetic Goto-Kakizaki rat [J]. Br J Nutr, 2007, 97 (4): 770-775.

[21]　张俐勤，戚向阳，陈维军，等. 罗汉果皂苷提取物对糖尿病小鼠血糖、血脂及抗氧化作用的影响 [J]. 中国药理学通报，2006，22（2）：237-240.

[22]　TAKASAKI M, KONOSHIMA T, MURATA Y, et al. Anticarcinogenic activity of natural sweeteners cucurbitane glycosides from *Momordica grosvenori*[J]. Cancer Letters, 2003, 198(1): 37-42.

[23]　MATSUMOTO S, JIN M, DEWA Y, et al. Suppressive effect of *Siraitia grosvenorii* extract on dicyclanil-promoted hepatocellular proliferative lesions in male mice [J]. J Toxicol Sci, 2009, 34 (1): 109-118.

[24]　PAN M H, YANG J R, TASI M L, et al. Anti-inflammatory effect of *Momordica grosvenorii* Swingle extract through suppressed LPS-induced upregulation of INOS and COX-2 in murine macrophages [J]. J Funct Foods, 2009, 1 (2):145-152.

[25]　夏星，钟振国，林彩云，等. 罗汉果皂苷抗疲劳及耐缺氧作用 [J]. 中国实验方剂学杂志，2012，18（17）：198-201.

[26]　XU F, LI D P, HUANG Z C, et al. Exploring *in vitro*, *in vivo* metabolism of mogroside V and distribution

of its metabolites in rats by HPLC-ESI-IT-TOF-MS[n][J]. Journal of Pharmaceutical and Biomedical Analysis, 2015, 115: 418-430.

[27] YANG X R, XU F, LI D P, et al. Metabolites of siamenoside I and their distributions in rats[J]. Molecules, 2016, 21(2): 176.

[28] MURATA Y, YOSHIKAWA S, SUZUKI Y A. Sweetness characteristics of the triterpene glycosides in *Siraitia grosvenori*[J]. Nippon Shokuhin Kagaku Kogaku Kaishi, 2006, 53(10): 527-533.

[29] XU Q, SU X J, LIANG R G, et al. Subchronic 90-days oral (Gavage)toxicity study of a Luo Han Guo mogroside extract in dogs [J]. Food Chem Toxicol, 2006, 44(12): 2106-2109.

[30] JIN M, MUGURUMA M, MOTO M, et al. Thirteen-week repeated dose toxicity of *Siraitia grosvenorii* extract in Wistar Hannover (GALAS) rats [J]. Food Chem Toxicol, 2007, 45 (7): 1231-1237.

[31] MARONE P A, BORZELLECA J F, MERKEL B D, et al. Twenty eight-day dietary toxicity study of Luo Han fruit concentrate in Hsd: SD rats [J]. Food Chem Toxicol, 2008, 46(3): 910-919.

[32] KIM S K, CHEN Y, ABROL R, et al. Activation mechanism of the G protein-coupled sweet receptor heterodimer with sweeteners and allosteric agonists[J]. Proceedings of the National Academy of Sciences of the United States of America, 2017, 114(10): 2568-2573.

[33] CICEK S S, ESPOSITO T, GIRRESER U. Prediction of the sweetening effect of *Siraitia grosvenorii* (luo han guo) fruits by two-dimensional quantitative NMR[J]. Food chemistry, 2021, 335: 127622.

[34] MOLITOR E V, RIEDEL K, KROHN M, et al. Sweet taste is complex: signaling cascades and circuits involved in sweet sensation[J]. Frontiers in human neuroscience, 2021, 15: 667709.

[35] RAHUL S, ALEXANDER J, KRYNITSKY A J, et al. Sweeteners from plants-with emphasis on *Stevia rebaudiana* (Bertoni) and *Siraitia grosvenorii* (Swingle)[J]. Anal Bioanal Chem, 2013, 405(13): 4397-4407.

[36] 宋雯雯. 罗汉果甜苷提取、纯化及脂溶性结构类似物合成 [D]. 天津：天津科技大学，2019.

第二章
罗汉果药用成分及其合成途径研究

遗传资源（genetic resources）又称种质资源（germplasm resources）或基因资源（genetic resources），是指具有实用价值或潜在实用价值的任何含有遗传功能的材料，包括植物 DNA、基因、基因组、细胞、组织、器官等遗传材料及相关信息。遗传资源是罗汉果生产的源头，是罗汉果开发和应用的起点，其研究极为重要。无论是由自然变异形成的好的性状还是差的性状，其遗传变异的信息都储存在罗汉果不同种质的基因里被保留下来，育种者的任务就是甄别、鉴定、筛选出各种带有好性状的种质，然后采用传统和现代的育种方法把各种好性状聚合到同一个罗汉果新品种中去。

药用植物的性状（character）与农作物有所不同，除了农作物的农艺性状之外，还有药学性状，两方面的性状缺一不可。农艺性状是指农作物或药用作物的生育期、株高、叶面积、果实重量、抗逆性、抗病性等可以代表作物品种产量和生理特点的相关性状。而药学性状是指植物体中具有药理作用的化学物质，也叫有效成分，有效成分含量的多寡决定了药学性状的好坏。这些化学物质通常都是一些次生代谢产物，产生于植物的次生代谢。经过几代人、几十年的研究积累，迄今为止，已在罗汉果中鉴定出包括萜类、黄酮类、甾体类、糖类等在内的 187 种代谢产物，它们的合成途径也被逐渐破解。

罗汉果苷 V 是已知的兼有治疗功能和甜味功能的最重要的化学物质，被公认为罗汉果的有效成分。在大自然千百万年进化中形成了种质的变异，有的罗汉果种质罗汉果苷 V 含量高，有的罗汉果种质罗汉果苷 V 含量低。罗汉果苷 V 目前是我们评价罗汉果种质优劣的主要依据之一，也是罗汉果育种最核心的药学性状指标。我们尽可能多地了解罗汉果中各种化合物的信息的主要目的是：

（1）分析与罗汉果苷 V 结构近似的化合物或衍生物的种类及含量，以便我们从理论上预测出通过调控代谢途径争夺碳骨架获取更多罗汉果苷 V 的潜力。

（2）寻找除罗汉果苷 V 以外可能存在的新的功效成分。

近期研究发现，罗汉果中的黄酮类化合物也有一定生物活性，例如叶片发现的芦荟大黄素具有抑制口腔细菌功能，新黄酮类化合物山柰酚 -3-O-α-L-[4-O-（4- 羧基 -3- 羟基 -3- 甲基 - 丁酰基）] 鼠李糖 -7-O-α-L- 鼠李糖苷具有很好的抗氧化功能。

（3）为了研究糖与苷元的关系，有必要细心地分离、鉴定出每一种糖及其与苷的组合形式，包括糖的种类，以及各种化学修饰作用下罗汉果苷的变化规律，例如罗汉果苷Ⅴ、异罗汉果苷Ⅴ和11-O-罗汉果苷Ⅴ甜度分别是0.5%蔗糖溶液（W/V）甜度的378倍、500倍和68倍。厘清化合物的结构是进一步了解各种苷类衍生物功效的基础。

第一节　罗汉果萜类化合物

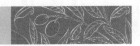

一、罗汉果萜类的种类

萜类化合物（terpenoids）为异戊二烯的聚合体及其衍生物，广泛分布于自然界，是一类骨架庞杂、种类繁多、数量巨大、结构千变万化的化合物，已知种类超过80 000种（Klaus $et\ al.$，2022）。根据分子结构中异戊二烯单位的数目，萜类化合物可分为半萜、单萜、倍半萜、二萜、二倍半萜、三萜、四萜、多聚萜等。其中，三萜类化合物（triterpenoid）具有广泛的生物活性和药理作用，显示出广泛的应用前景，成为天然药物研究的一个重要领域。三萜类化合物在菌类植物、蕨类植物、单子叶植物与双子叶植物、动物和海洋生物中均有分布，尤其以双子叶植物中分布最多，在约220种双子叶植物和约50种单子叶植物中均有分布（吴立军，2003）。

罗汉果含有丰富的三萜类化合物。目前，从其果实、叶片、茎蔓、块根和种子中，人们已分离发现的三萜皂苷、三萜酸、三萜苯甲酸酯、三萜香树素等三萜类化合物100余种（表2-1、表2-2）。

表2-1　分离鉴定的罗汉果萜类化合物

序号	化合物名称	来源部位	参考文献
1	角鲨烯	种子	[3]
2	10α-葫芦二烯醇	果实	[4]
3	罗汉果醇	果实	[4-6]
4	11-O-罗汉果醇	水解产物	[4]
5	罗汉果苷ⅠA_1	果实	[4,5]
6	罗汉果苷ⅠE_1	果实	[4,6]
7	11-O-罗汉果苷ⅠA_1	果实	[4,7]
8	11-O-罗汉果苷ⅠE_1	果实	[4]
9	20-羟基-11-O-罗汉果苷ⅠA_1	40～50天果实	[7]

续表

序号	化合物名称	来源部位	参考文献
10	$5\alpha,6\alpha$- 环氧罗汉果苷 I E₁	果实	[4]
11	罗汉果苷 II A₁	果实	[6,8]
12	罗汉果苷 II B	果实	[8]
13	罗汉果苷 II E	果实	[4,6,7,9-11]
14	7-O- 罗汉果苷 II E	果实	[8]
15	11-O- 罗汉果苷 II A₁	果实	[8]
16	11-O- 罗汉果苷 II E	40 ~ 50 天果实	[7]
17	罗汉果苷 III	果实	[4,7,10,11]
18	罗汉果苷 III A₁	果实	[6,12]
19	罗汉果苷 III A₂	果实	[6,8]
20	罗汉果苷 III E	果实	[6,10]
21	11-O- 罗汉果苷 III	40 ~ 50 天果实	[13]
22	11- 脱氧罗汉果苷 III	果实	[8,13]
23	11- 脱羟基罗汉果苷 III	40 ~ 50 天果实	[8,13]
24	罗汉果苷 IV A	果实	[4,6,7,12,15]
25	罗汉果苷 IV E	果实	[4,6,12,11]
26	赛门苷 I	果实(翅子罗汉果)	[4,10,12]
27	11-O- 罗汉果苷 IV A	40 ~ 50 天果实	[8,13]
28	光果木鳖皂苷 I	果实	[14]
29	罗汉果苷 V	果实	[4,6,10,11,12,15]
30	7-O- 罗汉果苷 V	风干果实	[8]
31	11-O- 罗汉果苷 V	果实	[4,10]
32	11- 脱氧异罗汉果苷 V	商用提取物	[16]
33	罗汉果苷 VI	果实	[6]
34	罗汉果新苷	鲜果	[11]
35	isomultiflorenol	果实	[4]
36	β- 香树素	果实、叶片	[4,16,17]
37	棕榈酸 -β- 香树酯	叶片	[17]

续表

序号	化合物名称	来源部位	参考文献
38	罗汉果酸 A	块根	[20,21]
39	罗汉果酸 B	块根	[20,21]
40	罗汉果酸 C	块根	[20,21]
41	罗汉果酸 D	块根	[22]
42	罗汉果酸 E	块根	[11]
43	罗汉果酸 F	块根	[23]
44	罗汉果酸 ⅡA	块根	[24]
45	罗汉果二醇苯甲酸酯	果实	[18,19]
46	栝楼仁二醇苯甲酸酯	果实	[4]
47	栝楼仁二醇 -3- 苯甲酸酯	果实	[4]
48	5- 脱氢 - 栝楼仁二醇苯甲酸酯	果实	[4]

　　分离鉴定的罗汉果三萜类化合物包括葫芦烷型和齐墩果烷型三萜，但是主要为葫芦烷型四环三萜。罗汉果葫芦烷型四环三萜又以葫芦烷型四环三萜皂苷最多。自从美国人 Lee C.（1975）首次报道罗汉果中存在甜味的葫芦烷型四环三萜罗汉果苷（mogroside）以来，已从其中先后分离获得罗汉果苷Ⅰ、罗汉果苷Ⅱ、罗汉果苷Ⅲ、罗汉果苷Ⅳ、罗汉果苷Ⅴ、罗汉果苷Ⅵ和赛门苷Ⅰ等葫芦烷型四环三萜皂苷 90 余种（表 2-1、2-2）。这些葫芦烷型四环三萜皂苷具有共同的苷元骨架——罗汉果醇（mogrol），分子结构差异主要是在罗汉果醇 C-3 位、C-24 位连接葡萄糖基、鼠李糖基的数目和方式，以及 C-7 位、C-11 位氧的有无及功能不同。罗汉果醇所连接葡萄糖基的数目、方式以及 C-11 位氧功能决定着罗汉果苷具有不同味道（Kasai *et al.*，1988），例如罗汉果苷ⅡE 具有苦味，罗汉果苷Ⅲ无味（Matsumoto *et al.*，1990），罗汉果苷ⅢE（Zhou *et al.*，2014）和罗汉果苷Ⅴ具有甜味；罗汉果苷Ⅴ、异罗汉果苷Ⅴ和 11- 氧化罗汉果苷Ⅴ甜度分别是 0.5% 蔗糖溶液（*W/V*）甜度的 378 倍、500 倍和 68 倍。罗汉果葫芦烷型四环三萜皂苷不少具有高强度的甜味。除了罗汉果苷Ⅴ、异罗汉果苷Ⅴ和 11- 氧化罗汉果苷Ⅴ之外，罗汉果苷Ⅳ、赛门苷Ⅰ和罗汉果苷Ⅵ及其 8 种同分异构体甜度也分别达到 0.5% 蔗糖溶液（*W/V*）甜度的 300 倍、465 倍和 125 倍、320 倍、300 倍、320 倍、310 倍、350 倍、310 倍、300 倍、340 倍（Murata *et al.*，2006；Jia &Yang，2009；Markosyan *et al.*，2018），并且这 8 种罗汉果苷Ⅵ同分异构体甜味与蔗糖类似。罗汉果皂苷主要在果实中合成积累。干燥成熟果实中，总皂苷质量百分含量通常在 4.0% ~ 6.0% 之间，罗汉果苷Ⅴ质量百分含量通常在 0.9% ~ 1.8% 之间。罗汉果苷Ⅴ占总皂苷的质量百分比在 15.0% ~ 45.0% 之间，为罗汉果的主要甜味与活性成分

（刘婷等，2007），在甜味剂、中成药和健康产品方面得到了较广泛地开发利用（Rahul *et al.*，2013）。

然而，众多具有重要价值的微量罗汉果苷（罗汉果苷Ⅳ、赛门苷Ⅰ、异罗汉果苷Ⅴ和罗汉果苷Ⅵ）和罗汉果苷前体物质（角鲨烯、环氧鲨烯、葫芦二烯醇、罗汉果醇）的研究开发尚未获得足够重视。例如，赛门苷Ⅰ和异罗汉果苷Ⅴ的甜度均为 0.5% 蔗糖溶液（*W/V*）甜度的近 500 倍；角鲨烯和葫芦二烯醇均具有重要药用价值，是许多药品的重要前体物质。HPLC-Q-TOF-MS 分析（Zhou *et al.*，2016；Qing *et al.*，2017）还表明，罗汉果仍有许多通过氧化、羟基化、脱羟基、脱水和添加鼠李糖基衍生的新三萜皂苷等待发掘利用（表 2-2）。这些化合物大多数分布、转化和积累规律和特性尚不清楚，有待进一步研究。

表 2-2　近年发现的罗汉果萜类化合物

序号	化合物名称	来源部位	参考文献
1	异罗汉果苷Ⅰ	果实	[32]
2	异罗汉果苷Ⅰ E_1	10 天果实	[33]
3	11-*O*-异罗汉果苷Ⅰ E_1	10 天果实	[33]
4	异罗汉果苷Ⅱ	果实	[32]
5	罗汉果苷Ⅱa	10 天、50 天果实	[33]
6	罗汉果苷Ⅱ A_2	10 天、50 天、80 天果实	[33]
7	羟基 - 罗汉果苷Ⅱ	果实	[32]
8	11-*O*- 罗汉果苷Ⅱ A_2	10 天、50 天、80 天果实	[33]
9	脱水 - 罗汉果苷Ⅱ	果实	[32]
10	脱水 -异罗汉果苷Ⅱ	果实	[32]
11	11- 脱羟基 - 罗汉果苷Ⅱ E	10 天、50 天果实	[33]
12	3- 鼠李糖 -11-*O*- 罗汉果苷Ⅰ E_1	10 天、50 天果实	[33]
13	3- 鼠李糖 - 葡萄糖 -11-*O*- 罗汉果苷	10 天、50 天果实	[33]
14	3- 鼠李糖 -24- 葡萄糖 -11-*O*- 罗汉果苷	10 天、50 天果实	[33]
15	罗汉果苷Ⅲa	10 天、50 天、80 天果实	[33]
16	罗汉果苷Ⅲb	10 天、50 天、80 天果实	[33]
17	羟基 - 罗汉果苷Ⅲ	果实	[32]
18	羟基 -异罗汉果苷Ⅲ	果实	[32]
19	二 - 羟基 - 罗汉果苷Ⅲ	果实	[32]

序号	化合物名称	来源部位	参考文献
20	7-O- 罗汉果苷Ⅲ	果实	[32]
21	7-O-异罗汉果苷Ⅲ	果实	[32]
22	11-O- 罗汉果苷Ⅲ a	10 天、50 天果实	[33]
23	11-O- 罗汉果苷Ⅲ e	10 天、50 天、80 天果实	[33]
24	11- 脱羟基 - 罗汉果苷Ⅲ a	10 天、50 天、80 天果实	[33]
25	11- 脱羟基 - 罗汉果苷 A₁	10 天、50 天、80 天果实	[33]
26	二 - 脱水 - 罗汉果苷Ⅲ	果实	[32]
27	二 - 脱水 -异罗汉果苷Ⅲ	果实	[32]
28	3- 鼠李糖 - 罗汉果苷Ⅱ	10 天、50 天果实	[33]
29	24- 鼠李糖 - 罗汉果苷Ⅱ A₂	10 天、50 天果实	[33]
30	24- 鼠李糖 -11-O- 罗汉果苷Ⅱ A₂	10 天、50 天果实	[33]
31	3- 鼠李糖 -11- 脱羟基 - 罗汉果苷Ⅱ E	10 天、50 天果实	[33]
32	24- 鼠李糖 -11- 脱羟基 - 罗汉果苷Ⅱ A₂	10 天、50 天果实	[33]
33	罗汉果苷Ⅳ b	10 天、50 天、80 天果实	[33]
34	羟基 - 罗汉果苷Ⅳ	果实	[32]
35	二 - 羟基 - 罗汉果苷Ⅳ	果实	[32]
36	7-O- 罗汉果苷Ⅳ	果实	[32]
37	11-O- 罗汉果苷Ⅳ a	50 天、80 天果实	[33]
38	11-O- 罗汉果苷Ⅳ b	50 天、80 天果实	[33]
39	11-O-赛门苷Ⅰ	50 天、80 天果实	[33]
40	11- 脱氧 - 罗汉果苷Ⅳ	果实	[32]
41	3- 鼠李糖 - 罗汉果苷 A₁	10 天、50 天、80 天果实	[33]
42	3- 葡萄糖 - 鼠李糖 - 罗汉果苷Ⅱ A₁	10 天、50 天、80 天果实	[33]
43	24- 葡萄糖 - 鼠李糖 - 罗汉果苷Ⅱ c	10 天、50 天、80 天果实	[33]
44	异罗汉果苷Ⅴ	50 天、80 天果实	[33]
45	异罗汉果苷Ⅴ a	50 天、80 天果实	[33]
46	羟基 - 罗汉果苷Ⅴ	果实	[32]
47	二 - 羟基 - 罗汉果苷Ⅴ	果实	[32]

续表

序号	化合物名称	来源部位	参考文献
48	11-*O*-异罗汉果苷 V	50 天、80 天果实	[33]
49	11- 脱羟基 - 罗汉果苷 V	50 天、80 天果实	[33]
50	异罗汉果苷 VI a	80 天果实	[33]
51	异罗汉果苷 VI b	80 天果实	[33]
52	11-*O*- 罗汉果苷 VI	80 天果实	[33]
53	11-*O*-异罗汉果苷 VI	80 天果实	[33]
54	11- 脱羟基 - 罗汉果苷 VI	80 天果实	[33]
55	11- 脱羟基 - 罗汉果苷 VI a	80 天果实	[33]
56	11- 脱羟基 - 罗汉果苷 VI b	80 天果实	[33]
57	3- 鼠李糖 - 脱羟基 -赛门苷 I	80 天果实	[33]
58	罗汉果苷 VII	80 天果实	[33]
59	异罗汉果苷 VII a	80 天果实	[33]
60	异罗汉果苷 VII b	80 天果实	[33]
61	11-*O*- 罗汉果苷 VII	80 天果实	[33]
62	11-*O*-异罗汉果苷 VII	80 天果实	[33]
63	3- 羟基 - 罗汉果酸 B	叶片、茎蔓	[33]
64	3- 葡萄糖 - 罗汉果酸 B	叶片、茎蔓、块根	[33]
65	3- 二 - 葡萄糖 - 罗汉果酸 B	叶片、茎蔓、块根	[33]
66	3- 三 - 葡萄糖 - 罗汉果酸 B	叶片	[33]
67	3- 鼠李糖 - 二 - 葡萄糖 - 罗汉果酸 B	叶片、茎蔓	[33]
68	3- 葡萄糖 - 罗汉果酸 D	叶片、茎蔓	[33]
69	3- 二 - 葡萄糖 - 罗汉果酸 D	叶片、茎蔓	[33]
70	21- 葡萄糖 - 罗汉果酸 D	叶片、茎蔓	[33]
71	21- 二 - 葡萄糖 - 罗汉果酸 D	叶片、茎蔓、块根	[33]

二、三萜类化合物的代谢途径

三萜类化合物结构复杂，苷元骨架结构超过 100 种，可以为直链、单环、双环、三环、四环、五环甚至更多环组成，多数为四环三萜和五环三萜，少数为直链、单环、双环和三环三萜，此外还有许多氧化、环裂解、甲基转移、重排及降解等作用产生的高度氧化骨架结构。四环三萜主要有达玛烷型（dammarane）、羊毛脂烷型（lanostane）、甘遂烷型（tirucallane）、环阿屯烷型（cycloartane）、葫芦烷型（lanostene）、楝烷型（meliacane）等。五环三萜主要有齐墩果烷型（oleanane，β- 香树脂）、乌苏烷型（ursane，α- 香树脂）、羽扇豆烷型（lupane）和木栓烷型（friedelane）。

　　三萜类化合物在生物体内代谢合成途径可大致分为三个阶段（图 2-1）。第一阶段为上游前体物质合成阶段。三萜类化合物均以异戊烯焦磷酸（isopentenyl diphosphate，IPP）和 γ, γ- 二甲基烯丙基焦磷酸（dimethylallyl diphosphate，DMAPP）为前体。IPP 和 DMAPP 可由甲羟戊酸（mevalonic acid，MVA）或 2C- 甲基 -4- 磷酸 -4D- 赤藓糖醇 /5- 磷酸脱氧木酮糖（2C-methyl-D-erythritol 4-phosphate/1-deoxy-D-xylulose 5-phosphate，MEP/DOXP）两条独立代谢途径合成。MVA 代谢途径 1958 年由 Conrad Bloch 和 Feodor Lyen 首先发现（Chappell.，1995），主要存在于细胞质和内质网中，可称为细胞质途径，参与植物甾醇、倍半萜和三萜等次生代谢产物的生物合成。MVA 代谢途径，首先由 3 分子乙酰辅酶 A（Acetyl coenzyme A，Acetyl-CoA）经乙酰辅酶 A 乙酰基转移酶（Acetyl-CoA acetyltransferase，AACT）和 3- 羟基 -3- 甲基戊二酰辅酶 A 合酶（3-hydroxy-3--methylglutaryl-coenzyme A synthase，HMGS）催化缩合依次形成乙酰乙酰辅酶 A（acetoacetyl coenzyme A，acetoacetyl-CoA）、3- 羟基 -3- 甲基戊二酰辅酶 A（3-hydroxy-3-methylglutaryl-coenzyme A，HMG-CoA）。HMG-CoA 再经 3- 羟基 -3- 甲基戊二酰辅酶 A 还原酶（3-hydroxy-3-methylglutaryl-coenzyme A reductase，HMGR）催化不可逆地形成 MVA。MVA 接着通过甲羟戊酸激酶（mevalonate kinase，MK）和甲羟戊酸磷酸激酶（phosphomevalonate kinase，PMK）进行磷酸化反应，依次形成磷酸甲羟戊酸（phosphomevalonate，MVAP）、焦磷酸甲羟戊酸（diphosphomevalonate，MVAPP）。最后 MVAPP 经甲羟戊酸焦磷酸脱羧酶（diphosphomevalonate decarboxylase，MDC）催化脱羧形成三萜类化合物共同前体物质异戊烯焦磷酸（isopentenylallyl diphosphate，IPP）。植物 MEP/DOXP 代谢途径 1994 年由 Schwarz 等首次发现（Lahoucine et al.，2005），定位于质体，可称为质体途径，主要参与半萜、单萜、二萜、类胡萝卜素等的代谢合成。MEP/DOXP 代谢途径，首先由甘油醛 -3- 磷酸（glyceraldehyde-3-phosphate，GA-3P）与丙酮酸（pyruvate）经 5- 磷酸脱氧木酮糖合成酶（1-deoxy-D-xylulose-5-phosphate synthase，DXS）催化缩合成 DOXP。DOXP 再在 5- 磷酸脱氧木酮糖还原异构酶（1-deoxy-D-xylulose-5-phosphate-reductoisomerase，DXR）的催化下，发生分子内重排和还原反应形成 MEP。接着 MEP 经 4- 磷酸 -2-C- 甲基赤藓糖醇 4- 胞苷焦磷酸合成酶（4-diphosphocytidyl-2-C-methyl-D-erythritol synthase，CMS/ 2-C-methyl-D-erythritol 4-phosphate cytidylyltransferase，MCT）催化形成 2-C- 甲基赤藓糖醇 4- 胞苷焦磷酸（4-Diphosphocytidyl-2-C-methyl-D-erythritol，CDP-ME）。CDP-ME 又在 2-C- 甲基赤藓糖醇 4- 胞苷焦磷酸激酶（4-diphosphocytidyl-2-C-methyl-D-erythritol kinase，CMK）和 2-C- 甲基赤藓糖醇 2,4- 环 - 焦磷酸合成酶（2-C-methyl-D-erythritol 2,4-cyclodiphosphate synthase，MCS）催化下依次形成 2- 磷酸 -2-C- 甲基赤藓糖醇 4- 胞苷焦

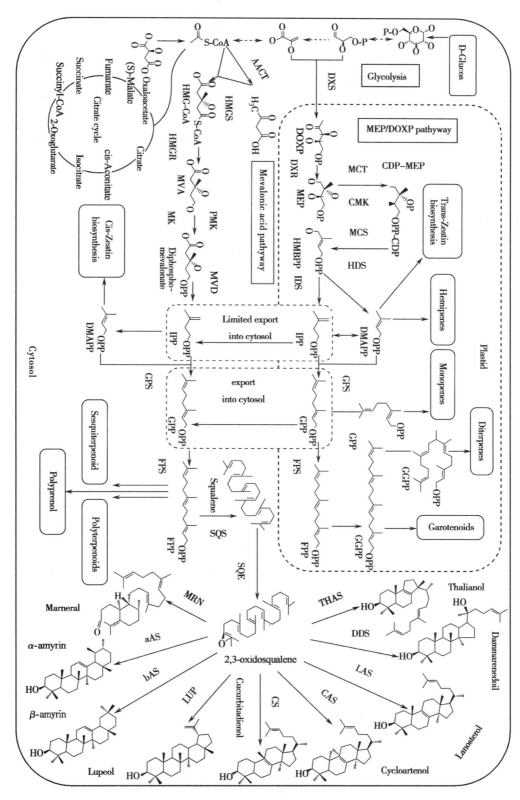

图 2-1　三萜化合物骨架代谢合成途径

磷酸（4-diphosphocytidyl-2-C-methyl-D-erythritol 2-phosphate，CDP-MEP）、2-C- 甲基赤藓糖醇 2,4- 环 - 焦磷酸（2-C-methyl-D-erythritol 2,4-cyclodiphosphate，ME-cPP）。ME-cPP 然后在 4- 羟基 -3- 甲基 -2- 丁烯焦磷酸合成酶（4-hydroxy-3-methylbut-2-enyl diphosphate synthase，HDS）催化下形成4- 羟基 -3- 甲基 -2- 丁烯焦磷酸（4-hydroxy-3-methylbut-2-enyl diphosphate，HMBPP）。最后 HMBPP 在 4- 羟基 -3- 甲基 -2- 丁烯焦磷酸还原酶（4-hydroxy-3-methylbut-2-enyl diphosphate reductase，IDS）催化下形成三萜类化合物共同前体物质 IPP 或 DMAPP。IPP 与 DMAPP 之间能相互转化。MVA 和 MEP/DOXP 两条代谢途径合成的 IPP 可以穿过质体膜互为对方所用。IPP 作为所有异戊烯酸衍生物的基本单位，通常认为代谢合成三萜其来源于 MVA 途径，MEP 途径则被普遍认为是代谢合成二萜的主要途径，罗汉果中用于代谢合成罗汉果苷的 IPP/DMAPP 来源于 MVA 途径还是 MEP 途径，或者来源于两条途径，仍须后续的实验证明。

第二阶段为骨架构建阶段。IPP 或 DMAPP 前体物质首先在牻牛儿基焦磷酸合酶（geranyl diphosphate synthase，GPS）催化下缩合成牻牛儿基焦磷酸（geranyl diphosphate，GPP），接着 GPP 与 IPP 在法呢基焦磷酸合酶（farnesyl diphosphate synthase/ farnesyl pyrophosphate synthetase，FPS）催化下转化成法呢基焦磷酸酯（farnesyl pyrophosphate，FPP），FPP 又在角鲨烯合酶（squalene synthetase，SQS）作用下头尾结合生成角鲨烯（squalene）。角鲨烯再在鲨烯环氧酶（squalene epoxidase，SQE）作用下生成 2,3- 氧化鲨烯（2,3-oxidosqualene）。2,3-氧化鲨烯然后则在不同氧化鲨烯环化酶（oxidosqualene cyclase，OSC）作用下，经过质子化、环化、重排和去质子化反应，以椅 - 船 - 椅 - 船（CBCB）、椅 - 椅 - 椅 - 船（CCCB）或椅 - 椅 - 椅 - 椅 - 椅（CCCCC）构象方式形成不同三萜骨架（Thimmappa *et al.*，2014；罗祖良等，2016）。例如在 marneral 合成酶（marneral synthase，MRN）催化下合成 marneral，拟南芥醇合成酶（thalianol synthase，THAS）催化下合成拟南芥醇（thalianol），羊毛甾醇合成酶（lanosterol synthase，LAS）催化下合成羊毛甾醇（lanosterol），环阿乔醇合成酶（cycloartenol synthase，CAS）催化下合成环阿乔醇（cycloartenol），葫芦二烯醇合成酶（cucurbitadienol synthase，CS）催化下合成葫芦二烯醇（cucurbitadienol），达玛烯二醇合成酶（dammarenediol synthase，DDS）催化下合成达玛烯二醇（dammarenediol），羽扇豆醇合成酶（lupeol synthase，LUP）催化下合成羽扇豆醇（lupeol），*α*- 香树脂醇合成酶（*α*-amyrin synthase，aAS）催化下合成 *α*- 香树脂醇（*α*-amyrin），*β*- 香树脂醇合成酶（*β*-amyrin synthase，bAS）催化下合成 *β*- 香树脂醇（*β*-amyrin）。四环三萜骨架可通过 CBCB 或 CCCB 构象方式形成，然而五环三萜则由 CCCB 或 CCCCC 构象方式产生。

第三阶段为骨架修饰阶段。三萜类化合物骨架通过细胞色素 P450 单加氧酶（cytochrome P450 monooxygenase，CYP）、糖基转移酶（glycosyltransferase，GT）和糖苷酶（glycoside hydrolase，GH）相继进行氧化、置换及糖基化等化学修饰，最终衍生成种类丰富的三萜化合物（罗祖良等，2016）。羊毛甾醇可衍生成四环三萜化合物 ganoderic acid C、lucidenic acid A 和 lucidone A。环阿乔醇可衍生成四环三萜化合物胆固醇（cholesterol）、谷甾醇（sitosterol）和甾体皂苷（steroidal saponins）。葫芦二烯醇可衍生成四环三萜化合物葫芦素（cucurbitacin）、罗汉果醇和罗汉果皂苷。达玛烯二醇可衍生成四环三萜化合物原人参二醇（protopanaxadiol）、原人参三醇（potopanaxatriol）、人参皂苷（ginsenoside）和三七皂苷（notoginsenoside）。羽扇豆醇可衍生成五环三萜化合物桦木酸（betulinic acid）、忍冬皂苷（lonicera saponins）和白头翁皂苷（pulchinenoside）。α-香树脂醇可衍生成五环三萜化合物熊果酸（ursolic acid）、积雪草酸（asiatic acid）和地榆皂苷（sanguisorbin）。β-香树脂醇可衍生成五环三萜化合物齐墩果酸（oleanolic acid）、甘草酸（hlycyrrhizic acid）、丝石竹酸（gypsogenic acid）和人参皂苷。

三、罗汉果苷的代谢途径

罗汉果苷主要在果实合成积累。其中，主要甜味物质罗汉果苷 V 在干燥果实中含量可达 2.36%，然而块根（0.006%）、茎蔓（0.002%）、叶片（0.011%）和种子（0.06%）则几乎不含罗汉果苷 V（苏小建等，2007，2008）。随着果实生长发育，罗汉果苷总含量基本保持不变，但是种类会发生巨大变化。40 天前果实主要含苦味的低糖苷罗汉果苷 II E 和罗汉果苷 III；40～50 天果实罗汉果苷 II E 和罗汉果苷 III 会逐渐减少，甜味的高糖苷罗汉果苷 IV 和罗汉果苷 V 则会合成积累；50～70 天果实罗汉果苷 V 快速积累，同时罗汉果苷 II E、罗汉果苷 III 和罗汉果苷 IV 则减少消失；70 天后果实主要含甜味的高糖苷罗汉果苷 V 以及罗汉果苷 VI、罗汉果苷 VII，但积累增加缓慢（刘金磊等，2007）。具高强度甜味的罗汉果苷 V 等高糖苷是以低糖苷为前体物质逐步转化而成。

罗汉果苷源自 MVA 或 MEP/DOXP 代谢合成途径。Tang 等（2011）通过授粉后 3 天、50 天和 70 天果实基因差异表达的转录组和表达谱测序分析，发现并 RACE 克隆了 18 种 31 个参与罗汉果苷代谢合成候选基因的全长，包括上游前体物质合成相关的 MVA 途径基因 *SgAACT*、*SgHMGS*、*SgHMGR*、*SgMK*、*SgPMK*、*SgMDC* 和 MEP 途径基因 *SgDXS*、*SgMCT*、*SgHDS*、*SgIDS*，骨架构建共同代谢途径基因 *SgIPI*、*SgGPS*、*SgFPS*、*SgSQS*、*SgCS*、*SgCAS*，以及下游骨架修饰特有分支途径基因 *SgCYP* 和罗汉果 UDP-葡萄糖基转移酶基因（UDP-Glucosyltransferase，UGT），同时提出了罗汉果苷以 2,3-氧化鲨烯为前体物质，先在 *SgCS* 作用下生成葫芦二烯醇，再由葫芦二烯醇在 *SgCYP* 作用下添加羟基形成罗汉果醇，最后由 *SgUGT* 在罗汉果醇上逐渐添加葡萄糖基进行修饰形成罗汉果苷 V 的代谢合成途径。此外，还结合罗汉果苷 V 在 50～70 天快速积累规律，遴选出了参与罗汉果苷 V 代谢合成的 4 个 *SgCYP*（Unigene23541、Unigene24189、Unigene26598、Unigene43109）和 6 个 *SgUGT*（Unigene4016、Unigene8672、Unigene13633、Unigene15400、Unigene35056、Unigene38974）候选基因。根据这一预测的罗汉果苷 V 代谢合成途径，Liu 等（2013）以罗汉果醇为底物，对 250 个植物 UGT 重组蛋白进行体外活性筛选，结果表明，拟南芥 *AtUGT73C3*、*AtUGT73C6* 和 *AtUGT85C2* 可在 C-24 羟基上催化罗汉果醇形成罗汉果苷Ⅰb，*AtUGT73C5* 可在 C-3 或 C-24 羟基上催化罗汉果醇形成罗汉果苷Ⅰa、罗汉果苷Ⅰb，甜叶菊 *SrUGT73E1* 可在 C-24 或 C-25 羟基上催化罗汉果醇形成罗汉果苷Ⅰb、罗汉果苷Ⅰ。本研究组和 Dai 等（2015）利用大肠埃希菌和酿酒酵母重组蛋白活性筛选均证明，候选罗汉果葫芦二烯醇合酶基因 *SgCS*（即 *SgCbQ*）具有催化氧化鲨烯合成葫芦二烯醇的活性，UDP- 葡萄糖基转移酶基因 *SgUGT1*（即 *SgUGT720-269-1*）具有添加 1 个葡萄糖基到罗汉果醇形成罗汉果苷Ⅰ的活性。中国科学院天津工业生物技术研究所 Zhang 等（2016）进一步证明，细胞色素 P450 单加氧酶 SgCYP450-2（即 SgCYP87D17/SgCYP102801）具有在 C-11 位催化葫芦二烯醇氧化生成 11-氧葫芦二烯醇（11-oxo cucurbitadienol）和 11- 羟基葫芦二烯醇（11-hydroxy cucurbitadienol）的活性，在酵母中与 *SgCS* 基因共同表达时还可产生 11- 氧 -24,25- 环氧葫芦二烯醇（11-oxo-24,25-epoxy cucurbitadienol）。以色列 Itkina 等（2016）与美国可口可乐公司合作通过基因组、转录组测序分析和异源重组蛋白活性筛选实验证明，角鲨烯在 SgSQS 催化下经过两步反应形成 2,3;22,23- 二环氧鲨烯（2,3;22,23-diepoxysqualene），2,3;22,23- 二环氧鲨烯再在 SgCS 酶和环氧水解酶（epoxide hydrolase，EPH）SgEPH 依次催化下分别形成 24,25- 环氧葫芦二烯醇（24,25-epoxy-cucurbitadienol）、24,25- 二羟基葫芦二烯醇（24,25 dihydroxy-cucurbitadienol），细胞色素 P450 单加氧酶 SgCYP102801 具有催化 24,25- 二羟基葫芦二烯醇形成罗汉果醇活性，UDP- 葡萄糖基转移酶 SgUGT94-289-3 具有催化低糖苷罗汉果苷ⅡE 添加葡萄糖基侧链合成高糖苷活性，进一步阐释和完善了罗汉果苷Ⅴ代谢合成的末端分支途径，并据此途径进行了罗汉果苷的酵母发酵技术开发。

罗汉果苷Ⅴ特有的代谢合成末端分支途径（图 2-2），以角鲨烯为前体物质，共有十步催化反应，其中前五步反应先合成骨架罗汉果醇，后五步反应由 2 个 UDP- 葡萄糖基转移酶在 C-3 位和 C-24 位上催化罗汉果醇添加葡萄糖基逐渐从低糖苷转变成高糖苷。第一步和第二步反应，角鲨烯在鲨烯环氧酶 SgSQE 的催化下，经由 2,3- 氧化鲨烯形成 2,3;22,23- 二环氧鲨烯。第三步反应，2,3;22,23- 二环氧鲨烯在 SgCS 的催化下形成 24,25- 环氧葫芦二烯醇。第四步反应，24,25- 环氧葫芦二烯醇在 SgEPH 的催化下水解形成 24,25- 二羟基葫芦二烯醇。第五步反应，24,25- 二羟基葫芦二烯醇在 SgCYP102801 的催化下形成罗汉果醇。第六步和第七步反应，罗汉果醇由 SgUGT720-269-1 的催化，先在 C-24 位上添加一个葡萄糖基形成低糖苷罗汉果苷ⅠA$_1$，接着再在 C-3 位上添加一个葡萄糖基形成低糖苷罗汉果苷ⅡE。第八步至第十步反应，罗汉果苷ⅡE 由支链葡萄糖基转移酶 SgUGT94-289-3 的催化，先在 C-24 位上葡萄糖基侧链添加 1 个葡萄糖基形成罗汉果苷Ⅲx，接着再在罗汉果苷Ⅲx 的 C-3 位或 C-24 位上葡萄糖基侧链添加一个葡萄糖基分别形成罗汉果苷ⅣA 或赛门苷Ⅰ，最后继续在罗汉果苷ⅣA 的 C-24 位或赛门苷的 C-3 位上葡萄糖基侧链添加一个葡萄糖基则形成罗汉果苷Ⅴ。

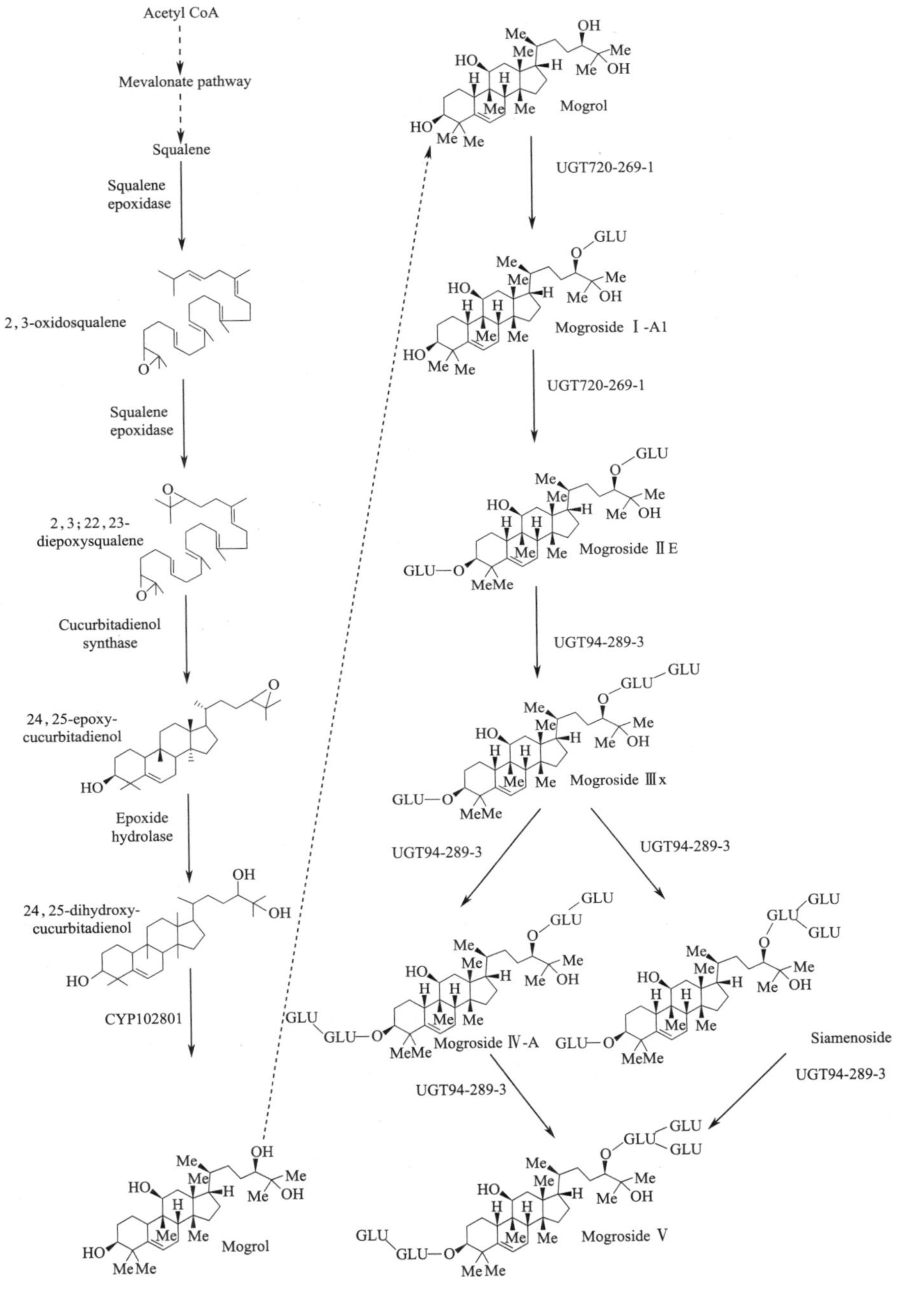

图 2-2 罗汉果苷代谢合成途径

此外，UDP-葡萄糖基转移酶SgUGT720-269-1既能在罗汉果醇羟基上添加葡萄糖基，也能在罗汉果苷糖基侧链上添加葡萄糖基，其是否催化罗汉果高糖苷合成仍不清楚。SgUGT74-345-2、SgUGT75-281-2、SgUGT720-269-1、SgUGT720-269-4、SgUGT94-289-1和SgUGT94-289-2等罗汉果UDP-葡萄糖基转移酶也均具有糖基化罗汉果醇或罗汉果苷活性。这些罗汉果UDP-葡萄糖基转移酶在体内对罗汉果苷代谢合成的影响如何有待进一步研究（图2-3）。细胞色素单加氧酶SgCYP87D17氧化葫芦二烯醇既能生成11-羟基葫芦二烯，也能生成11-氧葫芦二烯醇和11-氧-24,25-环氧葫芦二烯醇。因此，11-氧化罗汉果醇等氧化、羟基化、脱羟基、脱水和添加鼠李糖基衍生的罗汉果苷代谢合成规律，以及它们与苷元为罗汉果醇的罗汉果苷关系如何也有待进一步研究。虽然SgUGT720-269-1能够糖基化罗汉果醇形成罗汉果苷，但是更偏好以黄酮等其他化合物作为底物（Dai *et al.*，2015），如果基因修饰提升其对罗汉果醇的偏好性是否能显著增加罗汉果苷的合成积累也值得深入研究。

第二节   罗汉果甾体化合物

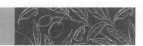

一、罗汉果甾体的种类

甾体化合物（steroides）是天然广泛存在的一类化合物，具有抗炎、抗肿瘤、抗生育、强心、降血糖、免疫调节、防治心脑血管病等作用。甾体化合物种类很多，但结构中均含有环戊烷骈多氢菲（cyclopentano-perhydrophenanthrene）甾核，根据甾核四环稠合方式和侧链结构不同，可分为植物甾醇（phytosterols）、C_{21}甾（C_{21}-steroides）、强心苷（cardiac glycosides）、甾体皂苷（steroid saponins）等多种类型。甾体化合物存在于玄参科、夹竹桃科、萝藦科、百合科、十字花科、卫矛科、豆科、桑科、毛茛科、梧桐科、大戟科、薯蓣科、菝葜科、龙舌兰科等植物（姚新生等，2003）。罗汉果果实和叶片均含有甾体化合物（李俊等，2007；喻彬，2008），果实中分离出β-谷甾醇（β-sitosterol）和谷甾醇-3-*O*-葡萄糖苷（sitosterol-3-*O*-glucoside），叶片中分离出β-胡萝卜素（β-carotene）。其中，谷甾醇-3-*O*-葡萄糖苷有较好的抑菌活性（王海洋等，2016）。但是，罗汉果甾体化合物相关研究仍较缺乏。

二、甾体化合物的代谢途径

在生物体内，甾体化合物也是通过MVA或MEP/DOXP途径代谢合成，其代谢合成途径也分为上游前体物质合成、骨架构建和骨架修饰三个阶段。甾体化合物代谢合成途径上游前体物质合成阶段与萜类化合物共用同一条代谢合成途径，仅骨架构建阶段2,3-氧化鲨烯环化使用的氧化鲨烯OSC环化酶不同于萜类化合物，从而与萜类化合物代谢合成途

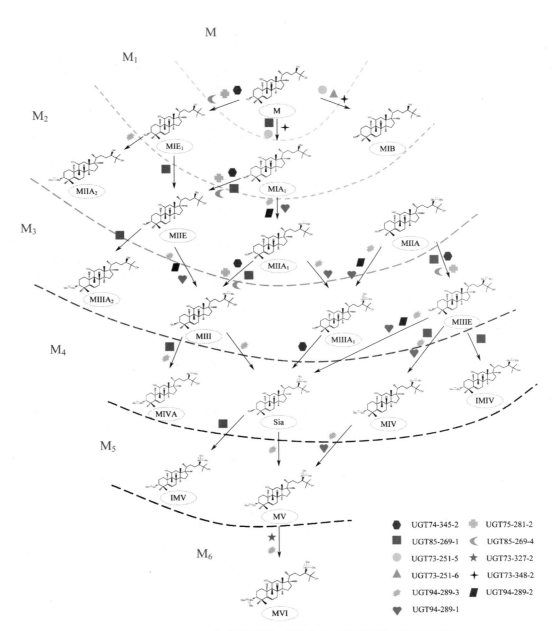

图 2-3　11 种 SgUGTs 合酶催化罗汉果醇转化成罗汉果苷的可能线路图

径分开，形成甾体化合物共同骨架前体物质，进入甾体化合物特有的骨架修饰阶段的代谢合成分支途径（图2-4）。动物中，甾体化合物以羊毛甾醇为共同前体物质，经过多步酶催化反应可衍化成胆固醇；植物中，甾体化合物则能以环阿乔醇或羊毛甾醇为共同前体物质，进而衍化成植物甾醇及甾体激素（Valitova et al.，2016）。其中，植物甾体激素油菜素内酯（brassinosteroids）即是经过植物甾醇衍化而成。

植物甾体化合物特有的代谢合成分支途径如图2-4：首先，2,3-氧化鲨烯在氧化鲨烯环化酶 CAS 或 LAS 作用下分别形成共同骨架环阿乔醇或羊毛甾醇，二者在24-甲基转移酶（24-methyltransferase，SMT1）催化下形成24-亚甲基环阿乔醇（24-methylene cycloartanol）。24-亚甲基环阿乔醇随后在4,4-二甲基甾醇-C-4α-甲基-单加氧酶（4,4-dimethylsterol-C-4α-methyl-monooxygenase，SMO1）的催化下形成 3β-Hydroxy-4β，14α-dimethyl-9β,19-cyclo-5α-ergost-24[24（1）]-en-4α-carboxylate。3β-Hydroxy-4β，14α-dimethyl-9β,19-cyclo-5α-ergost-24[24（1）]-en-4α-carboxylate 在3β-羟基类固醇-4α-羧基3-脱氢酶（3β-hydroxysteroid-4α-carboxylate 3-dehydrogenase，3β-HSDD）的催化下形成环桉烯酮（cycloeucalenone）。环桉烯酮在3-酮-类固醇还原酶（3-keto-steroid reductase，3-KSR）的催化下形成环桉烯醇（cycloeucalenol）。环桉烯醇紧接着在环桉烯醇环异构酶（cycloeucalenol cycloisomerase，CPI1）的催化下形成钝叶醇（obtusifoliol）。钝叶醇再在14α-脱甲基酶（14α-demethylase，CYP51G1）的催化下形成 δ8,14-sterol。δ8,14-sterol 进一步在 δ14-还原酶（δ14-reductase，FK）的催化下形成 4α-methylfecosterol。4α-methylfecosterol 最后在 δ8-异构酶（δ8-isomerase，HYD1）的催化下形成24-亚甲基-4-甲基-7-烯胆烷醇（24-methylene lophenol）。

其次，24-亚甲基-4-甲基-7-烯胆烷醇，一个方向在24-亚甲基-4-甲基-7-烯胆烷醇-24-甲基转移酶（24-methylene lophenol-24-methyltransferase，SMT2）的催化下形成24-亚乙基-4-甲基-7-胆甾烯醇（24-ethylidenelophenol）。24-亚乙基-4-甲基-7-胆甾烯醇随后在 4α-单甲基类固醇单加氧酶（4α-monomethylsterol monooxygenase，SMO2）的催化下形成 4α-carboxy-stigmasta-7,24[24（1）]-dien-3β-ol。4α-carboxy-stigmasta-7,24[24（1）]-dien-3β-ol 在3β-HSDD 的催化下形成燕麦甾酮（avenastenone）。燕麦甾酮在3-KSR催化下形成 δ7-燕麦甾醇（δ7-avenasterol）。δ7-燕麦甾醇紧接着在 δ7-甾醇-5（6）-去饱和酶 [δ7-sterol-5（6）-desaturase，STE1] 的催化下形成5-脱氢燕麦甾醇（5-dehydroavenasterol）。5-脱氢燕麦甾醇再在 δ7-还原酶（δ7-reductase，DWF5）的催化下形成异岩藻甾醇（isofucosterol）。异岩藻甾醇进一步在 δ24-还原酶（δ24-reductase，DWF1）的催化下形成谷甾醇（sitosterol）。谷甾醇最后在22-去饱和酶（22-desaturase，CYP710A）的催化下形成大豆甾醇（stigmasterol）。另一方向，在 SMO2 的催化下形成 3β-hydroxyergosta-7,24[24（1）]-dien-4α-carboxylate。3β-hydroxyergosta-7,24[24（1）]-dien-4α-carboxylate 在3β-HSDD 的催化下形成麦角甾酮（episterone）。麦角甾酮在3-KSR 的催化下形成麦角甾醇（episterol）。麦角

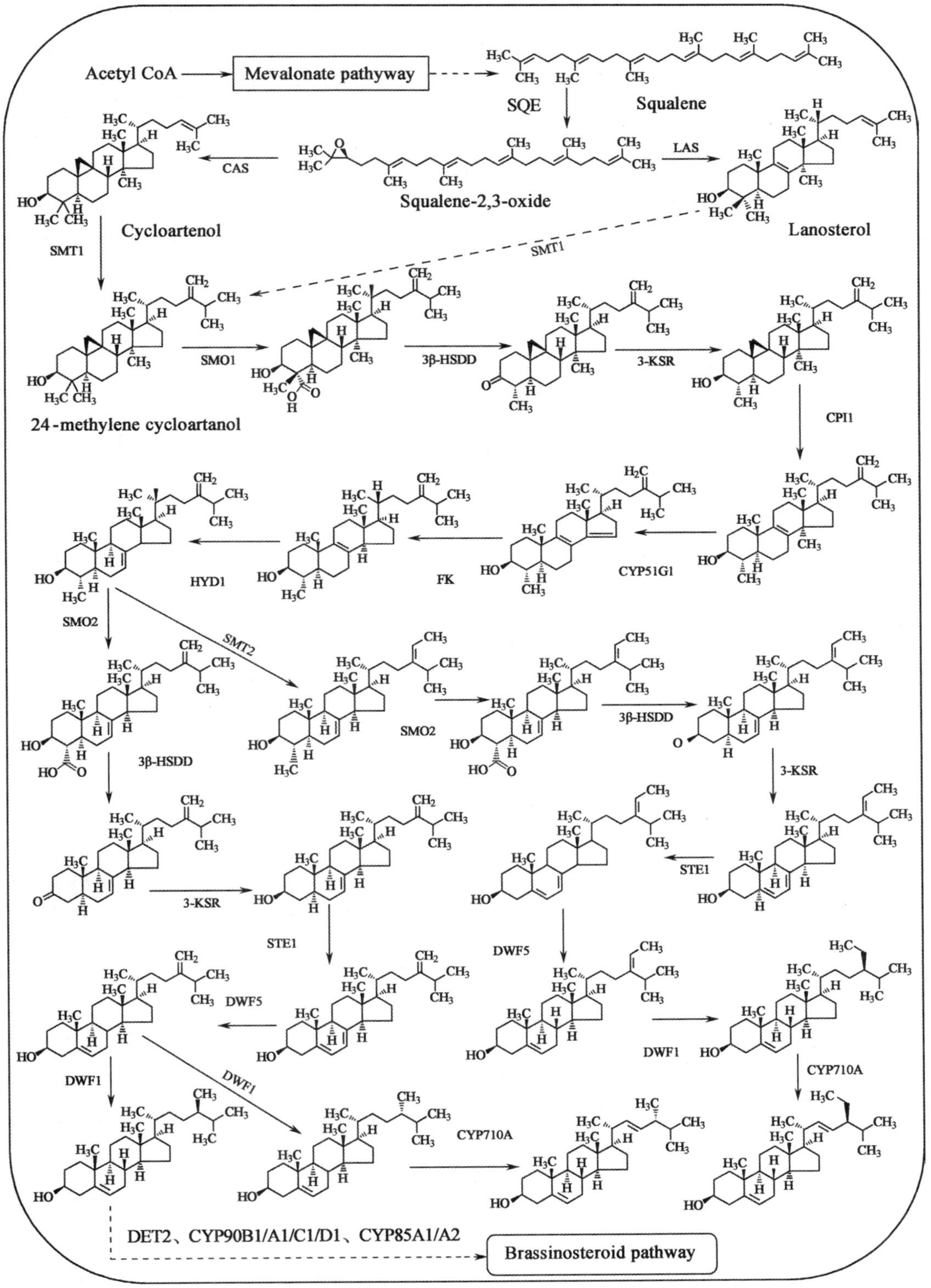

图 2-4 植物甾体化合物代谢合成途径

甾醇随后在 STE1 的催化下形成 5- 脱氢麦角甾醇（5-dehydroepisterol）。5- 脱氢麦角甾醇紧接着在 DWF5 的催化下形成 24- 亚甲基胆固醇（24-methylenecholesterol）。24- 亚甲基胆固醇再在 DWF1 的催化下形成菜油甾醇（campesterol）或 24-epi- 菜油甾醇（24-epi-campesterol）。

最后，24-epi- 菜油甾醇在 CYP710A 的催化下形成菜籽甾醇（brassicasterol）。菜油甾醇则经 5α- 还原酶（5α-reductase，DET2）和多个细胞色素 P450 加氧酶（cytochrome P450，CYP90B1、CYP90A1、CYP90C1/D1、CYP85A1/A2）的连续催化下形成芸苔素内酯（brassinolide）（Verhoef et al.，2013）。

罗汉果甾体和罗汉果苷也均是通过 MVA 和 MEP/DOXP 途径代谢合成。二者共同前体物质 2,3- 氧化鲨烯在不同氧化鲨烯环化酶作用下形成罗汉果甾体和罗汉果苷代谢合成的第一个特有前体物质，进入各自代谢合成分支途径。虽然罗汉果甾体代谢合成途径仍少有研究，但是其与罗汉果苷代谢合成途径的第一个特有前体物质的合成酶基因环阿乔醇合成酶基因 SgCAS 和葫芦二烯醇合成酶基因 SgCS 均已被克隆（Tang et al.，2011）。此外，罗汉果幼果转录组测序发现，SgCS 基因表达在 0 ~ 15 天持续大幅升高，15 ~ 30 天大幅降低；SgCAS 基因表达则在 3 ~ 15 天升高后，表达水平一直到 30 天保持不变；芸苔素内酯合成途径末端关键酶基因 CYP85A2 表达 3 ~ 30 天逐渐下调（莫长明，2015）。罗汉果果实 3 ~ 20 天快速膨大，20 ~ 30 天膨大缓慢，30 天后停止膨大（莫长明等，2014）。这些研究结果预示着罗汉果甾体与罗汉果苷的代谢合成间可能存在一定底物竞争关系，罗汉果膨大过程中芸苔素内酯合成积累一直在减少。因此，通过在 15 天后沉默 SgCAS 基因，并过表达 SgCS 基因来调控罗汉果甾体和罗汉果苷代谢合成途径，能否培育出罗汉果苷 V 合成积累增加，同时对果实大小又影响不大的优良品种，值得进一步探索。

第三节　罗汉果黄酮类化合物

一、罗汉果黄酮的种类

黄酮类化合物（flavonoids）泛指两个具有苯酚基的苯环（A 环和 B 环）通过中间三碳原子相连接而成的一系列化合物，是一类重要的天然有机化合物，广泛分布于植物界，多数存在于高等植物和蕨类植物中，苔藓中为数不多，而藻类、微生物及其他海洋生物中则没有发现存在。黄酮类化合物主要类型（姚新生等，2003）包括查耳酮类（chalcones）、二氢查耳酮类（dihydrochalcones）、二氢黄酮类（flavanones）、二氢黄酮醇类（flavanols）、黄烷类（flavanoids）、黄酮类（flavones）、异黄酮类（isoflavones）、高异黄酮类（homoisoflavones）、双黄酮类（biflavones）、黄酮醇类（flavonols）、黄酮苷类（flavonoid glycosides）、花青素类（anthocyanidins）、花色苷类（anthocyanins）、橙酮类（aurones）、异橙酮类（isoaurones）、鱼藤酮类（rotenoids）、紫檀素类（pterocarpins）、双苯吡酮类（xanthones），以糖苷或游离态形式存在，生物活性多样，也受到国内外的广泛关注。

罗汉果块根、茎蔓、叶片、花朵和果实中均含有丰富的黄酮类化合物，从其中分离获得的黄酮类化合物已达80多种（表2-3、表2-4）。斯建勇等（1994）首次从鲜罗汉果分离得到山奈酚3-O-α-L-鼠李糖-7-O-[β-D-葡萄糖（1→2）]-α-L-鼠李糖苷（罗汉果黄素）和山奈酚3,7-O-α-L-二鼠李糖苷。陈全斌等（2003，2005）采用RP-HPLC检测证实鲜罗汉果中含有黄酮苷元山奈酚和槲皮素；10～90天鲜罗汉果，槲皮素含量分别为0.07mg/个、0.15mg/个、0.05mg/个、0.01mg/个、0.21mg/个、0.05mg/个、0.05mg/个、0.03mg/个、0.05mg/个，山奈酚含量分别为2.38mg/个、3.70mg/个、3.74mg/个、4.09mg/个、5.91mg/个、3.03mg/个、2.57mg/个、2.40mg/个、2.33mg/个，总黄酮含量分别为6.17mg/个、9.67mg/个、9.51mg/个、10.31mg/个、15.36mg/个、7.74mg/个、6.58mg/个、6.10mg/个、5.98mg/个，其中总黄酮含量40～50天增长最快，约50天后达最高值，60天开始迅速下降到20天水平，此后趋于稳定。果实总黄酮的提取得率，回流提取为0.585%（杨洋等，2004），超声波提取为1.62%～1.894%（储召华等，2004；容元平等，2006），微波提取为1.72%（秦满发等，2008）。酶解-溶剂法提取干果药材黄酮得率为6.921g/100g，其中芦丁纯度达95.9%（王邕等，2006）。崔彬等（2012）采用响应面分析法优化提取工艺，罗汉果黄酮实际得率为1.538%，与模型预测值（1.573%）接近。陈全斌等（2006a，2006b）采用RP-HPLC测定表明罗汉果叶黄酮苷元也为槲皮素和山奈酚，总黄酮苷含量为1.618%，5月至次年1月间积累动态为槲皮素含量分别为0、0.02%、0.03%、0.06%、0.08%、0.12%、0.38%、0.69%、0.12%，山奈酚含量分别为0.11%、0.84%、0.93%、0.86%、0.88%、1.02%、0.71%、0.68%、0.04%，总黄酮含量分别为0.22%、1.74%、1.94%、1.86%、1.94%、2.31%、2.22%、2.78%、0.34%，其中总黄酮含量在5～6月增长较快，6～11月缓慢增长，12月达最大值（2.78%），次年1月急剧下降，并分离出山奈酚-3,7-O-α-L-二鼠李糖苷和槲皮素-3-O-β-D-葡萄糖7-O-α-L-鼠李糖苷。张妮等（2014）首次从罗汉果叶中分离到阿魏酸、4'-甲氧基二氢槲皮素、大黄素和芦荟大黄素。谭洪盛等（2011）进行了罗汉果叶黄酮中试生产，粗品黄酮总量为25.52%、精品黄酮总量达45.8%，并制定了产品质量控制指标。陈全斌等（2007）还测定罗汉果植株总黄酮分布规律，含量由高到低的排列顺序是：芽叶（5.731 2%）、中叶（3.984 1%）、上叶（3.691 0%）、下叶（3.479 0%）、中茎（1.930 2%）、下茎（1.741 3%）、芽茎（1.474 9%）、上茎（1.392 0%）、根（0.313 6%），形成由上至下、由外至内递减的规律，根部底端不含槲皮素和山奈酚，芽叶、芽茎和上茎中只存在山奈酚而不存在槲皮素。此外，HPLC-Q-TOF-MS分析（Qing et al.，2017；Lu et al.，2020）表明，罗汉果还有许多在槲皮素和山奈酚C-3、C-7位连接葡萄糖基、鼠李糖基、阿拉伯糖基和C-4'位连接甲氧基衍生的潜在黄酮苷类化合物等待发掘利用（表2-4）。

表 2-3　分离鉴定的罗汉果黄酮类化合物

序号	化合物名称	来源部位	参考文献
1	山柰酚	果实、叶片、花朵	[52, 67]
2	山柰酚 7-O-α-L- 鼠李糖苷	40 ~ 50 天果实、花朵	[52, 67]
3	山柰酚 3-O-α-L- 鼠李糖苷 -7-O-[β-D- 葡萄糖基 (1 → 2)]-α-L- 鼠李糖苷	果实、花朵	[52, 67]
4	山柰酚 3,7-O-α-L- 二鼠李糖苷	叶片、40 ~ 50 天鲜果	[67-69]
5	槲皮素 -3-O-β-D- 吡喃葡萄糖苷 -7-O-α-L- 鼠李糖苷	叶片	[69]
6	7- 甲氧基 - 山柰酚 -3-O-α-L- 鼠李糖苷	花朵	[52]
7	7- 甲氧基 - 山柰酚 -3-O-β-D- 吡喃葡萄糖苷	花朵	[52]
8	阿魏酸	叶片	[63]
9	4'-O- 甲氧基二氢槲皮素	叶片	[63]
10	大黄素	叶片	[63]
11	芦荟大黄素	叶片	[63]
12	山柰酚 3-O-L- 鼠李糖苷	茎叶	[70]
13	山柰苷 A	叶片	[66]

表 2-4　近年发现的罗汉果黄酮类化合物

序号	化合物名称	来源部位	参考文献
1	3,7- 二 - 葡萄糖 - 槲皮素	叶片	[33]
2	3- 二 - 葡萄糖 -7- 鼠李糖 - 槲皮素	叶片、茎蔓	[33]
3	3- 二 - 葡萄糖 -7- 葡萄糖 - 鼠李糖 - 槲皮素	叶片、茎蔓	[33]
4	3- 二 - 葡萄糖 -7- 葡萄糖 - 鼠李糖 - 山柰酚	叶片、茎蔓、10 天果实	[33]
5	3- 葡萄糖 -7- 葡萄糖 - 鼠李糖 - 槲皮素	叶片、茎蔓	[33]
6	3- 葡萄糖 -7- 鼠李糖 - 山柰酚	叶片、茎蔓、10 天果实	[33]
7	3- 葡萄糖 -7- 鼠李糖 - 槲皮素	叶片、茎蔓	[33]
8	3- 二 - 葡萄糖 -7- 葡萄糖 - 鼠李糖 -4'- 甲氧基 - 山柰酚	叶片、茎蔓	[33]
9	3- 二 - 葡萄糖 -4'- 甲氧基 - 山柰酚	叶片、茎蔓	[33]
10	3- 阿拉伯糖 - 葡萄糖 -7- 葡萄糖 - 鼠李糖 - 槲皮素	叶片	[33]
11	3- 鼠李糖 - 葡萄糖 -7- 葡萄糖 - 鼠李糖 - 槲皮素	叶片、茎蔓	[33]
12	3- 阿拉伯糖 - 葡萄糖 -7- 葡萄糖 - 鼠李糖 - 山柰酚	叶片、茎蔓	[33]

序号	化合物名称	来源部位	参考文献
13	3-鼠李糖-7-葡萄糖-鼠李糖-槲皮素	叶片、茎蔓	[33]
14	3-阿拉伯糖-7-葡萄糖-鼠李糖-槲皮素	叶片、茎蔓	[33]
15	3-阿拉伯糖-葡萄糖-7-葡萄糖-鼠李糖-4′-甲氧基-山柰酚	叶片	[33]
16	3-葡萄糖-槲皮素	叶片、茎蔓	[33]
17	3-二-葡萄糖-槲皮素	叶片、块根、茎蔓	[33]
18	3-鼠李糖-7-葡萄糖-槲皮素	叶片、块根、茎蔓、10天果实	[33]
19	3-阿拉伯糖-7-鼠李糖-槲皮素	叶片、茎蔓	[33]
20	3-葡萄糖-7-葡萄糖-鼠李糖-山柰酚	叶片、块根、茎蔓、10天果实	[33]
21	3,7-二-葡萄糖-4′-甲氧基-山柰酚	叶片、块根、茎蔓	[33]
22	3-二-葡萄糖-7-鼠李糖-山柰酚	叶片、茎蔓	[33]
23	3-葡萄糖-7-阿拉伯糖-山柰酚	叶片、茎蔓、10天果实	[33]
24	7-葡萄糖-鼠李糖-槲皮素	叶片、茎蔓	[33]
25	3-鼠李糖-7-葡萄糖-山柰酚	叶片、块根、茎蔓、10天果实	[33]
26	3-阿拉伯糖-7-鼠李糖-山柰酚	叶片、茎蔓、10天果实	[33]
27	3,7-二-鼠李糖-槲皮素	叶片、块根、茎蔓、10天果实	[33]
28	3-葡萄糖-7-鼠李糖-4′-甲氧基-山柰酚	叶片、块根、茎蔓、10天果实	[33]
29	3-鼠李糖-7-阿拉伯糖-槲皮素	叶片	[33]
30	3-鼠李糖-葡萄糖-7-鼠李糖-山柰酚	叶片、茎蔓	[33]
31	3-阿拉伯糖-7-葡萄糖-鼠李糖-山柰酚	叶片、茎蔓	[33]
32	4′-甲氧基-罗汉果黄素Ⅰ	叶片、茎蔓	[33]
33	7-葡萄糖-槲皮素	叶片、块根、茎蔓、10天果实	[33]
34	7-二-鼠李糖-山柰酚	叶片、块根、茎蔓、10天果实、50天果实、80天果实	[33]
35	3-鼠李糖-7-阿拉伯糖-山柰酚	叶片、茎蔓、10天果实	[33]
36	3-鼠李糖-7-阿拉伯糖-鼠李糖-山柰酚	叶片、茎蔓	[33]

续表

序号	化合物名称	来源部位	参考文献
37	3,7- 二 - 鼠李糖 -4′- 甲氧基 - 山柰酚	叶片、茎蔓	[33]
38	3- 阿拉伯糖 - 槲皮素	叶片、茎蔓	[33]
39	7- 阿拉伯糖 - 槲皮素	叶片	[33]
40	3- 葡萄糖 - 山柰酚	叶片、茎蔓、10 天果实	[33]
41	7- 鼠李糖 - 槲皮素	叶片、茎蔓、10 天果实	[33]
42	3- 葡萄糖 -4′- 甲氧基 - 山柰酚	叶片、茎蔓、10 天果实	[33]
43	3- 阿拉伯糖 - 山柰酚	叶片、茎蔓	[33]
44	7- 阿拉伯糖 - 山柰酚	叶片	[33]
45	4′- 甲氧基 - 槲皮素	叶片	[33]
46	3- 鼠李糖 - 山柰酚	叶片、茎蔓、10 天果实	[33]
47	7- 鼠李糖 - 葡萄糖 - 山柰酚	叶片、茎蔓	[33]
48	二羟基 - 山柰酚	叶片	[33]
49	7- 鼠李糖 - 山柰酚	叶片、茎蔓、10 天果实	[33]
50	4′- 甲氧基 - 罗汉果黄素 I	叶片、茎蔓	[33]
51	山柰酚 3-O- 鼠李糖→葡萄糖 -7-O- 葡萄糖苷	叶片	[66]
52	山柰酚 3-O- 葡萄糖苷 -7-O- 鼠李糖→葡萄糖苷	叶片	[66]
53	山柰苷 A-O- 葡萄糖苷 A	叶片	[66]
54	山柰苷 A-O- 葡萄糖苷 B	叶片	[66]
55	山柰苷 A（异构体）	叶片	[66]
56	山柰苷 A（异构体）	叶片	[66]
57	山柰酚 -3-O- 芦丁苷（蛇床子苷）	叶片	[66]
58	山柰酚衍生物	叶片	[66]
59	山柰酚衍生物	叶片	[66]
60	脱鼠李糖苷山柰苷 A	叶片	[66]
61	槲皮 3-O- 葡萄糖→鼠李糖苷（芦丁）	叶片	[66]
62	槲皮素 3-O- 葡萄糖→鼠李糖 -7-O- 鼠李糖苷	叶片	[66]
63	柚皮素 6,8- 二 -C- 葡萄糖苷	叶片	[66]
64	圣草酚 O- 葡萄糖→鼠李糖苷	叶片	[66]
65	芸香柚皮苷	叶片	[66]
66	柚皮苷	叶片	[66]
67	新橙皮苷	叶片	[66]

序号	化合物名称	来源部位	参考文献
68	香叶木素 O- 鼠李糖苷	叶片	[66]
69	五甲氧基黄酮（甜橙黄酮）	叶片	[66]
70	六甲氧基黄酮（川陈皮素）	叶片	[66]
71	七甲氧基黄酮	叶片	[66]
72	六甲氧基 - 羟基黄酮	叶片	[66]
73	五甲氧基黄酮（柚皮素）	叶片	[66]

二、黄酮类化合物的代谢途径

黄酮类化合物代谢合成是先由一个莽草酸途径生成的桂皮酰辅酶 A（4-coumaroyl CoA）和三个糖酵解途径生成的丙二酰辅酶 A（malonyl CoA）在查耳酮合酶（chalcone synthase，CHS）的催化下形成基本骨架查耳酮（chalcone），再如图 2-5 以查耳酮为共同前体物质在各种酶的连续催化下衍生出结构多样的黄酮类化合物（Dixon&Steele，1999）。首先，查耳酮一个方向在金鱼草素合酶（aureusidin synthase，AS）的催化下形成橙酮类化合物（aurones），另一个方向则在查耳酮异构酶（chalcone isomerase，CHI）的催化下形成二氢黄酮类化合物（flavanones）（Schijlen et al.，2004），如柚皮素（naringenin）。其次，二氢黄酮类化合物进一步在黄酮合酶（flavone synthase，FS）的催化下形成黄酮类化合物（flavones），在异黄酮合酶（isoflavone synthase，IFS）的催化下形成异黄酮类化合物（isoflavones），在二氢黄酮羟化酶（flavanone hydroxylase，F3H）和 3′- 黄酮羟化酶（flavonoid-3′-hydroxylase，F3′H）、3′,5′- 黄酮羟化酶（flavonoid-3′,5′-hydroxylase，F3′5′H）的催化下形成二氢黄酮醇类化合物（dihydro flavanols），如二氢山柰酚（dihydrokaempferol）、二氢槲皮素（dihydroquercetin）和二氢杨梅酮（dihydromyricetin）（Jaegle et al.，2016）。接着，二氢黄酮醇类化合物在黄酮醇合酶（flavonol synthase，FLS）的催化下形成黄酮醇类化合物（flavonols），如山柰酚（kaempferol）、槲皮素（quercetin）和杨梅酮（myricetin）。再接着，黄酮醇类化合物在 4- 二氢黄酮醇还原酶（dihydroflavonol-4-reductase，DFR）的催化下形成无色花青素（leucoanthocyanidin），如无色飞燕草素（leucodelphinidin）、无色矢车菊素（leucocyanidin）和无色天竺葵素（leucopelargonidin）。随后，无色花青素在花青素合酶（anthocyanidin synthase，ANS）/ 无色花青素双加氧酶（leucoanthocyanidin dioxygenase，LDOX）的催化下形成花青素（anthocyanidins），如飞燕草素（delphinidin）、矢车菊素（cyanidin）、天竺葵素（pelargonidin）。最后，花青素在糖基转移酶（glycosyltransferase，GT）的催化下形成花色苷（anthocyanin），在无色花青素还原酶（leucoanthocyanidin reductase，LAR）/ 花青素还原酶（anthocyanidin reductase，ANR）的催化下则形成黄烷 -3- 醇类化合物（flavan-3-ols）。黄烷 -3- 醇类化合物还可能通过聚合进

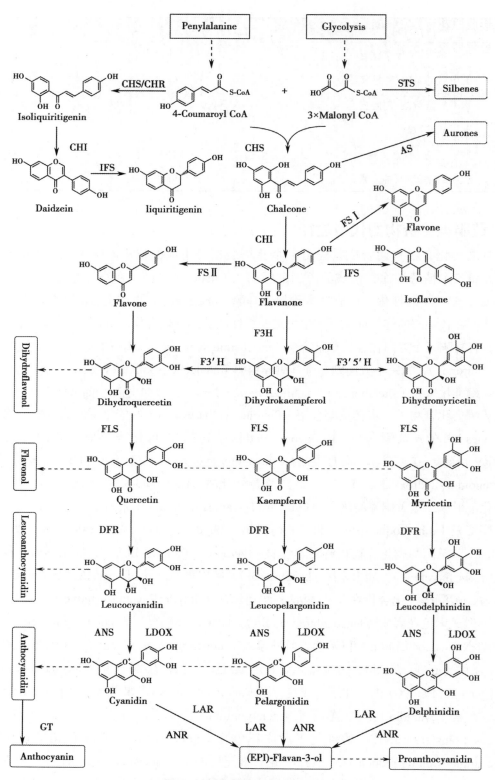

图 2-5　植物黄酮代谢合成途径

一步形成原花青素（proanthocyanidins）。

　　虽然罗汉果黄酮类化合物已分离鉴定了 80 多种，葡萄糖基转移酶 SgUGT1 也被鉴定具有催化槲皮素和柚皮素合成黄酮苷活性，且 Qing 等（2017）采用 HPLC-Q-TOF-MS 分析罗汉果黄酮化合物裂解规律，提出了众多罗汉果黄酮及黄酮苷的两步代谢合成途径（图 2-6）。首先，氧化酶（例如 CYP450）催化在山奈酚和槲皮素 C-4′ 位上添加羟基，接着甲基转移酶催化转移甲基基团到 C-4′ 位上生成 4′- 甲氧基 - 槲皮素，衍生出三个黄酮苷骨架。其次，以山奈酚、槲皮素和 4′- 甲氧基 - 槲皮素为骨架，通过一系列糖基转移酶催化，添加葡萄糖、鼠李糖和阿拉伯糖糖基到骨架上，形成罗汉果黄酮苷。但是，这些黄酮及黄酮苷代谢合成途径中相关酶基因仍未被克隆鉴定，有待进一步实验验证。

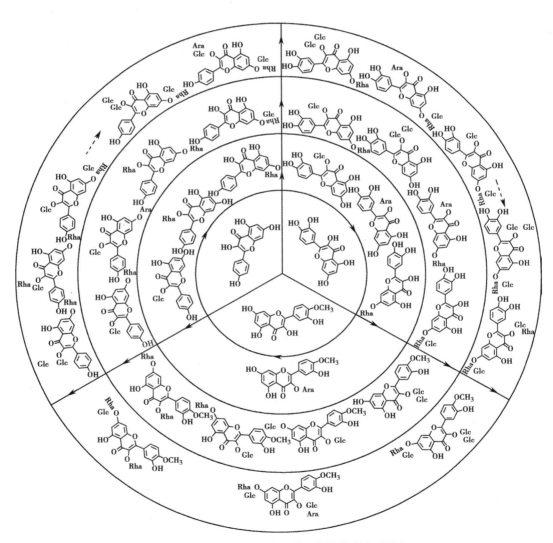

图 2-6　罗汉果黄酮及黄酮苷可能的代谢合成途径

第四节　罗汉果糖类化合物

一、罗汉果糖的种类

糖类化合物（saccharide）亦称碳水化合物（carbohydrates），除作为植物贮藏养料和骨架成分外，不少糖类化合物还具有抗肿瘤、抗炎、抗衰老等独特的生物活性。糖类化合物在天然药物中分布十分广泛，常常占植物干重的 80%～90%。糖类化合物可分为单糖、低聚糖和多糖。天然单糖有 200 多种。在生物体内，多数单糖呈结合状态，仅葡萄糖、果糖等少数单糖以游离状态存在。单糖种类有五碳糖（阿拉伯糖、来苏糖、木糖、核糖），六碳糖（葡萄糖、甘露糖、半乳糖、阿洛糖），六碳酮糖（果糖、山梨糖），甲基五碳醛糖（夫糖、鼠李糖、鸡纳糖）、支碳链糖（芹糖、金缕梅糖、链霉糖），氨基糖（葡萄糖胺），去氧糖（红霉糖、碳霉糖），糖醛酸（葡糖醛酸、半乳糖醛酸），糖醇（卫矛醇、山梨醇、甘露醇、赤醇），环醇（肌醇）。低聚糖由 2～9 个单糖通过苷键直连或支链结合而成，又可分为二糖（槐糖、樱草糖、蔗糖、海藻糖），三糖（棉籽糖），四糖（水苏糖），五糖（毛蕊糖）等。多糖是由 10 个以上单糖通过苷键连接而成，根据单糖组成又可分为均多糖和杂多糖，常见植物多糖有淀粉、纤维素、果聚糖、半纤维素、树胶、黏液质。糖及其衍生物可与非糖物质苷元脱水形成不同类型的苷类化合物，对苷类化合物活性有重要影响。糖苷根据苷元化学结构类型分为黄酮苷、蒽醌苷、苯丙素苷、生物碱苷、三萜苷等。

罗汉果含有丰富的糖类物质。总糖含量达干燥成熟果实重量的 20%～40% 之间，一年生干燥块根重量的 45.94%（彭小列等，2015）。果实与块根糖分析发现含有单糖、二糖、三糖和多糖等多种糖类化合物。王海英等（2015）高效液相色谱柱前衍生化和示差折光法检测表明，成熟果实含有葡萄糖、果糖、甘露糖、蔗糖、棉籽糖和多糖六种糖类化合物，未发现有水苏糖（图 2-7、图 2-8）。罗汉果多糖由 D- 葡萄糖、D- 半乳糖、D- 木糖、L- 阿拉伯糖、L- 鼠李糖和葡糖醛酸组成（李俊等，2007）。从成熟果实中分离获得了纯度达到 100% 的 SGPS1 和 SGPS2 两种多糖（李俊等，2005），其中 SGPS1 为酸性杂多糖，由葡萄糖、半乳糖、木糖、阿拉伯糖、鼠李糖和葡糖醛酸组成，平均每 20 个主链糖残基有 5 个分支糖残基；SGPS2 也为酸性杂多糖，由鼠李糖和葡糖醛酸组成。此外，罗汉果块根中也分离出一种多糖 CPS，其由葡萄糖、阿拉伯糖和木糖组成，以葡萄糖为主（颜小捷等，2012）。

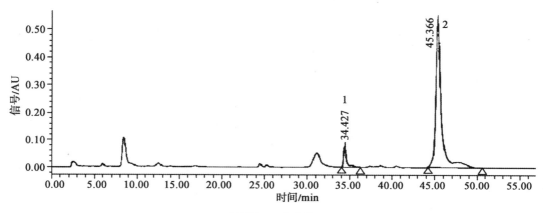

1. 甘露糖；2. 葡萄糖。

图 2-7　罗汉果 PMP 衍生物检测色谱分离图

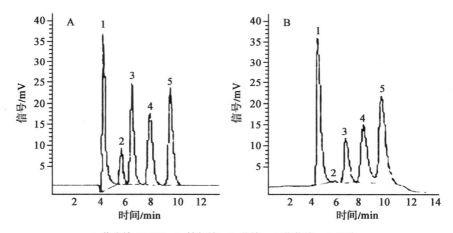

1. 葡聚糖 10 000；2. 棉籽糖；3. 蔗糖；4. 葡萄糖；5. 果糖。

图 2-8　多糖、棉籽糖、蔗糖、葡萄糖、果糖标准物（A）及罗汉果（B）示差折光检测图谱

前人研究发现果实发育过程中，总糖、还原糖、非还原糖含量随着果实发育而增加，授粉后前 10 天增加较快，10～40 天增加缓慢，40～70 天急剧增加，成熟时达到最高点，70 天果实含量分别达鲜重的 8.27%、6.32%、1.95%，认为果实糖分积累主要靠还原糖，膨大期糖分积累少，停止膨大至进入成熟期前变化不大，成熟期急剧增加（江新能等，1990）。王海英对高苷 V 含量（HM）和低苷 V 含量（LM）品种不同发育期果实果肉糖分分析发现，授粉后 30 天果肉淀粉含量可达 300～400mg·g^{-1}DW，总糖和葡萄糖含量在 100mg·g^{-1}DW（10%）左右，果糖、蔗糖、棉籽糖和多糖含量很低，分别在 30mg·g^{-1}DW、10mg·g^{-1}DW、1mg·g^{-1}DW、50mg·g^{-1}DW 左右。随着果实生长发育，淀粉含量逐渐减少，授粉后 30～50 天减少迅速，90 天果实成熟时含量很低，下降至 50mg·g^{-1}DW 左右；总糖、蔗糖、棉籽糖和多糖含量则逐渐增加，授粉后 50～90 天除多糖含量增加相对平缓外，总糖、蔗糖、棉

籽糖含量增加迅速，90 天果实成熟时均达最高点，分别达 600mg·g⁻¹DW、300mg·g⁻¹DW、9mg·g⁻¹DW、90mg·g⁻¹DW 左右；葡萄糖和果糖含量先增加后减少，70 天前后增加与减少均较平缓，70 天时分别增加至 150mg·g⁻¹DW、100mg·g⁻¹DW 左右，90 天果实成熟时分别下降至 120mg·g⁻¹DW、90mg·g⁻¹DW（图 2-9 ~ 图 2-11）。此外，一至六年生块根淀粉和还原糖含量等研究表明，罗汉果块根含有大量淀粉，干燥块根淀粉含量达 20.08% ~ 44.23%，以支链淀粉为主（99.16%），直链淀粉很少；淀粉含量以二年生块根最高，此后淀粉含量逐年下降；提取的淀粉白度高达 94.5%，其中还原糖仅有葡萄糖（陈全斌等，2002）。

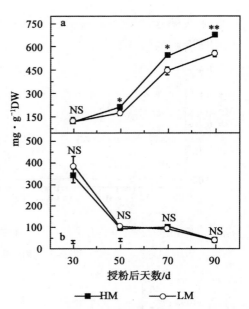

图 2-9 总糖（a）与淀粉（b）的含量变化

注：* 表示 $P < 0.05$，差异达显著水平；

** 表示 $P < 0.01$，差异达极显著水平。

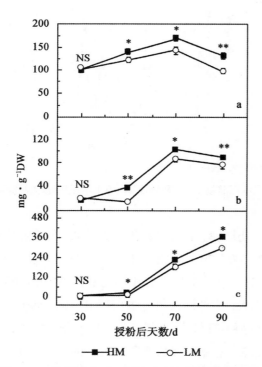

图 2-10 葡萄糖（a）、果糖（b）、蔗糖（c）的含量变化

注：* 表示 $P < 0.05$，差异达显著水平；

** 表示 $P < 0.01$，差异达极显著水平。

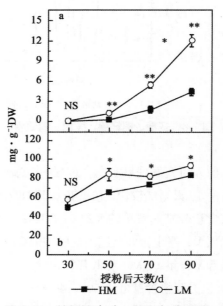

图 2-11 棉籽糖（a）、多糖（b）的含量变化

注：* 表示 $P < 0.05$，差异达显著水平；

** 表示 $P < 0.01$，差异达极显著水平。

果实糖分含量会受种植品种、产地、花粉、栽培方式、干燥方式和年份的影响。不同品种所含糖的组分一致，但是葡萄糖、果糖、蔗糖、棉籽糖和多糖含量存在显著差异（表2-5）。

徐位坤等（1980）采用快速法测定长滩果、野生果、青皮果、拉江果的总糖含量分别为38.31%、30.76%、26.76%、25.17%，还原糖含量分别为32.74%、21.72%、23.75%、16.11%，果糖含量分别为17.55%、15.07%、10.20%、10.40%，葡萄糖含量分别为15.19%、6.64%、13.55%、5.71%。果实总糖含量龙江、茶洞、和平分别为38.3%、38.2%、37.9%，主产区相邻山区百寿、中庸、泗水分别为34.9%、34.8%、37.5%，水田区广福、五通、花垄分别为30.4%、31.2%、31.6%（白先达等，2009）。马小军等（2008）将同一雌性品种授予不同雄性品种花粉，果实总糖含量变化可达38.37%（表2-6）。王海英等（2016）进行遮阴对罗汉果光合速率、糖类代谢酶、糖分含量影响分析表明，授粉30天后对罗汉果进行遮阴会降低叶片光合速率、改变糖类代谢酶活性、影响果实糖分品质。70%遮阴果实葡萄糖和果糖含量显著升高，总糖和蔗糖含量显著降低，淀粉含量不受影响（图2-12、图2-13）。遮阴导致光合速率下降（图2-14）可能是总糖含量降低的主要原因，α-淀粉酶活性无变化（图2-15），改变蔗糖磷酸合成酶（sucrose phosphate synthase，SPS）、酸性转化酶（acid invertase，AI）、蔗糖合成酶（sucrose synthase in cleavage direction，SSC）活性（图2-16、图2-17）则可能是使得蔗糖含量降低以及葡萄糖、果糖含量上升的重要因素。干燥方式会影响果实总糖及各组分的相对含量；冻干果肉中蔗糖和葡萄糖相对含量最高，烘干则导致蔗糖、果糖和葡萄糖含量下降，多糖相对含量增加（表2-7）。随着烘烤温度升高，总糖和葡萄糖含量逐渐降低（表2-8）。

表2-5　不同品种罗汉果冻干果肉糖分含量比较

品种	葡萄糖含量/（mg·g^{-1}DW）	果糖含量/（mg·g^{-1}DW）	蔗糖含量/（mg·g^{-1}DW）	棉籽糖含量/（mg·g^{-1}DW）	多糖含量/（mg·g^{-1}DW）
农院B6	131 ± 7.31aA	89.25 ± 2.04aA	267.02 ± 16.88A	7.45 ± 1.02aA	100.92 ± 11.2a
野红1号	96.12 ± 3.92bA	76.32 ± 2.17bA	297.98 ± 17.11B	12.45 ± 1.65bA	92.14 ± 7.64a

注：表中大写字母表示 $P < 0.01$，差异达极显著水平；小写字母表示 $P < 0.05$，差异达显著水平。

表2-6　不同品种花粉授粉对罗汉果总糖含量影响

品种	青皮1号/%	青皮2号/%	青皮3号/%	红毛1号/%	红毛2号/%	长滩1号/%	混合花粉/%	平均值/%	变幅/%
青皮3号	12.34aA	10.50bB	12.33aA	7.79cC	12.38aA	11.18bAB	12.64aA	11.31	38.37

续表

品种	青皮1号/%	青皮2号/%	青皮3号/%	红毛1号/%	红毛2号/%	长滩1号/%	混合花粉/%	平均值/%	变幅/%
青皮4号	12.77b	14.89a	13.71ab	11.97b	12.68b	12.90b	14.92a	13.41	19.77
农院B6	11.53a	11.21a	11.24a	11.11a	10.95a	11.62a	10.93a	11.23	5.94
大叶青皮	12.72bc	14.29ab	13.09abc	12.24c	14.56a	14.02ab	14.14ab	13.58	15.93
伯林3号	15.05a	14.87a	13.35a	15.08a	13.66a	14.77a	14.63a	14.49	9.42
野红2号	9.20a	8.52a	8.07a	8.49a	9.11a	10.10a	9.16a	8.95	20.10
长滩1号	10.62a	12.94a	11.14a	10.48a	11.04a	10.56a	10.24a	11.00	20.87

注：表中大写字母表示 $P < 0.01$，差异达极显著水平；小写字母表示 $P < 0.05$，差异达显著水平。

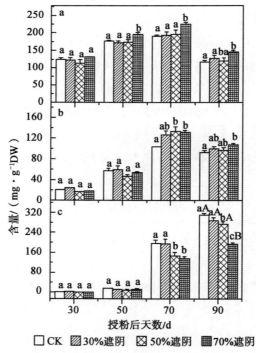

图 2-12　遮阴对葡萄糖（a）、果糖（b）、蔗糖（c）影响

图中柱上大写字母表示 $P < 0.01$，差异达极显著水平；小写字母表示 $P < 0.05$，差异达显著水平。

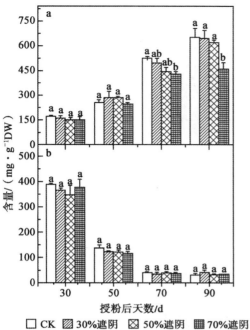

图 2-13 遮阴对总糖（a）及淀粉（b）影响

图中柱上小写字母表示 $P < 0.05$，差异达显著水平。

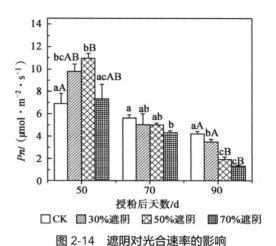

图 2-14 遮阴对光合速率的影响

图中柱上大写字母表示 $P < 0.01$，差异达极显著水平；小写字母表示 $P < 0.05$，差异达显著水平。

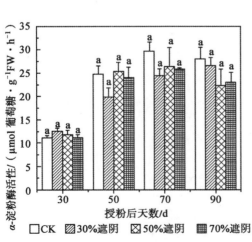

图 2-15 遮阴对 α- 淀粉酶活性影响

图中柱上小写字母表示 $P < 0.05$，差异达显著水平。

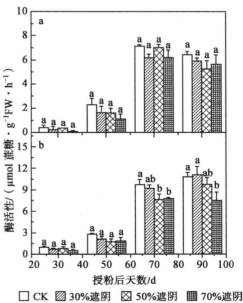

图 2-16 遮阴对 SSS（a）、SPS（b）酶活性影响

图中柱上小写字母表示 $P < 0.05$，差异达显著水平。

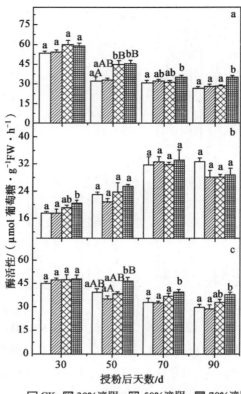

图 2-17　遮阴对 AI（a）、NI（b）、SSC（c）酶活性影响

图中柱上大写字母表示 $P < 0.01$，差异达极显著水平；小写字母表示 $P < 0.05$，差异达显著水平。

表 2-7　不同干燥方式农院 B6 果肉糖分含量比较

干燥方式	葡萄糖含量 / (mg·g⁻¹DW)	果糖含量 / (mg·g⁻¹DW)	蔗糖含量 / (mg·g⁻¹DW)	棉籽糖含量 / (mg·g⁻¹DW)	多糖含量 / (mg·g⁻¹DW)	总糖含量 / (mg·g⁻¹DW)
烘干	59.88 ± 0.42A	99.78 ± 0.71A	43.47 ± 2.23A	1.53 ± 0.22a	108.49 ± 7.32A	313.2 ± 12.26A
冻干	183.45 ± 11.25B	115.97 ± 8.25B	227.56 ± 12.15B	2.15 ± 0.19a	71.25 ± 4.25a	600.38 ± 21.12B

注：表中大写字母表示 $P < 0.01$，差异达极显著水平；小写字母表示 $P < 0.05$，差异达显著水平。

表 2-8　不同烘烤温度对果实品质影响

温度 /℃	烘干时间 /h	罗汉果苷 V 含量 /%	水浸出物含量 /%	总糖含量 /%	葡萄糖含量 /%	维生素 C 含量 / (mg/100g)
60	115	1.10	37.35	40.32	21.39	65.94
70	72	1.03	37.19	39.24	20.51	51.49

续表

温度 /℃	烘干时间 /h	罗汉果苷V 含量 /%	水浸出物含量 /%	总糖含量 /%	葡萄糖含量 /%	维生素 C 含量 /（mg/100g）
80	60	0.90	35.45	36.08	19.85	50.42
90	50	0.62	30.38	35.16	15.64	48.09
100	39	0.44	30.32	33.52	15.13	44.53
110	28	0.45	29.73	32.72	12.97	43.52
120	25	0.23	23.02	14.56	8.76	35.64
60 降至 55	120	1.20	40.44	42.56	25.14	69.55
70 降至 55	85	1.16	37.36	40.60	22.60	63.90
80 降至 55	72	1.23	35.91	33.72	19.28	44.71
90 降至 55	64	0.80	33.39	33.04	16.92	42.00
100 降至 55	48	0.68	32.46	29.28	15.33	40.76
110 降至 55	36	0.57	31.56	28.84	12.39	36.45
120 降至 55	32	0.53	29.10	26.04	11.05	32.81
80 至停火	68	0.94	34.49	38.96	22.52	41.34

二、糖类化合物的代谢途径

糖类化合物是植物光合作用的初生产物，同时也是绝大多数天然产物代谢合成的初始原料和重要调节信号。首先，光合作用产物葡萄糖是罗汉果主要甜味成分罗汉果苷代谢合成的重要底物。其次，罗汉果苷快速合成积累期，伴随着糖类发生剧烈地转化积累。这些表明罗汉果糖代谢和运输动态平衡可能在罗汉果苷代谢合成过程中起到重要作用。

糖类化合物先在光合细胞中通过卡尔文循环（calvin cycle，也称光合碳循环）同化合成，再以蔗糖等形式转运到各库组织的营养细胞中（王忠，2009），其同化、运输及分配代谢合成途径如图 2-18 所示：在叶绿体内，首先 CO_2 通过气孔在 1,5- 二磷酸核酮糖羧化酶（ribulose-1,5-bisphosphate carboxylase，RuBisCO）作用下羧化整合到 1,5- 二磷酸核酮糖（ribulose-1,5-disphosphate，RuBP）C-2 位上而被捕获活化，形成不稳定的中间体，并进而断裂成两分子 3- 磷酸甘油酸（3-phosphoglycerat，3-PGA）；随后腺苷二磷酸（adenosine diphosphate，ADP）和焦磷酸（pyrophosphoric acid，PPi）于叶绿体内囊体在三磷酸腺苷合成酶（adenosine triphosphate，ATP）复合体作用下形成三磷酸腺苷（adenosine triphosphate，ATP）和 H_2O，进而 3-PGA 消耗 1 分子 ATP 在磷酸甘油酸激酶（phosphoglycerate Kinase，PGK）磷酸化作用下形成 1,3- 二磷酸甘油酸（1,3-diphosphoglycerate，1,3-DPG）；接着 H_2O 在叶绿体色素吸收光作用下分解释放出

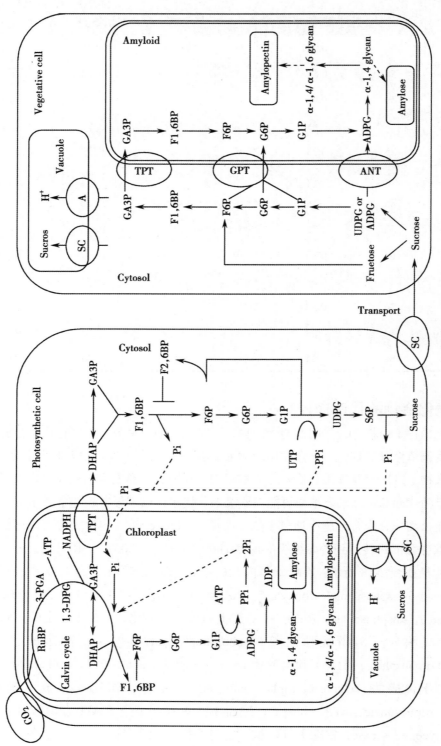

图 2-18 蔗糖与淀粉代谢合成途径

O_2，并提供 H^+ 给 $NADP^+$ 形成氢化烟酰胺腺嘌呤二核苷酸磷酸（nicotinamide adenine dinucleotide phosphate，NADPH），1,3-DPG 从而被 NADPH 还原脱去 1 分子磷酸形成 3-磷酸甘油醛（glyceraldehyde 3-phosphate，GA3P）。GA3P 在磷酸异构酶（triose-phosphate isomerase，TPI）作用下转化为二羟基丙酮磷酸（dihydroxyacetone phosphate，DHAP），并且二者保持动态平衡。

卡尔文循环同化合成的丙糖磷酸 GA3P 和 DHAP 有 3 个去处，一部分通过一系列反应被重排再生形成 RuBP，一部分生成磷酸果糖离开卡尔文循环滞留在叶绿体内形成淀粉进行暂时储存，另一部分通过磷酸 / 丙糖磷酸 / 三磷酸甘油酸转运器（pi/triose-phosphate/3-PGA translocator，TPT）从叶绿体输出到细胞质离开卡尔文循环代谢合成蔗糖。在细胞质中，DHAP 和 GA3P 在果糖 1,6 二磷酸醛缩酶（fructose 1,6 bisphosphate aldolase，FDA）催化下形成 1,6- 二磷酸果糖（fructose 1,6 bisphosphate，F1,6BP）。F1,6BP 的 C-1 位上的磷酸由果糖 1,6- 二磷酸酶（fructose 1,6-bisphosphatase，FBPase）水解形成 6- 磷酸果糖（fructose 6-phosphate，F6P）。F6P 在磷酸葡萄糖异构酶（phosphoglucose isomerrase，PGI）和磷酸葡萄糖变位酶（phosphoglucomutase，PGM）作用下，形成 6- 磷酸葡萄糖（glucose 6-phosphate，G6P）和 1- 磷酸葡萄糖（glucose 1-phosphate，G1P），并且三者处于动态平衡。G1P 和尿苷三磷酸（uridine triphosphate，UTP）在尿苷二磷酸葡萄糖焦磷酸化酶（uridine diphosphate glucose pyrophosphorylase，UGP）作用下形成蔗糖（sucrose）代谢合成所需的葡萄糖供体尿苷二磷酸葡萄糖（uridine diphosphate glucose，UDPG）和 PPi。UDPG 和 F6P 在蔗糖磷酸合成酶（sucrose phosphate synthase，SPS）作用下形成 6-磷酸蔗糖（sucrose 6-phosphate，S6P）。最后，S6P 在蔗糖磷酸酯酶（sucrose phosphate phosphatase，SPP）作用下水解形成蔗糖。在叶绿体中，滞留的 DHAP 和 GA3P 也在 FDA 作用下先生成 F1,6BP，再依次转化成 F6P、G1P。随后 G1P 和 ATP 在腺苷二磷酸葡萄糖焦磷酸化酶（adenosine diphosphate glucose pyrophosphorylase，AGP）作用下形成淀粉合成所需的葡萄糖供体腺苷二磷酸葡萄糖（adenosine diphosphate glucose，ADPG）和 PPi。ADPG 再在淀粉合成酶（soluble starch synthase，SSS 或 granule bound starch synthase，GBSS）作用下通过 α-1,4- 糖苷键聚合成直链淀粉（amylose），并释放 ADP。直链淀粉再在分支酶（starch branching enzyme，SBE）作用下通过 α-1,6 糖苷键连接糖链形成支链淀粉（amylopectin）。

光合同化产物蔗糖根据需要通过质外体或共质体两条途径运输到各库组织营养细胞，卸载后作为细胞构成成分、储存物质或能量，富余部分则转入到液泡中临时储存起来。运输到库组织营养细胞的蔗糖可通过"降解 - 再合成"（breakdown resynthesis）的方式代谢合成蔗糖，即蔗糖经过韧皮部卸出而进入库组织营养细胞，在转化酶（invertase，INV）或 SPS 作用下，转化为己糖（磷酸），然后再在 SPS 的催化作用下代谢合成蔗糖。库组织营养细胞中淀粉代谢合成途径与光合细胞的相似。在库组织营养细胞的细胞质中，蔗糖先降解形成己糖（磷酸）UDPG、ADPG、G1P、G6P、F6P 或丙糖磷酸 GA3P，再通过位于淀粉体膜上的腺苷酸转运器（adenine nucleotide translocator，ANT）、己糖磷酸转运器（glucose-6-phosphate translocator，GPT）或 TPT 进入淀粉体，然后在 FDA、FBPase、PGI、PGM、AGP 等酶的作用下形成 ADPG，最终通过 ADPG 途径代谢合成淀粉。

不同植物运输的光合产物不同。95% 植物运输的光合产物是蔗糖，少数运输的光合产物则是山梨醇、棉籽糖或水苏糖，卸载后再转化为蔗糖、果糖和葡萄糖。葫芦科植物运输的主要光合产物为四糖，同时含有部分蔗糖。例如，西瓜运输的光合产物为棉籽糖和水苏糖，在果实中转化为蔗糖、果糖和葡萄糖，棉籽糖或水苏糖很少。罗汉果果实含有棉籽糖，但未检测到水苏糖，其糖类的合成转运机制尚不清楚，揭示相关机制将有助于调控糖类化合物代谢促进罗汉果苷的合成积累或改善果实品质。

▋ 参考文献

[1] KLAUS O, HILGERS F, NAKIELSKI A, et al. Engineering phototrophic bacteria for the production of terpenoids[J]. Current Opinion In Biotechnology, 2022, 77: 102764.

[2] 吴立军. 天然药物化学 [M]. 4 版. 北京：人民卫生出版社，2003：271.

[3] 韦忠孙，龙永诚，马剑霜. 罗汉果产业废弃物的研究与综合利用 [J]. 企业科技与发展，2014，（12）：20-21.

[4] UKIYA M, AKIHISA T, TOKUDA H, et al. Inhibitory effects of cucurbitane glycosides and other triterpenoids from the fruit of *Momordica grosvenorion* on Epstein-Barr virus early antigen induced by tumor promoter 12-*O*-tetradecanoylphorbol-13-acetate [J]. J Agric Food Chem, 2002, 50 (23): 6710-6715.

[5] TAKEMOTO T, ARIHARA S, NAKAJIMA T, et al. Studies on the constituents of *Fructus Momordicae*. I. on the sweet principle [J]. Yakugaku Zasshi, 1983, 103 (11): 1151-1154.

[6] TAKEMOTO T, ARIHARA S, NAKAJIMA T, et al. Studies on the constituents of *Fructus Momordicae*. II. Structure of sapogenin [J]. Yakugaku Zasshi, 1983, 103 (11): 1155-1166.

[7] TAKEMOTO T, ARIHARA S, NAKAJIMA T, et al. Studies on the constituents of *Fructus Momordicae*. III. Structure of mogrosides[J]. Yakugaku Zasshi, 1983, 103 (11): 1167-1173.

[8] LI DP, IKEDA T, MATSUOKA N, et al. Cucurbitane glycosides from unripe fruits of Lo Han Kuo (*Siraitia grosvenorii*)[J]. Chem Pharm Bull, 2006, 54 (10): 1426-1428.

[9] AKIHISA T, HAYAKAWA Y, TOKUDA H, et al. Cucurbitane glycosides from the fruits of *Siraitia grosvenorii* and their inhibitory effects on Epstein-Barr virus activation [J]. J Nat Prod, 2007, 70 (5): 783-788.

[10] 徐位坤，孟丽珊，李仲瑶. 罗汉果嫩果中一个苦味成分的分离和鉴定 [J]. 广西植物，1992，12

（2）：136-138.

[11] MATSUMOTO K, KASAI R, OHTANI K, et al. Minor cucurbitane-glycosides from fruits of *Siraitia grosvenorii* (Cucurbitaceae)[J]. Chem Pharm Bull, 1990, 38 (7): 2030-2032.

[12] 斯建勇，陈迪华，常琪，等. 罗汉果中三萜甙的分离和结构测定 [J]. 植物学报，1996，38（6）：489-494.

[13] 李春，林丽美，罗明，等. 罗汉果中 1 个新的天然皂苷 [J]. 中国中药杂志，2011，36（6）：721-724.

[14] LI D P, IKEDA T, NOHARA T, et al. Cucurbitane glycosides from unripe fruits of *Siraitia grosvenorii* [J]. Chem Pharm Bull, 2007, 55 (7): 1082-1086.

[15] 杨秀伟，张建业，钱忠明. 罗汉果中一新葫芦烷型三萜皂苷——光果木鳖皂苷 I [J]. 中草药，2005，36（9）：1285-1290.

[16] JIA Z H, YANG X. A minor, sweet cucurbitane glycoside from *Siraitia grosvenorii* [J]. Nat Prod Commun, 2009, 4(6): 769-772.

[17] PRAKASH I, CHATURVEDULA V S. Additional new minor cucurbitane glycosides from *Siraitia grosvenorii*[J]. Molecules, 2014, 19(3): 3669-3680.

[18] ZHENG Y, HUANG W, YOO J G, et al. Antibacterial compounds from *Siraitia grosvenorii* leaves [J]. Nat Prod Res, 2011, 25(9): 890-897.

[19] 喻彬. 罗汉果叶化学成分的研究 [D]. 桂林：广西师范大学，2008.

[20] WANG Y P, CHEN J Y. Study on the chemical constituents of *Siraitia grosvenorii* fruits [J]. Chin Tradit Herb Drugs, 1992, 23 (2): 61-62.

[21] 廖日权，李俊，黄锡山，等. 罗汉果化学成分的研究 [J]. 西北植物学报，2008，28（6）：1250-1254.

[22] 王雪芬，卢文杰，陈家源，等. 罗汉果根化学成分的研究（I）[J]. 中草药，1996，27（9）：515-518.

[23] 斯建勇，陈迪华，沈连钢，等. 广西特产植物罗汉果根的化学成分研究 [J]. 药学学报，1999，34（12）：918-920.

[24] 王雪芬，卢文杰，陈家源，等. 罗汉果根化学成分的研究（II）[J]. 中草药，1998，29（5）：293-295.

[25] LEE C. Intense sweetener from Lo Han Kuo (*Momordica grosvenori*) [J]. Experientia, 1975, 31(5): 533-534.

[26] KASAI R, MATSUMOTO K, NIE R L, et al. Glycosides from Chinese medicinal plant, *Hemsleya panacis-scandens*, and structure-taste relationship of cucurbitan glycoside[J]. Chem Pharm Bull, 1988, 36(1): 234-243.

[27] ZHOU Y Q, ARMENTROUT R W, WOODYER R D, et al. Redistribution of mogrol glycoside content[P]. 2014-09-25.

[28]   MURATA Y, YOSHIKAWA S, SUZUKI Y A. Sweetness characteristics of the triterpene glycosides in *Siraitia grosvenori*[J]. Nippon Shokuhin Kagaku Kogaku Kaishi, 2006, 53(10): 527-533.

[29]   MARKOSYAN A, CHOW S Y, RAMANDACH S. Novel mogrosides and use thereof[P]. 2019-09-18.

[30]   刘婷, 王旭华, 李春, 等. 罗汉果皂苷 V 的镇咳、祛痰及解痉作用研究 [J]. 中国药学杂志, 2007, 42（20）: 1534-1536.

[31]   RAHUL S, ALEXANDER J, KRYNITSKY A J, et al. Sweeteners from plants-with emphasis on *Stevia rebaudiana* (Bertoni) and *Siraitia grosvenorii* (Swingle)[J]. Anal Bioanal Chem, 2013, 405(13): 4397-4407.

[32]   ZHOU G S, WANG M Y, LI Y, et al. Comprehensive analysis of 61 characteristic constituents from *Siraitiae fructus* using ultrahigh-pressure liquid chromatography withtime-of-flight mass spectrometry[J]. Journal of Pharmaceutical and Biomedical Analysis, 2016, 125: 1-14.

[33]   QING Z X, ZHAO H, TANG Q, et al. Systematic identification of flavonols, flavonol glycosides, triterpeneand siraitic acid glycosides from *Siraitia grosvenorii* usinghigh-performance liquid chromatography/quadrupole-time-of-flightmass spectrometry combined with a screening strategy[J]. Journal of Pharmaceutical and Biomedical Analysis, 2017, 138: 240-248.

[34]   CHAPPELL J. The Biochemistry and molecular biology of isoprenoid metabolism[J]. Plant Physiol, 1995, 107(1): 1-6.

[35]   LAHOUCINE ADVH, MOHAMED A F, LLOYD W S, et al. Genomics-based selection and functional characterization of triterpene glycosyltransferases from the model legume *Medicago truncatula* [J]. The Plant Journal, 2005, 41(6): 875-887.

[36]   THIMMAPPA R, GEISLER K, LOUVEAU T, et a1. Triterpene biosynthesis in plants[J]. Annu Rev Plant Biol, 2014, 65: 225-57.

[37]   罗祖良, 张凯伦, 马小军, 等. 三萜皂苷的合成生物学研究进展 [J]. 中草药, 2016, 47（10）: 1806-1814.

[38]   苏小建, 刘国雄, 聂晓, 等. 罗汉果甜貳 V 在各部位的含量分布 [J]. 食品科技, 2007,（5）: 76-78.

[39]   苏小建, 黄丽婕, 梁琼丹, 等. 罗汉果甜貳 V 含量分布及与果实密度和水溶物含量关系 [J]. 食品研究与开发, 2008,（7）: 13-16.

[40]   刘金磊, 李典鹏, 黄永林, 等. HPLC 法测定不同生长期罗汉果貳 Ⅱ E, Ⅲ, V 的含量 [J]. 广西植物, 2007, 27（4）: 665-668.

[41]   TANG Q, MA X J, MO C M, et a1. An efficient approach to finding *Siraitia grosvenorii* triterpene biosynthetic genes by RNA-seq and digital gene expression analysis[J]. BMC Genomics, 2011, 12: 343.

[42]   LIU Y Q, LEE J Y, KHARE M. Methods and materials for enzymatic synthesis of mogroside compounds[P]. 2018-03-20.

[43]   DAI L H, LIU C, ZHU Y M, et al. Functional characterization of cucurbitadienol synthase and triterpene

glycosyltransferase involved in biosynthesis of mogrosides from *Siraitia grosvenorii*[J]. Plant Cell Physiol, 2015, 56(6): 1172-82.

[44] ZHANG J S, DAI L H, YANG J G, et al. Oxidation of cucurbitadienol catalyzed by CYP87D18 in the biosynthesis of mogrosides from *Siraitia grosvenorii*[J]. Plant Cell Physiol, 2016, 57(5): 1000-1007.

[45] ITKINA M, DAVIDOVICH-RIKANATIB R, COHENA S, et al. The biosynthetic pathway of the nonsugar, high-intensity sweetener mogroside V from *Siraitia grosvenorii*[J]. Proc Natl Acad Sci USA, 2016, 113(47): E7619-E7628.

[46] 石宏武. 罗汉果叶绿体基因组组装分析及调控葫芦二烯醇合酶基因相关的转录因子的鉴定研究 [D]. 北京：北京协和医学院，2020.

[47] 李俊，黄锡山，张艳军，等. 罗汉果化学成分的研究 [J]. 中国中药杂志，2007，32（6）：548-549.

[48] 王海洋，王涛，李红月，等. 罗汉果抑制大肠埃希菌生物膜活性成分的筛选 [J]. 中国实验方剂学杂志，2016，22（2）：51-54.

[49] VALITOVA J N, SULKARNAYEVA A G, MINIBAYEVA F V. Plant sterols: diversity, biosynthesis, and physiological functions[J]. Biochemistry (Mosc), 2016, 81(8): 1050-1068.

[50] VERHOEF N, YOKOTA T, SHIBATA K, et al. Brassinosteroid biosynthesis and signalling in *Petunia hybrid*[J]. Journal of Experimental Botany, 2013, 64(8): 2435-2448.

[51] 莫长明. 罗汉果苷代谢酶基因转录组研究及葡萄糖基转移酶基因克隆与表达 [D]. 南宁：广西大学，2015.

[52] 斯建勇，陈迪华，常琪，等. 鲜罗汉果中黄酮甙的分离及结构测定 [J]. 药学学报，1994，29（2）：158-160.

[53] 陈全斌，杨瑞云，义祥辉，等. RP-HPLC 法测定罗汉果鲜果及甜甙中总黄酮含量 [J]. 食品科学，2003，24（5）：133-135.

[54] 陈全斌，义祥辉，余丽娟，等. 不同生长周期的罗汉果鲜果中甜甙 V 和总黄酮含量变化规律研究 [J]. 广西植物，2005，25（3）：274-277.

[55] 杨洋，罗玉莲，刘罴. 罗汉果抗氧化活性成分的提取工艺研究及其含量测定 [J]. 食品工业科技，2004，（3）：70-72.

[56] 储召华，张劲祥. 罗汉果中黄酮的最佳提取条件的研究 [J]. 韩山师范学院学报，2004，（3）：77-80.

[57] 容元平，黄永春，赖君荣，等. 超声波提取罗汉果中总黄酮的工艺研究 [J]. 广西工学院学报，2006，17（4）：5-8.

[58] 秦满发，刘四海. 微波辅助提取罗汉果中总黄酮的最佳工艺研究 [J]. 沿海企业与科技，2008，（9）：41-43.

[59] 王邕，黎海彬，白先放，等. 酶解 - 溶剂法提取罗汉果中黄酮类物质的研究 [J]. 食品科技，2006，（7）：125-127.

[60] 崔彬，冯静弦，胡琪，等. 响应面分析法优化罗汉果黄酮提取工艺条件的研究 [J]. 湖南农业科学，2012，（7）：112-114.

[61] 陈全斌，杨建香，义祥辉，等. 罗汉果叶中黄酮甙元的研究 [J]. 广西植物，2006，26（2）：217-220.

[62] 陈全斌，喻彬，沈钟苏，等. 不同生长周期罗汉果叶中总黄酮含量变化规律研究 [J]. 广西科学，2006，13（4）：300-302.

[63] 张妮，魏孝义，林立东. 罗汉果叶的化学成分研究 [J]. 热带亚热带植物学报，2014，22(1)：96-100.

[64] 谭洪盛，陈全斌. 罗汉果叶黄酮的中试生产及产品指标的制定 [J]. 安徽农业科学，2011，39(26)：15954-15955.

[65] 陈全斌，罗星晔，梁国秋，等. 同期罗汉果植株不同部位黄酮含量测试研究 [J]. 广西轻工业，2007，（1）：1-2.

[66] LU Y, ZHU S H, HE Y J, et al. Systematic characterization of flavonoids from *Siraitia grosvenorii* leaf extract using an integrated strategy of high-speed counter-current chromatography combined with ultra-performance liquid chromatography electrospray ionization quadrupole time-of-flight mass spectrometry[J]. Journal of Separation Science, 2020, 43(5): 847-1018.

[67] 杨秀伟，张建业，钱忠明. 罗汉果中新的天然皂苷 [J]. 中草药，2008，39（6）：810-813.

[68] 莫凌凌，李典鹏. 罗汉果花中黄酮甙类化合物的抗氧化活性研究 [J]. 现代食品科技，2009，25（5）：484-486.

[69] 陈全斌，杨建香，程忠泉，等. 罗汉果叶黄酮甙的分离与结构鉴定 [J]. 广西科学，2006，13（1）：35- 42.

[70] 周莉. 罗汉果茎叶总黄酮提取纯化工艺及其质量分析研究 [D]. 武汉：湖北中医药大学，2011：1-64.

[71] DIXON R A, STEELE C L. Flavonoids and isoflavonoids a gold mine for metabolic engineering[J]. Trends in plant science, 1999, 4(10): 394-400.

[72] SCHIJLEN E G, RIC DE VOS CH, VAN TUNEN A J, et al. Modification of flavonoid biosynthesis in crop plants[J]. Phytochemistry, 2004, 65: 2631-2648.

[73] JAEGLE B, UROIC M K, HOLTKOTTE X, et al. A fast and simple LC-MS-based characterization of the flavonoid biosynthesis pathway for few seed(ling)s[J]. BMC Plant Biology, 2016, 16(1): 190.

[74] 彭小列，黄敏，刘世彪，等. 罗汉果块根的营养成分分析 [J]. 中国林副特产，2015，（1）：16-17.

[75] 王海英，马小军，莫长明，等. 罗汉果果肉中糖类物质组成与含量分析 [J]. 广西植物，2015，35（6）：775-781.

[76] 李俊，黄锡山，陈海燕. 罗汉果多糖提取工艺及组成分析 [J]. 广西师范大学学报（自然科学版）2007，25（1）：70-73.

[77] 李俊，陈海燕，邓胜平. 罗汉果多糖的分离纯化及分析 [J]. 化学世界，2005，（5）：277-280.

[78] 颜小捷，卢凤来，陈换莹，等. 罗汉果根多糖的分离纯化、结构鉴定及抗肿瘤活性研究 [J]. 广西植物，32（1）：138-142.

[79] 江新能，李锋，蒋汉明. 罗汉果果实生长发育与内含物变化的研究 [J]. 广西植物，1990，10（1）：223-227.

[80] 陈全斌，汤桂梅，义祥辉. 罗汉果块根淀粉的提取及其性质研究 [J]. 食品科学，2002，23（4）：37-41.

[81] 徐位坤，孟丽珊. 罗汉果糖分的分析 [J]. 广西农业科学，1980，（3）：29.

[82] 白先达，赵洪，唐更生，等. 气象条件对罗汉果生长影响的分析 [J]. 江西农业科学，2009，21（7）：113-116.

[83] 马小军，石磊，莫长明，等. 罗汉果主要品质性状的花粉直感效应 [J]. 园艺学报，2008，35（11）：1695-1700.

[84] 王海英，马小军，莫长明，等. 遮荫处理对罗汉果果肉组织中罗汉果苷和糖分含量的影响 [J]. 广西植物，2016，36（11）：1344-1352.

[85] 王忠. 植物生理学 [M]. 2 版. 北京：中国农业出版社，2009：193-272.

|第三章|

罗汉果遗传学基础的研究

药用植物育种在保证药用植物品质（即筛选优异的药学性状）的前提下，也同样重视农艺性状的研究。一方面，它是鉴定种质所必须的；另一方面通过选择优异的农艺性状，可以获得更高的生物产量。在育种的过程中，通过系统的遗传研究，掌握育种材料性状的遗传特性，如基因位点数、显隐性关系、遗传连锁关系、遗传力、配合力等，可以让我们驾轻就熟地运用分离规律、自由组合规律和连锁互换规律这三大遗传规律于育种实践。遗传基础的研究对育种家来说可谓是如虎添翼，大大减少了育种的盲目性，因而具有非常重要的理论指导意义。

由此可见，系统、扎实地研究罗汉果的各种遗传参数，对高效、快捷地育种是必不可少的，是准确选择罗汉果的育种方法和育种材料的科学依据。例如，通过变异系数的分析可以找出性状的总体变异，包含环境和遗传两方面的变异，可评估性状人工选择潜力；通过广义遗传率可以进一步确定可遗传的变异；通过狭义遗传率可以最终确定来自基因上位效应引起的变异，这种变异最有利于育种，可为优良后代人工选择世代的确定提供依据。性状与性状的相关分析，本质上是基因连锁性分析，在当代就能初步发现两两性状基因的连锁现象，它可以让我们在选择较难表现的性状时改用更好表现的性状来替代。例如，我们发现罗汉果苷的含量与果型指数具有显著的、紧密的相关，提示我们可以通过果实的外形来选择高甜苷含量的品种后代。种质之间遗传距离的研究、配合力的研究使我们能够有的放矢地选择杂交亲本。

我们不仅对罗汉果的变异系数、遗传力、遗传相关开展了研究，而且也较系统地研究了罗汉果性状的主成分分析、通径分析、亲本遗传倾向、超中优势值、超亲优势值、配合力等遗传参数。所选取的性状从种子百粒重、播种至现蕾日数、播种至开花日数、播种至成熟日数、主蔓粗、侧蔓伸长速度、叶面积、果膨大速度、花粉形态、花粉量、花粉发芽率、果横径、果纵径、单果重等重要的农艺性状，到果肉含量、水浸出物含量、总糖含量、维生素 C 含量、总苷含量、罗汉果苷 V 含量等关键的药学性状。

另一方面，我们也开展了分子遗传连锁图谱及 QTL 定位的初步研究，这是现代分子育种研究的热门方向，它可以搞清基因分布、定位以及基因之间的遗传关系，为准确选择，以及基因的深度挖掘和基因调控研究奠定基础。

在我们开展罗汉果的遗传研究之前，基本上未见到严谨的、系统的相关研究报道。经过自 2004 年以来连续数年的田间实验观察，我们获得了宝贵的研究结果，现简述如下，与罗汉果育种者分享。

第一节 罗汉果品质性状和农艺性状遗传分析

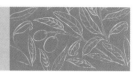

一、种质间性状遗传分析

1. 种质性状变异分析

（1）雄性种质变异分析

1）花粉形态观测：覃嘉明（2009）电镜观测发现，罗汉果雄性品系的花粉粒极轴长 / 赤道轴长（P/E）值在 0.92 ~ 1.0 之间，形状为圆球形，花粉极面观均呈三裂圆形，赤道面观呈近圆形（图 3-1 ~ 图 3-4）。近交品系青皮果 V-17 的花粉粒最大，极轴 × 赤道轴为 34.5μm × 34.5μm。突变四倍体白毛 K× 冬瓜 3-85 杂交品系次之，极轴 × 赤道轴为 31.3μm × 32.3μm。野红 E× 长滩 -79、野红 L× 长滩 -78 杂交品系与其父本长滩果 CK 的花粉粒最小，极轴 × 赤道轴为 19.3μm × 20.4μm、20.8μm × 21.1μm、20.1μm × 21.7μm。多数雄性品系花粉粒极轴 × 赤道轴在 24.2μm × 26.1μm ~ 27.3μm × 28.8μm 之间（表 3-1、表 3-2）。

表 3-1、表 3-2 和图 3-1 ~ 图 3-4 显示，19 个罗汉果雄性品系花粉粒外壁均具穴网状雕纹，扫描电镜下根据网眼的不同可细分为 2 种：圆形网眼和不规则网眼。除了青皮果近交品系青皮果 Z-11 和野青 O× 冬瓜 -76 杂交品系是圆形网眼外，其余品系均是不规则网眼类型的。罗汉果花粉粒表面孔穴大小和疏密不等，青皮果近交品系青皮果 Z-11、红毛果公红品系和青皮 B× 冬瓜 -71 杂交品系花粉粒的表面孔穴直径最大，孔穴频率也最小，分别为 6.0 个 /9μm²、6.4 个 /9μm² 和 7.0 个 /9μm²；而四倍体品系白毛 K× 冬瓜 2-85 和近交品系爆棚果 b-16 花粉粒表面的孔穴直径最小，孔穴频率也最高，分别为 15.4 个 /9μm²、14.0 个 /9μm²。但是四倍体品系白毛 K× 冬瓜 3-85 的孔穴则小而疏，因此孔穴频率比较低，为 9.4 个 /9μm²。多数雄性品系孔穴频率在 8.2 ~ 13.8 个 /9μm² 之间。罗汉果花粉粒孔穴的网嵴宽也存在一定差异。红毛果公红品系的嵴宽最宽，为 0.66μm。野红 L× 冬瓜 -85 品系的嵴宽最窄，为 0.39μm。多数雄性品系的嵴宽在 0.42 ~ 0.62μm 之间。

图 3-1 ~ 图 3-4 显示，罗汉果花粉粒通常具 3 条萌发沟，沿极轴方向以等间距环状分布。从花粉赤道面可见 1 ~ 2 条萌发沟，极面可观察到 3 条萌发沟，沟长几乎达两极。萌发沟两极窄中间宽，萌发沟中覆盖细密小颗粒，在赤道中间处常由较大颗粒堆积成突起，掩盖住萌发孔。然而，冬瓜果 CK 花粉粒萌发沟存在三种类型，第一种类型为通常的 3 条萌发沟型。

第二种类型为 4 条萌发沟，沿极轴方向以等间距环状分布，从花粉赤道面可见 1～3 条萌发沟，极面可观察到 4 条萌发沟，沟长几乎达两极，萌发沟也两极窄中间宽，萌发沟中覆盖细密小颗粒，在赤道中间处常由较大颗粒堆积成突起，掩盖住萌发孔。第三种类型为 12 条沟（4 条萌发沟 + 8 条无萌发孔沟），沿极轴方向以等间距环状分布 4 条萌发沟，从花粉赤道面可见 1～4 条萌发沟，极面可观察到 8 条沟，其中极面 4 条沟围成正方形无萌发孔，沿极轴方向 4 条萌发沟两极窄中间宽，沟长达极面 4 条沟围成正方形的四个角，萌发沟中覆盖细密小颗粒，在赤道中间处常由较大颗粒堆积成突起，掩盖住萌发孔。冬瓜果 CK 杂交 F_1 代的突变四倍体白毛 K× 冬瓜 2-85 和白毛 K× 冬瓜 3-85 品系花粉粒萌发沟也存在此三种类型。冬瓜果 CK 品系花粉粒多为第一种类型，白毛 K× 冬瓜 2-85 品系花粉粒三种类型均等。白毛 K× 冬瓜 3-85 品系花粉粒多为第二和第三种类型，且有较多败育的空瘪花粉粒。不同品系萌发沟宽度存在较大差异。青皮 G× 冬瓜 -93、青皮 B× 冬瓜 -71 和青皮果 Z-11 品系萌发沟最宽，分别为 3.7μm、3.5μm、3.5μm。爆棚果 b-16、白毛 K× 冬瓜 2-85 和长滩果 CK 品系萌发沟最窄，分别为 1.3μm、1.7μm、1.9μm。多数雄性品系萌发沟在 2.0～3.3μm 之间。

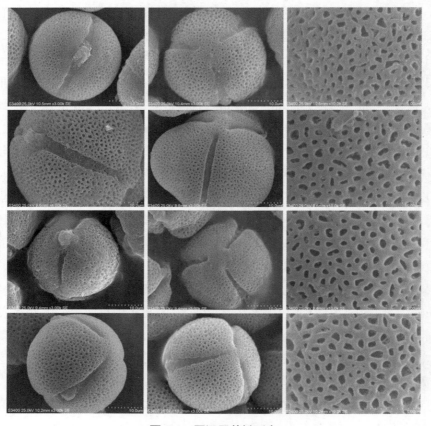

图 3-1 罗汉果花粉形态

注：从左到右依次是赤道面观（×3 000）、极面观（×3 000）、赤道面表面纹饰（×10 000），从上到下
依次是品系：红毛果公红、冬瓜果 CK、长滩果 CK、青皮果公 B。

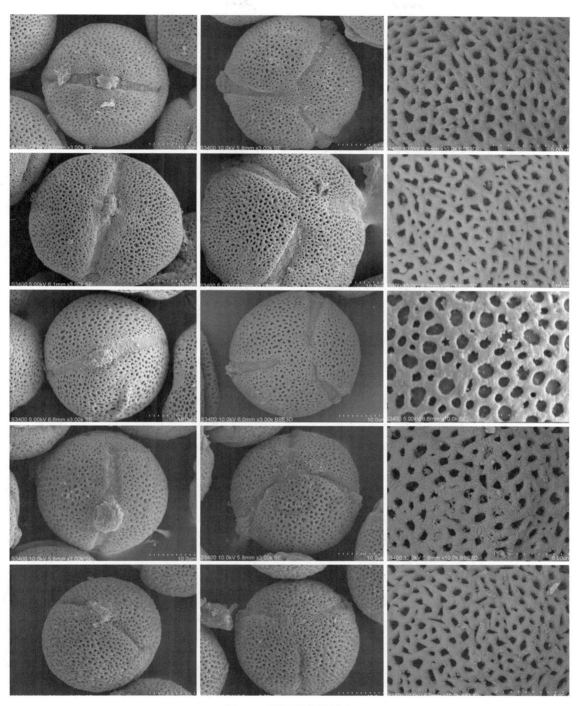

图 3-2　罗汉果花粉形态

注：从左到右依次是赤道面观（×3 000）、极面观（×3 000）、赤道面表面纹饰（×10 000），从上到下依次是品系：青皮果 P-30、青皮果 V-17、青皮果 Z-11、长滩果 T-25、爆棚果 b-16。

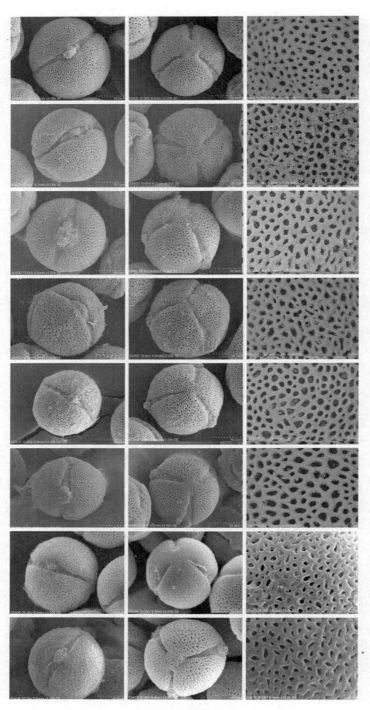

图 3-3　罗汉果花粉形态

注：从左到右依次是赤道面观（×3 000）、极面观（×3 000）、赤道面表面纹饰（×10 000），从上到下
依次是品系：红毛 J× 冬瓜 -81、野红 L× 冬瓜 -85、青皮 G× 冬瓜 -93、青皮 N× 冬瓜 -70、野青 O×
冬瓜 -76、青皮 B× 冬瓜 -71、野红 E× 长滩 -79、野红 L× 长滩 -78。

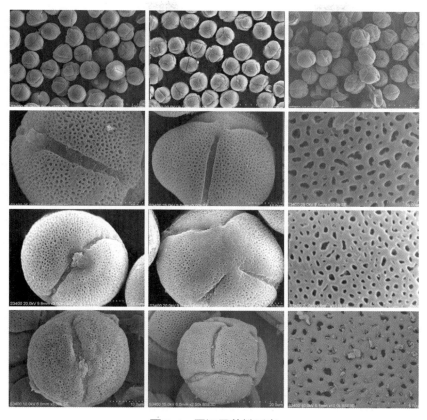

图 3-4　罗汉果花粉形态

注：从左到右依次是赤道面观（×3 000）、极面观（×3 000）、赤道面表面纹饰（×10 000）；

第一行从左到右依次是品系：冬瓜果 CK、白毛 K× 冬瓜 2-85、白毛 K× 冬瓜 3-85 全景图；

第二行至第四行依次是品系冬瓜果 CK、白毛 K× 冬瓜 2-85、白毛 K× 冬瓜 3-85 局部图。

表 3-1　罗汉果的花粉形态特征

编号	品系	极轴长 P/μm	赤道轴长 E/μm	形状 /(P/E)	沟宽 W/μm	孔穴频率 / (个 /9μm²)
1	红毛果公红	22.8	23.3	0.98	2.4	6.4
2	冬瓜果 CK	24.7	24.6	1.00	3.1	8.2
3	青皮果公 B	27.3	28.8	0.95	2.4	8.8
4	长滩果 CK	20.1	21.7	0.93	1.9	10.0
5	青皮果 P-30	25.9	26.0	0.99	2.0	13.4
6	青皮果 V-17	34.5	34.5	1.00	2.6	13.2
7	青皮果 Z-11	26.4	27.6	0.96	3.5	6.0

续表

编号	品系	极轴长 P/μm	赤道轴长 E/μm	形状 /(P/E)	沟宽 W/μm	孔穴频率 / (个 /9μm²)
8	长滩果 T-25	26.1	27.4	0.95	3.3	8.6
9	爆棚果 b-16	24.2	26.1	0.93	1.3	14.0
10	红毛 J× 冬瓜 -81	26.0	26.5	0.98	2.6	12.6
11	野红 L× 冬瓜 -85	25.8	26.3	0.98	3.0	13.8
12	青皮 G× 冬瓜 -93	25.9	27.1	0.96	3.7	10.6
13	青皮 N× 冬瓜 -70	26.3	28.7	0.92	2.4	10.8
14	野青 O× 冬瓜 -76	24.4	25.2	0.97	2.2	10.6
15	青皮 B× 冬瓜 -71	24.5	26.4	0.93	3.5	7.0
16	野红 E× 长滩 -79	19.3	20.4	0.95	2.6	12.0
17	野红 L× 长滩 -78	20.8	21.1	0.99	2.7	10.4
18	白毛 K× 冬瓜 2-85	25.1	25.8	0.97	1.7	15.4
19	白毛 K× 冬瓜 3-85	31.3	32.3	0.97	2.8	9.4

表 3-2   罗汉果的花粉形态特征

编号	品系	嵴宽 /μm	花粉量 / (粒 / 花药)	花粉发芽率 /%	外壁纹饰类型
1	红毛果公红	0.66	2.58×10^4	62.0	网状雕纹,网眼形状不规则
2	冬瓜果 CK	0.53	3.72×10^4	39.3	网状雕纹,网眼形状不规则
3	青皮果公 B	0.49	3.73×10^4	69.7	网状雕纹,网眼形状不规则
4	长滩果 CK	0.52	3.55×10^4	52.0	网状雕纹,网眼形状不规则
5	青皮果 P-30	0.42	3.48×10^4	64.3	网状雕纹,网眼形状不规则
6	青皮果 V-17	0.46	3.60×10^4	45.7	网状雕纹,网眼形状不规则
7	青皮果 Z-11	0.44	3.16×10^4	90.3	网状雕纹,网眼形状近圆形
8	长滩果 T-25	0.62	1.93×10^3	1.3	网状雕纹,网眼形状不规则
9	爆棚果 b-16	0.46	3.62×10^4	44.0	网状雕纹,网眼形状不规则
10	红毛 J× 冬瓜 -81	0.5	3.28×10^4	65.7	网状雕纹,网眼形状不规则
11	野红 L× 冬瓜 -85	0.39	4.44×10^4	54.7	网状雕纹,网眼形状不规则
12	青皮 G× 冬瓜 -93	0.57	9.47×10^4	63.3	网状雕纹,网眼形状不规则

续表

编号	品系	峰宽/μm	花粉量/（粒/花药）	花粉发芽率/%	外壁纹饰类型
13	青皮 N× 冬瓜 -70	0.46	$3.07×10^4$	73.3	网状雕纹,网眼形状不规则
14	野青 O× 冬瓜 -76	0.45	$3.13×10^4$	67.7	网状雕纹,网眼形状近圆形
15	青皮 B× 冬瓜 -71	0.55	$3.61×10^4$	39.7	网状雕纹,网眼形状不规则
16	野红 E× 长滩 -79	0.46	$1.79×10^4$	63.7	网状雕纹,网眼形状不规则
17	野红 L× 长滩 -78	0.62	$3.08×10^4$	78.7	网状雕纹,网眼形状不规则
18	白毛 K× 冬瓜 2-85	0.42	$4.16×10^4$	13.7	网状雕纹,网眼形状不规则
19	白毛 K× 冬瓜 3-85	0.59	$3.07×10^4$	24.0	网状雕纹,网眼形状不规则

覃嘉明（2009）通过极轴长（P）、赤道轴长（E）、P/E 值、萌发沟宽（W）、孔穴频率、网峰宽、花粉量、花粉萌发率以及外壁纹饰特点 8 个指标，对这 19 个不同地点、姊妹交和杂交来源的雄性品系进行系统聚类分析（图 3-5），发现在遗传距离 19.2 处，青皮 G× 冬瓜 -93、长滩果 T-25 品系与其余 17 个品系分成两类；在遗传距离 11.3 处，红毛果公红、野红 E× 长滩 -79 继续与其余 15 个品系分成两类；在遗传距离 9.0 处，白毛 K× 冬瓜 2-85、野红 L× 冬瓜 -85 又与其余 13 个品系分成两类；在遗传距离 4.9 处，青皮果 P-30、长滩果 CK、青皮果 V-17、青皮 B× 冬瓜 -71、爆棚果 b-16 以及冬瓜果 CK、青皮果公 B 品系，再与红毛 J× 冬瓜 -81 以及野青 O× 冬瓜 -76、青皮果 Z-11、野红 L× 长滩 -78、白毛 K× 冬瓜 3-85、青皮 N× 冬瓜 -70 品系分成两类；在遗传距离 1.5 处，青皮果 P-30、长滩果 CK、青皮果 V-17、青皮 B× 冬瓜 -71、爆棚果 b-16 品系仍可与冬瓜果 CK、青皮果公 B 品系分成两类；红毛 J× 冬瓜 -81 品系也仍可与野青 O× 冬瓜 -76、青皮果 Z-11、野红 L× 长滩 -78、白毛 K× 冬瓜 3-85、青皮 N× 冬瓜 -70 品系分成两类。但是，基于花粉这些特征特性指标的系统

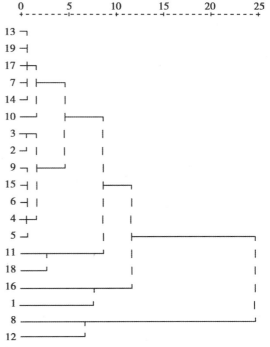

图 3-5 罗汉果花粉性状的系统聚类分析（编号对应品种见表 3-1）

聚类分析方法未能有效鉴别不同雄性品系间亲缘关系。导致这样结果的原因是长期不加选择进行授粉导致种质比较混杂，还是现有罗汉果种质分类方法欠科学，仍有待进一步研究探索。

2）花粉量与发芽率统计：从表 3-3 可以看出，野生红毛果和栽培青皮果雄性品系的花粉均在 10% 蔗糖浓度下发芽率最高，而蔗糖浓度超过 30% 时，花粉不能萌发。10% 蔗糖浓度基础继续添加不同浓度赤霉素（表 3-4）发现，两个品系花粉均在 10% 蔗糖 +60ppm 赤霉素培养基的培养条件下发芽率最高，分别达到了 62.0% 和 67.7%，故此浓度组合为罗汉果花粉发芽率测定的最佳液体培养基配方。

表 3-3　不同浓度蔗糖下花粉发芽率的测定

蔗糖浓度 /%	花粉发芽率 /%	
	野生红毛果	栽培青皮果
5	17.5	6.3
10	23.0	21.3
15	15.3	16.7
20	13.0	16.2
25	6.6	17.4
30	0.0	0.0
35	0.5	0.0
40	0.0	0.0

表 3-4　不同浓度赤霉素下花粉发芽率的测定

赤霉素浓度 /ppm	花粉发芽率 /%	
	野生红毛果	栽培青皮果
10	25.7	14.8
20	36.1	25.4
30	28.9	36.0
40	47.3	29.6
50	55.3	45.8
60	62.0	67.7
70	48.8	43.8

赤霉素浓度 /ppm	花粉发芽率 /%	
	野生红毛果	栽培青皮果
80	43.3	25.4
90	30.0	31.4

不同雄性品系花粉量和花粉发芽率均存在着显著或极显著差异（表 3-5）。观测的 15 个红毛果、冬瓜果、青皮果、长滩果和爆棚果雄性品系中，青皮果 R-24（3.76×10^4 粒 / 花药）、青皮果公 B（3.73×10^4 粒 / 花药）和冬瓜果 CK（3.72×10^4 粒 / 花药）花粉量较多，红毛果 X-6（1.50×10^3 粒 / 花药）和长滩果 T-25（1.9×10^3 粒 / 花药）花粉量较少，多数雄性品系花粉量在 $3.04 \times 10^4 \sim 3.62 \times 10^4$ 粒 / 花药之间；青皮果 Z-11（90.3%）花粉发芽率最高，长滩果 T-25（1.3%）和红毛果 X-6（4.3%）花粉发芽率很低，多数雄性品系花粉发芽率在 52.0% ~ 69.7% 之间。花粉量多的雄性品系，其花粉发芽率不一定高，例如冬瓜果 CK 的花粉发芽率尤其偏低。花粉发芽率高的雄性品系，其花粉量也不一定多，例如青皮果 Z-11 的花粉量中等。红毛果 X-6 和长滩果 T-25 花粉量非常少，二者花粉发芽率也很低，可能是近交衰退或者品种不耐高温所致。虽然冬瓜果 CK 与其姊妹交 F_1 后代冬瓜果 U-8 间花粉量和花粉发芽率存在极显著差异，但是长滩果 CK 与其姊妹交 F_1 后代长滩果 S-18 间花粉量和花粉发芽率则均无显著差异。因此，姊妹交对 F_1 后代花粉数量和发芽率的影响因品种而异。

表 3-5　不同雄性品系花粉量与花粉发芽率比较

品系号	花粉量 /（粒 / 花药）	$F_{0.05}$	$F_{0.01}$	花粉发芽率 /%	$F_{0.05}$	$F_{0.01}$
红毛果 X-6	1.50×10^3	a	A	4.3	a	A
红毛果公红	2.58×10^4	b	B	62.0	gh	EF
冬瓜果 CK	3.72×10^4	d	D	39.3	c	C
冬瓜果 U-8	2.72×10^4	b	B	56.0	e	D
青皮果公 B	3.73×10^4	d	D	69.7	i	G
青皮果 P-30	3.48×10^4	d	D	64.3	h	FG
青皮果 Q-27	3.04×10^4	c	C	63.0	gh	EF
青皮果 W-30	3.12×10^4	c	C	61.3	gh	EF
青皮果 V-17	3.60×10^4	d	D	45.7	d	C
青皮果 R-24	3.76×10^4	d	D	27.3	b	B

续表

品系号	花粉量 /(粒 / 花药)	$F_{0.05}$	$F_{0.01}$	花粉发芽率 /%	$F_{0.05}$	$F_{0.01}$
青皮果 Z-11	3.16×10^4	c	C	90.3	j	H
长滩果 CK	3.55×10^4	d	D	52.0	ef	D
长滩果 S-18	3.46×10^4	d	D	58.0	fg	DEF
长滩果 T-25	1.93×10^3	a	A	1.3	a	A
爆棚果 b-16	3.62×10^4	d	D	44.0	d	C

不同亲本杂交 F_1 后代无性繁殖雄性品系的花粉量和花粉发芽率均存在显著或极显著差异（表 3-6）。红毛果（野红 E、红毛 J、野红 L）、青皮果（青皮 G、青皮 N、野青 O、青皮 B、青皮 A）、长滩果（长滩 C）雌性品系和冬瓜果（冬瓜果 CK）、长滩果（长滩果 CK）雄性品系杂交 F_1 后代的 12 个雄性品系中，野红 L× 冬瓜 -85（4.44×10^4 粒 / 花药）和青皮 A× 冬瓜 -82（4.04×10^4 粒 / 花药）雄性品系花粉量最多，青皮 G× 冬瓜 -93（9.5×10^3 粒 / 花药）和野红 E× 长滩 -79（1.79×10^4 粒 / 花药）雄性品系花粉量最少，多数雄性品系花粉量在 $3.07 \times 10^4 \sim 3.92 \times 10^4$ 粒 / 花药之间；野红 L× 长滩 -78（78.7%）和青皮 N× 冬瓜 -70（73.3%）雄性品系花粉发芽率最高，青皮 B× 冬瓜 -71（39.7%）和青皮 G× 长滩 -76（44.3%）雄性品系花粉发芽率最低，多数雄性品系花粉发芽率在 51.0% ~ 67.7% 之间。同一雄性品系与不同雌性品系杂交 F_1 后代的雄性品系，花粉量和花粉发芽率均存在显著或极显著差异，随母本变化而显著高于或者低于此父本雄性品系，且在相同品种类型（红毛果、青皮果）中不同雌性品系与同一雄性品系杂交 F_1 后代的雄性品系间也是如此。同一雌性品系与不同雄性品系杂交 F_1 后代的雄性品系，花粉量和花粉发芽率也随父本变化而存在显著或极显著差异。

表 3-6　不同杂交 F_1 代雄性品系花粉量与花粉发芽率比较

品系号	花粉量 /(粒 / 花药)	$F_{0.05}$	$F_{0.01}$	花粉发芽率 /%	$F_{0.05}$	$F_{0.01}$
冬瓜果 CK	3.72×10^4	fg	EFG	39.3	a	A
野红 E× 冬瓜 -76	2.60×10^4	c	C	51.0	b	BC
红毛 J× 冬瓜 -81	3.28×10^4	de	DE	65.7	cd	DE
野红 L× 冬瓜 -85	4.44×10^4	h	H	54.7	b	C
青皮 G× 冬瓜 -93	9.50×10^3	a	A	63.3	cd	D
青皮 N× 冬瓜 -70	3.07×10^4	d	D	73.3	e	EF
野青 O× 冬瓜 -76	3.13×10^4	d	D	67.7	cde	DE

品系号	花粉量/(粒/花药)	$F_{0.05}$	$F_{0.01}$	花粉发芽率/%	$F_{0.05}$	$F_{0.01}$
青皮 B× 冬瓜 -71	3.61×10^4	ef	EFG	39.7	a	A
青皮 A× 冬瓜 -82	4.04×10^4	g	G	51.3	b	BC
长滩 C× 冬瓜 -75	3.92×10^4	fg	FG	45.0	a	AB
长滩果 CK	3.55×10^4	ef	EF	52.0	b	BC
野红 E× 长滩 -79	1.79×10^4	b	B	63.7	c	D
野红 L× 长滩 -78	3.08×10^4	d	D	78.7	f	F
青皮 G× 长滩 -76	3.57×10^4	ef	EFG	44.3	a	AB

冬瓜果 CK 雄性品系与白毛果雌性品系（白毛 K）杂交，F_1 后代出现二倍体白毛 K×冬瓜 1-99 雄性品系和自然加倍的四倍体白毛 K× 冬瓜 2-85、白毛 K× 冬瓜 3-85 雄性品系。二倍体白毛 K× 冬瓜 1-99 雄性品系和四倍体白毛 K× 冬瓜 2-85、白毛 K× 冬瓜 3-85 雄性品系与其父本冬瓜果 CK 雄性品系的花粉量、发芽率均存在极显著差异（表 3-7）。二倍体白毛 K× 冬瓜 1-99 雄性品系与四倍体白毛 K× 冬瓜 3-85 雄性品系花粉量极显著低于父本冬瓜果 CK 雄性品系，但二者之间花粉量则无显著差异。四倍体白毛 K× 冬瓜 2-85 雄性品系花粉量则极显著高于父本冬瓜果 CK 雄性品系，也极显著高于其姊妹系白毛 K× 冬瓜 1-99 和白毛 K× 冬瓜 3-85。二倍体白毛 K× 冬瓜 1-99 雄性品系花粉发芽率极显著高于父本冬瓜果 CK 雄性品系，四倍体白毛 K× 冬瓜 2-85、白毛 K× 冬瓜 3-85 雄性品系花粉发芽率则极显著低于父本冬瓜果 CK 雄性品系。

表 3-7 不同倍性雄性品系花粉量与花粉发芽率比较

品系号	花粉量/(粒/花药)	$F_{0.05}$	$F_{0.01}$	花粉发芽率/%	$F_{0.05}$	$F_{0.01}$
冬瓜果 CK	3.72×10^4	b	B	39.3	c	C
白毛 K× 冬瓜 1-99	3.13×10^4	a	A	65.7	d	D
白毛 K× 冬瓜 2-85	4.16×10^4	c	C	13.7	a	A
白毛 K× 冬瓜 3-85	3.07×10^4	a	A	24.0	b	B

（2）雌性种质变异分析

1）性状变异系数分析：莫长明等（2008）对 18 个无性繁殖雌性品系 26 个性状的变异分析（表 3-8）发现，在农艺性状方面，主蔓粗、主蔓伸长速度、叶柄长、叶片长、叶片宽、果柄长、果柄粗、果纵径、果横径、果形指数（纵径/横径）、单果重、单果种子数、种子粒重、播种至现蕾日数、播种至开花日数和播种至成熟日数 16 个性状的变异系数在 4.29% ~ 20.35% 之间，不同品系间差异均达到极显著水平，其中果纵径、果形指数、单果重、种子粒重、播种至现蕾日数、播种至开花日数变异较大，主蔓粗、叶柄长、叶片长、果柄长、果柄粗、果横径、单果种子数、播种至成熟日数变异其次，主蔓伸长速度、叶片宽变异较小，单果重最高品种永青 1 号（104.62g）是最低品种农家青皮果（63.35g）的 1.65 倍；在品质性状方面，除含水量 5.06% 外，罗汉果总苷含量、罗汉果苷 V 含量、总糖含量、水浸出物含量和维生素 C 含量的变异系数均达 12.52% 以上，其中罗汉果总苷含量、罗汉果苷 V 含量、总糖含量、维生素 C 含量变异较大，水浸出物含量变异其次，含水量变异则较小。罗汉果苷 V 含量最高品种大叶青皮果（1.88%）是最低品种杂交白毛果（0.57%）的 3.30 倍。

此外，叶形有钝心形和心状三角形，叶色有浅绿色、绿色和深绿色，叶面有多蜡质、中等蜡质、少蜡质，子房颜色有浅青绿色、粉红色和深红色，果形有扁圆形、圆形、卵圆形和长圆形。

表 3-8　性状变异分析

性状	平均值 ± 标准差	变异幅度	变异系 /%	F 值
主蔓粗 /cm	0.66 ± 0.07	0.52 ~ 0.76	10.00	4.61**
主蔓伸长速度 /(cm/d)	6.17 ± 0.52	5.48 ~ 7.68	8.41	3.02**
叶柄长 /cm	5.29 ± 0.44	4.43 ~ 5.98	8.37	11.73**
叶片长 /cm	13.90 ± 1.44	11.85 ~ 16.05	10.38	9.67**
叶片宽 /cm	11.74 ± 1.11	9.88 ~ 13.43	9.42	6.63**
果柄长 /cm	2.62 ± 0.53	1.49 ~ 3.56	20.35	20.93**
果柄粗 /cm	0.24 ± 0.03	0.20 ~ 0.29	11.46	4.16**
果纵径 /cm	6.35 ± 0.70	5.13 ~ 7.56	10.96	70.28**
果横径 /cm	5.57 ± 0.38	4.47 ~ 6.07	6.83	29.99**
果形指数 /(纵径 / 横径)	1.14 ± 0.14	0.94 ~ 1.50	12.61	127.95**
单果重 /g	82.90 ± 13.32	63.35 ~ 104.62	16.07	191.30**
单果种子数 / 粒	51.86 ± 8.70	33.22 ~ 63.00	16.79	13.94**
50 粒种子重 /g	6.61 ± 1.22	4.63 ~ 8.91	18.43	336.42**

性状	平均值 ± 标准差	变异幅度	变异系 /%	F 值
播种至现蕾日数 /d	99.28 ± 9.66	86 ~ 116	9.73	43.41**
播种至开花日数 /d	110.39 ± 10.19	92 ~ 128	9.23	61.33**
播种至成熟日数 /d	184.11 ± 7.90	170 ~ 197	4.29	27.51**
罗汉果总苷含量 /%	7.83 ± 1.58	4.19 ~ 10.20	20.18	—
罗汉果苷 V 含量 /%	1.03 ± 0.30	0.57 ~ 1.88	29.02	—
水浸出物含量 /%	41.76 ± 5.23	30.00 ~ 52.00	12.52	—
总糖含量 /%	23.02 ± 6.28	7.95 ~ 33.60	27.30	—
维生素 C 含量 /(mg/kg)	2 510.84 ± 930.42	310.80 ~ 3 360.00	37.09	—
含水量 /%	74.39 ± 3.76	66.80 ~ 82.20	5.06	—

注：$F_{0.01}$ = 2.51，** 为差异极显著（$P < 0.01$），下表同。

刘为军（2009a）继续对 19 个罗汉果无性繁殖雌性品系 16 个农艺和品质性状变异分析（表 3-9）发现，主蔓粗、侧蔓伸长速度、叶面积、播种至开花日数、播种至成熟日数、授粉至成熟日数、果膨大速度、果纵径、果横径、单果重、果肉含量、含水量、水浸出物含量、总糖含量、罗汉果总苷含量、罗汉果苷 V 含量的变异系数在 4.57% ~ 36.11% 之间，不同品系间差异也均达到极显著水平。其中，在农艺性状方面，侧蔓伸长速度、播种至成熟日数、授粉至成熟日数、果纵径、单果重变异较大，叶面积、播种至开花日数、果横径变异其次，主蔓粗、果膨大速度、果肉含量变异则较小；在品质性状方面，罗汉果苷 V 含量变异较大，水浸出物含量、总糖含量、总苷含量其次，含水量变异则较小。

两年研究结果表明，31 个性状的变异分析发现，除主蔓粗、主蔓伸长速度、叶片宽、果膨大速度、果肉含量、含水量变异较小外，侧蔓伸长速度、叶柄长、叶片长、叶片宽、叶形、叶色、子房颜色、果柄长、果柄粗、果纵径、果横径、果形指数、果形、单果重、单果种子数、种子粒重、播种至现蕾日数、播种至开花日数和播种至成熟日数、授粉至成熟日数、罗汉果总苷含量、罗汉果苷 V 含量、总糖含量、水浸出物含量、维生素 C 含量 25 个性状均存在较大遗传变异。其中，育种目标性状单果重、总苷含量、罗汉果苷 V 含量的变异系数分别达 16.07% 或 17.48%、16.45% 或 20.18%、29.02% 或 36.11%，罗汉果苷 V 含量的变异为 0.45% ~ 1.58% 或 0.57% ~ 1.88%，不同品种的含量相差 3 倍以上。而单果重变异是 44.54 ~ 82.60g 或 63.35 ~ 104.62g，两者相差也近 1 倍，表明现存罗汉果种质仍存在较丰富的遗传多样性。

表 3-9 罗汉果主要性状变异分析

性状	平均值 ± 标准差	变异幅度	变异系数 /%	F 值	
				区组	无性系
主蔓粗 /cm	0.77 ± 0.06	6.84 ~ 8.86	8.32	0.80	8.07**
侧蔓伸长速度 /(cm/d)	9.80 ± 1.08	8.17 ~ 11.58	10.97	0.19	112.36**
叶面积 /cm²	177.98 ± 28.11	137.64 ~ 257.13	15.80	0.46	17.38**
播种至开花日数 /d	101.33 ± 5.30	94.00 ~ 111.00	5.23	1.75	22.24**
播种至成熟日数 /d	185.48 ± 8.47	172.00 ~ 202.00	4.57	2.10	50.79**
授粉至成熟日数 /d	85.40 ± 8.18	63.00 ~ 93.00	9.57	0.18	56.83**
果膨大速度 /(cm/d)	0.30 ± 0.03	0.26 ~ 0.36	10.81	0.06	9.18**
果横径 /cm	5.22 ± 0.47	4.43 ~ 6.03	8.98	0.76	27.58**
果纵径 /cm	5.96 ± 0.60	4.71 ~ 7.56	10.09	0.96	33.84**
单果重 /g	64.87 ± 11.34	44.54 ~ 82.60	17.48	1.29	39.61**
果肉含量 /%	47.41 ± 4.42	40.10 ~ 54.69	9.32	0.98	7.37**
含水量 /%	69.61 ± 3.93	63.25 ~ 75.25	5.65	0.12	2.77**
水浸出物含量 /%	38.35 ± 3.99	31.17 ~ 43.78	10.41	2.05	12.40**
总糖含量 /%	37.51 ± 6.68	21.47 ~ 47.00	17.82	0.47	13.03**
罗汉果总苷含量 /%	5.64 ± 0.93	4.29 ~ 6.99	16.45	0.27	4.27**
罗汉果苷 V 含量 /%	0.93 ± 0.34	0.45 ~ 1.58	36.11	0.22	31.39**

2）性状变异主成分分析：莫长明等（2008）变异分析表明，不同罗汉果种质间存在较大遗传变异，采用欧氏最小距离法进行性状聚类，结合育种需要，筛选 17 个主要性状，进一步做主成分分析，以了解变异的主要分布。以主成分向量分量 $|a_{ij}| \geq 0.45$ 作为单项指标取舍原则，确定主成分的组成性状。由表 3-10 可知，前 5 个变异主成分因子特征值累计贡献率已达 82.96%，可近似代表 17 个性状的全部变异信息。第一主成分因子叶片宽、果柄粗和单果重信息负荷量最大，可称为长势因子。第二主成分因子播种至现蕾日数、播种至开花日数和播种至成熟日数信息负荷量最大，可称为生育期因子。第三主成分因子水浸出物含量、总糖含量和维生素 C 含量信息负荷量最大，可称为营养品质因子。第四主成分因子果横径和单果重信息负荷量最大，可称为产量因子。第五主成分因子罗汉果总苷含量信息负荷量最大，可称为罗汉果苷因子。结果表明，18 个罗汉果种质在长势、生育期、营养品质、产量及罗汉果苷方面变异突出，具有良好的遗传改良潜力。

表 3-10　性状主成分分析

主成分	特征值	特征值贡献率 /%	累积贡献率 /%	组成性状	主成分向量分量
Ⅰ	5.00	29.42	29.42	叶片宽	0.81
				果柄粗	0.87
				果纵径	0.56
				单果重	0.64
				罗汉果总苷含量	0.56
				罗汉果苷Ⅴ含量	0.51
Ⅱ	3.88	22.83	52.24	果纵径	− 0.65
				果形指数	− 0.81
				果形	− 0.61
				播种至现蕾日数	0.77
				播种至开花日数	0.86
				播种至成熟日数	0.75
Ⅲ	2.37	13.94	66.18	果横径	− 0.47
				水浸出物含量	0.80
				总糖含量	0.76
				维生素 C 含量	0.57
Ⅳ	1.60	9.40	75.58	果横径	0.50
				单果重	0.49
Ⅴ	1.26	7.38	82.96	罗汉果总苷含量	0.48

　　上述雄性和雌性种质变异分析结果表明，尽管罗汉果种质资源数量稀少，但其生长势、生育期、果实大小、甜苷含量等方面性状遗传多样性仍较丰富，故认为，罗汉果品种仍具有一定的杂交遗传改良潜力，尤其是在多个优良性状杂交聚合育种方面。

2. 性状遗传相关分析

（1）性状直接相关分析：莫长明等（2008）相关分析发现（表3-11），主蔓粗与叶片长、叶片宽、果柄粗，播种至现蕾日数与播种至开花日数、播种至成熟日数，单果重与果纵径、果横径，总苷含量与果形，总糖含量与水浸出物含量，以及果形指数与果纵径间均呈极显著正相关。罗汉果总苷含量与罗汉果苷Ⅴ含量，果形指数与果形，以及果柄粗与单果重、总苷含量、总糖含量间则均呈显著正相关。

刘为军等（2009b）对14个主要性状相关分析（表3-12）发现，主蔓粗与叶面积，总苷含量与播种至成熟日数呈显著正相关；播种至成熟日数与授粉至成熟日数，果膨大速度与播种至开花日数，水浸出物含量与果肉含量呈极显著正相关。果横径与播种至开花日数呈显著正相关，与果膨大速度呈极显著正相关。单果重与播种至开花日数呈显著正相关，与果膨大速度、果横径、果纵径呈极显著正相关。罗汉果苷Ⅴ含量与果肉含量、水浸出物含量呈显著正相关，与总苷含量、总糖含量呈极显著正相关。总糖含量与主蔓粗、叶面积呈显著正相关，与果肉含量、水浸出物含量呈极显著正相关，与果膨大速度、单果重呈显著负相关，与果横径呈极显著负相关。

上述两年相关分析结果均显示，主蔓粗与叶面积，单果重与果纵径、果横径，总糖含量与水浸出物含量，罗汉果总苷含量与罗汉果苷Ⅴ含量呈显著或极显著正相关。

（2）性状通径分析：通径分析了解性状间相互作用效应，可便于育种过程中对性状进行综合选择。莫长明等（2008）对主要性状与单果重开展通径分析（表3-13），依据直接通径系数计算决定系数（直接通径系数平方）发现，各性状对单果重的直接作用效应由大到小依次为果纵径（14.73）＞果形指数（11.30）＞果横径（2.36）＞播种至开花日数（0.55）＞播种至成熟日数（0.32）＞叶片宽（0.16）＞主蔓粗（0.09）。其中，果纵径（3.84）、播种至开花日数（0.74）、叶片宽（0.40）对单果重的直接作用（直接通径系数）均为正效应，果形指数（−3.36）、果横径（−1.54）、播种至成熟日数（−0.57）、主蔓粗（−0.30）对单果重的直接作用均为负效应。间接通径系数之和统计表明，果形指数（3.52）、果横径（2.25）、主蔓粗（0.77）、播种至成熟日数（0.67）对单果重的总的间接作用均为正效应，果纵径（−3.19）、播种至开花日数（−0.54）、叶片宽（−0.02）对单果重的总的间接作用均为负效应。果纵径与单果重相关系数为0.65，呈极显著正相关，对单果重的直接促进作用最大，尽管通过其他性状的间接作用多为负效应，仍可作为大果育种的首选性状。播种至开花日数对单果重的直接作用为正效应而且排第二位，大于通过其他性状的总的间接作用负效应，叶片宽对单果重的直接作用为正效应，通过其他性状的间接作用的正、负效应基本平衡。说明播种至开花日数和叶片宽对单果重也有一定促进作用，故二者可作大果育种的辅助选择性状。果形指数、果横径、播种至成熟日数和主蔓粗对单果重的直接作用均为负效应，其中果横径尽管与单果重存在极显著的正相关，但主要是通过果型指数和果纵径的间接促进作用对单果重产生影响。

表 3-11　主要性状相关分析

性状	主蔓粗	叶片长	叶片宽	果柄粗	果纵径	果横径	果形指数	播种至现蕾日数	播种至开花日数	播种至成熟日数	单果重	罗汉果总苷含量	罗汉果苷V含量	水浸出物含量	总糖含量	维生素C含量
主蔓粗	1															
叶片长	0.84**	1														
叶片宽	0.81**	0.80**	1													
果柄粗	0.70**	0.63**	0.67**	1												
果纵径	0.41	0.32	0.15	0.52*	1											
果横径	0.29	0.08	0.34	0.28	0.18	1										
果形指数	0.22	0.28	-0.05	0.32	0.81**	-0.43	1									
播种至现蕾日数	0.29	0.27	0.39	0.18	-0.30	0.27	-0.42	1								
播种至开花日数	0.20	0.31	0.31	-0.01	-0.36	0.31	-0.51*	0.92**	1							
播种至成熟日数	0.17	0.20	0.47	0.05	-0.25	0.27	-0.39	0.75**	0.81**	1						
单果重	0.47	0.25	0.37	0.53*	0.65**	0.71**	0.16	0.21	0.20	0.10	1					
罗汉果总苷含量	0.31	0.14	0.21	0.47*	0.46	-0.05	0.45	0.13	-0.04	0.09	0.28	1				
罗汉果苷V含量	0.43	0.41	0.36	0.39	0.16	-0.12	0.22	0.18	0.00	-0.01	0.10	0.48*	1			
水浸出物含量	0.10	0.04	0.21	0.38	0.03	-0.18	0.10	-0.07	-0.13	0.12	-0.05	0.24	0.27	1		
总糖含量	0.14	0.09	0.33	0.48*	0.00	0.01	-0.03	0.22	0.14	0.41	0.07	0.32	0.20	0.88**	1	
维生素C含量	-0.21	-0.23	-0.17	-0.23	-0.13	-0.30	0.03	-0.18	-0.25	-0.17	-0.20	0.31	-0.02	0.33	0.21	1
果形	0.31	0.04	-0.01	0.33	0.64**	0.04	0.56*	-0.13	-0.30	-0.19	0.34	0.64**	0.09	0.16	0.07	0.21

注：**为极显著相关（$P < 0.01$），*为显著相关（$P < 0.05$），下表同。

表3-12　主要性状相关分析

性状	主蔓粗	叶面积	开花期	成熟期	授粉至成熟日数	果膨大速度	果横径	果纵径	单果重	果肉含量	水浸出物含量	总糖含量	罗汉果总苷含量
叶面积	0.51*												
播种至开花日数	− 0.09	− 0.15											
播种至成熟日数	− 0.07	− 0.35	0.46										
授粉至成熟日数	− 0.05	− 0.31	− 0.09	0.83**									
果膨大速度	− 0.23	− 0.16	0.64**	0.37	0.10								
果横径	− 0.21	− 0.31	0.49*	0.40	0.22	0.81**							
果纵径	0.01	− 0.05	0.22	0.02	− 0.27	0.05	0.30						
单果重	− 0.05	− 0.27	0.52*	0.37	0.14	0.74**	0.940**	0.63**					
果肉含量	0.39	0.09	0.44	0.38	0.13	0.13	0.06	0.15	0.20				
水浸出物含量	0.24	0.01	0.13	0.20	0.00	− 0.29	− 0.27	0.04	− 0.19	0.79**			
总糖含量	0.54*	0.48*	− 0.10	0.06	0.04	− 0.51*	− 0.60**	− 0.13	− 0.49*	0.69**	0.79**		
罗汉果总苷含量	0.06	0.25	0.40	0.55*	0.31	0.06	− 0.19	− 0.06	− 0.19	0.40	0.35	0.45	
罗汉果苷V含量	0.46	0.39	0.46	0.26	− 0.09	− 0.01	− 0.26	0.26	− 0.06	0.54*	0.53*	0.59**	0.74**

表 3-13　主要性状与单果重通径分析

性状	相关系数	直接通径系数	间接通径系数						
			主蔓粗	叶片宽	果纵径	果横径	果形指数	播种至开花日数	播种至成熟日数
主蔓粗	0.47	− 0.30		0.32	1.58	− 0.45	− 0.72	0.15	− 0.10
叶片宽	0.37	0.39	− 0.24		0.59	− 0.51	0.18	0.23	− 0.27
果纵径	0.65**	3.84	− 0.12	0.06		− 0.28	− 2.72	− 0.27	0.14
果横径	0.71**	− 1.54	− 0.09	0.13	0.70		1.43	0.23	− 0.15
果形指数	0.16	− 3.36	− 0.07	− 0.02	3.11	0.65		− 0.38	0.22
播种至开花日数	0.20	0.74	− 0.06	0.12	− 1.38	− 0.47	1.71		− 0.46
播种至成熟日数	0.10	− 0.57	− 0.05	0.18	− 0.95	− 0.42	1.30	0.60	

注：决定系数 = 0.953 6，剩余通径系数 = 0.215 5。

刘为军等（2009b）对主要性状与单果重开展通径分析（表 3-14），依据直接通径系数计算决定系数（为直接通径系数平方）发现，各性状对单果重的直接作用效应由大到小依次为果横径（0.50）＞授粉至成熟日数（0.24）＞成熟期（0.23）＞果纵径（0.21）＞开花期（0.06）＞主蔓粗（0.03）＞果膨大速度（0.01）＞叶面积（0.01）。其中，果横径、授粉至成熟日数、果纵径、播种至开花日数、主蔓粗、果膨大速度对单果重的直接作用均为正效应，仅播种至成熟日数和叶面积对单果重的直接作用为负效应；间接通径系数之和统计表明，播种至成熟日数（0.86）、果膨大速度（0.62）、播种至开花日数（0.25）、果横径（0.21）、果纵径（0.14）对单果重的总的间接作用均为正效应，仅授粉至成熟日数（− 0.35）、主蔓粗（− 0.22）、叶面积（− 0.17）对单果重的总间接作用为负效应。果横径、果纵径与单果重相关系数分别为 0.94、0.63，呈极显著正相关，对单果重增加的直接促进作用较大，而且通过其他性状的总的间接作用为正效应，可作为大果育种的首选性状。播种至开花日数与单果重相关系数为 0.52，呈显著正相关，对单果重增加有一定的直接促进作用，通过其他性状的总的间接作用为正效应，而且果横径、果膨大速度、播种至成熟日数通过其的间接作用均有较强的正效应，可作为大果育种的辅助选择性状。果膨大速度与单果重相关系数为 0.74，呈极显著正相关，对单果重增加的直接促进作用小，主要是通过播种至开花日数和果横径的间接作用具有较强的正效应，与单果重呈极显著正相关可能是其使果实处于适宜发育膨大气候所致，因此不宜对其进行选择。

表 3-14　主要性状与单果重通径分析

性状	相关系数	直接通径系数	间接通径系数								
			主蔓粗	叶面积	播种至开花日数	播种至成熟日数	授粉至成熟日数	果膨大速度	果横径	果纵径
主蔓粗	−0.05	0.18		−0.05	−0.02	0.03	−0.03	−0.02	−0.14	0.00
叶面积	−0.27	−0.09	0.09		−0.03	0.16	−0.14	−0.01	−0.22	−0.02
播种至开花日数	0.52*	0.24	−0.02	0.01		−0.19	−0.04	0.06	0.32	0.10
播种至成熟日数	0.37	−0.48	−0.01	0.03	0.10		0.40	0.03	0.30	0.01
授粉至成熟日数	0.14	0.49	−0.01	0.03	−0.02	−0.38		0.01	0.14	−0.12
果膨大速度	0.74**	0.09	−0.04	0.02	0.15	−0.15	0.05		0.56	0.03
果横径	0.94**	0.71	−0.03	0.03	0.11	−0.19	0.10	0.07		0.14
果纵径	0.63**	0.45	0.00	0.00	0.05	−0.01	−0.12	0.01	0.20	

注：决定系数 = 0.963 0，剩余通径系数 = 0.192 3。

莫长明等（2008）对主要性状与罗汉果总苷含量开展通径分析（表 3-15），依据直接通径系数计算决定系数发现，各性状对罗汉果总苷含量的直接作用效应由大到小依次为果形指数（43.13）＞果纵径（31.00）＞果横径（12.24）＞叶片长（1.70）＞果柄粗（0.95）＞播种至成熟日数（0.56）＞维生素 C 含量（0.48）＞主蔓粗（0.24）＞总糖含量（0.20）＞罗汉果苷 V 含量（0.13）。其中，果形指数（6.57）、果横径（3.50）、果柄粗（0.98）、播种至成熟日数（0.75）、维生素 C 含量（0.69）、主蔓粗（0.49）、罗汉果苷 V 含量（0.36）对罗汉果总苷含量的直接作用（直接通径系数）均为正效应，果纵径（−5.57）、叶片长（−1.31）、总糖含量（−0.45）对罗汉果总苷含量的直接作用均为负效应。间接通径系数之和统计表明，果纵径（6.03）、叶片长（1.45）、总糖含量（0.77）、罗汉果苷 V 含量（0.12）对罗汉果总苷含量的总的间接作用均为正效应，果形指数（−6.12）、果横径（−3.55）、播种至成熟日数（−0.66）、果柄粗（−0.51）、维生素 C 含量（−0.39）、主蔓粗（−0.18）对罗汉果总苷含量的总的间接作用均为负效应。果形指数对总苷含量的直接促进作用最大，故可作高总苷含量育种的首选性状。果柄粗、播种至成熟日数、主蔓粗和罗汉果苷 V 含量对罗汉果总苷含量也有不同程度的直接促进作用，而且果柄粗、罗汉果苷 V 含量与罗汉果总苷含量相关系数分别为 0.47、0.48，呈显著正相关，故可作高总苷含量育种的辅助选择性状。果纵径、叶片长和总糖含量对罗汉果总苷含量的直接作用均为负效应，其中果纵径负效应最大（−5.57），主要通过果横径和果形指数的间接促进作用对罗汉果总苷含量产生影响，故这些性状对罗汉果总苷含量提高有一定限制作用。尽管果横径对罗汉果总苷含量的直接促进作用较大，但与罗汉果总苷含量为负相关，这是由于通过果形指数和果纵径间接作用负效应较大所致。

表 3-15　主要性状与罗汉果总苷含量通径分析

| 性状 | 相关系数 | 直接通径系数 | 间接通径系数 | | | | | | | | | |
			主蔓粗	叶片长	果柄粗	果纵径	果横径	果形指数	播种至成熟日数	罗汉果苷V含量	总糖含量	维生素C含量
主蔓粗	0.31	0.49		− 1.10	0.69	-2.29	1.03	1.41	0.13	0.16	− 0.06	− 0.15
叶片长	0.14	− 1.31	0.42		0.62	− 1.78	0.26	1.84	0.15	0.15	− 0.04	− 0.16
果柄粗	0.47*	0.98	0.35	− 0.83		− 2.90	0.96	2.11	0.03	0.14	− 0.21	− 0.16
果纵径	0.46	− 5.57	0.20	− 0.42	0.51		0.64	5.32	− 0.19	0.06	− 0.00	− 0.09
果横径	− 0.05	3.50	0.15	− 0.10	0.27	− 1.02		− 2.80	0.20	− 0.04	− 0.01	− 0.21
果形指数	0.45	6.57	0.11	− 0.37	0.31	− 4.51	− 1.49		− 0.29	0.08	0.01	0.02
播种至成熟日数	0.09	0.75	0.09	− 0.26	0.04	1.37	0.95	− 2.54		− 0.00	− 0.18	− 0.12
罗汉果苷V含量	0.48*	0.36	0.21	− 0.53	0.38	− 0.90	− 0.41	1.47	− 0.01		− 0.09	− 0.01
总糖含量	0.32	− 0.45	0.07	− 0.12	0.47	− 0.01	0.04	− 0.21	0.31	0.07		0.14
维生素C含量	0.31	0.69	− 0.10	0.30	− 0.23	0.74	− 1.05	0.17	− 0.13	− 0.01	− 0.09	

注：决定系数 = 0.959 4，剩余通径系数 = 0.201 4。

第二年刘为军等（2009b）补充了一些性状继续进行其与罗汉果苷V含量的通径分析（表3-16），由直接通径系数计算决定系数发现，各性状对罗汉果苷V含量的直接作用效应由大到小依次为果横径（1.82）>果膨大速度（0.97）>单果重（0.59）>果肉含量（0.56）>水浸出物含量（0.55）>主蔓粗（0.11）= 罗汉果总苷含量（0.11）>果纵径

表3-16 主要性状与罗汉果苷V含量通径分析

性状	相关系数	直接通径系数	间接通径系数										
			主蔓粗	叶面积	播种至成熟日数	果膨大速度	果横径	果纵径	单果重	果肉含量	水浸出物含量	总糖含量	罗汉果总苷含量
主蔓粗	0.46	0.34		0.07	−0.02	−0.20	0.29	0.00	−0.04	−0.28	0.15	0.13	0.02
叶面积	0.39	0.14	0.17		−0.09	−0.15	0.40	−0.01	−0.20	−0.07	0.01	0.12	0.08
播种至成熟日数	0.26	0.25	−0.02	−0.05		0.33	−0.52	0.00	0.30	−0.28	0.13	0.02	0.17
果膨大速度	−0.01	0.99	−0.07	−0.02	0.09		−1.13	0.02	0.51	−0.10	−0.19	−0.13	0.02
果横径	−0.26	−1.35	−0.07	−0.04	0.10	0.76		0.08	0.67	−0.04	−0.20	−0.14	−0.06
果纵径	0.26	0.28	0.00	−0.01	0.00	0.05	−0.41		0.47	−0.11	0.03	−0.03	−0.02
单果重	−0.06	0.77	−0.02	−0.04	0.10	0.63	−1.18	0.16		−0.15	−0.12	−0.12	−0.06
果肉含量	0.54*	−0.75	0.12	0.01	0.09	0.13	−0.07	0.04	0.16		0.57	0.16	0.13
水浸出物含量	0.53*	0.74	0.07	0.00	0.05	−0.25	0.37	0.01	−0.13	−0.59		0.20	0.11
总糖含量	0.59**	0.25	0.18	0.07	0.02	−0.49	0.76	−0.03	−0.35	−0.47	0.57		0.14
罗汉果总苷含量	0.74**	0.34	0.02	0.03	0.12	0.06	0.25	−0.02	−0.14	−0.29	0.23	0.10	

注：决定系数 = 0.894 4，剩余通径系数 = 0.324 9。

（0.08）＞总糖含量（0.06）＝播种至成熟日数（0.06）＞叶面积（0.02）。其中，果膨大速度（0.99）、单果重（0.77）、水浸出物含量（0.74）、主蔓粗（0.34）、罗汉果总苷含量（0.34）、果纵径（0.28）、总糖含量（0.25）、播种至成熟日数（0.25）、叶面积（0.14）对罗汉果苷Ｖ含量的直接作用（直接通径系数）均为正效应，仅果横径（−1.35）、果肉含量（−0.75）对罗汉果苷Ｖ含量的直接作用为负效应。间接通径系数之和统计表明，果肉含量（1.34）、果横径（1.06）、总糖含量（0.39）、罗汉果总苷含量（0.37）、叶面积（0.26）、主蔓粗（0.14）、播种至成熟日数（0.08）对罗汉果苷Ｖ含量的总的间接作用均为正效应，果膨大速度（−1.00）、单果重（−0.80）、水浸出物含量（−0.17）、果纵径（−0.03）对罗汉果苷Ｖ含量的总的间接作用为负效应。水浸出物含量、罗汉果总苷含量、总糖含量与罗汉果苷Ｖ含量相关系数分别为0.53、0.74、0.59，呈显著或极显著正相关，对罗汉果苷Ｖ含量的直接作用具有较强的正效应，而且水浸出物含量通过其他性状的总的间接作用负效应小，罗汉果总苷含量和总糖含量通过其他性状的总的间接作用为正效应，其中通过水浸出物含量的间接作用具有较强正效应，因此可作为高罗汉果苷Ｖ含量育种的重点选择性状。主蔓粗、叶面积、播种至成熟日数和果纵径对罗汉果苷Ｖ含量的直接作用具有一定正效应，通过其他性状的总的间接作用也为正效应或小于直接作用的负效应，因此可作为高罗汉果苷Ｖ含量育种的辅助选择性状。果横径对罗汉果苷Ｖ含量的直接作用为负效应，排第一，而且大于通过其他性状的总的间接作用正效应；尽管果膨大速度、单果重对罗汉果苷Ｖ含量的直接作用为正效应，排第一、第二，但是小于通过其他性状的总的间接作用的负效应；果横径、果膨大速度和单果重与罗汉果苷Ｖ含量呈负相关，因此在高罗汉果苷Ｖ含量育种时要注意协调好与其他性状的关系。果肉含量对罗汉果苷Ｖ含量的直接作用为负效应，排第二，小于通过其他性状的总的间接作用的正效应，与罗汉果苷Ｖ含量呈显著正相关是一种假象，主要是通过水浸出物含量的间接作用具有较强正效应，因此不宜进行选择。

　　高产品种的选育。由于罗汉果栽培中需修剪整枝，每公顷株数和每株坐果数均为相对固定数，故单果重对罗汉果产量构成具有决定性作用。两年相关及通径分析显示，果横径、果纵径与单果重呈极显著正相关，对其增加直接促进作用效应较大，故在选高产品种时，应高度关注果横径、果纵径，选择果横径和果纵径较大的株系，通过增加单果重实现高产品种的选择。播种至开花日数即开花期对单果重也有一定直接促进作用，高产品种的选育时也应注意加强对其的选择。

　　高罗汉果苷含量品种的选育。相关及通径分析显示，罗汉果苷Ｖ含量与水浸出物含量、罗汉果总苷含量、总糖含量呈显著或极显著正相关，品种选育时结合水浸出物含量、罗汉果总苷含量、总糖含量指标进行综合选择更有望获得高罗汉果苷Ｖ含量品种。主蔓粗、叶面积、播种至成熟日数和果纵径对罗汉果苷Ｖ含量提高也有不同程度促进作用，其中主蔓粗、播种至成熟日数和果形指数还对罗汉果总苷含量有不同程度直接促进作用，故选育高罗汉果苷 V 含量品种时，也可同时注意加强对它们的选择。果纵径对罗汉果苷 V 含量表现直接促进作用，这与生产实践中人们普遍认为长果形品种品质较好的经验一致。

此外，相关分析还发现，主蔓粗与叶片长、叶片宽、叶面积和果柄粗呈极显著正相关，罗汉果株型选择可以用主蔓粗作主选性状，进行综合选择。播种至现蕾日数与播种至开花日数、播种至成熟日数也呈极显著正相关，不同开花期和成熟期品种的选育，可以播种至现蕾日数为判断指标进行选择，提早保存优良变异基因型植株，以防其感病破坏而流失。

3. 性状广义遗传力分析

（1）性状方差分析：刘为军（2009a）方差分析发现（表 3-17），19 个罗汉果雌性无性品系 16 个主要性状的区组间差异均不显著，表明各性状受区组环境影响较小。然而，所有性状在无性品系间存在极显著差异，表明无性品系间存在真实遗传差异，可进行广义遗传力分析。

表 3-17　主要性状方差分析

性状	MS 值			F 值	
	区组	无性系	误差	区组	无性系
播种至开花日数	6.39	81.08	3.65	1.75	22.24[**]
播种至成熟日数	8.91	215.64	4.25	2.10	50.79[**]
授粉至成熟日数	0.63	196.90	3.47	0.18	56.83[**]
侧蔓伸长速度	0.01	3.52	0.03	0.19	112.36[**]
主蔓粗	0.00	0.01	0.00	0.80	8.07[**]
叶面积	58.06	2 199.08	126.53	0.46	17.38[**]
果膨大速度	0.00	0.26	0.03	0.06	9.18[**]
果横径	0.02	0.63	0.02	0.76	27.58[**]
果纵径	3.01	105.78	3.13	0.96	33.84[**]
单果重	12.37	379.59	9.58	1.29	39.61[**]
果肉含量	6.29	47.26	6.41	0.98	7.37[**]
含水量	1.25	27.88	10.06	0.12	2.77[**]
水浸出物含量	6.96	42.03	3.39	2.05	12.40[**]
总糖含量	4.28	120.06	9.22	0.47	13.03[**]
罗汉果总苷含量	0.12	1.81	0.43	0.27	4.27[**]
罗汉果苷 V 含量	0.00	0.33	0.01	0.22	31.39[**]

注：[**]为差异极显著（$P < 0.01$）。

（2）性状广义遗传力分析：刘为军（2009a）广义遗传力分析发现（表3-18），罗汉果无性品系16个主要性状以小区为单位的广义遗传力在37.15%～97.38%之间，以无性品系均值为单位的广义遗传力在63.94%～99.11%之间，其中播种至开花日数、播种至成熟日数、授粉至成熟日数、侧蔓伸长速度、叶面积、果横径、果纵径、单果重、水浸出物含量、总糖含量和罗汉果苷V含量11个性状品系广义遗传力均在90%以上，占比68.75%。3个生育期性状广义遗传力较大，均在87.63%以上；其余7个农艺性状以小区为单位的广义遗传力，除主蔓粗和果膨大速度分别为69.53%和73.19%外，其他性状均较大，超过84.52%，侧蔓伸长速度甚至高达97.38%（小区）和99.11%（品系）；6个品质性状广义遗传力相对较低，以小区为单位的广义遗传力除罗汉果苷V含量超过90%外，其他性状在80.04%以下，其中水浸出物含量和总糖含量接近80%，果肉含量为67.97%，罗汉果总苷含量为52.14%，而含水量最低，仅有37.15%。

表 3-18　主要性状广义遗传力分析

性状	基因型方差	环境方差	表型方差		广义遗传率/%	
			小区	品系	小区	品系
播种至开花日数	25.81	3.65	29.46	27.03	87.63	95.50
播种至成熟日数	70.46	4.25	74.71	71.88	94.32	98.03
授粉至成熟日数	64.48	3.47	67.94	65.63	94.90	98.24
侧蔓伸长速度	1.16	0.03	1.20	1.17	97.38	99.11
主蔓粗	0.00	0.00	0.00	0.00	69.53	87.26
叶面积	690.85	126.53	817.38	733.03	84.52	94.25
果膨大速度	0.08	0.03	0.11	0.09	73.19	89.12
果横径	0.20	0.02	0.23	0.21	89.85	96.37
果纵径	34.22	3.13	37.34	35.26	91.63	97.05
单果重	123.33	9.58	132.92	126.53	92.79	97.48
果肉含量	13.61	6.41	20.03	15.75	67.97	86.43
含水量	5.94	10.06	16.00	9.29	37.15	63.94
水浸出物含量	12.88	3.39	16.27	14.01	79.16	91.93
总糖含量	36.95	9.216	46.16	40.02	80.04	92.32
罗汉果总苷含量	0.46	0.43	0.89	0.61	52.14	76.57
罗汉果苷V含量	0.11	0.01	0.12	0.11	91.04	96.82

二、亲子代性状遗传分析

了解亲子间性状遗传效应及规律，对育种过程中亲本和选择世代确定具有重要指导意义。为此，罗宏（2012）选择性状存在明显差异的主栽二倍体雌性品系农院 B6（F14）、伯林 3 号（F18）、永青 1 号（F20）为母本，互为姊妹系的二倍体雄性品系（M36）和四倍体雄性品系（M38）为父本配制杂交组合，繁育选育有籽罗汉果品种的二倍体群体（Y）Y-14、Y-18、Y-20 和选育无籽罗汉果品种的三倍体群体（W）W-14、W-18、W-20，调查测量 Y-14、Y-18、Y-20 二倍体群体和 W-14、W-18、W-20 三倍体群体及其父母本的 28 个农艺、产量及品质等性状，进行罗汉果亲子间的性状遗传效应、杂种优势、遗传相关、遗传力及配合力的初步分析探讨。

1. 质量性状遗传效应

（1）F_1 代雌株的亲本遗传效应：由表 3-19、表 3-20 可知，母本与父本间，茎色及叶表皮光滑度差异明显，三个母本植株均茎色为绿色、叶表皮光滑，两个父本植株均茎色为青褐色、叶表皮有褶皱。母本间，F14 和 F18 母本均子房颜色为浅青色、发育完全果实圆形，而 F20 母本则子房颜色为红色、发育完全果实圆柱形。父本间，自然变异四倍体父本 M38 花朵较为肥大，显著大于正常二倍体父本 M36 花朵。

由表 3-19 可知，杂交 F_1 代全部二倍体和三倍体群体雌株褐色茎与绿色茎分离比率均在 3∶1 以上，其中 W-18 三倍体群体雌株茎色均为褐色；表皮褶皱叶片与光滑叶片分离比率均在 2∶1 以上，其中 Y-14 二倍体群体和 W-14、W-18 三倍体群体雌株叶片均为褶皱叶片。无论是二倍体群体雌株，还是三倍体群体雌株，茎色与叶表皮光滑度均表现为更多的受父本影响，尤其是三倍体群体雌株。

Y-14、Y-18、Y-20 二倍体群体雌株的子房颜色和发育完全果实的果形均与母本相同。然而，W-14、W-18、W-20 三倍体群体雌株虽然发育完全果实的果形也均与母本相同，但是子房颜色则不完全与母本相同。其中，W-14、W-20 三倍体群体雌株子房颜色与其母本F14、F20 相同，但是 W-18 三倍体群体雌株子房颜色则不同其母本 F18 的浅青色而是转变为红色。虽然本实验研究无论是二倍体群体雌株，还是三倍体群体雌株子房颜色和发育完全果实的果形均未发现分离现象，但是本课题组杂交育种过程中发现，野红 1 号 × 长滩果杂交 F_1 代二倍体群体雌株子房颜色出现红色和浅青色两种类型，伯林 2 号 × 冬瓜果杂交 F_1 代二倍体群体雌株发育完全果实出现圆形、卵圆形和圆柱形三种类型。这些结果表明，罗汉果杂交 F_1 代群体雌株子房颜色和发育完全果实的果形呈现偏母性遗传，但是仍受父本影响。

表 3-19　母本及 F_1 代雌株主要质量性状的观察结果

品种群体	茎色			叶表皮			子房颜色		果形	
	褐色	绿色	分离比率	褶皱	光滑	分离比率	红色	浅青色	圆形	圆柱形
F14	0	45	—	0	45	—	0	45	45	0
F18	0	45	—	0	45	—	0	45	45	0
F20	0	45	—	0	45	—	45	0	0	45
Y-14	8	2	4.0∶1	10	0	—	0	10	10	0
Y-18	11	2	5.5∶1	10	3	3.3∶1	0	13	13	0
Y-20	9	3	3.0∶1	8	4	2.0∶1	12	0	0	12
W-14	7	2	3.5∶1	9	0	—	0	9	9	0
W-18	11	0	—	11	0	—	11	0	11	0
W-20	10	2	5.0∶1	9	3	3.0∶1	12	0	0	12

（2）F_1 代雄株的亲本遗传效应：表 3-20 显示，杂交 F_1 代二倍体群体和三倍体群体雄株茎色与叶表皮光滑度均出现分离现象，褐色茎与绿色茎、褶皱叶片与光滑叶片的分离比率均大于 3∶1，茎色以父本褐色为主，叶片以父本褶皱叶片为主，表明罗汉果杂交 F_1 代群体雄株茎色与叶表皮光滑度更多受到父本的影响；花萼大小则均未发生分离，三倍体群体雄株花萼同父本，均明显膨大，二倍体群体雄株花萼也同父本，均表现正常，无明显膨大现象。

表 3-20　父本及 F_1 代雄株主要质量性状的观察结果

品种群体	茎色			叶表皮			花萼大小	
	褐色	绿色	分离比率	褶皱	光滑	分离比率	花萼膨大	花萼正常
M36	45	0	—	45	0	—	0	45
M38	45	0	—	45	0	—	45	0
Y-14	28	7	4∶1	30	5	6∶1	0	35
Y-18	30	2	15∶1	30	2	15∶1	0	32
Y-20	29	4	7.3∶1	26	7	3.7∶1	0	33
W-14	34	2	17∶1	30	6	5∶1	36	0
W-18	27	7	3.9∶1	32	2	16∶1	34	0
W-20	30	3	10∶1	30	3	10∶1	33	0

2. 数量性状遗传效应

（1）亲本性状表现：由表 3-21 亲本农艺性状均值可知，F20 品系主蔓伸长速度最快，达 3.98cm/d，与最慢的 F18 品系相差 17.75%；M36 品系主蔓最粗，达 1.02cm，与最细的 M38 品系相差 25.93%；M38 品系节间距最长，达 8.84cm，与最短的 F14 品系相差 38.07%；M36 品系叶面积最大，为 196.98cm^2，与最小的 F18 品系相差 29.61%；M38 品系花筒长、花筒横径、花瓣长、花瓣宽都是最大的，分别为 2.01cm、2.23cm、3.31cm、1.91cm，与相应最小的 F14、F18、F20、F18 品系分别相差 16.18%、97.35%、34.01%、148.05%；M36 品系开花期（5%～95% 花开放日数）最长，为 122 天，与最短的 F14 品系相差 21.60%。

由表 3-22 亲本产量性状均值可知，F14 品系成熟期（授粉至果实成熟日数）最长、为 92.67 天，与最短的 F20 品系相差 16.32%；F20 品系单果重和果实纵径都最大，分别为 78.44g、6.19cm，与最小的 F18 品系分别相差 19.96%、8.98%；F14 品系果横径最大，为 6.18cm，与最小的 F18 品系相差 8.80%；F14 品系果形指数最大，为 1.10，与最小的 F18 品系相差 1.85%；F20 品系果实硬度最大，为 2.07×10^5Pa，与最小的 F14 品系相差 4.55%；F18 品系单株产量最高，为 112 个 / 株，与最低的 F20 品系相差 17.89%。

由表 3-23 亲本果实品质性状均值可知，F14 品系果肉含量最高，为 30.50%，与最低的 F20 品系相差 15.75%；F20 品系可溶性固形物含量最高，为 25.10%，与最低的 F18 相差 10.57%；F18 品系可溶性总糖含量最高，为 44.50%，与最低的 F20 品系相差 22.19%；F14 品系罗汉果总苷含量、罗汉果苷 V 含量都最高，分别为 9.31%、3.19%，与最低的 F18 品系分别相差 13.95%、15.16%；F20 品系维生素 C 含量最高，为 320mg/100g，与最低的 F14 品系相差 31.30%；F18 品系水分含量最高，为 78.87%，与最低的 F20 品系相差 3.84%。

上述 23 个农艺、产量和品质性状比较表明，亲本 F14、F18、F20、M36、M38 品系间在主蔓伸长速度、主蔓粗、节间距、叶面积、花筒长、花筒横径、花瓣长、花瓣宽、开花期、成熟期、单果重、单株产量、果横径、果纵径、果肉含量、可溶性固形物含量、可溶性总糖含量、罗汉果总苷含量、罗汉果苷 V 含量和维生素 C 含量等数量性状方面存在明显差异，可进一步分析这些数量性状的亲子间遗传效应。

（2）F$_1$ 代性状杂种优势：通过统计超亲优势值，23 个农艺、产量和品质性状在杂交 F$_1$ 代群体杂种优势分析（表 3-21 ～表 3-23）发现，Y-14、Y-18、Y-20 三个二倍体群体雌株 69 个性状平均值中，有 25 个性状平均值超过相应母本性状平均值，表现出正向超母本优势，有 44 个性状平均值低于相应母本性状平均值，表现出负向超母本优势，分别占性状平均值总数的 36.23%、63.77%。其中，叶面积、单株产量表现出正向超母本优势，主蔓伸长速度、花筒长、单果重、果横径、果纵径、果实硬度、罗汉果苷 V、维生素 C 含量表现出负向超母本优势，其余 13 个性状随亲本组合变化而表现出正向或负向超母本优势。W-14、W-18、W-20 三个三倍体群体雌株 69 个性状平均值中，有 31 个性状平均值超过相应母本性状平均值，表现出正向超母本优势，有 38 个性状平均值低于相应母本性状平均值，表现出负向超母本优势，分别占性状平均值总数的 44.93%、55.07%。其中，节间距、果形指数、果实硬度、单株产量、果肉含量表现出正向超母本优势，主蔓伸长速度、成熟期、单果重、果横径、果纵径、可溶性固形物含量、罗汉果总苷含量、罗汉果苷 V 含量、维生素 C 含量表现出负向超母本优势，其余 9 个性状随亲本组合变化而表现出正向或负向超母本优势。

进一步统计中亲优势值（表 3-21）显示，主蔓伸长速度、主蔓粗、节间距、叶面积、花筒长、花筒横径、花瓣长、花瓣宽、开花期 9 个农艺性状均出现偏父本或者偏母本的超亲遗传优势。无论二倍体群体还是三倍体群体，同一性状超亲遗传优势因亲本组合不同而表现出极大差异。Y-14、Y-18、Y-20 三个二倍体群体雌株 27 个性状平均值中，有 6 个性状平均值表现偏父本遗传，其余 21 个性状平均值表现偏母本遗传，占性状平均值总数的 77.78%。W-14、W-18、W-20 三个三倍体群体雌株 27 个性状平均值中，有 5 个性状平均值表现偏父本遗传，其余 22 个性状平均值表现偏母本遗传，占性状平均值总数的 81.48%。

表 3-21　亲本及其 F_1 后代群体农艺性状平均值、中亲优势值及超亲优势值

品种群体及指标值	主蔓伸长速度 /(cm/d)	主蔓粗 /cm	节间距 /cm	叶面积 /cm²	花筒长 /cm	花筒横径 /cm	花瓣长 /cm	花瓣宽 /cm	开花期 /d
M36 平均值	3.57	1.02	8.66	196.98	1.93	2.09	2.98	1.67	122.00
M38 平均值	3.73	0.81	9.14	185.34	2.01	2.23	3.31	1.91	114.33
F14 平均值	3.77	0.83	6.62	156.43	1.73	1.15	3.22	1.06	100.33
F18 平均值	3.38	0.96	7.18	151.98	1.74	1.13	2.64	0.77	109.67
F20 平均值	3.98	0.99	7.53	160.93	1.75	1.16	2.47	0.93	108.00
Y-14 平均值	3.52	0.92	7.42	161.81	1.56	1.14	2.44	1.03	101.33
Y-18 平均值	3.18	0.78	8.04	161.10	1.55	1.11	2.65	0.89	107.00
Y-20 平均值	3.81	1.05	7.21	163.56	1.58	1.17	2.83	1.89	101.70
W-14 平均值	3.49	0.86	7.34	173.42	1.84	1.19	2.65	0.87	107.06
W-18 平均值	2.85	0.68	7.38	121.61	1.72	0.91	2.67	0.87	111.70
W-20 平均值	3.89	0.96	7.84	203.65	1.92	1.37	2.98	1.05	99.70
Y-14 中亲优势值	− 0.15	− 0.01	− 0.22	− 14.90	− 0.27	− 0.48	− 0.66	− 0.34	− 9.84
Y-18 中亲优势值	− 0.29	− 0.21	0.12	− 13.38	− 0.29	− 0.50	− 0.16	− 0.33	− 8.84

品种群体及指标值	主蔓伸长速度 /(cm/d)	主蔓粗 /cm	节间距 /cm	叶面积 /cm²	花筒长 /cm	花筒横径 /cm	花瓣长 /cm	花瓣宽 /cm	开花期 /d
Y-20 中亲优势值	0.04	0.05	− 0.89	− 15.40	− 0.26	− 0.455	0.11	0.59	− 13.30
W-14 中亲优势值	− 0.26	0.04	− 0.54	2.54	− 0.03	− 0.5	− 0.62	− 0.62	− 0.27
W-18 中亲优势值	− 0.71	− 0.21	− 0.78	− 47.05	− 0.16	− 0.77	− 0.31	− 0.47	− 0.30
W-20 中亲优势值	0.04	0.06	− 0.50	30.53	0.04	− 0.33	0.09	− 0.37	− 11.47
Y-14 超亲优势值	− 0.25	0.09	0.80	5.38	− 0.17	− 0.01	− 0.78	− 0.03	1.00
Y-18 超亲优势值	− 0.20	− 0.18	0.86	9.12	− 0.19	− 0.02	0.01	0.12	− 2.67
Y-20 超亲优势值	− 0.17	0.06	− 0.32	2.63	− 0.17	0.01	0.36	0.96	− 6.30
W-14 超亲优势值	− 0.28	0.03	0.72	16.99	0.11	0.04	− 0.57	− 0.19	6.73
W-18 超亲优势值	− 0.53	− 0.28	0.20	− 30.37	− 0.02	− 0.22	0.03	0.10	2.03
W-20 超亲优势值	− 0.09	− 0.03	0.31	42.72	0.17	0.21	0.51	0.12	− 8.30

表 3-22　亲本及其 F_1 后代群体产量性状平均值及超亲优势值

品种群体及指标值	成熟期 /d	单果重 /g	果横径 /cm	果纵径 /cm	果形指数 /（纵／横径）	果实硬度 /（×10⁵Pa）	单株产量 /（个／株）
F14 平均值	92.67	73.76	6.18	5.93	1.10	1.98	101
F18 平均值	85.33	65.39	5.68	5.68	1.08	2.02	112
F20 平均值	79.67	78.44	5.92	6.19	1.09	2.07	95
Y-14 平均值	90.00	61.85	5.25	5.56	0.94	1.72	109
Y-18 平均值	93.33	52.63	5.13	4.95	1.09	1.99	113
Y-20 平均值	85.03	75.00	5.55	6.01	1.08	2.03	111
W-14 平均值	80.33	14.75	3.49	4.34	1.24	2.00	205

品种群体及指标值	成熟期 /d	单果重 /g	果横径 /cm	果纵径 /cm	果形指数 /（纵／横径）	果实硬度 /（×10⁵Pa）	单株产量 /（个／株）
W-18 平均值	78.67	13.77	2.90	4.06	1.42	2.10	257
W-20 平均值	75.33	23.77	3.82	4.81	1.26	2.13	315
Y-14 超亲优势值	− 2.27	− 11.91	− 0.93	− 0.37	− 0.06	− 0.26	8
Y-18 超亲优势值	8.00	− 12.76	− 0.55	− 0.73	0.01	− 0.03	1
Y-20 超亲优势值	5.36	− 3.44	− 0.37	− 0.18	− 0.01	− 0.04	16
W-14 超亲优势值	− 12.34	− 59.01	− 2.69	− 1.59	0.14	0.02	104
W-18 超亲优势值	− 6.66	− 51.62	− 2.78	− 1.62	0.34	0.08	145
W-20 超亲优势值	− 4.34	− 54.67	− 2.10	− 1.38	0.17	0.06	220

表 3-23 亲本及其 F₁ 后代群体品质性状平均值及超亲优势值

品种群体及指标值	果肉含量 /%	可溶性固形物含量 /%	可溶性总糖含量 /%	总苷含量 /%	罗汉果苷V含量 /%	维生素 C 含量 /（mg/100g）	含水量 /%
F14 平均值	30.50	23.70	42.78	9.31	3.19	230	76.54
F18 平均值	30.14	22.70	44.50	8.17	2.77	267	78.87
F20 平均值	26.35	25.10	36.42	8.72	2.88	302	75.95
Y-14 平均值	28.27	25.10	41.42	5.39	1.59	220	54.01
Y-18 平均值	24.03	26.20	39.89	6.85	1.87	237	57.98
Y-20 平均值	33.39	24.40	40.98	8.89	1.83	288	77.39
W-14 平均值	44.89	16.90	27.72	5.06	0.87	115	76.87
W-18 平均值	42.79	17.00	32.65	5.73	0.88	133	76.84
W-20 平均值	46.09	15.50	38.46	6.41	1.66	182	78.29

品种群体及指标值	果肉含量 /%	可溶性固形物含量 /%	可溶性总糖含量 /%	总苷含量 /%	罗汉果苷V含量 /%	维生素 C 含量 /（mg/100g）	含水量 /%
Y-14 超亲优势值	− 2.23	1.40	− 1.36	− 3.92	− 1.60	− 10	− 22.53
Y-18 超亲优势值	− 6.11	3.50	− 4.61	− 1.32	− 0.90	− 30	− 20.89
Y-20 超亲优势值	7.04	− 0.70	4.56	0.17	− 1.05	− 14	1.44
W-14 超亲优势值	14.39	− 6.80	− 15.06	− 4.25	− 2.32	− 115	0.33
W-18 超亲优势值	12.65	− 5.70	− 11.85	− 2.44	− 1.89	− 134	− 2.03
W-20 超亲优势值	19.74	− 9.60	2.04	− 2.31	− 1.22	− 120	2.34

（3）F_1 代性状变异：表 3-24 性状变异分析显示，Y-14、Y-18、Y-20、W-14、W-18、W-20 杂交 F_1 代群体在 23 个农艺、产量和品质性状方面均存在极显著差异，可对其进行遗传参数分析。

9 个农艺性状的变异系数由大到小为：花瓣宽 > 叶面积 > 主蔓粗 > 节间距 > 花瓣长 > 花筒横径 > 花筒长 > 主蔓伸长速度 > 开花期。花瓣宽的变异系数最大，为 31.47%。其次，叶面积、主蔓粗、节间距、花瓣长、花筒横径、花筒长、主蔓伸长速度变异也比较大，变异系数在 11.19% ~ 17.23% 之间。开花期的变异系数最小，仅为 4.46%。

7 个产量性状的变异系数大小依次为：单株产量 > 单果重 > 果横径 > 果实硬度 > 果纵径 > 果形指数 > 成熟期。单株产量、单果重 2 个性状的变异系数最大，分别为 51.57%、50.44%，相应的变异幅度为 78 ~ 389 个 / 株、9.18 ~ 88.18g。其次，果横径、果实硬度、果纵径、果形指数变异也比较大，变异系数在 13.89% ~ 21.45% 之间。成熟期的变异系数最小，仅为 9.97%。

7 个果实品质性状的变异系数大小依次为：维生素 C 含量 > 罗汉果苷 V 含量 > 果肉含量 > 罗汉果总苷含量 > 可溶性固形物含量 > 含水量 > 总糖含量。维生素 C 含量、罗汉果苷 V 含量的变异系数最大，分别为 29.20% 和 22.47%，相应的变异幅度在 101 ~ 311mg/100g 和 0.86% ~ 3.19%。其次，果肉含量、罗汉果总苷含量、可溶性固形物含量变异也比较大，变异系数在 10.41% ~ 14.51% 之间。含水量、总糖含量的变异系数最小，仅为 9.58%、7.56%。

表 3-24 杂交 F_1 代群体农艺、产量及品质性状变异分析

性状	变异系数 /%	变异幅度	F 值
主蔓伸长速度 /cm	11.19	2.17 ~ 4.26	32.73**
主蔓粗 /cm	16.39	0.51 ~ 1.47	22.04**
节间距 /cm	13.96	5.80 ~ 11.20	11.75**
叶面积 /cm²	17.23	223.52 ~ 476.84	26.77**
花筒长 /cm	11.82	1.11 ~ 2.06	29.35**
花筒横径 /cm	12.33	0.83 ~ 1.37	17.41**
花瓣长 /cm	12.47	2.10 ~ 3.60	18.02**
花瓣宽 /cm	31.47	0.60 ~ 1.20	121.93**
开花期 /d	4.46	98 ~ 111	11.62**
成熟期 /d	9.97	72 ~ 92	10.89**
单果重 /g	50.42	9.18 ~ 88.18	226.52**
果横径 /cm	21.45	2.16 ~ 6.19	250.24**
果纵径 /cm	14.98	3.21 ~ 6.61	121.96**
果形指数 /(纵 / 横径)	13.89	0.82 ~ 1.71	41.13**
果实硬度 /(×10⁵Pa)	15.76	1.16 ~ 3.12	4.04**
单株产量 /(个 / 株)	51.57	78 ~ 389	26.31**
果肉含量 /%	14.51	19.14 ~ 50.11	19.81**
可溶性固形物含量 /%	10.41	14.80 ~ 26.90	81.21**
总糖含量 /%	7.56	26.70 ~ 46.70	21.72**
罗汉果苷 V 含量 /%	22.47	0.86 ~ 3.19	114.68**
罗汉果总苷含量 /%	11.65	4.98 ~ 9.39	57.58**
维生素 C 含量 /(mg/100g)	29.20	101 ~ 311	45.01**
含水量 /%	9.58	46.13 ~ 79.00	53.45**

注：** 为差异极显著（ $P < 0.01$ ）。

（4）性状遗传参数分析

1）性状遗传相关分析：除去 4 个花形态性状，选育有籽品种的二倍体群体其余 19 个性状（表 3-25）的遗传相关分析（表 3-26）发现，主蔓粗与主蔓伸长速度、成熟期，果肉含量与主蔓粗、主蔓伸长速度、开花期，单果重与果纵径、罗汉果总苷含量，果形指数与

果实硬度、罗汉果苷 V 含量，维生素 C 含量与含水量呈极显著正相关；果横径与主蔓粗、主蔓伸长速度、果肉含量，果纵径与果实硬度，单果重与含水量、维生素 C 含量，可溶性固形物含量与叶面积、成熟期，总苷含量与果纵径、含水量、维生素 C 含量，罗汉果苷 V 含量与单株产量、果实硬度，总糖含量与维生素 C 含量呈显著正相关；叶面积与主蔓粗、主蔓伸长速度，成熟期与主蔓伸长速度、果肉含量，可溶性固形物含量与主蔓粗、主蔓伸长速度、开花期、果肉含量，总糖含量与单株产量呈显著或极显著负相关；其余性状间的相关性均不显著。

表 3-25　遗传相关分析性状代码

代码	性状	代码	性状	代码	性状	代码	性状
X1	主蔓伸长速度	X6	成熟期	X11	果形指数	X16	可溶性固形物含量
X2	主蔓粗	X7	单果重	X12	果实硬度	X17	总糖含量
X3	节间距	X8	单株产量	X13	果肉含量	X18	罗汉果苷 V 含量
X4	叶面积	X9	果横径	X14	含水量	X19	总苷含量
X5	开花期	X10	果纵径	X15	维生素 C 含量		

选育无籽品种的三倍体群体 19 个性状（表 3-25）的遗传相关分析（表 3-27）发现，主蔓粗与主蔓伸长速度，果肉含量与主蔓粗、主蔓伸长速度、单果重，果横径与主蔓粗、主蔓伸长速度、含水量，果纵径与总糖含量、罗汉果总苷含量，罗汉果苷 V 含量与含水量，罗汉果总苷含量与总糖含量呈极显著正相关；叶面积与主蔓粗、果纵径、总糖含量、果肉含量与节间距，单果重与果纵径、含水量，果实硬度、单株产量与开花期，罗汉果苷 V 含量与单果重、果横径、维生素 C 含量，总苷含量与节间距、果实硬度、维生素 C 含量，维生素 C 含量与单株产量、果纵径、含水量、总糖含量呈显著正相关；开花期与主蔓粗，成熟期与果纵径、维生素 C 含量、总糖含量、总苷含量，可溶性固形物含量与单株产量、果横径、含水量，罗汉果苷 V 含量与可溶性固形物含量呈显著或极显著负相关；其余性状间的相关性均不显著。

2）性状遗传力分析：罗宏（2012）对主要农艺及产量性状的遗传力分析（表 3-28）显示：罗汉果花筒长、花筒横径、花瓣长、花瓣宽的广义遗传力均低于 50%，表明这 4 个性状受环境的影响大于基因遗传效应，进一步分析讨论的意义不大。除节间距外，其余 11 个农艺及产量性状的广义遗传力均大于 60%，表明这些性状受到基因遗传效应控制的程度大于环境对它们的影响。其中，叶面积、单果重、单株产量和果纵径的广义遗传力高于 90%，表明它们受环境影响很小，早期世代选择即可获得很好效果，起到早期定向作用。遗传效应深入分解成亲本基因加性效应和非加性效应发现，主蔓伸长速度、主蔓粗、

表 3-26　二倍体群体 19 个性状的遗传相关系数

性状	X1	X2	X3	X4	X5	X6	X7	X8	X9	X10	X11	X12	X13	X14	X15	X16	X17	X18
X2	0.757**																	
X3	− 0.501	− 0.478																
X4	− 0.697*	− 0.696*	0.62															
X5	− 0.561	− 0.553	0.659	0.637														
X6	− 0.690*	0.690**	0.369	0.62	0.471													
X7	0.243	0.27	0.07	− 0.324	− 0.05	− 0.473												
X8	− 0.247	− 0.514	0.594	0.472	0.598	0.102	0.11											
X9	0.660*	0.672*	− 0.326	− 0.517	− 0.397	0.69**	0.465	− 0.283										
X10	0.07	0.11	0.126	− 0.154	0.254	− 0.424	0.68**	0.287	0.32									
X11	− 0.066	− 0.123	0.364	0.129	0.254	− 0.108	0.515	0.477	0.23	0.51								
X12	0.071	0.113	0.254	0.146	0.324	− 0.239	0.588	0.518	0.355	0.657*	0.672**							
X13	0.699**	0.693**	− 0.473	− 0.594	0.687*	− 0.700**	0.336	− 0.345	0.680*	0.167	0.048	0.179						
X14	0.34	0.471	− 0.2	− 0.357	0.47	− 0.542	0.673*	0.167	0.602	0.6	0.329	0.423	0.511					
X15	0.388	0.417	− 0.131	− 0.255	0.436	− 0.503*	0.678*	0.246	0.566	0.635	0.393	0.47	0.467	0.711**				
X16	− 0.710**	− 0.691**	0.585	0.699*	− 0.654*	0.672*	− 0.184	0.316	− 0.632	− 0.312	0.146	0.013	− 0.625*	0.396	0.334			
X17	0.442	0.423	− 0.553	− 0.488	0.247	− 0.326	− 0.016	− 0.679*	0.323	− 0.35	0.417	0.325	0.372	0.11	0.673*	− 0.394		
X18	− 0.173	− 0.13	0.573	0.239	0.05	0.021	0.437	0.687*	0.12	0.553	0.681*	0.663*	− 0.07	0.332	0.319	0.255	0.496	
X19	0.243	0.275	0.07	− 0.133	0.418	− 0.375	0.701**	0.124	0.461	0.688*	0.512	0.568	0.32	0.662*	0.664*	− 0.17	− 0.167	0.444

注：* 表示 $P < 0.05$，差异达显著水平；** 表示 $P < 0.01$，差异达极显著水平。

表3-27　三倍体群体19个性状的遗传相关系数

性状	X1	X2	X3	X4	X5	X6	X7	X8	X9	X10	X11	X12	X13	X14	X15	X16	X17	X18
X2	0.737**																	
X3	0.240	0.240																
X4	0.618	0.698*	0.410															
X5	− 0.32	− 0.677*	− 0.490	− 0.686														
X6	− 0.325	− 0.255	− 0.594	− 0.690	0.574													
X7	0.649	0.544	0.220	0.608	0.496	− 0.352												
X8	− 0.372	0.634	0.550	0.619	0.695*	− 0.479	0.637											
X9	0.723**	0.722**	0.713	0.692	0.542	0.631	0.583	0.697										
X10	0.311	0.313	0.698*	0.560	− 0.336	− 0.697	0.698*	0.363	0.543									
X11	− 0.536	− 0.536	0.280	− 0.760	0.410	0.050	− 0.587	− 0.365	− 0.145	0.117								
X12	0.081	0.081	0.220	0.260	0.690*	− 0.538	0.060	0.412	0.311	0.634	0.314							
X13	0.732**	0.836**	0.699*	0.628	0.391	− 0.332	0.732**	0.643	0.538	0.399	− 0.537	0.069						
X14	0.500	0.501	0.770	0.669	− 0.633	0.634	0.699*	0.533	0.782**	0.157	− 0.039	0.167	0.497					
X15	0.336	0.331	0.920	0.574	− 0.439	− 0.715**	0.358	0.675*	0.647	0.697	− 0.125	0.538	0.539	0.699*				
X16	− 0.538	− 0.535	− 0.750	− 0.691	− 0.346	0.622	0.381	− 0.678*	− 0.779**	− 0.535	0.312	− 0.363	− 0.531	− 0.735**	− 0.669			
X17	0.134	0.121	0.698*	0.570	0.634*	− 0.699	0.329	0.369	0.546	0.733**	0.1	0.643	0.104	0.588	0.689*	− 0.568		
X18	0.438	0.478	0.579	0.488	0.316	− 0.635	0.377	0.349	0.769*	0.638	− 0.216	0.349	0.527	0.741**	0.687*	− 0.700**	0.589	
X19	0.081	0.183	0.699*	0.540	0.629*	− 0.686*	0.132	0.367	0.528	0.703**	0.14	0.695*	0.361	0.586	0.687*	− 0.534	0.709**	0.558

注：* 表示 $P < 0.05$，差异达显著水平；** 表示 $P < 0.01$，差异达极显著水平。

开花期、成熟期、单果重、单株产量、果横径、果纵径、果形指数、果实硬度的亲本基因加性效应大于 50%，说明这 10 个性状的遗传以亲本基因加性效应为主。其中，主蔓伸长速度、主蔓粗、开花期、果横径和果形指数的母本遗传力分别达 60.91%、73.20%、64.90%、64.08% 和 62.64%，表明这 5 个性状主要受母本基因加性效应控制；成熟期、单果重、单株产量的父本遗传力达 86.31%、87.33%、85.81%，表明这 3 个性状主要受父本基因加性效应控制；果纵径的父本、母本遗传力及亲本互作的基因非加性效应分别为 47.00%、12.50%、40.51%，可见其受父本基因加性效应和亲本互作的基因非加性效应共同控制。果实硬度的母本、父本遗传力和亲本互作的基因非加性效应分别为 25.58%、26.40%、48.02%，表明其受母本、父本基因加性效应控制，然而亲本互作的基因非加性效应对其影响也同样重要。节间距和叶面积都主要受亲本互作的基因非加性效应影响。

表 3-28　主要农艺及产量性状遗传力分析

性状	广义遗传力	狭义遗传力	母本遗传力	父本遗传力	加性效应	非加性效应
主蔓伸长速度	79.75	49.28	60.91	0.88	61.79	38.21
主蔓粗	67.76	75.46	73.20	15.44	88.64	11.37
节间距	51.70	0.73	3.24	1.66	4.90	95.10
叶面积	94.00	3.95	4.27	0.07	4.35	95.65
花筒长	32.54	6.84	—	—	—	—
花筒横径	47.55	20.64	—	—	—	—
花瓣长	42.26	23.15	—	—	—	—
花瓣宽	30.46	31.76	—	—	—	—
开花期	81.23	61.97	64.90	11.39	76.29	23.71
成熟期	89.99	88.22	11.72	86.31	98.03	1.97
单果重	97.39	90.33	5.42	87.33	92.75	7.25
单株产量	93.31	84.74	5.01	85.81	90.81	9.19
果横径	85.28	62.45	64.08	9.14	73.22	26.78
果纵径	93.13	55.40	12.50	47.00	59.49	40.51
果形指数	84.30	62.05	62.64	10.96	73.60	26.40
果实硬度	79.44	41.29	25.58	26.40	51.98	48.02

罗宏（2012）对主要品质性状的遗传力分析（表 3-29）显示：罗汉果各品质性状的广义遗传力均大于 90%，狭义遗传力也均高于 50%，说明各品质性状受环境影响较小，主要由基因遗传效应控制。遗传效应同样深入分解成亲本基因加性效应和非加性效应发现，7 个品质性状的亲本基因加性效应均高于 50%，表明它们的遗传主要由亲本基因加性效应控制。其中，果肉含量、可溶性固形物含量、总糖含量及罗汉果苷 V 含量的母本遗传力分别达 92.48%、86.11%、53.24% 和 55.76%，表明这 4 个性状的遗传主要受母本基因加性效应控制；维生素 C 含量的父本遗传力达 83.32%，表明维生素 C 含量的遗传主要受父本基因加性效应控制；含水量的父本、母本遗传力和亲本基因加性效应分别为 47.92%、20.98%、68.90%，说明其遗传受亲本基因加性效应控制，尤其是父本基因加性效应。罗汉果总苷含量的父本、母本遗传力和亲本基因加性效应分别为 49.47%、32.24%、81.71%，表明其遗传主要受亲本基因加性效应控制，且父本和母本的影响相当。

表 3-29　主要品质性状遗传力分析

性状	广义遗传力	狭义遗传力	母本遗传力	父本遗传力	加性效应	非加性效应
果肉含量	91.12	90.01	92.48	6.31	98.79	1.21
可溶性固形物含量	99.29	97.18	86.11	11.76	97.87	2.13
总糖含量	96.59	61.54	53.24	10.46	63.71	36.29
罗汉果苷 V 含量	95.14	70.80	55.76	18.66	74.42	25.58
罗汉果总苷含量	95.12	77.73	32.24	49.47	81.71	18.29
维生素 C 含量	95.70	97.13	15.16	83.32	98.48	1.52
含水量	97.12	66.91	20.98	47.92	68.9	31.10

刘为军（2009a）对主要农艺、产量及品质性状遗传力分析（表 3-30）显示，13 个性状的狭义遗传力由大到小依次为果纵径 > 主蔓伸长速度 > 单果重 > 叶面积 > 果横径 > 罗汉果苷 V 含量 > 开花期 > 成熟期 > 总糖含量 > 果肉含量 > 水浸出物含量 > 主蔓粗 > 罗汉果总苷含量。其中，产量性状果横径、果纵径和单果重狭义遗传力较高，均在 73.21% 以上，生育期性状开花期、成熟期狭义遗传力其次，在 56.65% ~ 61.55% 之间，品质性状则除罗汉果苷 V 含量狭义遗传力达 68.25% 外，其余性状狭义遗传力均较小，均在 48.20% 以下。

表 3-30　主要农艺、产量及品质性状狭义遗传力分析

性状	母子相关系数（r）	狭义遗传力（h_N^2）
开花期	0.31	61.55
成熟期	0.28	56.65
主蔓伸长速度	0.41	80.91
主蔓粗	0.15	30.02
叶面积	0.37	74.41
果横径	0.37	73.21
果纵径	0.42	84.25
单果重	0.39	78.33
果肉含量	0.24	48.20
水浸出物含量	0.20	39.72
总糖含量	0.24	48.25
罗汉果总苷含量	0.15	29.49
罗汉果苷 V 含量	0.34	68.25

刘为军（2009a）和罗宏（2012）不同群体及年份性状狭义遗传力研究均表明，开花期、单果重、果横径和罗汉果苷 V 含量在母子间遗传力较高，达到 60% 以上，育种过程中早期进行选择即可取得较好效果。

（5）性状配合力分析

1）性状配合力方差分析：Y-14、Y-18、Y-20、W-14、W-18、W-20 杂交 F_1 代群体间 12 个农艺、产量性状方差分析（表 3-31）表明：各农艺、产量性状差异达显著或极显著水平，表明亲本基因型对杂交 F_1 代群体表现型的作用存在真实差异。

表 3-31 亲本农艺、产量性状配合力方差分析结果显示：单果重、果纵径、果实硬度的父母本一般配合力和父母本间特殊配合力差异均达极显著水平，表明父母本基因加性效应和父母本间基因非加性效应对杂交 F_1 代群体这 3 个性状均有极显著影响。主蔓粗、果横径、果形指数的父母本一般配合力差异达极显著水平，父母本间特殊配合力差异达显著水平，表明父母本基因加性效应对杂交 F_1 代群体这 3 个性状控制程度较大，而父母本间基因非加性效应对杂交 F_1 代群体这 3 个性状的控制程度则较小。成熟期、单株产量的母本一般配合力差异达极显著水平，父本一般配合力和父母本间特殊配合力差异达显著水平，表明母本基因加性效应对杂交 F_1 代群体这 2 个性状控制程度较大，而父本基因加性效应和父母本间基因非加性效应对杂交 F_1 代群体这 2 个性状的控制程度则较小。主蔓伸

长速度、开花期的父本一般配合力差异达极显著水平，母本一般配合力和父母本间特殊配合力差异达显著水平，表明父本基因加性效应对杂交 F_1 代群体这 2 个性状的控制程度较大，而母本基因加性效应和父母本间基因非加性效应对杂交 F_1 代群体这 2 个性状的控制程度则较小。叶面积父母本间特殊配合力差异达极显著水平，母本一般配合力差异达到显著水平，但父本一般配合力则差异不显著，表明父母本间基因非加性效应对杂交 F_1 代群体叶面积影响较大，母本基因加性效应对其也有一定影响。节间距的父母本间特殊配合力差异达显著水平，但父母本一般配合力均差异不显著，表明杂交 F_1 代群体节间距主要受到父母本间基因非加性效应影响。

表 3-31　农艺、产量性状及其配合力方差分析表（F 值）

性状	组合	母本 GCA	父本 GCA	母 × 父 SCA
主蔓伸长速度	37.72**	2.87*	87.35**	5.51*
主蔓粗	33.25**	18.51**	73.56**	6.28*
节间距	3.68*	2.041	2.091	4.25*
叶面积	28.50**	5.36*	2.08	45.98**
开花期	9.86**	5.43*	17.85**	4.08*
成熟期	17.72**	70.87**	7.32*	5.53*
单果重	158.65**	128.78**	49.63**	9.13**
单株产量	125.77**	108.77**	5.19**	4.85*
果横径	122.64**	29.59**	134.68**	5.65*
果纵径	100.77**	144.95**	61.96**	17.47**
果形指数	47.52**	34.77**	22.18**	5.25*
果实硬度	28.58**	54.35**	37.70**	6.57**

注：GCA 表示一般配合力，SCA 表示特殊配合力，下表同。*表示 $P < 0.05$，差异达显著水平；**表示 $P < 0.01$，差异达极显著水平。

Y-14、Y-18、Y-20、W-14、W-18、W-20 杂交 F_1 代群体间 7 个品质性状方差分析（表3-32）表明：所有品质性状差异均达极显著水平，表明亲本基因型对杂交 F_1 代群体表现型的作用也存在真实差异。

表 3-32 品质性状配合力方差分析结果显示：总糖含量、罗汉果苷 V 含量、罗汉果总苷含量和含水量的父母本一般配合力和父母本间特殊配合力差异均达极显著水平，表明杂交 F_1 代群体这 4 个性状受到父母本基因加性效应和父母本间基因非加性效应的影响均较大。果肉含量、维生素 C 含量的父母本一般配合力差异达极显著水平，父母本间特殊配合

力差异达显著水平，表明杂交 F₁ 代群体这 2 个性状主要受父母本基因加性效应控制，而父母本间基因非加性效应对其也有一定影响。可溶性固形物含量的母本一般配合力差异达极显著水平，父本一般配合力和父母本间特殊配合力差异达显著水平，表明杂交 F₁ 代群体该性状主要受母本基因加性效应控制，而父本基因加性效应和父母本间基因非加性效应对其也有一定影响。

表 3-32 品质性状及其配合力方差分析表（F 值）

性状	组合	母本 GCA	父本 GCA	母 × 父 SCA
果肉含量	19.78**	86.38**	4.88**	2.37*
可溶性固形物含量	97.91**	72.77**	6.52*	4.66*
总糖含量	47.64**	136.87**	18.79**	31.87**
罗汉果苷 V 含量	35.45**	99.31**	22.93**	16.03**
罗汉果总苷含量	39.76**	57.6**	58.90**	11.7**
维生素 C 含量	43.68**	168.42**	24.99**	10.01*
含水量	59.6**	146.31**	43.39**	32.43**

注：* 表示 $P < 0.05$，差异达显著水平；** 表示 $P < 0.01$，差异达极显著水平。

　　2）性状一般配合力分析：由表 3-33 亲本 F14、F18、F20、M36、M38 农艺与产量性状一般配合力效应值可知，除节间距外，其余 11 个农艺与产量性状一般配合力存在显著差异，亲本对杂交 F₁ 代群体这些农艺与产量性状表现型有较大影响，各性状一般配合力具体表现为：

　　A. 主蔓伸长速度与主蔓粗：亲本 F14、F20、M36 为正效应值，具有增加主蔓生长速度和粗度效应，其中 F20 增加效应最大；亲本 F18、M38 为负效应值，具有减少主蔓生长速度和粗度效应，其中 F18 减少效应最大。

　　B. 叶面积：亲本 F20、M36 为正效应值，具有增加叶面积效应，其中 F20 增加效应最大；亲本 F14、F18、M38 为负效应值，具有减少叶面积效应，其中 F18 减少效应最大。

　　C. 开花期：亲本 F14、F20、M36 为正效应值，具有延长开花时间效应，其中 F20 延长效应最大；亲本 F18、M38 为负效应值，具有缩短开花时间效应，其中 F18 缩短效应最大。

　　D. 成熟期：亲本 F14、F18、F20、M36 为正效应值，具有延长果实成熟期效应，其中 F18 延长效应最大；亲本 M38 为负效应值，具有缩短果实成熟期效应。

　　E. 单果重与果实纵径：亲本 F20、M36 为正效应值，具有增加果实重量和长度效应，其中 M36 增加效应最大；亲本 F14、F18、M38 为负效应值，具有减少果实重量和长度效应，其中 M38 减少效应最大。

F. 单株产量：亲本 F20、M38 为正效应值，具有增加单株果实数量效应，其中 M38 增加效应最大；亲本 F14、F18、M36 为负效应值，具有减少单株果实数量效应，其中 M36 减少效应最大。

G. 果横径：亲本 F14、F20、M36 为正效应值，具有增加果实横径效应，其中 M36 增加效应最大；亲本 F18、M38 为负效应值，具有减少果实横径效应，其中 M38 减少效应最大。

H. 果形指数：亲本 F18、F20、M38 为正效应值，具有增加果形指数效应，其中 M38 增加效应最大；亲本 F14、M36 为负效应值，具有减少果形指数效应，其中 M36 减少效应最大。

I. 果实硬度：亲本 F18、F20、M38 为正效应值，具有增加果实硬度效应，其中 F20 增加效应最大；亲本 F14、M36 为负效应值，具有减少果实硬度效应，其中 F14 减少效应最大。

表 3-33　亲本农艺与产量性状一般配合力效应值

性状	亲本品系				
	F14	F18	F20	M36	M38
主蔓伸长速度	1.44	− 12.73	11.29	1.26	− 1.26
主蔓粗	1.36	− 16.60	15.23	4.62	− 4.62
节间距	2.25	− 2.10	− 0.15	0.25	− 0.25
叶面积	− 0.88	− 10.17	11.06	0.74	− 0.74
开花期	0.31	− 4.97	4.66	2.80	− 2.80
成熟期	7.43	11.41	1.46	6.76	− 6.76
单果重	− 16.39	− 6.17	22.56	56.75	− 56.75
单株产量	− 15.14	− 1.08	15.14	− 40.00	40.00
果横径	0.33	− 7.91	7.59	21.85	− 21.85
果纵径	− 6.52	− 2.78	9.30	11.26	− 11.26
果形指数	− 6.98	6.78	0.20	− 11.40	11.40
果实硬度	− 6.84	2.53	4.31	− 4.16	4.16

由表 3-34 亲本 F14、F18、F20、M36、M38 品质性状一般配合力效应值可知，7 个品质性状一般配合力在亲本间均存在显著差异，亲本对杂交 F1 代群体这些品质性状表现型也有较大影响，各性状具体表现如下：

A. 果肉含量：亲本 F14、F20、M38 为正效应值，具有增加果肉含量效应，其中 M38 增加效应最大；亲本 F18、M36 为负效应值，具有减少果肉含量效应，其中 M36 减少效应最大。

B. 可溶性固形物含量：亲本 F14、F18、M36 为正效应值，具有增加可溶性固形物含量效应，其中 M36 增加效应最大；亲本 F20、M38 为负效应值，具有减少可溶性固形物含量效应，其中 M38 减少效应最大。

C. 总糖含量：亲本 F20、M36 为正效应值，具有增加总糖含量效应，其中 M36 增加效应最大；亲本 F14、F18、M38 为负效应值，具有减少总糖含量效应，其中 M38 减少效应最大。

D. 罗汉果苷 V 含量：亲本 F20、M36 为正效应值，具有增加罗汉果苷 V 含量效应，其中 M36 增加效应最大；亲本 F14、F18、M38 为负效应值，具有减少罗汉果苷 V 含量效应，其中 M38 减少效应最大。

E. 罗汉果总苷含量：亲本 F20、M36 为正效应值，具有增加罗汉果总苷含量效应，其中 F20 增加效应最大。亲本 F14、F18、M38 为负效应值，具有减少罗汉果总苷含量效应，其中 F14 减少效应最大。

F. 维生素 C 含量：亲本 F20、M36 为正效应值，具有增加维生素 C 含量效应，其中 M36 增加效应最大；亲本 F14、F18、M38 为负效应值，具有减少维生素 C 含量效应，其中 M38 减少效应最大。

G. 含水量：亲本 F20、M38 为正效应值，具有增加含水量效应，其中 F20 增加效应最大；亲本 F14、F18、M36 为负效应值，具有减少含水量效应，其中 M36 减少效应最大。

表 3-34 亲本品质性状一般配合力效应值

性状	亲本品系				
	F14	F18	F20	M36	M38
果肉含量	0.17	− 5.49	5.32	− 13.13	13.13
可溶性固形物含量	0.35	2.12	− 2.47	11.43	− 11.43
总糖含量	− 3.01	− 1.06	4.07	5.70	− 5.70
罗汉果苷 V 含量	− 8.02	− 2.36	10.38	11.32	− 11.32
罗汉果总苷含量	− 9.07	− 0.44	9.51	5.51	− 5.31
维生素 C 含量	− 14.47	− 5.53	20.00	26.81	− 26.81
含水量	− 5.11	− 3.13	8.24	− 7.64	7.64

3）性状特殊配合力分析：由 F14×M36（Y-14）、F18×M36（Y-18）、F20×M36（Y-20）和 F14×M38（W-14）、F18×M38（W-18）、F20×M38（W-20）杂交 F₁ 代群 12 个农艺与产量性状特殊配合力效应值（表 3-35）显示：选育有籽品种的 Y-14、Y-18、Y-20 二倍体群体中，Y-20 二倍体群体主蔓伸长速度、主蔓粗、成熟期、单果重、果横径、果纵径及果实硬度性状特殊配合力均表现为正效应值，节间距、叶面积、开花期、单株产量及果形指数性状特殊配合力则均表现为负效应值，其中主蔓伸长速度、主蔓粗、单果重、果横径、果纵径及果实硬度 6 个性状特殊配合力效应值在所有二倍体群体中均排在第一位，说明 F20×M36 杂交组合二倍体群体有利于选育植株长势好、高产有籽品种。

选育无籽品种的 W-14、W-18、W-20 三倍体群体中，W-20 三倍体群体主蔓伸长速度、主蔓粗、节间距、叶面积、单株产量、果形指数和果实硬度性状特殊配合力均表现为正效应值，开花期、成熟期、单果重、果横径、果纵径性状特殊配合力均表现为负效应值，其中主蔓伸长速度、主蔓粗、叶面积、单株产量及果实硬度 5 个性状特殊配合力效应值也在所有三倍体群体中均排在第一位，因此 F20×M38 杂交组合三倍体群体有利于选育植株长势好、高产无籽品种。

表 3-35　亲本间农艺与产量性状特殊配合力效应值

性状	F₁ 代群体					
	Y-14	Y-18	Y-20	W-14	W-18	W-20
主蔓伸长速度	1.79	− 8.08	10.08	1.10	− 17.38	12.49
主蔓粗	4.86	− 11.27	20.28	− 2.13	− 21.93	10.19
节间距	− 1.55	6.63	− 4.35	− 2.65	− 2.14	4.05
叶面积	− 1.47	5.60	− 1.90	− 0.29	− 25.95	24.01
开花期	− 3.24	2.19	− 2.92	2.17	6.63	− 4.83
成熟期	7.43	11.41	1.46	− 4.11	− 6.10	− 10.08
单果重	30.61	53.50	86.13	− 63.40	− 65.83	− 41.02
单株产量	− 41.08	− 38.92	− 40.00	10.82	38.92	70.27
果横径	20.49	17.70	27.37	− 19.84	− 33.52	− 12.19
果纵径	0.02	12.43	21.33	− 13.06	− 17.99	− 2.74
果形指数	− 19.41	− 7.32	− 7.45	5.46	20.88	7.85
果实硬度	− 13.88	− 0.31	1.73	0.20	5.37	6.90

由 Y-14、Y-18、Y-20 和 W-14、W-18、W-20 杂交 F₁ 代群 7 个品质性状特殊配合力效应值（表 3-36）显示：选育有籽品种的 Y-14、Y-18、Y-20 二倍体群体中，Y-20 和 Y-18 二倍体群体维生素 C 含量、可溶性固形物含量、总糖含量、罗汉果苷 V 含量、罗汉果总苷含量性状特殊配合力均为正效应值，果肉含量和含水量性状特殊配合力均为负效应值。其中，Y-20 二倍体群体维生素 C 含量和罗汉果总苷含量 2 个性状特殊配合力效应值在所有二倍体群体中均排在第一位，Y-18 二倍体群体可溶性固形物含量和罗汉果苷 V 含量 2 个性状特殊配合力效应值在所有二倍体群体中均排在第一位，表明 F20×M36、F18×M36 杂交组合二倍体群体有利于选育高罗汉果苷含量有籽品种。然而，Y-14 二倍体群体总糖含量特殊配合力效应值在所有二倍体群体中排第一位，但其罗汉果总苷含量特殊配合力却为负效应值，不利于提高罗汉果苷的含量。

选育无籽品种的 W-14、W-18、W-20 三倍体群体中，W-20 三倍体群体果肉含量、含水量、总糖含量和罗汉果苷 V 含量性状特殊配合力均为正效应值，且在所有三倍体群体中都排在第一位，虽然维生素 C 含量、可溶性固形物含量和罗汉果总苷含量性状特殊配合力均为负效应值，但维生素 C 含量和罗汉果总苷含量的负效应值最小，可认为 F20×M38 杂交组合三倍体群体有利于选育高罗汉果苷无籽品种；F14×M38、F18×M38 杂交组合三倍体群体仅果肉含量和含水量性状殊配合力为正效应值，其他性状则均为负效应值。

表 3-36　亲本间品质性状特殊配合力效应值

性状	F₁ 代群体					
	Y-14	Y-18	Y-20	W-14	W-18	W-20
果肉含量	−13.48	−21.2	−4.72	13.82	10.21	15.36
可溶性固形物含量	10.95	13.79	9.54	−10.25	−9.55	−14.49
总糖含量	7.49	4.56	5.05	−13.52	−6.68	3.09
罗汉果苷 V 含量	4.72	16.04	13.21	−20.75	−20.18	7.55
罗汉果总苷含量	−7.08	3.54	19.47	−11.06	−4.42	−0.44
维生素 C 含量	12.34	21.02	47.06	−41.28	−32.09	−7.06
含水量	−17.3	−13.31	−7.7	7.09	7.04	8.78

第二节 罗汉果种质综合评价研究

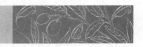

一、药材型种质评价

为了筛选出适合用于药材生产的品种，白隆华等（2007）通过综合打分法对罗汉果种质进行了评选。

1. 评价指标与统计方法 由品质、产量和适栽性 3 个一级指标构成，分别赋予权重50%，30%，20%，总分为 100 分。

（1）品质：包括罗汉果总苷含量、罗汉果苷 V 含量、水浸出物含量和果实大小 4 项二级指标。满分 50 分。采用两次打分。满分 100×50% 分。罗汉果总苷含量 20 分、罗汉果苷 V 含量 40 分、水浸出物含量 20 分、果实大小 20 分。

（2）产量：为每株均授粉 90 朵花时的单株产量。满分 30 分。单株产量最高的种质记满分 30 分，其他与之对照按比例计算，获得产量指数。

（3）适栽性：包括果形和耐徒长性 2 项二级指标。满分 20 分。采用两次打分。满分100×20% 分。果形 50 分、耐徒长性 50 分。根据田间调查，将果形分成圆柱形、圆形、扁圆形和卵圆及其他果形 4 类，分别赋值 5、4、3、0；耐徒长性划分为很强、强、较弱、弱 4 个等级，分别赋值 5、4、3、0。很强：指能按期正常开花的；强：指按期开花后，又发生成花逆转的；较弱：指徒长而开花期明显推迟的；弱：指徒长而开花极少甚至不开花的。2 项指标综合评比最高的种质记满分 20 分，其他与之对照按比例计算，获得适栽性指数。

为了消除各二级指标数值直接加减计算，数量级大的指标会削弱数量级小的指标的作用，采用各指标实际测定值中最高数值作为比较对象，通过相对比值计算一级指数。

产量指数 = 单株产量 / 最高单株产量 ×30

品质指数 = （4 个品质二级指标分数之和 /100 ）× 50

适栽性指数 = （2 个适栽性二级指标分数之和 /100 ）× 20

综合指数 = 产量指数 + 品质指数 + 适栽性指数

2. 种质特性分析 由表 3-37 知，新品种永青 1 号（桂审药 2007001 号）果横径 6.07cm和产量指数 30.00 分最高，分别比栽培面积最大的品种伯林 3 号高 11.17% 和 29.09%，果形理想，为圆柱形，但罗汉果总苷和罗汉果苷 V 含量不如杂交红毛果品种。主栽品种大叶青皮果罗汉果苷 V 含量 1.88% 和品质指数 36.20 分最高，但产量不如新品种永青 1 号，甚至是野生红毛果品种，果形也欠理想，为圆形。杂交伯林果品种品质指数与产量指数之和60.41 分，排名前四，超过主栽品种伯林 3 号、青皮 3 号和青皮 4 号，但果形较差，为市场所淘汰的卵圆形，适栽性指数 6.00 分最低。杂交红毛果品种罗汉果总苷含量 10.20% 最高，品质指数 33.48 分排名第二，但果横径 4.77cm 最小，产量较低，产量指数 18.17 分排名倒数第二，耐徒长性弱，易造成不开花结果，影响产量。

表 3-37 不同种质品质、产量、适栽性评价比较

品种	罗汉果总苷含量 /%	罗汉果苷Ⅴ含量 /%	水浸出物含量 /%	果横径 /cm	品质指数	单株产量 /kg	产量指数	果形	耐徒长性	适栽性指数
永青 1 号	8.84	1.03	37.9	6.07	31.43	9.42	30.00	5	3	16.00
龙青 1 号	7.45	0.94	43.2	5.92	30.36	7.25	23.10	3	4	16.00
伯林 3 号	8.24	1.16	40.6	5.46	31.05	7.29	23.24	4	5	18.00
农院 B6	9.64	1.41	41.9	5.66	34.33	8.46	26.94	4	3	14.00
青皮 3 号	8.29	0.90	49.0	5.60	31.56	7.24	23.07	5	4	18.00
青皮 4 号	7.21	1.04	52.0	5.70	31.99	8.06	25.66	4	5	18.00
大叶青皮果	8.20	1.88	45.0	5.77	36.20	7.90	25.18	4	3	14.00
大地 3 号	8.29	0.90	37.5	5.64	29.42	7.16	22.80	3	5	16.00
白毛果	6.69	0.91	36.8	5.93	28.25	6.87	21.89	3	3	12.00
红毛 2 号	7.98	0.92	46.8	5.37	30.56	7.29	23.24	4	0	8.00
野生红毛果	5.19	0.75	30.0	5.91	24.58	9.02	28.75	4	3	14.00
长滩果	7.44	1.06	37.6	4.88	28.20	6.05	19.29	0	5	10.00
农家青皮果 1	4.19	0.80	44.0	5.45	25.80	5.71	18.18	3	4	14.00
农家青皮果 2	5.67	1.24	43.5	5.12	28.95	5.36	17.09	4	4	16.00
农家红毛果	6.14	0.84	42.9	5.12	27.17	6.17	19.64	4	4	16.00
青皮果 BP	7.09	0.72	34.9	5.51	26.57	5.87	18.71	3	0	6.00
杂交青皮 BD	8.16	1.16	42.7	5.82	31.97	8.54	27.22	5	3	16.00
杂交青皮 ND	9.65	1.10	39.2	5.71	32.26	7.41	23.62	5	5	20.00
杂交伯林果	9.54	1.00	44.9	5.46	32.30	8.82	28.11	0	0	6.00
杂交白毛果	8.32	0.57	41.6	5.98	29.04	8.35	26.61	5	0	10.00
杂交红毛果	10.20	1.35	43.9	4.77	33.48	5.70	18.17	5	0	10.00

3. 种质综合指数评价 药材型种质综合指数评价（图 3-6）显示，经过品质、产量和适栽性性状加权计算后，参评罗汉果种质的综合指数在 51.28～77.43 分，排位前 10 位的均为青皮果。其中，综合指数评为第一的永青 1 号为 2006 年新选育、通过广西新品种审定（省级）、并推广应用的优良品种。杂交青皮 ND 和杂交青皮 BD 为 2 个杂交选育的新

种质，其余 7 个种质均为生产上经初步选择、推广应用的主栽无性系品种。排位 10 位以后的则主要是白毛果类、红毛果类和未经选择的农家地方种。综合指数在 70 分以上的，永青 1 号（77.40）、杂交青皮 ND（75.88）、青皮 4 号（75.66）、大叶青皮果（75.38）、农院 B6（75.27）、杂交青皮 BD（75.19）、青皮 3 号（72.63）和伯林 3 号（72.29）综合性状优良，无明显缺陷，属于较优异的种质。

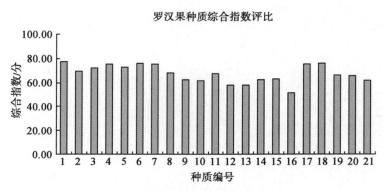

图 3-6　罗汉果种质综合指数评比

参评罗汉果种质产量、品质和适栽性各项指标最优的种质不尽一致，如产量最优的是永青 1 号品种，罗汉果总苷含量最优的是杂交红毛果品种，罗汉果苷 V 含量最优的是大叶青皮果品种，水浸出物含量最优的是青 4 号品种，适栽性指数最优的是杂交青皮 ND 品种。以产量、品质和适栽性的单一性状，甚至是从产量和内含物品质两个方面性状，而不考虑适栽性性状、果形和耐徒长性，对罗汉果种质进行评价都是不全面的，评出的优良种质易带有明显缺陷。杂交红毛果品种虽然罗汉果总苷、罗汉果苷 V 和水浸出物含量较高，但因其产量较低、果小，且耐徒长性弱，易造成不开花结果，而不能满足生产要求，为较劣的种质。白毛果、红毛 2 号虽然一度在生产上推广应用过，但也因为果形不理想，耐徒长性弱，而被市场所淘汰。

参评罗汉果种质产量、品质和适栽性综合指数排位，前 10 位的均为生产推广使用和新近选育的青皮果品种，永青 1 号品种虽然内含物品质不是最高的，但其综合有产量高、果大、果形好多个优点，成为最优秀的种质，且生产上推广应用的主栽品种伯林 3 号、青皮 4 号和青皮 3 号都处于优良种质前列，而 10 位以后的则主要为白毛果类、红毛果类和未经选择的农家地方种品种，这与实际生产中，青皮果品种以其产量高、品质较好、抗逆性强、适应性广而被广泛应用，成为一枝独秀，白毛果类、红毛果类和未经选择的农家地方种则因内含物含量低、果形不理想、果小或耐徒长性弱而被淘汰的实际一致。本试验结果支持生产实际推广的品种，这也反过来证明所制定的综合打分评价方法是合理的。

本研究评价的种质包括了推广应用的栽培品种、现存的农家地方种和常见野生种。这些种质综合指数分总体不高，无超过 80 分的，表明现有罗汉果种质总体质量不够理想，仍有较大的遗传改良空间。

二、提取型种质评价

为了筛选出适合用于罗汉果苷提取的品种，刘为军等（2010）通过综合打分法对罗汉果种质进行了评选。

1. **评价指标与统计方法** 罗汉果野生、栽培及新选育品种（F02、F03、F05、F08、F12、F14、F16、F18、F20、F24、F27、F36、F37、F38、F42、F46、F47、F51、F58）共 19 份具有代表性的雌性品种为材料，选取由罗汉果苷 V、产量、果肉含量、水浸出物、总糖和罗汉果总苷含量 6 个指标进行罗汉果苷 V 提取型罗汉果品种选育综合评价，分别赋予权重 30、20、20、10、10、10，总分为 100 分。罗汉果苷 V 是提取的主要目标成分，应赋权最高，为 30 分；罗汉果苷 V 主要来自果肉（苏小建等，2007），与产量和果肉含量成正比，因此产量和果肉含量赋权 20 分；水浸出物、总糖和罗汉果总苷在提取罗汉果苷 V 过程中会增加提取与分离的难度，作为杂质处理，因此赋权 10 分。对罗汉果苷 V 提取型果实有正影响的指标采用其实际测定值中最高数值作为比较对象，有负影响的指标采用其测定值中最低数值作为比较对象，通过相对比值计算指数。如罗汉果苷 V 指数 =（罗汉果苷 V 含量 / 最高罗汉果苷 V 含量）× 30，水浸出物指数 =（最低水浸出物含量 / 水浸出物含量）× 20。

2. **种质特性分析**

（1）生育期观测（表 3-38）显示：19 个品种播种至开花日数平均在 94～111 天，其中 91～100 天和 101～110 天之间分别有 11 个、7 个，占 57.89%、36.84%，110 天以上 1 个，占 5.26%，多数品种在 100 天左右，最短的 F27 和 F58 比最长的 F46 提前了 17 天。播种至成熟日数平均在 172～202 天，171～180 天之间有 5 个，占 26.32%，181～190 天之间有 9 个，占 47.37%，191～200 天之间有 4 个，占 21.05%，201 天以上 1 个，占 5.26%，最短的 F20、F24 和 F58 比最长的 F18 提前了 30 天。授粉至成熟日数平均值 63～93 天，70 天以下 1 个，占 5.26%，71～80 天之间有 6 个，占 31.58%，81～90 天之间有 5 个，占 26.32%，90 天以上有 7 个，占 36.84%，最短的 F20 比最长的 F12、F14、F18 和 F27 缩短了 30 天。F58 和 F20 开花和果实成熟早。

表 3-38 生育期观测结果

品种	播种至开花日数 /d	播种至成熟日数 /d	授粉至成熟日数 /d
F02	107 ± 3.61	189 ± 1.73	90 ± 0
F03	98 ± 1.00	178 ± 0.58	79 ± 2.65

品种	播种至开花日数 /d	播种至成熟日数 /d	授粉至成熟日数 /d
F05	100 ± 1.15	189 ± 1.00	91 ± 1.73
F08	99 ± 1.15	176 ± 0.58	79 ± 1.00
F12	98 ± 4.93	192 ± 6.81	93 ± 0.58
F14	100 ± 2.52	193 ± 1.53	93 ± 1.53
F16	99 ± 2.08	190 ± 1.15	92 ± 0
F18	109 ± 1.15	202 ± 0.58	93 ± 1.53
F20	108 ± 2.00	172 ± 1.00	63 ± 1.00
F24	99 ± 1.15	172 ± 1.53	79 ± 2.31
F27	94 ± 1.00	188 ± 1.15	93 ± 0.58
F36	103 ± 1.00	190 ± 3.00	89 ± 0
F37	101 ± 1.53	182 ± 0	77 ± 4.51
F38	96 ± 1.00	181 ± 2.52	86 ± 4.73
F42	98 ± 1.53	185 ± 2.08	91 ± 0.58
F46	111 ± 1.15	196 ± 0	90 ± 1.00
F47	105 ± 1.73	191 ± 2.08	87 ± 3.00
F51	106 ± 1.15	185 ± 1.15	80 ± 2.89
F58	94 ± 0.58	172 ± 0.58	78 ± 1.73

（2）农艺与产量性状测定（表 3-39）显示：19 个品种蔓伸长速度均值在 8.17 ～ 11.58cm/d 之间，最快的 F20 比最慢的 F03 平均每天长高 3.41cm；主蔓粗在 0.68 ～ 0.89cm 之间，最小的也是 F03，比最大的 F14 细 0.21cm；叶面积在 137.64 ～ 257.13cm² 之间，各品种间差异较大，最小的 F46 只占最大的 F24 的 53.53%。综合 3 个农艺性状看，F03 和 F46 长势较弱，而 F20 和 F24 长势较强。各品种果膨大速度平均在 0.26 ～ 0.36cm/d 之间，F36 膨大速度最快，最慢的是 F12 和 F58；果横径和果纵径分别为 4.43 ～ 6.03cm 和 4.71 ～ 7.56cm 不等，其中 F58 果横径最小，F36 最大，而 F05 果纵径最小，最大的是 F37，其果型也较好；单果重在 44.54 ～ 82.60g 之间，各品种间差异很大，最轻的 F58 是最重的 F36 的 53.92%。综合 4 个产量性状看，F58 果实生长慢而小，而 F20 和 F36 果实生长快而大。

表 3-39　农艺与产量性状测定结果

品种	蔓伸长速度 /（cm/d）	主蔓粗 /cm	叶面积 /cm²	果膨大速度 /（cm/d）	果横径 /cm	果纵径 /cm	单果重 /g
F02	9.75 ± 0.12	0.69 ± 0.03	158.68 ± 0.89	0.34 ± 0.02	5.91 ± 0.21	5.79 ± 0.09	75.94 ± 2.16
F03	8.17 ± 0.27	0.68 ± 0.03	167.40 ± 12.40	0.31 ± 0.02	4.95 ± 0.07	5.26 ± 0.10	50.89 ± 0.22
F05	10.48 ± 0.21	0.76 ± 0.01	177.92 ± 10.76	0.29 ± 0.01	4.91 ± 0.12	4.71 ± 0.08	50.80 ± 0.87
F08	10.65 ± 0.28	0.74 ± 0.01	159.49 ± 13.54	0.27 ± 0.01	4.80 ± 0.04	5.59 ± 0.09	53.68 ± 0.31
F12	9.21 ± 0.19	0.80 ± 0.06	171.05 ± 6.43	0.26 ± 0.01	4.51 ± 0.13	6.07 ± 0.13	52.98 ± 2.36
F14	9.12 ± 0.06	0.89 ± 0.05	220.49 ± 10.48	0.32 ± 0.01	5.24 ± 0.06	5.86 ± 0.11	66.33 ± 0.44
F16	8.84 ± 0.14	0.76 ± 0.02	201.96 ± 13.10	0.28 ± 0.01	5.41 ± 0.11	5.40 ± 0.10	57.41 ± 3.49
F18	10.31 ± 0.12	0.77 ± 0.01	177.12 ± 6.76	0.32 ± 0.01	5.63 ± 0.05	6.37 ± 0.08	77.09 ± 0.93
F20	11.58 ± 0.06	0.86 ± 0.04	199.81 ± 10.31	0.33 ± 0.01	5.72 ± 0.17	6.64 ± 0.36	77.57 ± 2.98
F24	11.06 ± 0.07	0.83 ± 0.01	257.13 ± 20.54	0.27 ± 0.01	4.57 ± 0.05	5.80 ± 0.11	54.70 ± 0.72
F27	8.72 ± 0.25	0.80 ± 0.01	152.15 ± 1.57	0.27 ± 0.01	5.51 ± 0.05	6.28 ± 0.12	73.08 ± 2.16
F36	11.10 ± 0.24	0.71 ± 0.02	168.21 ± 2.87	0.36 ± 0.03	6.03 ± 0.38	6.06 ± 0.38	82.60 ± 8.43
F37	10.69 ± 0.23	0.70 ± 0.23	180.61 ± 16.53	0.28 ± 0.02	5.09 ± 0.18	7.56 ± 0.12	67.92 ± 3.47
F38	8.73 ± 0.06	0.75 ± 0.04	168.18 ± 5.06	0.27 ± 0.03	5.29 ± 0.14	6.46 ± 0.19	71.17 ± 2.57
F42	11.01 ± 0.15	0.79 ± 0.03	154.12 ± 9.57	0.32 ± 0.02	5.63 ± 0.12	5.95 ± 0.19	77.79 ± 3.68
F46	8.20 ± 0.12	0.75 ± 0.10	137.64 ± 15.41	0.32 ± 0.02	5.34 ± 0.09	5.99 ± 0.05	67.93 ± 1.12
F47	8.90 ± 0.09	0.85 ± 0.02	168.66 ± 10.85	0.29 ± 0.02	5.09 ± 0.05	6.02 ± 0.15	66.16 ± 0.84
F51	10.50 ± 0.22	0.74 ± 0.02	176.38 ± 6.78	0.28 ± 0.01	5.07 ± 0.24	5.90 ± 0.32	63.86 ± 6.26
F58	9.11 ± 0.11	0.81 ± 0.03	184.62 ± 13.55	0.26 ± 0.01	4.43 ± 0.12	5.49 ± 0.03	44.54 ± 1.41

（3）品质性状测定（表 3-40）显示：19 个品种果肉含量平均在 40.10%～54.69% 之间，其中 40.00%～50.00% 之间 14 个，占 73.68%，F14、F18、F24、F46 和 F47 含量较高，都在 50.00% 以上；水分含量在 63.25%～75.25% 之间，F02 最高，最低的是 F24，大多数集中在 70.00% 附近；水浸出物含量 31.17%～43.78%，最高和最低分别是 F47 和 F02，大部分集中在 40.00% 附近；总糖含量 21.47%～47.00%，品种之间差异较大，最低的 F02 仅为最高的 F24 的 45.69%；罗汉果总苷含量 4.29%～6.99%，最高和最低分别是 F12 和 F42；罗汉果苷 V 含量在 0.45%～1.58% 之间，最低的 F42 仅为最高的 F14 的 28.42%。F47 果肉多而水浸出物含量高，F12 罗汉果总苷含量高，但二者罗汉果苷品质欠佳。F14

罗汉果苷品质好，总糖含量高，但是果肉含量不是最高，可利用率相对低。

综上所述，19 个品种在生育期、长势、产量和品质方面存在较大差异，尤其是果实品质方面每个品种各有优势，因此为了满足罗汉果苷甜味剂提取需求，品种选育改良过程中进行综合评价是必要的。

表 3-40　品质性状测定结果

品种	果肉含量 /%	水分含量 /%	水浸出物含量 /%	总糖含量 /%	罗汉果总苷含量（%）	罗汉果苷 V 含量 /%
F02	40.59 ± 5.66	75.25 ± 5.68	31.17 ± 4.56	21.47 ± 7.06	6.14 ± 0.95	0.63 ± 0.19
F03	49.09 ± 1.17	68.94 ± 0.63	43.39 ± 1.06	39.40 ± 0.37	6.02 ± 0.23	0.92 ± 0.09
F05	43.59 ± 0.40	64.37 ± 2.06	37.22 ± 0.63	39.14 ± 1.44	5.24 ± 0.57	0.84 ± 0.06
F08	45.07 ± 1.08	67.57 ± 1.67	38.33 ± 0.29	35.48 ± 1.54	4.85 ± 0.38	0.67 ± 0.02
F12	47.07 ± 0.69	68.74 ± 0.58	37.56 ± 1.09	39.28 ± 3.21	6.99 ± 0.45	1.24 ± 0.06
F14	50.04 ± 4.75	68.23 ± 2.72	40.56 ± 0.77	45.10 ± 2.46	6.89 ± 0.44	1.58 ± 0.03
F16	46.32 ± 2.11	71.77 ± 0.88	37.33 ± 1.30	41.43 ± 2.41	6.08 ± 0.39	0.50 ± 0.01
F18	52.12 ± 0.94	71.86 ± 0.20	40.72 ± 0.82	41.45 ± 1.61	6.33 ± 0.70	1.51 ± 0.05
F20	48.11 ± 2.14	72.71 ± 0.66	37.56 ± 2.07	34.12 ± 3.06	4.94 ± 0.77	1.14 ± 0.07
F24	50.85 ± 1.15	63.25 ± 2.24	39.28 ± 1.02	47.00 ± 2.48	5.72 ± 0.97	1.11 ± 0.09
F27	47.58 ± 0.99	67.84 ± 3.13	42.11 ± 1.11	36.62 ± 1.13	4.41 ± 0.35	0.61 ± 0.05
F36	46.28 ± 3.13	73.74 ± 4.25	32.94 ± 4.53	25.68 ± 3.79	5.14 ± 0.84	0.59 ± 0.06
F37	44.11 ± 2.45	72.74 ± 1.14	37.22 ± 2.20	35.66 ± 1.08	5.54 ± 0.77	1.08 ± 0.12
F38	47.16 ± 3.48	69.83 ± 1.38	39.61 ± 1.00	38.42 ± 2.68	5.16 ± 0.52	0.62 ± 0.02
F42	45.88 ± 2.55	68.03 ± 8.32	32.28 ± 1.93	30.58 ± 5.70	4.29 ± 0.33	0.45 ± 0.03
F46	54.50 ± 0.97	70.95 ± 0.91	43.06 ± 0.34	41.27 ± 3.43	6.17 ± 0.57	1.05 ± 0.05
F47	54.69 ± 2.10	69.46 ± 1.12	43.78 ± 1.68	44.45 ± 0.04	6.19 ± 0.83	1.18 ± 0.01
F51	47.57 ± 3.21	67.12 ± 4.71	40.72 ± 0.58	39.38 ± 2.25	6.16 ± 0.79	1.15 ± 0.29
F58	40.10 ± 1.34	70.22 ± 2.01	33.89 ± 1.23	36.69 ± 1.53	4.94 ± 0.58	0.81 ± 0.12

3. 种质综合指数评价　提取型种质综合指数评价（表 3-41）显示，19 个罗汉果品种 6 个考察的品质指标指数均存在较大差异。作为侧重考察的指标，罗汉果苷 V 含量指数相差最大，最高的 F14 是最低的 F42 的 3.52 倍；其次是产量指数、总糖含量指数、果肉含

量指数和总苷含量指数，相差较小的是水浸出物含量指数。罗汉果苷Ⅴ含量、产量、果肉含量、水浸出物含量、总糖含量和总苷含量指数最高的分别是F14、F36、F47、F02、F02和F42。各指标较优的品种不尽一致。从综合指数看，19个品种综合评分为60.46到85.40分不等，相差也很大，60~70分和70~80分之间的各有8个，各占42.1%，80分以上的仅有3个，占15.8%。通过综合打分，综合指数排前三的是F18（85.40）、F14（81.83）、F20（81.00），其余的均在80.00分以下，所以F18、F14和F20为选育出的罗汉果苷Ⅴ含量提取型优良品种，可作推广用或进一步研究。

表3-41　19个种质各性状评价指数比较

品种	罗汉果苷Ⅴ含量指数	产量指数	果肉含量指数	水浸出物含量指数	总糖含量指数	总苷含量指数	综合指数
F18	28.55	18.19	19.06	7.65	5.18	6.78	85.40
F14	30.00	14.86	18.30	7.68	4.76	6.23	81.83
F20	21.60	18.52	17.60	8.30	6.29	8.69	81.00
F47	22.36	15.09	20.00	7.12	4.83	6.92	76.32
F46	19.83	15.82	19.93	7.24	5.20	6.95	74.98
F37	20.40	16.22	16.13	8.37	6.02	7.75	74.89
F36	11.24	20.00	16.93	9.46	8.36	8.34	74.33
F51	21.85	14.07	17.39	7.65	5.45	6.96	73.39
F02	11.94	18.76	14.84	10.00	10.00	6.99	72.53
F12	23.43	11.96	17.21	8.30	5.47	6.13	72.50
F24	21.03	11.36	18.59	7.93	4.57	7.49	70.98
F42	8.53	17.38	16.78	9.66	7.02	10.00	69.36
F27	11.56	16.28	17.40	7.40	5.86	9.72	68.22
F38	11.81	16.32	17.25	7.87	5.59	8.31	67.14
F03	17.49	11.52	17.95	7.18	5.45	7.13	66.73
F05	15.98	10.74	15.94	8.37	5.49	8.18	64.69
F08	12.76	11.91	16.48	8.13	6.05	8.84	64.17
F58	15.41	10.27	14.66	9.20	5.85	8.68	64.07
F16	9.41	13.53	16.94	8.35	5.18	7.05	60.46

注：按综合指数由高到低制表。

依据综合指数评选出的前三个优良提取型品种 F18、F14 和 F20，虽然仍存在个别欠佳的性状，但综合性状优良，所产果实更受罗汉果甜苷提取加工企业所青睐，与药材型种质评价方法相比，能更好地突显甜味剂提取注重罗汉果甜苷品质的要求。

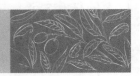

第三节　罗汉果分子遗传连锁图谱及 QTL 定位研究

　　罗汉果分子遗传连锁图谱构建及数量性状位点（QTL）定位，将为罗汉果基因克隆、分子辅助育种、基因组辅助组装和比较基因组作图研究奠定基础。近年来，随着罗汉果研究的深入，已经有 AFLP（陶莉等，2005）、RAPD（周俊亚等，2006；秦新民等，2007）、ISSR（彭云滔等，2005；周俊亚等，2005）、SSR（王要芳，2011；王娟等，2016）和叶绿体基因及单拷贝核基因（解兵斌，2019）等多种分子标记用于罗汉果的分子多样性与进化遗传研究。但是，罗汉果分子遗传连锁图谱构建及 QTL 定位研究缺乏。AFLP 技术虽具有很高的扩增产率，但其操作步骤烦琐、技术难度高，且为显性标记；RAPD 技术操作简单，但稳定性差、扩增产率低；ISSR 技术操作简单、快速，重复性好，遗传多态性高，但也是显性标记，且 PCR 扩增时需要一定时间摸索最适反应条件。尽管 ISSR 技术具有一些缺陷，但它的简单、快速、高效，重复性好，遗传多态性高等优势使它在基因组研究中发挥了很重要的作用，在遗传育种研究中的应用前景是很诱人的。随着研究手段的不断改善和研究的深入发展，ISSR 在遗传育种中的作用会得到更充分的发挥，从而极大地推进遗传育种的研究进程。SRAP 标记技术结合了 RAPD 和 AFLP 二者的优点，该标记通过设计独特的上下游引物，对外显子、内含子区域、启动子区域进行特异性扩增，具有简便、稳定、中等产率、便于克隆、测序目标片段的特点。ISSR 和 SRAP 标记的应用将会进一步推进罗汉果的分子遗传研究进程。以圆形果品种"野红 1 号"为母本，卵圆形果品种"长滩果"为父本杂交获得的 150 株 F_1 子代为作图群体，利用 ISSR 和 SRAP 分子标记技术，Liu 等（2011）构建了首张罗汉果分子遗传连锁图谱，并定位了 10 个农艺与产量性状 QTL（刘丽华，2010）。

一、分子遗传连锁图谱构建

　　1. 高质量罗汉果 DNA 制备　采用改良 CTAB 提取方法（Sterward et al.，1993）能够得到高质量的罗汉果基因组 DNA，取 2μl DNA 样品，经过 1% 的琼脂糖凝胶电泳检测其纯度及完整性，DNA 条带整齐、明亮、无明显的拖尾弥散现象，点样孔干净，无多糖污染，无 RNA 条带的弥散（图 3-7），可以直接满足 ISSR、SRAP 的 PCR 扩增 DNA 模板要求。

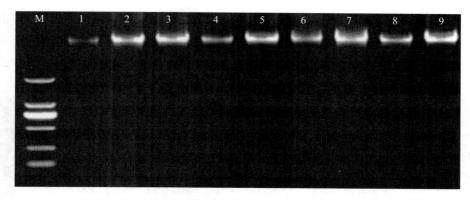

M：DL5000 DNA 分子标记；1～9：提取总 DNA 样品。

图 3-7　提取样品的总 DNA 电泳检测结果

2. 罗汉果多态性 ISSR 标记分析

（1）ISSR 反应体系建立：PCR 扩增反应体系受到许多因素的影响，不同物种参数存在差异，没有一种普适的参数。因此，优化筛选并固化统一 PCR 反应参数对于获得稳定清晰的电泳结果是非常必要的。虽然 ISSR 对 PCR 反应的灵敏度低于 RAPD，但是它的稳定性仍受到引物浓度、dNTP 浓度、退火温度等因素的影响。PCR 扩增和电泳检测设计优化后，引物 881 对 11 个子代扩增条带清晰，具有明显的多态性（图 3-8）。经过重复实验，确定了罗汉果最佳 ISSR-PCR 反应体系：在 25μl 的 PCR 反应体系中，含 20～50ng 模板 DNA，1.5U 的 Taq 酶，1×PCR 缓冲液，2.5mmol/L MgCl$_2$，4 种 dNTPs 各 150μmol/L，0.5μmol/L 引物。

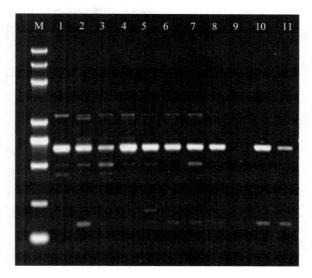

M：DL5000 DNA 分子标记；1～11：子代植株个体。

图 3-8　引物 881 对 11 株子代个体 ISSR 扩增结果

（2）ISSR 引物筛选：利用已确定的 ISSR 反应体系，用亲本作为模板对 100 个 ISSR 引物进行多态性筛选，共有 17 个引物能扩增出带型清晰、稳定性好的多态性条带（图 3-9）。这 17 个引物满足后续用于分子遗传分析和连锁图谱的构建。

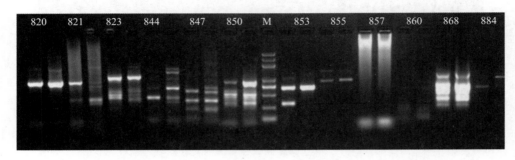

M：DL5000 DNA 分子标记；每 2 个泳道为一组，左侧为父本个体，右侧为母本个体。

图 3-9　部分 ISSR 引物筛选扩增电泳结果

随后，筛选出的 17 个引物进行梯度 PCR 实验，确定其最佳退火温度。温度梯度 PCR 测试引物的退火温度时发现（图 3-10），在退火温度很低时易出现弥散的带，背景重；当温度合适时，只产生特异的 PCR 条带，无弥散带，且重复时稳定性好；温度再高一些，就出现了非特异扩增条带，这些带一般出现在较 2 500bp 小或者大于 2 000bp 的位置，重复性差；温度继续升高，这些非特异带逐渐减少，特异带的亮度变弱，说明引物与模板的结合能力差，结合较困难，导致扩增量少。

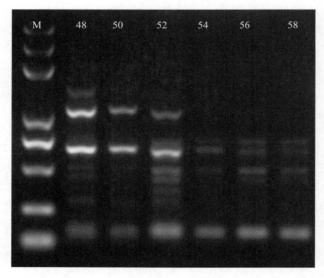

M：DL5000 DNA 分子标记；退火温度 48℃、50℃、52℃、54℃、56℃、58℃。

图 3-10　ISSR 引物不同退火温度扩增结果

（3）ISSR 引物对子代的扩增：用筛选的 17 个 ISSR 引物对 150 株 F_1 子代基因组进行 PCR 扩增分析。图 3-11 为引物 890（引物序列为：VHV GTG TGT GTG TGT GT）对 20 株罗汉果子代 PCR 扩增的电泳结果。从图中可以看出有 3 条多态性条带。将电泳谱带转化为 0/1 数据后，进行数据分析及遗传连锁图谱作图。

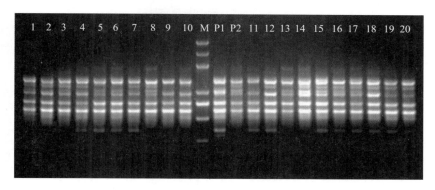

M：DL5000 DNA 分子标记；P1：父本个体；P2：母本个体；1～20：子代植株个体。

图 3-11　引物 890 对 20 株子代个体 ISSR 扩增结果

（4）构建图谱 ISSR 多态位点的筛选：筛选出的 17 个 ISSR 引物对子代进行 PCR 扩增，共获得 51 个多态性标记位点（平均每个引物获得 3 个多态性标记位点），片段大小在 200～2 000bp 之间。经 χ^2 检验，$P = 0.05$ 水平上有 23 个多态性标记位点（占总多态性标记位点的 45.1%）符合 1∶1 分离比例（父本获得 9 个，母本获得 14 个），有 10 个多态性标记位点（占总多态性标记位点的 19.6%）符合 3∶1 分离比例，有 18 个多态性标记位点（占总多态性标记位点的 35.3%）属于偏分离位点。

3. 罗汉果多态性 SRAP 标记分析

（1）SRAP 反应体系建立：SRAP 扩增反应体系中模板 DNA、Mg^{2+}、引物、dNTPs、*Taq* DNA 聚合酶等各组分的用量均会影响扩增结果。不同植物适合的 SRAP 反应体系不同，甚至同一种植物在不同实验室 SRAP 反应体系也会有差异。因此，优化构建同一物种在相同仪器设备和一定操作规范下的最佳反应体系是进行 SRAP 研究的关键所在。

1）引物浓度对 SRAP 扩增结果的影响：要获得扩增清晰的特异性条带，引物浓度的选择及用量很重要。引物用量小，与模板 DNA 结合效率低，产物产量会受到影响；引物浓度大，非特异性结合的概率增加，引物之间形成引物二聚体的概率也会增加，引物也会和 *Taq* DNA 聚合酶竞争与 Mg^{2+} 结合的概率。由图 3-12 可以看出，当引物浓度为 0.5μmol/L 时，扩出的条带少且模糊；浓度为 0.6～1.1μmol/L 时，都能扩出特征带，以 0.6μmol/L 和 0.7μmol/L 扩增清晰，但随着引物浓度的增大条带逐渐减弱。当引物浓度为 1.2μmol/L 时，没有条带扩出。考虑引物浓度过高会增加引物二聚体的形成概率，故选择 0.6μmol/L 为引物的最适浓度。

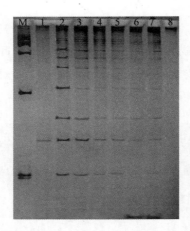

M：DL2000 DNA 分子标记；1～8：引物浓度梯度为 0.5μmol/L、0.6μmol/L、

0.7μmol/L、0.8μmol/L、0.9μmol/L、1.0μmol/L、1.1μmol/L、1.2μmol/L。

图 3-12　不同引物浓度 SRAP 扩增结果

2）dNTPs 浓度对 SRAP 扩增结果的影响：dNTPs 是 PCR 扩增反应的原料，为 PCR 扩增反应中 Taq DNA 聚合酶提供底物，使得产物得以延伸。dNTPs 浓度过低时，扩增产物减少；浓度过高时，会增加错误率，同时会与 Taq DNA 聚合酶竞争 Mg^{2+}，使反应体系中的 Mg^{2+} 总量下降，从而抑制 Taq DNA 聚合酶的活性，影响 PCR 扩增效率，甚至会阻止反应进行。由图 3-13 可以看出，dNTPs 浓度在 0.10～0.30mmol/L 之间时，随着 dNTPs 浓度的增加，扩增条带由弱到强，主带也明显增多，浓度为 0.25mmol/L 和 0.30mmol/L 时，扩增效果相似；浓度升高到 0.35mmol/L 时，由于一部分 dNTPs 竞争了 Mg^{2+} 而使 Taq DNA 聚合酶活性下降，扩增产物量下降，出现条带缺失现象，我们确定 0.25mmol/L 为 dNTPs 最适浓度。

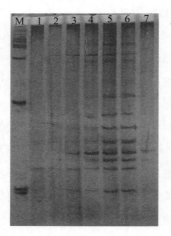

M：DL2000 DNA 分子标记；1～7：dNTPs 浓度梯度为 0.05mmol/L、0.10mmol/L、

0.15mmol/L、0.20mmol/L、0.25mmol/L、0.30mmol/L、0.35mmol/L。

图 3-13　不同 dNTPs 浓度 SRAP 扩增结果

3）*Taq* DNA 聚合酶浓度对 SRAP 扩增结果的影响：*Taq* DNA 聚合酶浓度过大会造成浪费，并且会导致非特异性扩增；浓度过小会影响扩增效率，降低扩增产物的产量。*Taq* DNA 聚合酶在 PCR 扩增反应中的用量还会受反应体积、酶活性、酶耐热性等诸多因素的影响。在本试验中，5 个 *Taq* DNA 聚合酶浓度都有条带扩出，当 *Taq* DNA 聚合酶用量为 0.25U 时，扩增条带较弱；当 *Taq* DNA 聚合酶用量为 1U 和 1.25U 时，非特异性条带增加，而用量为 0.25U 和 0.5U 时，扩增条带较多且清晰，差异不大（图 3-14）。出于节约试验成本的考虑，将 0.5U 确定为 *Taq* DNA 聚合酶的适宜使用浓度。

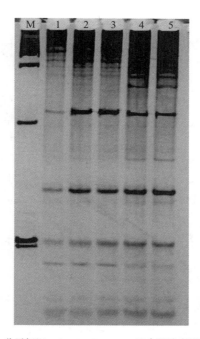

M：DL2000 DNA 分子标记；1～5：*Taq* DNA 聚合酶浓度梯度为 0.25U/10μl、

0.50U/10μl、0.75U/10μl、1.0U/10μl、1.25U/10μl。

图 3-14 不同 *Taq* DNA 聚合酶浓度 SRAP 扩增结果

4）Mg^{2+} 浓度对 SRAP 扩增结果的影响：Mg^{2+} 浓度可直接影响 SRAP 扩增条带的强弱。它不仅影响酶的活性及合成的真实性，而且影响引物的退火、模板和中间产物的解离温度、产物的特异性、引物二聚体的形成等。Mg^{2+} 是 *Taq* DNA 聚合酶的激活剂，Mg^{2+} 不足时，*Taq* DNA 聚合酶的作用效率降低，且 dNTPs 竞争 Mg^{2+}。Mg^{2+} 受 dNTPs 总量的影响。本试验对 Mg^{2+} 浓度设置了 6 个处理，由图 3-15 可以看出，Mg^{2+} 浓度为 0.5mmol/L 时，无扩增产物；Mg^{2+} 浓度为 1.0～1.5mmol/L 时，扩增条带较少，比较模糊；当浓度为 2.0～3.5mmol/L 时，扩增条带增多，主条带清晰，以 2.0mmol/L 扩增效果最好。因此 Mg^{2+} 最适浓度为 2.0mmol/L。

5）模板 DNA 浓度对 SRAP 扩增结果的影响：模板 DNA 浓度对 PCR 扩增有很重要的影响，它的用量关系着产物的产量和特异性。模板 DNA 浓度过低，扩增产物无或不稳定；浓度过高，产物的背景太强影响读带。由图 3-16 可以看出，8 个模板 DNA 浓度都扩增出完整的条带，但在 10～20ng 时条带较弱；在 30～70ng 时可得到一致且清晰的扩增条带，因此模板 DNA 浓度在 30～70ng 时均可；当模板浓度增加到 80ng 时条带反而减弱。考虑到模板浓度过高会相应增加非特异性条带的扩增，故选择 30ng 为 PCR 扩增时的模板浓度。

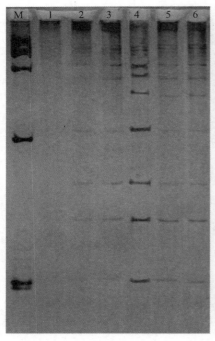 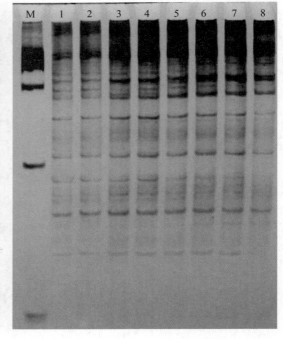

M：DL2000 DNA 分子标记；1～6：Mg²⁺浓度梯度为 0.5mmol/L、1.0mmol/L、1.5mmol/L、2.0mmol/L、2.5mmol/L、3.0mmol/L。

图 3-15　不同 Mg²⁺浓度 SRAP 扩增结果

M：DL2000 DNA 分子标记；1～8：模板 DNA 梯度为 10ng、20ng、30ng、40ng、50ng、60ng、70ng、80ng。

图 3-16　不同模板 DNA 浓度 SRAP 扩增结果

综上所述，罗汉果 SRAP 扩增反应体系的引物、dNTPs、Mg²⁺、*Taq* DNA 聚合酶有一个相对适宜的用量范围，浓度过低，不能满足扩增要求；浓度过高，组分间可能会产生竞争，影响扩增效果。但是，SRAP 扩增对模板 DNA 浓度要求不高，10～80ng 的模板DNA 浓度都可以扩增出条带，与辣椒（任羽等，2004）、小麦（武志朴等，2005）、怀地黄（周春娥等，2009）的研究结果基本一致，说明 SRAP 分子标记对 DNA 模板浓度要求不高。根据以上优化实验结果，确立了体系稳定、条带丰富、重复性好的罗汉果 SRAP 扩增反应体系：反应总体积 10μl 中，模板 DNA 30ng，Mg²⁺ 2.0mmol，引物 0.6μmol，dNTPs 0.25mmol，*Taq* DNA 聚合酶 0.5U。这为后续的罗汉果遗传多样性、基因定位、基因克隆及遗传图谱构建研究打下良好基础。

（2）SRAP 引物筛选：利用已建立的 SRAP 反应体系，用亲本及 6 个子代对 196 对引物组合进行多态性筛选，共有 74 对引物能扩增出清晰、有多态性的条带，可用于遗传连锁图谱的构建，122 对引物未扩增出多态性条带（图 3-17）。

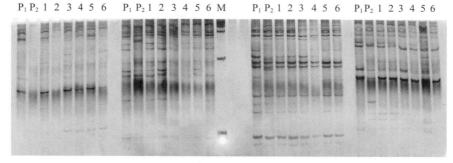

P₁：父本个体；P₂：母本个体；1～6：子代植株个体；M：DL2000 DNA 分子标记。

图 3-17 部分 SRAP 引物筛选扩增结果

（3）SRAP 引物对子代的扩增：用筛选出的 74 对 SRAP 引物对 150 株 F₁ 子代基因组进行 PCR 扩增分析，共获得 222 条多态性条带，平均每对引物获得 3.07 个多态性条带。图 3-18 为引物组合 PM8GA8 对 35 株罗汉果子代扩增的电泳结果，（引物序列为 PM8：CTGGTGAATGCCGCT CT，GA8：GGCTTGAACGAGTGACTGA）。图 3-19 为引物组合 Me10Em9 对 35 株罗汉果子代基因组扩增的电泳结果，（引物序列为 Me10：TGAGTCCAAACCGGAAA，Em9 GACTGCGTACGA AT TCGA）。将电泳谱带转化为 0/1 数据后，进行数据分析及遗传连锁图谱作图。

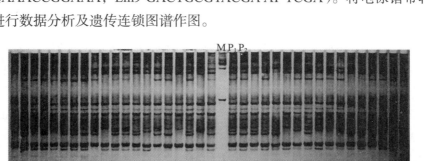

P₁：父本个体；P₂：母本个体；M：DL2000 DNA 分子标记。

图 3-18 引物 PM₈GA₈ 对 35 株子代个体 SRAP 扩增结果

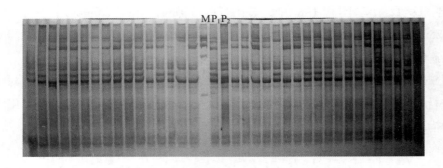

P₁: 父本个体；P₂: 母本个体；M: DL2000 DNA 分子标记。

图 3-19　引物 Me10Em9 对 35 株子代个体 SRAP 扩增结果

（4）构建图谱 SRAP 多态位点的筛选：利用 74 对 SRAP 引物对 150 株 F_1 子代进行扩增，共获得 222 个多态性标记位点，平均每个引物获得 3 个多态性标记位点。其中，9 对引物只得到了 1 个多态性标记位点，20 对引物得到了 2 个多态性标记位点，20 对引物得到了 3 个多态性标记位点，13 对引物得到了 4 个多态性标记位点，11 对引物得到了 5 个多态性标记位点，还有 1 对引物得到了 6 个多态性标记位点。经 χ^2 检验，222 个多态性标记位点中，$P = 0.05$ 水平上有 65 个多态性标记位点不符合孟德尔分离比例，即表现偏分离，占 SRAP 多态性标记位点总数的 29.3%，定位到遗传连锁图谱上的有 38 个。

4. 分子遗传连锁图谱的构建　加上 5 个用于构建遗传连锁图谱的质量性状，本研究总共获得 278 个多态性标记位点（51 个 ISSR 位点，222 个 SRAP 位点和 5 个质量性状位点），利用 Joinmap 4.0 进行遗传连锁作图，得到首张包含 203 个标记（表 3-42）的罗汉果遗传连锁图谱（图 3-20），其中 ISSR 标记 29 个，SRAP 标记 173 个和性别形态标记 1 个。该罗汉果遗传连锁图谱由 27 个连锁群组成，包括 19 个连锁群（3 个以上位点）、4 个三联体和 4 个二联体。连锁群的长度在 19.5～143.0cM 之间、平均 54.6cM，标记数在 2～36 个之间，标记间平均距离为 7.3cM、最大距离是 52.6cM。连锁群上标记密度不同，LG1 标记密度最大（平均 4.0cM/ 标记），LG24 标记密度最小（平均 26.3cM/ 标记）、868-2 和 868-3 标记间相距 52.6cM。大部分标记在连锁群上均匀分布，只有 LG2 一端的标记稍有聚集，存在 5 个图距大于 20cM 的间隙。此罗汉果遗传连锁框架图谱中，连锁群数超过了罗汉果的单倍体染色体数目，且未定位到其上的标记位点 71 个，占总标记位点数的 26.0%，说明图谱仍不饱和。

分子连锁群是植物染色体在分子水平上的反映，分子连锁群的数目应该同相应物种单倍体染色体的数目一致。但由于分子标记在染色体上分布的随机性及染色体不同区段交换值的异质性的存在，连锁群上常常会产生较大的间隙，严重者则出现小片段的连锁群。本研究中，罗汉果单倍体染色体数目为 $n = 14$，而构建的遗传连锁图谱包括 27 个连锁群，其中 LG1 较大，长度为 143.0cM，有 36 个标记位点；还有 4 个连锁群，标记位点数

10～23 个，长度为 52.5～102.4cM 之间。然而，其余 22 个连锁群都较小，每个连锁群标记位点 2～9 个，长 19.5～99.4cM，其中分别有 4 个连锁群只有 3 个和 2 个标记位点。说明染色体中存在频繁交换或标记空缺区段，这些小连锁群的存在可能是因为标记较少，使得本来是一个大的连锁群上的标记彼此之间不能连锁，而被分成了几个小的连锁群。

已有葫芦科作物的遗传图谱"饱和"程度许多较低，如黄瓜（Serquen *et al.*，1997；Bradeen *et al.*，2001）、西瓜（Hawkin *et al.*，2001；Hashizume *et al.*，2003）、甜瓜（Brotman *et al.*，2000；Silberstein *et al.*，2003）等，不能满足育种的需要。为了更方便、快捷地应用于生产并创造效益，就很有必要对现有遗传图谱进行加密和完善，这主要包括以下几个方面：首先是发展利用 SSR、SNP（Toporek *et al.*，2021）等多种高多态性共显性标记共同构建图谱。第二是进行图谱比较和整合工作，增加现有图谱的饱和度与精确度（Ren，*et al.*，2014）。葫芦科作物的基因组具有很高的同源性（Neuhausen，1992；Yang *et al.*，2017），可以利用共同的引物作为锚定引物进行图谱整合工作。第三是利用更大的作图群体和永久性作图群体来构建遗传图谱（Toporek *et al.*，2021），用 F_2 或 BC_1 等临时性作图群体构建的分子遗传图谱，无法继续将其饱和，难以准确地对其重要农艺性状的 QTL 进行定位，同时无法满足不同研究者对同一材料进行合作研究的需要。因此，采用永久性作图群体如 RIL 与 DH 群体进行分子遗传图谱构建已经成为目前国际上图谱构建的主流方向。第四是研制和发展适合于各种作图群体的统计方法和作图软件，使研究结果的统计和分析更趋合理化。总之，高饱和度、实用化和通用化是今后作物遗传图谱的发展趋势。

现有罗汉果遗传连锁图谱是采用 F_1 临时性作图群体，通过 ISSR 显性标记和 SRAP 部分显性标记所构建的，其饱和度还不够高。因此，罗汉果遗传连锁图谱进一步研究需要在此基础上，针对重要育种目标性状构建无性系永久性群体，结合使用覆盖广、多态性高、可分辨纯合与杂合基因型的 SSR 和 SNP 等共显性分子标记来增加图谱上标记的数量，以提高图谱覆盖率、饱和度和实用性，满足不同研究者对同一材料进行合作研究的需要。

表 3-42　罗汉果遗传连锁图谱连锁群的长度和位点密度

连锁群	位点 / 个	图距 /cM	密度 /（cM/ 标记）	偏分离位点 / 个
1	36	143.0	4.0	10
2	23	102.4	4.5	11
3	9	57.1	6.3	1
4	8	63.1	7.9	—
5	5	50.4	10.1	3

续表

连锁群	位点 / 个	图距 /cM	密度 /（cM/ 标记）	偏分离位点 / 个
6	12	73.3	6.1	2
7	10	52.6	5.3	2
8	10	54.8	5.5	1
9	9	39.3	4.4	5
10	8	99.4	12.4	2
11	8	51.4	6.4	4
12	7	51.9	7.4	2
13	8	46.7	5.9	2
14	6	76.2	12.7	—
15	6	40.5	6.6	—
16	5	35.5	7.1	—
17	5	47.8	9.6	—
18	3	29.5	9.8	2
19	4	41.5	10.4	3
20	4	47.2	11.8	—
21	3	44.8	14.9	—
22	3	45.6	15.2	—
23	3	38.2	12.7	—
24	2	52.6	26.3	—
25	2	19.5	9.8	—
26	2	48.3	24.2	—
27	2	21.5	10.8	—
共计	199	1 474.1	5.8	51

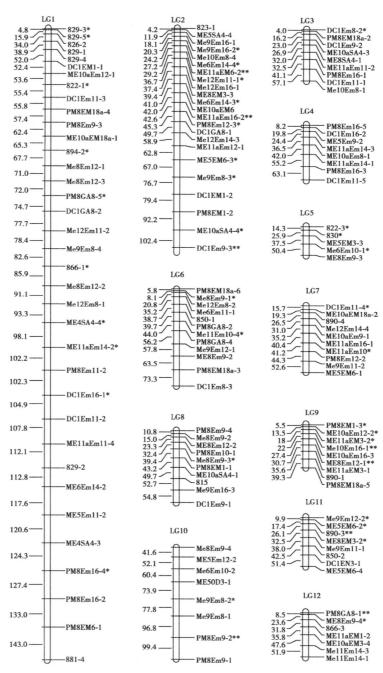

图 3-20 罗汉果 F₁ 代群体遗传连锁图谱

注:*表示 $P < 0.05$,差异达显著水平;**表示 $P < 0.01$,差异达极显著水平。

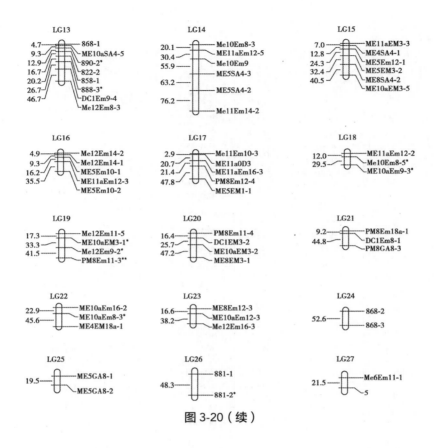

图 3-20（续）

5. 基因组长度和连锁图谱覆盖率的估算　参照 Chakravarti 等（1991）方法，估算的罗汉果遗传图谱总长度为 2 259.6cM，框架图长度、连锁群总长度则分别为 1 174.1cM、1 474.1cM，因此框架图覆盖率为 52.0%，遗传图谱覆盖率为 65.2%。

6. 标记的偏分离分析　植物分子遗传图谱构建中偏分离现象似乎普遍存在。这种偏分离是种间杂交普遍存在的现象，在远缘杂交组合的分离群体及 DH、RIL 群体中尤为明显。偏分离标记的应用会使连锁的检验受到影响，一些本来不存在连锁的标记由于各自的偏分离，可能误导出连锁的结论，而另一些本来相连锁的标记也有可能因偏分离而无法检测到连锁，所以发生严重偏分离的标记一般不应用于连锁作图。一个最直接的克服方法是作图时将偏分离标记剔除掉。某些遗传图谱构建并不使用偏分离位点，但这样会导致连锁群重要的部分缺失（Cervera *et al.*，2001），降低对基因组的覆盖率。因此，通常先利用正常分离的标记作图，然后将偏分离标记添加进去，根据对原来图谱的影响大小决定是否保留偏分离标记。

经 χ^2 检验，罗汉果 278 个位点中，共有 83 个显示偏分离（18 个 ISSR 位点和 65 个 SRAP 位点），占总位点数 30.4%。与其他葫芦科作图群体，如甜瓜、西葫芦和黄瓜（偏分离分别为 4.27%，5% 和 11.1%）（Wang *et al.*，2007；Amine *et al.*，2007；Wang *et al.*，

2005）相比，罗汉果群体偏分离比率较高，但是比西瓜作图群体（Hawkins *et al.*，2001）偏分离率（47.5%）低。对于这 83 个偏分离位点，本研究通过先排除后再逐一加入的方法，最终将 51 个偏分离位点（13 个 ISSR 位点，38SRAP 个位点）定位在 10 个连锁群中，这 51 个偏分离位点对连锁群数目和连锁群上位点的线性排列顺序无影响，对其他正常标记间原来的距离仅产生细微的影响，因此保留在构建的连锁图谱上。其中 LG2 和 LG1 连锁群上偏分离标记分布较多，分别有 11 个和 10 个偏分离标记，其余连锁群中，有 4 个连锁群有 1 个偏分离标记，6 个连锁群有 2 个偏分离标记，2 个连锁群有 3 个偏分离标记，有 4 个和 5 个偏分离标记的连锁群各有 1 个，11 个连锁群没有偏分离标记。

与其他一些植物的研究类似（Barreneche *et al.*，1998；Cervera *et al.*，2001；Hanley *et al.*，2002；Pekkinen *et al.*，2005），罗汉果大部分连锁群上的偏分离位点是成簇分布的。偏分离的成簇分布，一般认为是由于遗传搭车效应（hitchhiking）造成的。所谓遗传搭车效应是指在分子进化中，一个突变的等位基因在物种内扩散，必需具有某些选择上的优势，如果在选择上为中性，则必需与一个选择上具有优势的基因紧密连锁，通过"搭车"而达到较高频率。根据偏分离基因位点或者其"搭车"基因位点起作用的时间不同，可以分为配子体选择和合子体选择（曾云超等，2007）。在水稻中多数认为偏分离是由于雄配子体选择引起的，在水稻中已经定位了 13 个配子体基因，玉米中也定位了 5 个配子体基因，这些基因座位通过影响配子生活力和竞争力，导致配子体选择，从而产生异常分离。合子体选择又称花粉选择效应：在合子形成前花粉与柱头间的相互作用抑制了基因的漂流，在合子形成后引起了败育，这可能是由于同源染色体遗传或结构上存在差异，或者是自交不亲和性造成的主要隔离机制（张丽，2006）。

至于个别位点的偏分离，起因一是由于等位基因的共带现象（刘贤德等，2007），即一些分子量相同的片段来自不同位点的扩增，这种情况下标记的分离不符合孟德尔定律，或者是 DNA 引物结合位点的突变造成的。

越来越多的作物中报道，偏分离是在减数分裂过程中发生的，尤其是种间或属间杂交构建的作图群体。减数分裂在植物中普遍存在，并在植物基因组进化中起着重要作用。因此，在这些群体类型中，通过表型观察可能不足以确定一个性状的遗传模式，但是可以通过基因定位来确定其分离类型。

7. ISSR 多态性分析 与西瓜、桑树、白桦（Levi *et al.*，2002；Venkateswarlu *et al.*，2006；Wei *et al.*，2010）等植物相比，罗汉果 F_1 群体中 ISSR 多态性比率较低。定位到遗传连锁图谱上的 29 个 ISSR 位点中，有 23 个距离较近或聚集在少数几个连锁群上（LG1、LG5、LG11、LG13、LG24 和 LG26）。这些连锁群分别有 10、2、2、5、2、2 个 ISSR 位点。此外，连锁群 LG2、LG6、LG7、LG8、LG9 和 LG12 分别有 1 个 ISSR 位点。这些结果显示，罗汉果中 ISSR 序列较少。

8. 性别连锁标记研究 高等植物性别的研究在理论与实践中都有非常重要的意义。

在理论上，性别研究是植物育种、植物发育分子生物学研究中基因调控表达很好的实验系统及需要探讨的重大问题之一。在实践中，许多农作物、果树和经济林木的产量均与植物本身的性别性状密切相关，原因在于这些植物的雄性器官和雌雄器官的经济价很不相同，如，银杏等可作为行道树种，因其雄株长势旺盛，在栽培中应多以雄株为主；而猕猴桃等以产果实为主的植物，雌株的经济价值显然要高于雄株。

罗汉果是雌雄异株植物，雌株在生产中具有更高的经济价值。种子繁殖实生苗中，雄株占比 70% 以上，但在开花前植株性别难以鉴别（张穗生，2002）。虽然如本研究群体一样，有的群体雌株的数量有所提高，雄株比例大大降低，但是仍占 50%。这给罗汉果的育种和优良品种的推广造成很大困难。因此，罗汉果性别的鉴定研究广受关注。黄夕洋（2006）在栽培品种青皮果雌雄株中，进行罗汉果性别同工酶鉴定研究，结果过氧化物酶同工酶（POD）、酯酶同工酶（EST）、超氧化物歧化酶同工酶（SOD）、多酚氧化酶同工酶（PPO）和过氧化氢酶同工酶（CAT）在雌雄株间均有一条以上的差异酶带。陶莉等（2005）在青皮果、长滩果和冬瓜果的雌雄株中，筛选出 ATG/CAG 引物，扩增获得两条分子量为 280bp 和 190bp 与雄株性别连锁的 AFLP 分子标记。韦第等（2006）通过青皮果 8 株雌株和 8 株雄株混合分离分析（BSA），筛选出引物 S1431，也扩增获得一条分子量约 400bp 与雄株性别连锁的 RAPD 分子标记。秦新民等（2007）通过对青皮果 10 株雌株和 10 株雄株混合或单株分析，筛选出 4 个引物（S60-750、S90-300 和 400、S100-600、S343-1300），扩增获得五条大小在 300～1 300bp 与雄株性别连锁的 RAPD 分子标记。韦素玲等（2008）进一步对 S60 和 S90 扩增特异片段克隆、测序，发现与人、鼠、鸡等性染色体有 25～43 个核苷酸同源。刘丽华（2010）在 150 株"野红 1 号"×"长滩果"杂交 F_1 群体中，定位到位点 Me6Em11-1 与性别性状连锁（21.5cM），表明此片段可能与性别基因有一定程度的关系，推测该标记位点与罗汉果性别位点构成的小连锁群可能是罗汉果的性别染色体或性别染色体的一部分。后续可以对此片段进行克隆、测序，并在 NCBI 数据库进行 BLAST 序列同源性比较，确定与性别基因的关系。谢文娟等（2019）采用 RAPD 分子标记筛选到与雌株和雄株连锁的特异序列各一条，并开发了用于性别鉴定的 SCAR 标记。这些研究为罗汉果性别研究奠定了一定基础，但是由于所用材料品种类型不同和群体数量有限，筛选到的性别连锁分子标记通用性如何，能否推广应用到研究之外的其他品种或杂交组合群体仍有待进一步研究。

二、性状 QTL 定位

1. 亲本及 F_1 群体数量性状统计分析

（1）亲本数量性状统计分析：野红 1 号和长滩果两个亲本的 10 个农艺与产量性状调查结果见表 3-43。由表 3-43 可以看出，除果纵径和果形指数两个指标外，母本野红 1 号其他 8 个性状均高于父本长滩果，表现较强的营养生长优势。因父本为长圆形果类型品种，所以果纵径和果形指数均高于圆形果类型的母本。两个亲本在各性状之间差异较大，为相应性状的遗传分析提供了较好的基础。

表 3-43 F₁ 群体亲本主要农艺与产量性状的平均值

性状	长滩果（平均值 ± 标准差）	野红 1 号（平均值 ± 标准差）
茎粗 /mm	5.58 ± 1.54	6.59 ± 0.40
叶柄长 /cm	5.07 ± 0.32	5.80 ± 0.46
叶宽 /cm	12.40 ± 1.11	14.07 ± 0.90
叶长 /cm	17.90 ± 2.39	21.20 ± 0.53
叶绿素含量 /SPAD 值	50.50 ± 2.40	66.83 ± 2.18
果实鲜重 /g	50.71 ± 8.97	62.67 ± 12.37
果横径 /mm	47.06 ± 3.91	53.14 ± 1.97
果纵径 /mm	58.61 ± 0.79	54.07 ± 2.17
果形指数 /（纵 / 横径）	1.25 ± 0.13	1.02 ± 0.003
叶片全氮含量 /%	3.54 ± 0.22	4.07 ± 0.31

10 个性状在 F₁ 群体中表现出明显的分离，除叶长和叶片全氮含量外，其余 8 个性状在 F₁ 群体中分布的峰度和偏度均小于 2（表 3-44），这是数量性状遗传的典型分布，在等效多基因假定下，次数分布应该是正态的。叶长偏度 = 0.82，峰度 = 2.59，峰度绝对值大于 2，说明峰度过高，分布不对称，右尾稍长，频率分布图（图 3-21）也显示了这一结论；叶片全氮含量偏度 = − 0.94，峰度 = 2.48，峰度绝对值明显大于 2，说明峰度过高，分布不对称，左尾过长，频率分布图（图 3-21）同样显示了这一结论。这可能是由于基因的非等效造成，但这 2 个性状表现了较为明显的单峰分布，接近于正态分布，具有数量遗传特征。

叶片全氮含量在 F₁ 群体中的分布基本介于双亲之间，但该性状群体均值高于中亲值，出现了部分超高亲个体。叶绿素含量趋势是介于双亲之间，群体均值接近中亲值，出现了超亲分离子代。果实鲜重在家系中分布较为离散，群体均值高于中亲值，出现部分超高亲个体。茎粗、叶柄长、叶宽、叶长、果横径和果纵径均值趋向低值亲本。

叶绿素含量在群体植株间存在超亲分离现象，变幅高达 35.93%，这说明双亲间带有不同的控制叶绿素含量的遗传位点。茎粗、叶宽、叶长、果形指数和叶片全氮含量 5 个性状在亲本间及 F₁ 群体中都存在较大差异。果横径和果纵径在双亲间差异分别为 6.08mm 和 4.50mm，在群体中的差异达 22.00mm 和 31.43mm。果实鲜重在两个亲本间的差异高达

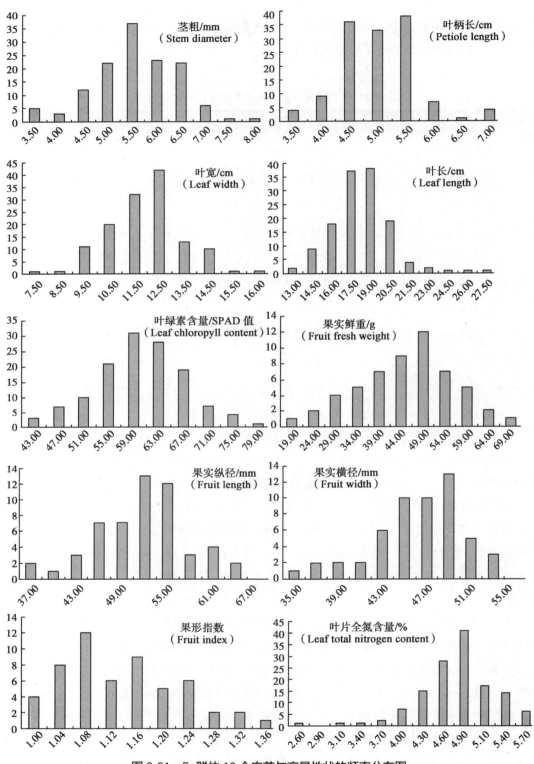

图 3-21　F₁ 群体 10 个农艺与产量性状的频率分布图

注：横坐标表示性状表型值；纵坐标表示株数。

16.33g，在群体中变异更大，为 51.20g。叶柄长在亲本间的差异为 0.72cm，群体中差异为3.70cm。

表 3-44　10 个农艺与产量性状在 F₁ 群体中的分布

性状	极差	平均值	标准差	变异系数	偏度	峰度
茎粗（SD）	4.56	5.32	0.83	15.63	− 0.22	0.31
叶柄长（PL）	3.70	4.8	0.69	14.41	0.59	0.98
叶宽（LW）	8.43	11.49	1.45	12.63	0.18	0.27
叶长（LL）	13.97	17.56	2.23	12.67	0.82	2.59
叶绿素含量（CC）	35.93	62.13	6.90	11.10	− 0.10	0.32
果实鲜重（FFW）	51.20	42.53	11.08	26.04	− 0.31	− 0.89
果实横径（FW）	22.00	45.46	4.30	9.47	− 0.46	0.46
果实纵径（FL）	31.43	50.60	6.30	12.44	0.09	0.57
果形指数（FI）	0.38	1.11	0.09	8.07	0.41	− 0.35
叶片全氮（LTNC）	3.15	4.64	0.50	10.70	− 0.94	2.48

（2）F₁ 群体性状相关分析：10 个农艺与产量性状在 F₁ 群体中表现出不同程度的相关，具体见表 3-45。茎粗与叶柄长、叶宽、叶长和叶绿素含量之间存在极显著正相关；叶柄长与叶宽及叶长之间均表现为极显著正相关，与叶绿素含量之间存在显著正相关；叶宽与叶长及叶绿素含量之间均表现为极显著正相关；叶长与叶绿素含量之间存在极显著正相关；叶绿素含量与果实鲜重之间表现为极显著正相关；果实鲜重与果横径及果纵径之间均表现为极显著正相关；果横径与果纵径之间存在极显著正相关；果纵径与果形指数之间表现为极显著正相关。

表 3-45　F₁ 群体中 10 个农艺与产量性状表型相关分析结果

	茎粗（SD）	叶柄长（PL）	叶宽（LW）	叶长（LL）	叶绿素含量（CC）	果实鲜重（FFW）	果横径（FW）	果纵径（FL）	果形指数（FI）
叶柄长（PL）	0.457**								
叶宽（LW）	0.491**	0.262**							
叶长（LL）	0.346**	0.488**	0.735**						

续表

	茎粗(SD)	叶柄长(PL)	叶宽(LW)	叶长(LL)	叶绿素含量(CC)	果实鲜重(FFW)	果横径(FW)	果纵径(FL)	果形指数(FI)
叶绿素含量(CC)	0.523**	0.220*	0.259**	0.271**					
果实鲜重(FFW)	0.254	0.146	0.134	0.203	0.272**				
果横径(FW)	0.258	0.248	0.145	0.177	0.200	0.930**			
果纵径(FL)	0.196	0.187	0.063	0.181	0.262	0.786**	0.764**		
果形指数(FI)	0.005	0.011	− 0.060	0.089	0.191	0.118	− 0.001	0.642**	
叶片全氮含量(LTNC)	− 0.144	0.118	0.130	0.040	0.052	− 0.180	− 0.189	− 0.074	0.120

注：** 表示 $P < 0.01$，差异达极显著水平。

2. 十个数量性状的 QTL 定位 本研究采用软件 Windows QTL Cartographer V 2.5 中 Zeng Z B（1994）创立的复合区间作图法，首次对罗汉果的茎粗、叶柄长、叶长、叶宽、叶绿素含量、叶片全氮含量、果实鲜重、果横径、果纵径和果形指数共 10 个农艺与产量性状进行了 QTL 定位和效应分析（表 3-46，图 3-22）。取 LOD 临界值为 2.5，共获得 33 个 QTLs 位点，其中控制茎粗的 QTL 有 1 个，控制叶柄长的 QTL 有 4 个，控制叶宽的 QTL 有 5 个，控制叶长的 QTL 有 4 个，控制叶绿素含量的 QTL 有 3 个，控制果实鲜重的 QTL 有 3 个，控制果横径的 QTL 有 3 个，控制果纵径的 QTL 有 5 个，控制果形指数的 QTL 有 2 个，控制叶片全氮含量的 QTL 有 3 个。分别位于 LG1、LG2、LG3、LG4、LG7、LG9、LG10、LG11、LG13、LG14、LG17、LG22、LG27 共 13 个连锁群上。33 个 QTLs 的 LOD 值介于 2.60 ~ 7.40 之间，单位点遗传贡献率 8.40% ~ 32.95%。定位到的 QTLs 位点为这些农艺与产量性状分子标记辅助选择奠定了基础。

表 3-46　F_1 农艺与产量性状 QTLs 位置与效应分析汇总

性状	连锁群	两侧标记	位置/(cM)	LOD 值	加性效应	显性效应	解释变异/%
茎粗（SD）	13	888-1/ME10aSA4-5	4.71	3.10	0.28	− 2.13	9.69
叶柄长（PL）	1	DC1EM1-1/ME10aEm12-1	52.01	3.26	− 0.10	1.58	22.62
	13	DC1Em9-4/Me12Em8-3	34.71	3.39	0.30	− 0.31	10.33
	17	ME11aOD3/ME11aEm16-3	18.91	3.71	− 0.25	1.56	23.00
	27	Me8Em11-1/S	16.01	4.05	− 0.26	0.26	13.82

续表

性状	连锁群	两侧标记	位置/（cM）	LOD值	加性效应	显性效应	解释变异/%
叶宽（LW）	1	DC1EM1-1/ME10aEm12-1	52.01	3.08	−0.19	3.15	22.52
	13	858-1/888-3	18.71	2.82	0.51	−1.39	8.40
	13	DC1Em9-4/Me12Em8-3	38.71	3.21	0.57	−0.58	9.82
	17	ME11aOD3/ME11aEm16-3	18.91	3.69	−0.49	3.10	22.73
	27	Me8Em11-1/S	16.01	4.06	−0.51	0.51	13.88
叶长（LL）	3	PM8EM18a-2/DC1Em9-2	16.01	6.17	0.03	8.37	21.11
	7	ME11aEm16-1/ME11a Em10	40.01	6.08	−0.24	8.39	21.80
	10	Me8Em9-4/ME5Em12-2	40.01	6.27	0.39	−0.07	23.47
	14	ME11aEm12-5/Me10 Em9	30.11	6.16	0.26	8.40	21.38
叶绿素含量（LCC）	1	829-3/829-5	2.01	3.00	2.97	−9.86	9.21
	11	ME8EM3-2/Me9 Em11-1	32.11	3.65	2.42	−9.06	18.27
	13	888-1/ME10aSA4-5	4.01	2.60	2.60	1.91	11.65
果实鲜重（FFW）	2	Me12Em14-3/ME11aEm12-1	51.27	7.40	−8.16	13.62	31.88
	3	PM8EM18a-2/DC1Em9-2	4.01	4.27	−4.79	9.29	16.37
	4	ME11aEm14-3/ME10a Em8-1	28.41	3.61	−5.16	5.89	14.88
果横径（FW）	2	Me12Em14-3/ME11aEm12-1	55.71	3.33	−2.18	3.03	14.22
	3	PM8EM18a-2/DC1 Em9-2	4.01	3.69	−1.84	3.08	15.43
	4	ME11aEm14-3/ME10a Em8−1	30.41	2.79	−1.81	2.50	11.63
果纵径（FL）	2	Me12Em14-3/ME11aEm12-1	53.17	6.06	−4.53	10.48	32.95
	3	DC1Em8-2/PM8 EM18a-2	0.01	2.61	−2.38	0.12	12.39
	4	ME10aEm8-1/ME11aEm14-1	36.51	4.13	−3.42	6.80	21.26
	9	ME8Em12-1/ME11aEM3-1	29.41	2.65	−0.32	12.75	13.97
	11	890-3/ME8EM3-2	19.41	3.04	−1.48	11.60	17.13
果形指数（FI）	1	828-1/829-1	29.91	3.46	−0.01	-0.11	24.95
	11	890-3 /ME8EM3-2	21.41	4.12	−0.02	0.16	23.19
叶片全氮含量（LTNC）	17	Me11Em10-3/ME11aOD3	0.01	3.52	0.15	−1.88	14.87
	17	PM8Em12-4/ME5 EM1-1	25.41	3.59	0.09	−1.05	26.47
	22	ME10aEm16-2/ ME10aEm8-3	20.01	5.75	−0.02	−1.04	30.72

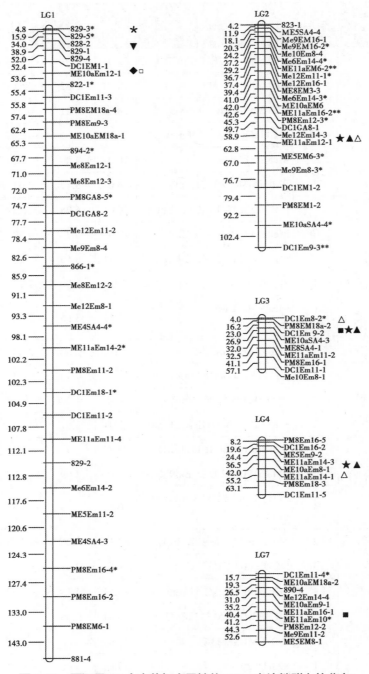

图 3-22　罗汉果 10 个农艺与产量性状 QTLs 在连锁群上的分布

注：●茎粗；◆叶柄长；■叶长；□叶宽；＊叶绿素含量；

★果实鲜重；▲果横径；△果纵径；▼果形指数；⊙叶片全氮含量。

*表示 $P < 0.05$，差异达显著水平；**表示 $P < 0.01$，差异达极显著水平。

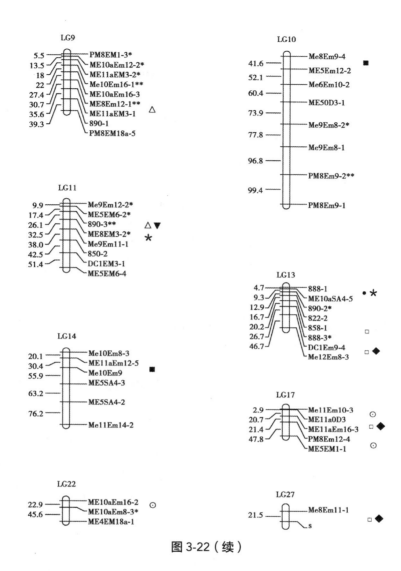

图 3-22（续）

（1）茎粗：在本研究中检测到 1 个与茎粗有关的 QTL（表 3-46，图 3-23），命名为 SD，分布在第 13 连锁群上，LOD 值为 3.1，单位点遗传率为 9.69%，与相邻标记间的距离分别为 0.01cM、4.59cM（888-1/ME10aSA4-5）。茎粗加性效应为 0.28，表明其增效基因来自母本野红 1 号。

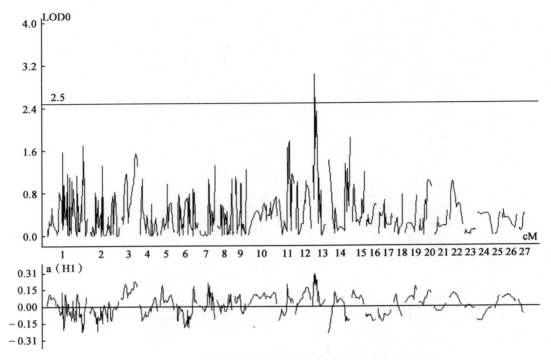

图 3-23　复合区间作图法对茎粗进行 QTL 定位的图谱

（2）叶柄长：检测到 4 个影响叶柄长的 QTL（表 3-46，图 3-24），分别为 PL1-1、PL13-1、PL17-1、PL27-1，位于第 1、13、17、27 四个不同的连锁群上。四个位点的 LOD 值介于 3.3～4.1 之间，遗传贡献率分别为 22.62%、10.33%、23.00%、13.82%。四个 QTL 与相邻标记间距离依次为 0.01cM、0.39cM（DC1EM1-1/ME10aEm12-1），8.01cM、11.99cM（DC1Em9-4/Me12Em8-3），16.01cM、1.79cM（ME11aOD3/ME11aEm16-3），16.01cM、5.49cM（Me8Em11-1/S）。PL1-1、PL17-1 和 PL27-1 的加性效应分别为 −0.10、−0.25、−0.26，表明由父本长滩果提供增效基因；PL13-1 的加性效应为 0.30，表明增效基因来自母本野红 1 号。

（3）叶宽：检测到 5 个影响叶宽的 QTL（表 3-46，图 3-25），分别为 LW1-1、LW13-1、LW13-2、LW17-1、LW27-1，位于第 1、13、17、27 四个不同的连锁群上，LOD 值介于 2.8～4.1 之间。五个位点的遗传贡献率分别为 22.52%、8.40%、9.82%、22.73%、13.88%。五个 QTL 与相邻标记间距离依次为 0.01cM、0.39cM（DC1EM1-1/ME10aEm12-1），2.01cM、1.49cM（858-1/888-3），12.01cM、7.99cM（DC1Em9-4/Me12Em8-3），6.01cM、1.19cM（ME11aOD3/ME11aEm16-3），16.01cM、5.49cM（Me6Em11-1/S）。LW1-1、LW17-1 和 LW27-1 的加性效应分别为 −0.19、−0.49、−0.51，表明由父本长滩果提供增效基因；LW13-1 和 LW13-2 的加性效应分别为 0.51 和 0.57，表明增效基因来自母本野红 1 号。

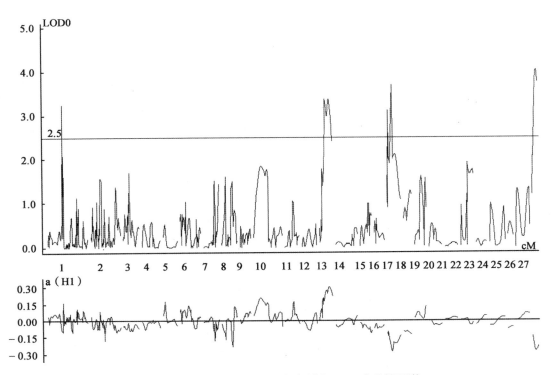

图 3-24　复合区间作图法对叶柄长进行 QTL 定位的图谱

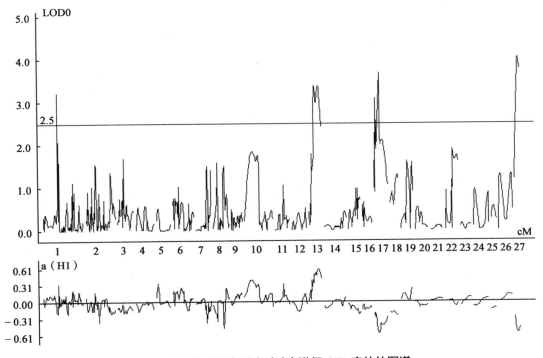

图 3-25　复合区间作图法对叶宽进行 QTL 定位的图谱

（4）叶长：检测到 4 个影响叶长的 QTL（表 3-46，图 3-26），分别为 LL3-1、LL7-1、LL10-1、LL14-1，位于第 3、7、10、14 四个不同的连锁群上，LOD 值介于 6.1 ~ 6.3 之间。四个位点的遗传贡献率分别为 21.11%、21.80%、23.47%、21.38%。四个 QTL 与相邻标记间距离依次为 14.01cM、0.19cM（PM8EM18a-2/DC1Em9-2），5.21cM、0.79cM（ME11aEm16-1/ME11aEm10），40.01cM、1.59cM（Me8Em9-4/ME5Em12-2），10.01cM、0.29cM（ME11aEm12-5/Me10Em9）。LL7-1 的加性效应为 - 0.24，表明由父本长滩果提供增效基因；其余 3 个 QTL 位点的加性效应大于 0，表明增效基因来自母本野红 1 号。

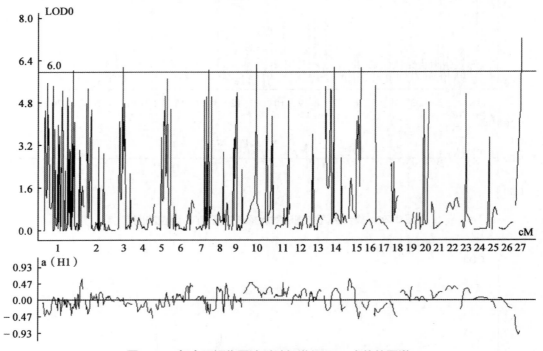

图 3-26　复合区间作图法对叶长进行 QTL 定位的图谱

（5）叶绿素含量：叶绿素含量检测到三个 QTL（表 3-46，图 3-27），命名为 CC1-1、CC11-1、CC13-1，分别位于第 1、11、13 三个不同的连锁群上。三个位点的 LOD 值介于 2.6 ~ 3.7 之间，遗传贡献率分别为 9.21%、18.27%、11.65%。三个 QTL 与相邻标记间距离依次为 2.01cM、2.79cM（829-3/829-5），6.01cM、0.39cM（ME8EM3-2/ Me9Em11-1），4.01cM、0.69cM（888-1/ME10aSA4-5）。此三个 QTL 位点的加性效应大于 0，表明增效基因来源母本野红 1 号。

（6）果实鲜重：检测到 3 个影响果实鲜重的 QTL（表 3-46，图 3-28），分别为 FFW2-1、FFW3-1、FFW4-1，位于第 2、3、4 三个不同的连锁群上，LOD 值介于 3.6 ~ 7.4 之间，遗传贡献率分别为 31.88%、16.37%、14.88%。三个 QTL 与相邻标记间距离依次为 2.01cM、1.19cM（Me12Em14-3/ME11aEm12-1），0.10cM、12.19cM（PM8EM18a-2/

DC1Em9-2），4.01cM、3.59cM（ME11aEm14-3/ME10aEm8-1）。三个 QTL 的加性效应均小于 0，表明增效基因由父本长滩果提供。

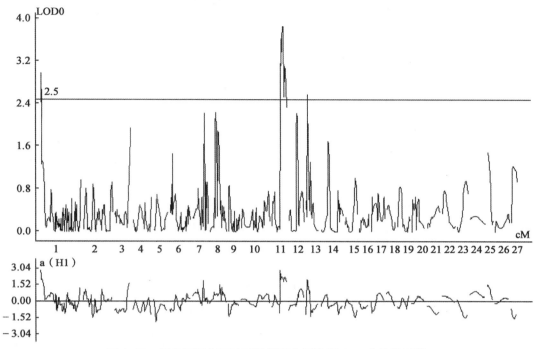

图 3-27　复合区间作图法对叶绿素含量进行 QTL 定位的图谱

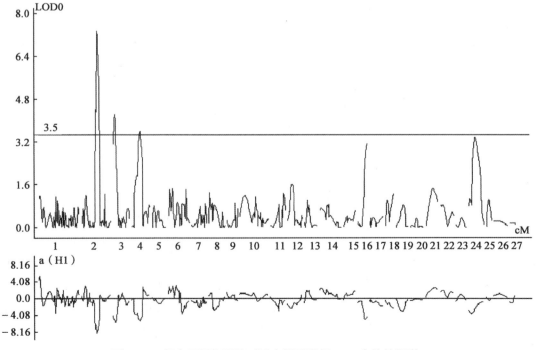

图 3-28　复合区间作图法对果实鲜重进行 QTL 定位的图谱

（7）果横径：检测到 3 个与果横径有关的 QTL（表 3-46，图 3-29），分别为 FW2-1、FW3-1、FW4-1，位于第 2、3、4 三个不同的连锁群上，LOD 值介于 2.8～3.7 之间，遗传贡献率分别为 14.22%、15.43%、11.63%。三个 QTL 与相邻标记间距离依次为 6.01cM、3.19cM（Me12Em14-3/ME11aEm12-1），0.10cM、12.19cM（PM8EM18a-2/DC1Em9-2），6.01cM、6.09cM（ME11aEm14-3/ME10aEm8-1）。三个 QTL 的加性效应均小于 0，表明增效基因来自父本长滩果。

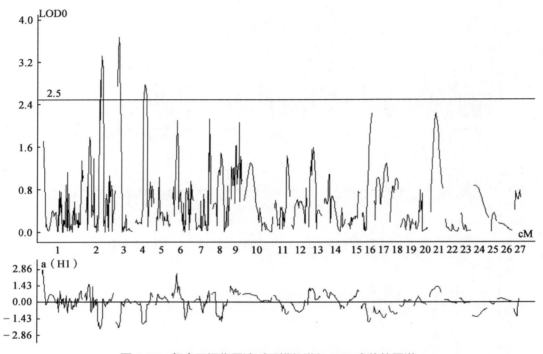

图 3-29　复合区间作图法对果横径进行 QTL 定位的图谱

（8）果纵径：检测到 5 个影响果纵径的 QTL（表 3-46，图 3-30），分别为 FL2-1、FL3-1、FL4-1、FL9-1、FL11-1，位于第 2、3、4、9、11 五个不同的连锁群上，LOD 值介于 2.6～6.1 之间，遗传贡献率分别为 32.95%、12.39%、21.26%、13.97%、17.13%。五个 QTL 与相邻标记间距离依次为 4.01cM、5.19cM（Me12Em14-3/ME11aEm12-1），0.01cM、3.99cM（DC1Em8-2/PM8EM18a-2），0.01cM、5.49cM（ME10aEm8-1/ME11aEm14-1），2.01cM、1.19cM（ME8Em12-1/ME11aEM3-1），0.01cM、3.99cM（890-3/ME8EM3-2）。五个 QTL 的加性效应均小于 0，表明增效基因来自父本长滩果。

（9）果形指数：检测到 2 个与果形指数有关的 QTL（表 3-46，图 3-31），分别为 FI1-1、FI11-1，位于第 1、11 连锁群上，LOD 值介于 3.5～4.1 之间，遗传贡献率分别为 24.95%、23.19%。两个 QTL 与相邻标记间距离依次为 14.01cM、4.09cM（828-1/829-1），

4.01cM、4.69cM（890-3/ME8EM3-2），加性效应值分别为 − 0.01 和 − 0.02，表明增效基因由父本长滩果提供。

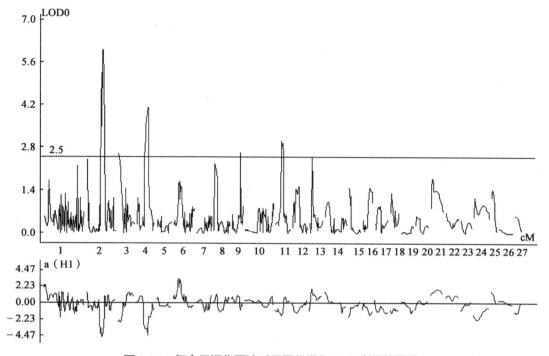

图 3-30　复合区间作图法对果纵径进行 QTL 定位的图谱

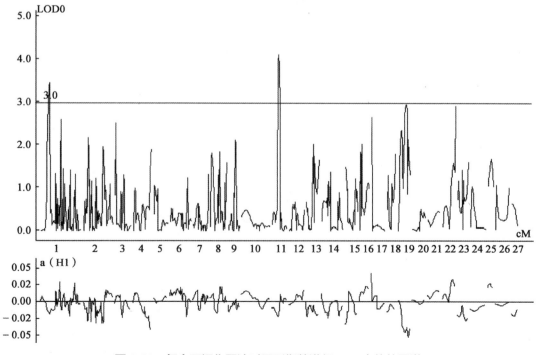

图 3-31　复合区间作图法对果形指数进行 QTL 定位的图谱

（10）叶片全氮含量：检测到 3 个与叶片全氮含量有关的 QTL（表 3-46，图 3-32），分别为 LTNC17-1、LTNC17-2、LTNC22-1，位于第 17、22 连锁群上，LOD 值分别为 3.52、3.59、5.75，遗传贡献率分别为 14.87%、26.47%、30.72%。三个 QTL 与相邻标记间距离依次为 0.01cM、2.89cM（Me11Em10-3/ME11aOD3）、4.01cM、22.39cM（PM8Em12-4/ME5EM1-1）、20.01cM、2.89cM（ME10aEm16-2/ME10aEm8-3）。LTNC17-1 和 LTNC17-2 的加性效应值分别为 0.15 和 0.09，表明增效基因来自母本野红 1 号；LTNC22-1 的加性效应值为 −0.02，表明增效基因由父本长滩果提供。

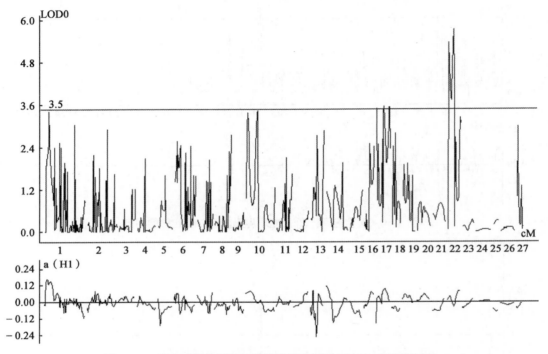

图 3-32　复合区间作图法对叶片全氮含量进行 QTL 定位的图谱

3. QTL 定位及其影响因素分析　分子遗传图谱的一个重要应用就是进行数量性状 QTL 定位研究。利用高精度的植物分子遗传图谱，可以研究控制数量性状 QTL 的数目、类别、效应、QTL 间及其与环境间的互作和在染色体上的位置，为分子标记辅助 QTL 选择育种打下基础（Yan *et al.*，1998；Zhu *et al.*，1999）。刘丽华（2010）研究使用的两个亲本一个是栽培种，一个是野生种，利用两个品种杂交构建的 F₁ 群体，通过复合区间作图法，对 10 个农艺与产量性状进行了 QTL 定位分析，检测到控制此 10 个性状的 33 个 QTL，分布在 13 个连锁群上，部分 QTL 在连锁群上还出现了聚集现象，这与这几个性状间的相关性是一致的。同时，在连锁群上还找到了与这些 QTL 紧密连锁的标记及其侧翼标记，这些为罗汉果农艺与产量性状的分子标记辅助选择奠定了基础。

　　QTL 定位就是检测性状与遗传标记位点或标记区间的关系。1923 年，Sax 研究表明影响菜豆种子大小、重量因子与影响种皮着色、形状、色素多少因子相互关联，二者可能位于不同连锁群、组合在一起时具有累加效应（Sax，1923），这标志着 QTL 研究的开始。QTL 定位所用作图统计方法有单标记分析法（Thoday，1961）、区间作图法（Lander & Botstein，1989）、复合区间作图法（Jansen，1993；Zeng，1993，1994；朱军等，1999；Li et al.，2007）、多性状联合作图法（Jiang & Zeng，1995）、贝叶斯作图法（Thaller & Hoesehele，1996a，b）、多区间作图法（Kao et al.，1999），所用参数估计方法包括 t 检验与方差分析（Weller et al.，1988）、最大似然法（Lander & Botstein，1989）、回归分析法（Haley & Knott，1992）、贝叶斯法（Thaller & Hoesehele，1996a，b）、压缩估计法（Wang，2005）。单标记分析法不需要标记连锁图谱、简单直观、方法合理、适应性强，因而早期 QTL 定位多使用此方法，但是其也存在许多不足，例如无法处理缺失的标记基因型，无法确切估算 QTL 位置，遗传效应与重组率混合而低估 QTL 遗传效应，效应混淆而 QTL 检测效率不高所需测验个体较多，一次分析一个标记而无法进行 QTL 连锁、互作、一因多效分析，多个标记检测时容易发生假阳性等（Lander & Botstein，1989）。为了克服单标记分析法不足，提出了基于两侧翼标记的区间作图法（Lander & Botstein，1989）。针对区间作图法仍存在多 QTL 时定位不准确甚至出现"幻影"QTL，每次检验只用两侧翼标记未对遗传背景进行控制，因回归系数为固定效应无法进行上位性、基因与环境互作等复杂遗传效应估计缺陷，在区间作图基础上又提出了复合区间作图法（Zeng，1993，1994；Jansen，1993）。朱军等（1999）重新定义固定效应和随机效应提出基于混合线性模型的复合区间作图，提高了作图精度与效率，拓展了加性、显性、上位性及其互作效应的分析内容。Li 等（2007）通过逐步回归选择重要标记变量估计其回归系数、矫正表型数据、全基因组一维扫描校正数据定位加性或显性 QTL 和二维扫描定位上位性互作 QTL 提出了完备复合区间作图，解决了复合区间作图不同遗传背景标记选择回归系数改变和 QTL 位置效应被侧翼标记区间外标记变量吸收问题。为了深入理解相关性状遗传本质，需要对多个性状进行分析，Jiang 和 Zeng（1995）将复合区间作图法拓展成可分析多点试验数据、检测 QTL 与环境互作、鉴别 QTL 紧密连锁和多效性的多性状联合作图法。针对常用最大似然法出于计算原因要做出统计模型简化或不合理假设的问题，Thaller & Hoeschele（1996a，b）开发了贝叶斯作图法。针对以往作图方法不足及一次只对 1 个或 1 对位点进行检测问题，Kao 等（1999）提出了在全基因组范围内对控制性状所有主效和互作 QTL 进行检测的多区间作图法。为了解决超饱和多 QTL 模型变量选择问题，Wang 等（2005）提出在贝叶斯理论框架下的压缩估计作图法。针对贝叶斯方法提高参数估计精确程度同时也增加了计算时间问题，Zhang & Xu（2005）将贝叶斯压缩估计思想与最大似然法相结合，提出了 QTL 作图惩罚最大似然法。针对惩罚最大似然法检测紧密连锁或微效 QTL 功效偏低，位置与效应估计具有一定偏性问题，张瑾（2012）引入偏性矫正函数提出了 QTL 作图自适应惩罚最大似然法。尽管每一方法都有一些不足或偏差，但若某一性状具有较高的遗传力，不同方法获得的 QTL 基本一致（Hyne *et al.*，1995）。当研究的性状为多基因控制的性状，且遗传力较低时，复合区间作图更有效。刘丽华（2010）进行罗汉果性状 QTL 作图使用的复合区间作图是在区间作图基础上发展起来的，它在最大似然分析中引入多元回归，使一个被检测标记区间内任一位点上的检测在统计上都不受该区间之外 QTL 的影响。一方面它可减少剩余方差，提高发现能力；另一方面它又可能降低检测统计量的显著水平，减少功效。未来罗汉果性状 QTL 作图研究还可联合使用贝叶斯压缩估计法和惩罚最大似然法等多种方法来提高作图的准确性。

　　LOD 值反映重组率估计值的可靠程度或作为连锁是否真实存在的一种判断尺度，用来评估 QTL 存在或不存在某一位置两种可能性的相对大小。在 QTL 定位分析中，理论上要求 LOD > 3 才能认定在该区间可能存在一个 QTL。但在实际的 QTL 定位时，常将最小 LOD 值确定为 2（Wang *et al.*，1994）。LOD 值的大小直接影响到所检测的 QTL 的数目及可信度。一般来说，阈值高难以检出效应较小的 QTL，过低则一些不是 QTL 的位点也被认为是 QTL。目前 QTL 定位中所用阈值（LOD 值）多在 2.0 ~ 3.0 之间。在刘丽华（2010）实验中，取 LOD 值 2.5 作为 QTL 存在可能性的临界值。这是因为刘丽华（2010）实验所构建遗传连锁图谱未能覆盖整个基因组，且连锁标记在连锁群上分布不是很均匀，LOD 取值高，会使效应小的 QTL 难以检测到。从另一角度来讲，对数量性状进行改良的育种工作总是涉及将基因型中微效 QTL 进行积累，这种积累有助于对重要性状的选择。因此，在初步定位研究中，不太严谨的临界值作为检测小效应 QTL 的方法亦是可取的，进一步研究中可利用大样本群体，不同环境条件等验证这些 QTL 的效应。

　　QTL 检测的不一致性在 QTL 作图中经常发生。亲本基因型、群体类型和大小、标记类型、图谱标记密度、性状遗传力和作图方法对 QTL 的检测都有影响。不同亲本 QTL 位点的多态性不同，使得某些 QTL 在某个群体中可以检测，而在其他群体中检测不到（Zhu *et al.*，2004）。使用具有共同亲本的不同群体有助于检测到一致的 QTL，因为群体间至少在一个位点上是相同的。徐云碧（1994）研究了群体大小对 QTL 作图效率的影响，结果表明 LOD 估计值随作图群体样本容量的增加而增加，重组率估值的偏倚随样本容量的增加而减少。QTL 基因型均值和方差估计偏倚的程度均随理论重组率的增加而增加，随群体样本容量的增加而减少。不同的标记类型在基因组中的数量和分布不同，不同研究间缺乏共同标记使得不同研究间 QTL 的比较难于进行。高密度遗传图谱有利于提高 QTL 的定位准确度，提高检测到的 QTL 在分子标记辅助选择中的可利用性。何小红等研究了分子标记密度、性状遗传力和样本容量对 F_2 群体 QTL 作图的影响，结果表明在 QTL 的检测能力上，适当大（标记间距 15cM）的标记密度较有利于 QTL 的检测，过大或过小都不利；随着遗传力提高和样本容量变大，检测 QTL 的能力提高，但效率下降。为此给出一定标记密度下的最适标记密度和样本容量，以减少实验成本，如 QTL 的遗传力为 10%，标记间距 15cM，则样本容量 300 就可以保证 QTL 的检测能力达到 80% 以上；只要标记间距不过大，一般而言，一旦 QTL 能被检测到，则其位置和效应的估计也较准确，其位置估计值的 95% 置信区间绝大多数在 20cM 之内。同一群体在不同环境中 QTL 检测不一致性也是 QTL 作图中的普遍现象（Cardional *et al.*，2001；JamPatong *et al.*，2002；Krakowsky *et al.*，2004），QTL 与环境间可能存在互作，与气候、生态和土壤等有关。即使不存在基因型 × 环境互作，在不同环境下能同时检测到某一特定 QTL 的概率仍然是很小的（Jansen *et al.*，1995）。QTL 检测的不一致性难于预测和避免，但罗汉果性状 QTL 作图进一步研究可以通过不同作图群体使用同一套标记、不同组合使用一个共享亲本、使用同一组合的不同分离世代群体和设计更多不同环境条件下的试验重复等来提高不同研究结果间的可比性，提高 QTL 作图的准确性。

4. QTL 分布与性状间相关分析　刘丽华（2010）检测到的 33 个 QTL 分布于 LG1、LG2、LG3、LG4、LG7、LG9、LG10、LG11、LG13、LG14、LG17、LG22、LG27 共 13 个连锁群上的特定区域。QTL 在连锁群间和连锁群内的分布都不均匀，LG13 上有 5 个 QTL，LG1、LG3、LG17 上各有 4 个，LG2、LG4、LG11 上有 3 个，LG27 上有 2 个 QTL，LG7、LG9、LG10、LG14 和 LG22 上各有 1 个，其余 14 个连锁群上并无 QTL 分布；LG2 的 Me12Em14-3 到 ME11aEm12-1 区段距离只有 9.2cM，却集中了 3 个 QTL 位点。QTL 的分布和连锁群标记数的多少也没有关系，LG1 上有 36 个标记，检测到 4 个位点；LG13 上只有 8 个标记，却检测到 5 个 QTL 位点。

Tuberosa 等（2002）认为，QTL 分析为阐明性状间的相关提供了有用的信息，并提出了性状相关可能存在的 4 种原因：①控制不同性状的两个基因紧密连锁，分布在染色体的相同或相邻区域；②同一个单一功能的基因，对一系列的基因起调控作用；③同一个基因能独立控制两个或多个不同的性状；④两个紧密连锁的基因同时控制两个以上性状。同时，推测数量性状间的表型相关可能源于控制数量性状的 QTL 位点的相关。

罗汉果在第 1、13、17、27 连锁群上出现控制叶柄长和叶宽的 QTL 位点集中分布的现象；在第 2 连锁群上出现控制果实鲜重、果横径、果纵径的 QTL 位点分布于同一标记区间的现象；在第 3 和第 4 连锁群上出现控制果实鲜重与果纵径的 QTL 位点分布于邻近标记区间现象。同时，性状的相关性分析显示叶柄长与叶宽之间存在极显著正相关关系（$r = 0.2620$）；果实鲜重与果横径和果纵径之间存在极显著正相关，果横径和果纵径之间存在极显著正相关关系。这些说明 QTL 的分布与表型值相关分析的结果是一致的，可以推测这些性状间存在某种相关性，并且这种相关性的遗传基础可能是不同 QTL 的紧密连锁或一因多效。

参考文献

[1] 覃嘉明. 罗汉果品种资源花粉质量研究及遗传框架图构建 [D]. 南宁：广西大学，2009：27-36.

[2] 莫长明，马小军，齐力旺，等. 罗汉果遗传性状变异、相关及通径分析 [J]. 北京林业大学学报，2008，30（4）：121-125.

[3] 刘为军. 罗汉果主要性状遗传分析和组织培养保存种质的研究 [D]. 南宁：广西大学，2009：1-58.

[4] 刘为军，马小军，莫长明，等. 罗汉果主要性状相关分析与通径分析研究 [J]. 广西农业科学，2009，40（3）：284-289.

[5] 罗宏. 无籽罗汉果主要农艺性状及品质性状的遗传效应研究 [D]. 南宁：广西大学，2009：1-50.

[6] 白隆华，马小军，莫长明，等. 罗汉果种质资源综合指数定量评价研究 [J]. 中国中药杂志，2007，32（23）：2482-2484.

[7] 刘为军，莫长明，马小军，等. 甜苷 V 提取型罗汉果优良品种选育 [J]. 广西植物，2010，30（6）：881-883.

[8] 陶莉，王跃进，尤敏，等. AFLP 用于构建罗汉果 DNA 指纹图谱及其幼苗雌雄鉴别 [J]. 武汉植物学研究，2005，23（1）：77-80.

[9] 秦新民，黄夕洋，蒋水元. 罗汉果性别相关的 RAPD 标记 [J]. 广西师范大学学报：自然科学版，2007，25（3）：109-112.

[10] 周俊亚，唐绍清. 栽培罗汉果遗传多样性的 RAPD 分析 [J]. 分子植物育平，2006，4（1）：7 1-78.

[11] 彭云滔，唐绍清，李伯林，等. 野生罗汉果遗传多样性的 ISSR 分析 [J]. 生物多样性，2005，13（1）：36-42.

[12] 周俊亚，唐绍清，向悟生，等. 栽培罗汉果遗传多样性 ISSR 分析 [J]. 广西植物，2005，25（5）：431-436.

[13] 王要芳. 磁珠富集法开发罗汉果微卫星引物 [D]. 桂林：广西师范大学，2011：1-53.

[14] 王娟，韦素娟，李丽云，等. 罗汉果 EST-SSR 引物开发 [J]. 分子植物育种，2016，14(12)：3449-3452.

[15] 解兵斌. 罗汉果的谱系地理学 [D]. 桂林：广西师范大学，2019：1-60.

[16] STERWARD C N, VIA L E. A rapid CTAB DNA isolation technique useful for RAPD fingerprinting and other PCR application [J]. Bio Techniques, 1993, 14（5）：748-751.

[17] LIU L H, MA X J, WEI J H, et al. The first genetic linkage map of Luohanguo(*Siraitia grosvenorii*) based on ISSR and SRAP markers[J]. Genome, 2011, 54: 19-25.

[18] 刘丽华. 罗汉果遗传图谱构建及农艺性状 QTL 定位 [D]. 北京：北京协和医学院，2010：17-98.

[19] 任羽，王得元，张银东，等. 辣椒 SRAP-PCR 反应体系的建立与优化 [J]. 分子植物育种，2004，2（5）：689-693.

[20] 武志朴，杨文香，刘大群，等. 小麦基因组 SRAP 扩增体系的初步研究 [J]. 河南农业大学学报，2005，28（3）：665-669.

[21] 周春娥，谷风平，路淑霞，等. 怀地黄 SRAP 分子标记优化体系的建立 [J]. 湖北农业科学，2009，48（3）：536-540.

[22] SERQUEN F C, BAEHER J, STRAUB J E. Mapping and QTL analysis of horticultural traits in a narrow cross in cucumber (*Cucumis sativus* L.) using random amplified polymorphic DNA markers[J]. Molecular Breeding, 1997, 3: 257-268.

[23] BRADEEN J M, STAUB J E, WYE C, et al. Towards an expanded and integrated linkage map of cucumber (*Cucumis sativus* L.) [J]. Genome, 2001, 44: 111-119.

[24] HAWKIN L K, DANE F, KUBISIAK T L, et al. Linkage mapping in a watermelon population segregation for fusarium wilt resistance [J]. J Amer Soc Hort Sci, 2001, 126(3): 344-350.

[25] HASHIZUME T, SHIMAMOTO I, HIRAI M. Construction of a linkage map and QTL analysis of horticultural traits for watermelon using RAPD, RFLP and ISSR markers[J]. Theor Appl Genet, 2003, 106: 779-785.

[26] BROTMAN Y, SILBERSTEIN L, KOVALSKI J, et al. Linkage groups of *Cucumis melo*, including resistance gene homlogues and known genes[J]. Acta Hort, 2000, 510: 441-448.

[27] SILBERSTEIN L, KOVALSKI I, BROTMAN Y, et al. Linkage map of *Cucumis melo* including phenotypic traits and sequence-characterized genes[J]. Genome, 2003, 46(5): 761-773.

[28] NEUHAUSEN S L. Evaluation of restriction fragment length polymorphisms in *Cucumis melo*[J]. Theor Appl Genet, 1992, 83: 379-384.

[29] TOPORE K S M, BRANHAM S E, KATAWCZIK M L, et al. QTL mapping of resistance to *Pseudoperonospora cubensis* clade 1, mating type A2, in *Cucumis melo*[J]. Theor Appl Genet, 2021, 134(8): 2577-2586.

[30] REN Y, MCGREGOR C, ZHANG Y, et al. An integrated genetic map based on four mapping populations and quantitative trait loci associated with economically important traits in watermelon (*Citrullus lanatus*) [J]. BMC Plant Biology, 2014, 14: 33.

[31] YANG S H, QIN X D, CHENG C Y, et al. Organization and evolution of four differentially amplified tandem repeats in the *Cucumis hystrix* genome[J]. Planta, 2017, 246: 749-761.

[32] CHAKRAVARTI A, LASHER L K, REEFER J E. A maximum likelihood for estimating genome length using genetic linkage data [J]. Genetics, 1991, 128(1): 175-182.

[33] CERVERA M T, STORME V, IVENS B. Dense genetic linkage maps of three populus species (*Populus deltoids*, *P. nigra* and *P. trichocarpa*) based on AFLP and microsatellite markers[J]. Genetics, 2001, 158: 787-809.

[34] WANG J S, YAO J C, LIU L, et al. Construction of a molecular genetic map for melon (*Cucumis melo* L.)

based on SRAP[J]. Acta Horticulturae Sinica, 2007, 34(1): 135-140.

[35] AMINE Z, GERTRAUD S, MARTIN P, et al. A consensus map for *Cucurbita pepo*[J]. Mol Breeding, 2007, 20: 375-388.

[36] WANG G, PAN J S, LI X Z, et al. Construction of a cucumber genetic linkage map with SRAP markers and location of the genes for lateral branch traits [J]. Science in China Ser. C Life Sciences, 2005, 48(3): 213-220.

[37] HAWKINS L K, DANE F, KUBISIAK T L, et al. Linkage mapping in a watermelon population segregating for fusarium wilt resistance [J]. J Am Soc Hort Sci, 2001, 126: 344-350.

[38] BARRENECHE T, BODENES C, LEXER C, et al. A genetic linkage map of *Quercus robur* L. (pedunculate oak) based on RAPD, SCAR, microsatellite, minisatellite, isozyme and 5S rDNA markers [J]. Theor Appl Genet, 1998, 97: 1090-1103.

[39] HANLEY S, BARKER JHA, VAN OOIJEN J W, et al. A genetic linkage map of willow (*Salix viminalis*) based on AFLP and microsatellite markers[J]. Theor Appl Genet, 2002, 105: 1087-1096.

[40] PEKKINEN M, VARVIO S, KULJU KKM, et al. Linkage map of birch Betula pendula Roth based on microsatellites and amplified fragment length polymorphisms [J]. Genome, 2005, 48(4): 619-625.

[41] 曾云超，李俊，杨玉敏，等. 利用 SSR 标记分析川育 12× 人工合成小麦 Syn780 重组自交系群体中的偏分离现象 [J]. 西南农业学报，2007，20（2）：230-233.

[42] 张丽. 早美酥 - 红香酥 F₁ 代群体分子遗传图谱的构建 [D]. 保定：河北农业大学，2006：1-44.

[43] 刘贤德，刘晓，张国范. 皱纹盘鲍杂交 F₁ AFLP 标记偏分离现象初析 [J]. 海洋科学，2007，31（10）：71-75.

[44] LEVI A, THOMAS C E, JOOBEUR T, et al. A genetic linkage map for watermelon derived from a testcross population: (*Citrullus lanatus* var. *citroides* × *C. lanatus* var. *lanatus*) × *Citrullus colocynth* [J]. Theor Appl Genet, 2002, 105: 555-563.

[45] VENKATESWARLU M, RAJE URS S, SURENDRA NATH B, et al. A first genetic linkage map of mulberry (*Morus* spp.) using RAPD, ISSR, and SSR markers and pseudotestcross mapping strategy[J]. Tree Genetics & Genomes, 2006, 3: 15-24.

[46] WEI Z G, ZHANG K X, YANG C P, et al. Genetic linkage maps of *Betula platyphylla suk* based on ISSR and AFLP markers[J]. Plant Mol Biol Rep, 2010, 28: 169-175.

[47] 张穗生. 试述罗汉果开发急需解决的几个问题 [J]. 广西园艺，2002，（4）：9-10.

[48] 韦弟，杨美纯，陈廷速，等. 罗汉果性别的 RAPD 标记研究 [J]. 栽培与育种，2006，29(4)：311-313.

[49] 韦素玲，黄姿梅，杨华，等. 罗汉果性别相关 RAPD 标记的克隆与序列分析 [J]. 湖北农业科学，2008，47（3）：251-253.

[50] 谢文娟，吴钰坡，黄江，等. 罗汉果性别相关的 SCAR 标记筛选 [J]. 北方园艺，2019，（8）:32-39.

[51] Zeng Z B. Precision mapping of quantitative trait loci[J]. Genetics, 1994, 136(4): 1457-1468.

[52] YAN J Q, HE C X, BENMOUSSA M, et al. Quantitative trait loci analysis for the developmental behavior of tiller number in rice (*Oryza sativa* L.)[J]. Theor Appl Genet, 1998, 97: 267-274.

[53] ZHU H, HAYES R, KLEINBOFS A, et al. Does function follow form? Principal QTLs for Fusarium head blight (FHB) resistance are coincident with QTLs for in florescence traits and plant height in a double-haploid population of barley [J]. Theor Appl Genet, 1999, 99: 1221-1232.

[54] SAX K. The association of size differences with seed-coat pattern and pigmentation in *Phaseolus vulgaris*[J]. Genetics, 1923, 8(6): 552-560.

[55] THODAY J M. Location of polygenes[J]. Nature, 1961, 191: 368-370.

[56] LANDER E S, BOTSTEIN D. Mapping Mendelian factors underlying quantitative traits using RFLP linkage maps [J]. Genetics, 1989, 121: 185-199.

[57] JANSEN R C. Interval mapping of multiple quantitative trait loci[J]. Genetics, 1993, 135(1): 205-211.

[58] ZENG Z B. Theoretical basis for separation of multiple linked gene effects in mapping quantitative trait loci[J]. Proc Natl Acad Sci U S A, 1993, 90(23): 10972-10976.

[59] 朱军. 运用混合线性模型定位复杂数量性状基因的方法 [J]. 浙江大学学报：自然科学版，1999，33（3）：327-335.

[60] LI H H, YE G Y, WANG J K. A modified algorithm for the improvement of composite interval mapping[J]. Genetics, 2007, 175(1): 361-374.

[61] JIANG C, ZENG Z B. Multiple trait analysis of genetic mapping for quantitative trait loci[J]. Genetics, 1995, 140(3): 1111-1127.

[62] THALLER G, HOESCHELE I. A Monte Carlo method for Bayesian analysis of linkage between single markers and quantitative trait loci. I. Methodology[J]. Theor Appl Genet, 1996, 93: 1161-1166.

[63] THALLER G, HOESCHELE I. A Monte Carlo method for Bayesian analysis of linkage between single markers and quantitative trait loci. I1. A simulation study[J]. Theor Appl Genet, 1996, 93: 1167-1174.

[64] KAO C H, ZENG Z B, TEASDALE R D. Multiple interval mapping for quantitative trait loci[J]. Genetics, 1999, 152: 1203-1216.

[65] WELLER J I, SOLLER M, BRODY T. Linkage analysis of quantitative traits in an interspecific cross of tomato (*Lycopersicon esculentum* × *Lycopersicon pimpinellifolium*) by means of genetic marke[J]. Genetics, 1988, 118: 329-339.

[66] HALEY C S, KNOTT S A. A simple regression method for mapping quantitative trait loci in line crosses using fianking markers [J]. Heredity, 1992, 69: 315-324.

[67] WANG H, ZHANG Y M, LI X M. Bayesian shrinkage estimation of quantitative trait loci parameters[J]. Genetics, 2005, 170: 465-480.

[68] ZHANG Y M, XU S Z. Mapping quantitative trait loci in F_2 incorporating phenotypes of F_3 progeny[J].

Genetics, 2004, 166(4): 1981-1993.

[69] 张瑾. QTL 作图的自适应惩罚最大似然方法 [D]. 南京：南京农业大学，2012：1-114.

[70] HYNE V, KEARSEY M J, PIKE D J, et al. QTL analysis: unreliability and bias in estimation procedures [J]. Mol Breed, 1995, l: 273-282.

[71] WANG G L, MAEKILL D J, BONMAN J M, et al. RFLP mapping of genes conferring complete and partial resistance to blast in a durably resistant rice cultivar [J]. Genetics, 1994, 136: 1421-1434.

[72] ZHU S, ROSSNAGEL B G, KAEPPLER H E. Genetic analysis of quantitative trait loci for groat protein and oil content in oat [J]. Crop Sci, 2004, 44: 254-260.

[73] 徐云碧. QTL 作图效率的影响因素—群体大小 [J]. 浙江农业大学学报，1994，20（6）：573-578.

[74] CARDIONAL A J, LEE M, SHAROPOVA N, et al. Genetic mapping and analysis of quantitative trait loci for resistance to stalk tunneling by the *European corn borer* in maize [J]. Crop Sci, 2001, 41: 835-545.

[75] JAMPATONG C, MEMULLEN M D, BANY B D, et al. Quantitative trait loci for first- and second-generation *European corn borer* resistance in the maize inbred Mo47 [J]. Crop Sci, 2002, 42: 584-593.

[76] KRAKOWSKY M D, LEE M, WOODMAN-CLIKEMAN W L, et al. QTL mapping of resistance to stalk tunneling by the *European corn borer* in RILs of maize population B73xDe811 [J]. Crop Sci, 2004, 44: 274-282.

[77] JANSEN R C, VANOOIJEN J W, STAM P, et al. Genotype-by-environment interaction in genetic mapping of multiple quantitative trait loci [J]. Theor Appl Genet, 1995, 91: 33-37.

[78] TUBEROSA R, SALVI S, SANGUINETI M C, et al. Mapping QTLs regulating morpho-physiological traits and yield: Case studies, shortcomings and perspectives in drought-stressed maize [J]. Annals of Botany, 2002, 89: 941-963.

第四章

罗汉果优良品种选育

罗汉果育种的目标主要是提高产量和有效成分罗汉果苷 V 的含量。种质资源的收集和评价以及前文所述的对性状的遗传研究都是罗汉果育种的基础。我们系统地收集鉴定了特种品种遗传资源及雄性伴侣品种资源。对生产上已被扬弃的红毛果、白毛果、长滩果、油桐果、拉江果、冬瓜果等品种类型也进行了收集保护和品种登记。凭借着对种质资源的研究和性状的遗传分析，近十几年来我们持续地开展了罗汉果有性杂交育种和多倍体育种工作，成功地选育出第一代品种"永青 1 号"与"永青 2 号"等新品种，常用的主要一代品种还有"伯林 1 号""伯林 2 号""伯林 3 号""大地 1 号""大地 2 号"等。又开创了选育第二代品种"药雄 1 号"与"药园无籽 1 号"等品种的工作。

此外，近年来我们对与育种密切相关的罗汉果种质保存技术（大田库保存技术、组培室保存技术）、染色体诱变技术（未减数雌配子诱导三倍体技术）、单性结实诱导技术、授粉伴侣品种选配技术等技术也开展了系统研究。现分述如下。

第一节　罗汉果种质资源收集与鉴定

一、植物分类学地位

与作为食品的农作物不同，药用植物用作防病治病的药材，保证药效和品质纯正是首要任务。因此，生产和育种过程中明确基源植物所属的种属范围至关重要，以防止不当选材繁育种苗和远缘杂交，不然就会导致类似"金银花与山银花真假药之争"的著名事件。早在 1934 年，E. D. Merrill 以来自印度尼西亚的雄株模式种 *Siraitia silomaradjae* Merr 建立了新属 *Siraitia*，但当时并未得到承认，植物分类学家将 *Siraitia silomaradjae* 归为赤瓟属（*Thladiantha*）。1941 年，美国学者 Swingle 以采自广西永福县的谭英华 1 号标本为模式种发表新种 *Momordica grosvenori* Swingle，划分为葫芦科苦瓜属（*Momordica*）植物。1952 年，H. L. Chakravarty 以印度锡金邦的标本为模式种发表了一个新属 *Neoluffa*，仅包括 1 个种 *Neoluffa sikkimensis*。1962 年，英国植物学家 C. Jeffrey 根据卷须顶端分两叉，且在分叉点上下同时旋卷的鲜明特征，在赤瓟属下建立了一个新亚属 Subgen Microlagenaria，包括 *Thladiantha africana* C. Jeffrey（采自坦桑尼亚坦噶尼喀）、*Thladiantha borneensis* Merr.（采自北里加曼丹）、*Thladiantha siamensis* Craib（采自泰国清迈），并且后来研究标本之后，发表论文将 *Momordica grosvenorii* Swingle 也从苦瓜属转移到本亚属，学名为 *Thladiantha grosvenorii*（Swingle）C. Jefrey（1979 年）。国内学者对此有异议。1980 年春 C. Jeffrey 来华查阅标本时，中国科学院植物研究所路安民认为该亚属植物的雄蕊药室弓曲或折曲，种子显著大，明显不同于赤瓟亚属（Subgen *Thladiantha*）的成员，归属赤瓟属不恰当；雌雄花梗均无苞片，雄蕊 5 枚、果皮平滑，也明显不同于苦瓜属雄蕊 3 枚、果皮有瘤状凸起，也不应该放在苦瓜属，提出应将罗汉果类群从赤瓟亚属独立出来。邹琦丽等（1980）研究发现罗汉果染色体数目与赤瓟属 $2n = 18$ 差异很大，也建议可考虑另立新属。在与中国学者们探讨后，C. Jeffrey 同年在其《东方葫芦科植物》一书中重新确立了 Merrill 提出的罗汉果属（*Siraitia*），将赤瓟属该亚属的种类转隶到罗汉果属（*Siraitia*）中，将罗汉果学名定为 *Siraitia grosvenori*（Swingle）C. Jeffrey（路安民等，1984）。邹琦丽等（1981）进一步研究发现罗汉果花粉形态与苦瓜属苦瓜、木鳖相似，与赤瓟属差异很大。庄伟建等（1997）对拉江果、青皮果、长滩果和野冬瓜四个品种类型罗汉果染色体组型进行研究，也发现罗汉果 $2n = 28$ 与赤瓟属相差太大。这些花粉形态和染色体观察结果均支持 C. Jeffrey 的结论。路安民等（1984）进一步对中国的罗汉果属植物进行了修订，在属下又建立了亚属，分别是罗汉果亚属（Subgenus *Siraitia*），包括罗汉果和当时新记录种——翅子罗汉果 *Siraitia siamensis*（钟什强等，1984）；无鳞罗汉果亚属（Subgenus *Microlagenaria*），包括无鳞罗汉果 *Siraitia borneensis*、裂叶罗汉果 *Siraitia lobophylla*、云南罗汉果 *Siraitia yunnanensis* 和台湾罗汉果 *Siraitia taiwaniana*。Kocyan 等（2007）利用叶绿体基因、内含子和间隔区（*rbc*L，*mat*K，*trn*L，*trn*L-*trn*F，*rpl*20-*rps*12）进行葫芦科植物分子系统发育研究中，罗汉果与无鳞罗汉果共同组成一个分支。此外，李建强（1993）还主张将罗汉果类群划分为白兼果属、小球瓜属和罗汉果属。但是目前遍接受罗汉果亚属下分两个亚属的分类主张：罗汉果学名为 *Siraitia grosvenorii*（Swingle）C. Jeffrey ex A. M. Lu et Z. Y. Zhang，是葫芦科（Cucurbitaceae）罗汉果属（*Siraitia*）植物。

1. 葫芦科植物种子发芽体系的建立　葫芦科（Cucurbitaceae）植物种类繁多，全世界约 110 ~ 122 属，775 ~ 960 种，我国有 32 属，约 150 种。不同种类种子萌发所需时间、温度和休眠特性差异大，掌握它们的萌发规律，建立高效的发芽育苗方法，是获取优良实验材料顺利开展细胞与分子遗传学研究的重要基础。谢文娟（2018）进行了 16 属 30 种葫芦科植物（表 4-1）种子发芽规律探索，初步建立起发芽率、整齐度较高的种子发芽技术方法体系，获得了质量较好的种子根，用于罗汉果分子细胞遗传学实验研究。常规发芽法操作为：选取饱满种子去除外种皮，用 1% 次氯酸钠消毒 30 秒；消毒后种子用灭菌水清洗 3 ~ 4 次（每次 3 分钟）后，用 50℃水烫种，常温浸泡 24 小时（期间换水 1 ~ 2 次）；

浸泡好的种子平放入盛有 2 张滤纸的灭菌培养皿中，滴入适量的蒸馏水，以润湿透滤纸且不积水为宜；培养皿最后放入 26℃培养箱中遮光培养，观察记录发芽情况。结果发现，冬瓜、西瓜、黄瓜、甜瓜、葫芦、广东丝瓜、丝瓜、苦瓜、南瓜、西葫芦、笋瓜、钮子瓜等 14 种植物的种子，没有休眠期或者没有明显的休眠期，在光照、温度、湿度、氧气适宜的环境下，可正常发芽。其中，甜瓜发芽用时最短、2 天即可，其余依此为黄瓜 3 天，丝瓜、广东丝瓜、西瓜 4 天，冬瓜 5 天，笋瓜 6 天，苦瓜 7 天，西葫芦、南瓜、钮子瓜 8 天，葫芦、小马泡 10 天，罗汉果 14 天（表 4-2）。

表 4-1　供试葫芦科植物材料名录及来源

属名	种名	拉丁名	模式种	采集地
赤瓟属 *Thladiantha* Bunge	赤瓟	*T. dubia* Bunge	是	中国药用植物园（北京市）
罗汉果属 *Siraitia* Merr.	罗汉果	*S. grosvenorii*（Swingle）C. Jeffrey ex Lu et Z. Y. Zhang	否	广西永福县
马㼎儿属 *Zehneria* Endl.	钮子瓜	*Z. maysorensis*（Wight et Arn.）Arn.	否	云南景洪市
帽儿瓜属 *Mukia* Arn.	爪哇帽儿瓜	*M. javanica*（Miq.）C. Jeffrey	否	云南勐海县
苦瓜属 *Momordica* Linn.	苦瓜	*M. charantia* Linn.	是	天津武清区
	木鳖子	*M. cochinchinensis*（Lour.）Spreng.	否	广西容县
	云南木鳖	*M. dioica* Roxb. ex Willd.	否	云南芒市
丝瓜属 *Luffa* Mill.	广东丝瓜	*L. acutangula*（Linn.）Roxb.	是	云南景洪市
	丝瓜	*L. cylindrica*（L.）Roem.	否	广西桂林
冬瓜属 *Benincasa* Savi	冬瓜	*B. hispida*（Thunb.）Cogn.	是	天津武清区
西瓜属 *Citrullus* chrad.	西瓜	*C. lanatus*（Thunb.）Matsum. et Nakai	是	天津武清区
黄瓜属 *Cucumis* Linn.	黄瓜	*C. sativus* Linn.	是	天津武清区
	甜瓜	*C. melo* L.	否	天津武清区
	小马泡	*C. Bisexualis* A. M. Lu et G. C. Wang ex Lu et Z. Y. Zhang	否	湖北襄阳市
	野黄瓜	*C. Hystrix* Chakr	否	云南昆明市
波棱瓜属 *Herpetospermum* Wall. ex Hook. f.	波棱瓜	*H. pedunculosum*（Ser.）C. B. Clarke	是	四川成都市
金瓜属 *Gymnopetalum* Arn.	金瓜	*G. chinense*（Lour.）Merr.	否	云南勐海县
葫芦属 *Lagenaria* Ser.	葫芦	*L. siceraria*（Molina）Standl.	是	天津武清区

续表

属名	种名	拉丁名	模式种	采集地
栝楼属 *Trichosanthes* Linn.	密毛栝楼	*T. villosa* Bl.	否	云南勐海县
	糙点栝楼	*T. dunniana* Lévl.	否	广西南宁市
	红花栝楼	*T. Rubriflos* Thorel ex Cayla	否	云南勐海县
	栝楼	*T. kirilowii* Maxim.	否	河南安国市
	栝楼	*T. kirilowii* Maxim.	否	江苏苏州市
	蛇瓜	*T. anguina* Linn.	是	广西南宁市
	瓜叶栝楼	*T. cucumerina* Linn.	否	云南景洪市
	全缘栝楼	*T. ovigera* Bl.	否	云南勐海县
南瓜属 *Cucurbita* Linn.	西葫芦	*C. pepo* L.	是	天津武清区
	笋瓜	*C. maxima* Duch. ex Lam.	否	天津武清区
	南瓜	*C. moschata*（Duch. ex Lam.）Duch. ex Poiret	否	天津武清区
红瓜属 *Coccinia* Wight et Arn	红瓜	*C. grandis*	否	云南勐腊县勐仑镇
佛手瓜属 *Sechium* P. Browne	佛手瓜	*S. edule*	是	广西桂林市

表 4-2　葫芦科植物种子正常发芽所需的时间

种名	发芽时间
甜瓜	2 天
黄瓜	3 天
西瓜	4 天
广东丝瓜	4 天
丝瓜	4 天
冬瓜	5 天
笋瓜	6 天
苦瓜	7 天
西葫芦	8 天
南瓜	8 天
钮子瓜	8 天
葫芦	10 天
小马泡	10 天
罗汉果	14 天

常规发芽法不能正常发芽的种子，放入 4℃冰箱冷藏，每半年取出再重复按常规方法发芽，发现野黄瓜冷藏 6 个月可发芽，金瓜、木鳖子冷藏 12 个月可以发芽，蛇瓜、红瓜、瓜叶栝楼、红花栝楼、糙点栝楼、爪哇帽儿瓜冷藏 18 个月可发芽，密毛栝楼则需要 24 个月才可以发芽。冷藏处理后，不同种子需要的发芽时间也不一样，分别为木鳖子 9 天，金瓜、蛇瓜 10 天，红瓜、红花栝楼 12 天，野黄瓜、瓜叶栝楼 14 天，糙点栝楼 15 天，爪哇帽儿瓜 18 天，密毛栝楼 28 天（表 4-3）。

表 4-3　葫芦科植物种子冷藏处理时间与种子萌发时间

种名	冷藏时间	发芽时间
野黄瓜	6 个月	14 天
金瓜	12 个月	10 天
木鳖子	12 个月	9 天
蛇瓜	18 个月	10 天
红瓜	18 个月	12 天
瓜叶栝楼	18 个月	14 天
红花栝楼	18 个月	12 天
糙点栝楼	18 个月	15 天
爪哇帽儿瓜	18 个月	18 天
密毛栝楼	24 个月	28 天

栝楼和波棱瓜的种子，冷藏后仍不能整齐发芽，需进一步采用其他方法处理：

（1）栝楼种子：去除外种皮，用 55℃水烫种 20 分钟，常温下浸泡 24 小时，在太阳下晒干表面水分，去除掉墨绿色的内种皮，在 30℃下进行常规发芽，能提高栝楼种子的发芽率和发芽整齐度。

（2）波棱瓜种子：用 1% 次氯酸钠溶液消毒，50℃温水烫种 30 分钟，在常温下浸种 6 小时，放入 300mg/L 青霉素溶液中浸泡 12 小时，清洗后放入装有湿沙小铝盒，在 20℃下发芽，可提高发芽率和发芽整齐度。

2. 葫芦科植物染色体核型分析　采用建立的种子发芽方法育苗，谢文娟（2018）对 16 属共 30 种 31 份葫芦科植物材料的核型进行了观察分析，其中栝楼有 2 份材料，分别来自河北安国和江苏苏州。为便于原位杂交实验研究，采用去壁低渗法制作染色体片子，除野黄瓜、笋瓜、赤瓟瓜、爪哇帽儿瓜外，其余 26 种葫芦科植物共 27 份材料观察到理想染色体图像（图4-1）。观察结果显示，这些葫芦科植物有6种染色体基数：$x = 7$，$x = 10$，$x = 11$，$x = 12$，$x = 13$，$x = 14$。

黄瓜为14条染色体，$x = 7$；波棱瓜为20条染色体，$x = 10$；西瓜、金瓜、葫芦、苦瓜、蛇瓜、红花栝楼、密毛栝楼、瓜叶栝楼、糙点栝楼、全缘栝楼为22条染色体，$x = 11$；冬瓜、甜瓜、小马泡、云南木鳖、钮子瓜、红瓜为24条染色体，$x = 12$；广东丝瓜、丝瓜为26条染色体，$x = 13$；木鳖子、罗汉果、佛手瓜为28条染色体，$x = 14$；南瓜、西葫芦为40条染色体，$x = 10$；来源于河北安国的栝楼为88条染色体，而来源于江苏苏州的栝楼为22条染色体，$x = 11$；河北安国的栝楼为四倍体。

其中，冬瓜、西瓜、黄瓜、甜瓜、丝瓜、苦瓜、木鳖子、南瓜、蛇瓜、栝楼（河北安国）、瓜叶栝楼、红花栝楼、罗汉果等13种植物染色体数目与前人报道相同。金瓜22条染色体，与前人报道的40条不同。密毛栝楼、波棱瓜、葫芦、栝楼（江苏苏州）、糙点栝楼、全缘栝楼、小马泡、云南木鳖、钮子瓜、红瓜、广东丝瓜、佛手瓜、西葫芦等12种、1份材料为新记录（表4-4）。

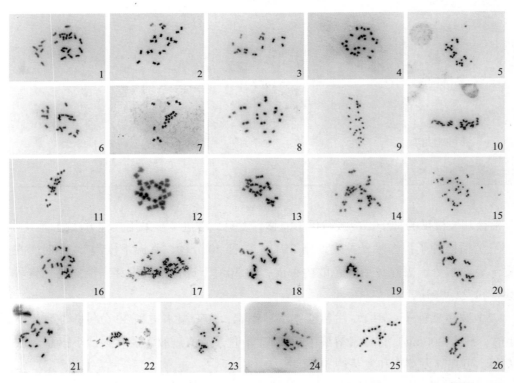

1. 冬瓜；2. 西瓜；3. 黄瓜；4. 甜瓜；5. 小马泡；6. 金瓜；7. 波棱瓜；8. 葫芦；9. 广东丝瓜；10. 丝瓜；11. 苦瓜；12. 木鳖子；13. 云南木鳖；14. 西葫芦；15. 南瓜；16. 蛇瓜；17. 栝楼；18. 瓜叶栝楼；19. 红花栝楼；20. 糙点栝楼；21. 密毛栝楼；22. 全缘栝楼；23. 罗汉果；24. 钮子瓜；25. 红瓜；26. 佛手瓜。

图4-1　26种葫芦科植物染色体数目

表 4-4 葫芦科 26 种植物染色体数目

种名	染色体数目	文献报道染色体数目
冬瓜	24	24
西瓜	22	22
黄瓜	14	14
甜瓜	24	24
小马泡	24	—
金瓜	22	40
波棱瓜	20	—
葫芦	22	—
广东丝瓜	26	—
丝瓜	26	26
苦瓜	22	22
木鳖子	28	28
云南木鳖	24	—
西葫芦	40	—
南瓜	40	40
蛇瓜	22	22
栝楼（安国）	88	88
栝楼（苏州）	22	—
瓜叶栝楼	22	22
红花栝楼	22	22
糙点栝楼	22	—
密毛栝楼	22	—
全缘栝楼	22	—
罗汉果	28	28
钮子瓜	24	—
红瓜	24	—
佛手瓜	28	—

16 属 26 种葫芦科植物染色体核型被进一步分析。南瓜由于染色体长度 < 2μm 且不易分辨着丝点，采用李懋学（1985）的小染色体核型分析方法，只统计染色体数目、随体、相对长度、长度比等指标外。其余 25 种植物采用南开大学染色体实验室创立的"半自动核型分析方法"进行常规核型分析。其中，栝楼只进行江苏苏州采集的栝楼核型分析。染色体核型分析表 4-5 显示，26 种葫芦科植物核型类型变化较小，13 种植物为 1A 型，9 种植物为 2A 型，2 种植物为 3A 型，1 种植物为 2B 型；罗汉果与苦瓜属木鳖子、佛手瓜属佛手瓜的染色体数目相同，但是三者染色体核型存在差异。

二倍体罗汉果染色体数目为 $2n = 2x = 28$，核型公式为 10m + 6sm + 6st + 2t + 4T，最长染色体与最短染色体之比（L/S）= 1.45，臂比值 > 2 的染色体占全部染色体总数的 57%，核不对称系数是 68.46，核型分类属于 3A 类型，染色体相对长度组成为 10M2 + 18M1。二倍体木鳖子染色体数目为 $2n = 2x = 28$，核型公式为 2m + 22sm（2SAT）+ 4st，最长染色体与最短染色体之比（L/S）= 1.39，臂比值 > 2 的染色体占全部染色体总数的 64%，核不对称系数是 69.01，核型分类属于 3A 类型，染色体相对长度组成为 18M2 + 10M1。二倍体佛手瓜染色体数目为 $2n = 2x = 28$，核型公式为 28m，最长染色体与最短染色体之比（L/S）= 1.84，臂比值 > 2 的染色体占全部染色体总数的比例为 0，核不对称系数是 56.68，核型分类属于 1A 类型，染色体相对长度组成为 2L + 10M2 + 12M1 + 4S。

表 4-5　25 种葫芦科植物核型公式、臂指数及核型类型

种名	核型公式	臂指数	类型
罗汉果	$2n = 2x = 28 = 10m + 6sm + 6st + 2t + 4T$	46	3A
钮子瓜	$2n = 2x = 24 = 2M + 20m + 2sm$	48	1A
苦瓜	$2n = 2x = 22 = 2M + 20m$	44	1A
木鳖子	$2n = 2x = 28 = 2m + 22sm(2SAT) + 4st$	52	3A
云南木鳖	$2n = 2x = 24 = 22m + 2sm$	48	1A
广东丝瓜	$2n = 2x = 26 = 22m + 4sm$	52	1A
丝瓜	$2n = 2x = 26 = 26m$	52	1A
冬瓜	$2n = 2x = 24 = 12m(2SAT) + 12sm(2SAT)$	48	2A
西瓜	$2n = 2x = 22 = 16m + 6sm(2SAT)$	44	2A
黄瓜	$2n = 2x = 12m + 2sm$	28	1A

种名	核型公式	臂指数	类型
甜瓜	$2n = 2x = 24 = 16m + 8sm$	48	2A
小马泡	$2n = 2x = 24 = 12m + 12sm$	48	2A
波棱瓜	$2n = 2x = 20 = 2M + 18m$	40	1A
金瓜	$2n = 2x = 22 = 22m(2SAT)$	44	1A
葫芦	$2n = 2x = 22 = 20m(2SAT) + 2sm$	44	1A
密毛栝楼	$2n = 2x = 22 = 16m + 6sm$	44	2A
糙点栝楼	$2n = 2x = 22 = 16m + 6sm$	44	2A
红花栝楼	$2n = 2x = 22 = 12m + 6st + 2t + 2T$	34	2A
栝楼	$2n = 2x = 22 = 18m(2SAT) + 4sm$	44	2B
蛇瓜	$2n = 2x = 22 = 20m(2SAT) + 2sm(SAT)$	44	1A
瓜叶栝楼	$2n = 2x = 22 = 20m + 2sm$	44	1A
全缘栝楼	$2n = 2x = 22 = 14m + 8sm$	44	2A
西葫芦	$2n = 2x = 40 = 2M + 26m + 8sm + 2st + 2T$	76	2A
红瓜	$2n = 2x = 24 = 22m + 2sm$	48	1A
佛手瓜	$2n = 2x = 28 = 28m$	56	1A

根据模式种优先，其次常见物种替代原则，选取代表种进行葫芦科 14 个属间核型特征比较。表 4-6 核型特征表明，所比较的葫芦科 14 个属间核型比较稳定，各属代表种的核型均为 A 型。其中，马㼎儿属（钮子瓜）、苦瓜属（苦瓜）、丝瓜属（广东丝瓜）、黄瓜属（黄瓜）、波棱瓜属（波棱瓜）、金瓜属（金瓜）、葫芦属（葫芦）、栝楼属（蛇瓜）、红瓜属（红瓜）、佛手瓜属（佛手瓜）核型均为 1A。冬瓜属（冬瓜）、西瓜属（西瓜）、南瓜属（西葫芦）核型为 2A。罗汉果属（罗汉果）核型为 3A。

14 个葫芦科属间核型差异主要表现在，罗汉果属（罗汉果）核型公式为 10m + 6sm + 6st + 2t + 4T，南瓜属（西葫芦）核型公式为 2M + 26m + 8sm + 2st + 2T，这两个属染色体形态变化较大，有 5 种形态。马㼎儿属（钮子瓜）核型公式为 2M + 20m + 2sm，染色体有 3 种形态。金瓜属（金瓜）、佛手瓜属（佛手瓜）核型公式分别为 22m、28m，染色体变化最小，只有 1 种形态。其余的属染色体有 2 种形态，为 M + m 和 m + sm 两种形态。由此说明，大部分种类的染色体变化较小，着丝点接近中部。

表 4-6　葫芦科 14 个属代表种核型特征比较

属间代表种	倍性	核型公式	核型类型
罗汉果	$2x$	10m + 6sm + 6st + 2t + 4T	3A
钮子瓜	$2x$	2M + 20m + 2sm	1A
苦瓜	$2x$	2M + 20m	1A
广东丝瓜	$2x$	22m + 4sm	1A
冬瓜	$2x$	12m + 12sm(4SAT)	2A
西瓜	$2x$	16m + 6sm	2A
黄瓜	$2x$	12m + 2sm	1A
波棱瓜	$2x$	2M + 18m	1A
金瓜	$2x$	22m(2SAT)	1A
葫芦	$2x$	20m(2SAT) + 2sm	1A
蛇瓜	$2x$	20m + 2sm(2SAT)	1A
西葫芦	$2x$	2M + 26m + 8sm + 2st + 2T	2A
红瓜	$2x$	22m + 2sm	1A
佛手瓜	$2x$	28m	1A

　　葫芦科 14 个属染色体长度测量（表 4-7）表明，葫芦科各属核型为对称型，核型不对称系数分布在 55.52 ~ 68.46 之间，罗汉果属（罗汉果）的最大、为 68.46%，波棱瓜属（波棱瓜）的最小、为 55.52%。染色体相对长度组成具有一定差异，佛手瓜属（佛手瓜）为 2L + 10M2 + 12M1 + 4S，有 L、M2、M1、S 四种相对长度的染色体；金瓜属（金瓜）、栝楼属（蛇瓜）、南瓜属（西葫芦）分别为 2L + 6M2 + 14M1、2L + 8M2 + 12M1、4L + 8M2 + 28M1，均有 L、M2、M1 三种相对长度的染色体；其余 10 个属有 M2、M1 两种相对长度的染色体。

表 4-7　葫芦科 14 个属代表种染色体相对长度组成比较

属间代表种	核型不对称系数	染色体相对长度组成
罗汉果	68.46	10M2 + 18M1
钮子瓜	58.34	14M2 + 10M1
苦瓜	57.78	8M2 + 14M1

续表

属间代表种	核型不对称系数	染色体相对长度组成
广东丝瓜	59.87	12M2 + 14M1
冬瓜	62.17	10M2 + 14M1
西瓜	60.53	12M2 + 10M1
黄瓜	59.96	8M2 + 6M1
波棱瓜	55.52	8M2 + 12M1
金瓜	58.65	2L + 6M2 + 14M1
葫芦	57.25	10M2 + 12M1
蛇瓜	58.75	2L + 8M2 + 12M1
西葫芦	60.55	4L + 8M2 + 28M1
红瓜	56.46	6M2 + 18M1
佛手瓜	56.68	2L + 10M2 + 12M1 + 4S

葫芦科 14 个属染色体随体观察显示，罗汉果染色体无随体，仅木鳖子、冬瓜、西瓜、金瓜、葫芦、栝楼、蛇瓜染色体可观察到随体（表 4-8）。其中，木鳖子有 1 对随体，位于 6 号染色体上，该染色体是 sm 染色体；冬瓜有 2 对随体，分别位于第 9、12 对染色体上，9、12 号染色体均为 sm 染色体；西瓜有 1 对随体，位于 11 号染色体上，该染色体是 sm 染色体；金瓜有 1 对随体，位于 6 号染色体上，该染色体是 m 染色体；葫芦有 1 对随体，位于 4 号染色体上，该染色体是 m 染色体；栝楼有 1 对随体，位于 6 号染色体上，该染色体是 m 染色体；蛇瓜有 2 对随体，分别位于 7 号、10 号染色体上，7 号染色体是 m 染色体，10 号染色体为 sm 染色体。

表 4-8　葫芦科 7 个属代表种核型公式、随体对数及位置

种名	核型公式	随体对数 / 对	随体所在染色体
木鳖子	$2n = 2x = 28 = 2m + 22sm(2SAT) + 4st$	1	6
冬瓜	$2n = 2x = 24 = 12m(2SAT) + 12sm(2SAT)$	2	9,12
西瓜	$2n = 2x = 22 = 16m + 6sm(2SAT)$	1	11
金瓜	$2n = 2x = 22 = 22m(2SAT)$	1	6
葫芦	$2n = 2x = 22 = 20m(2SAT) + 2sm$	1	4

续表

种名	核型公式	随体对数 / 对	随体所在染色体
栝楼	$2n = 2x = 22 = 18m(2SAT) + 4sm$	1	6
蛇瓜	$2n = 2x = 22 = 20m(2SAT) + 2sm(2SAT)$	2	7,10

3. 葫芦科植物 45S 和 5S rDNA 的 FISH 分析　葫芦科植物的染色体多数为中小染色体，且不易染色，依靠传统的核型分析手段，仅从外形和长度难以区分染色体。荧光原位杂交（FISH）等技术研究染色体，在小染色体上标记可识别的信号，能更好地区分染色体，是研究中小染色体的良好手段。谢文娟（2018）采用改进的 rDNA 双色荧光原位杂交法，在 45S rDNA 和 5S rDNA 5′ 端进行荧光修饰，继续对 26 种葫芦科植物中期染色体进行 45S-5S rDNA 的物理定位，以为核型分析提供更为精细的基因组信息。表 4-9 的实验观察结果显示，除黄瓜、小马泡、广东丝瓜、栝楼、红花栝楼、密毛栝楼等 6 种植物没有观察到杂交信号外，其余 20 种植物观察到了杂交信号。其中，金瓜、波棱瓜、葫芦、木鳖子、云南木鳖、西葫芦、蛇瓜、瓜叶栝楼、糙点栝楼、全缘栝楼、钮子瓜、红瓜、佛手瓜 13 种植物中 45S rDNA 和 5S rDNA 序列数目与分布模式的荧光原位杂交分析为新报道。冬瓜（徐延浩，2007 年）、西瓜（李琦，2007 年）、甜瓜（陈成彬，2017）、南瓜（徐延浩，2007 年）、丝瓜（徐延浩，2007 年）、苦瓜（李琦，2007 年）、罗汉果（李琦，2007 年）7 种植物中 45S rDNA 和 5S rDNA 序列数目与分布模式的荧光原位杂交分析已有报道。冬瓜、西瓜、苦瓜、罗汉果荧光原位杂交分析结果与前人报道相符，甜瓜、丝瓜、南瓜荧光原位杂交分析结果与前人报道有差异。虽然染色体核型分析仅木鳖子、冬瓜、西瓜、金瓜、蛇瓜、葫芦、栝楼 7 种植物观察到随体染色体，但是除瓜叶栝楼外，其余 19 种植物荧光原位杂交都检出了 45S rDNA 信号，显示这些染色体为随体染色体，这对核型分析结果进行了更好的补充。

罗汉果中 45S rDNA 和 5S rDNA 序列数目或分布模式与木鳖子、佛手瓜存在明显差异（图 4-2）。罗汉果检出 45S rDNA 信号 3 对，均位于染色体端部，其中 2 对信号强烈清晰，1 对信号较弱；5S rDNA 信号 1 对，信号比较弱，每处信号为 2 个亮点，分别位于染色体顶端的两个角。木鳖子检出 45S rDNA 信号 4 对，位于 4 对染色体顶端（1 对是随体染色体），其中 2 对信号强烈明亮，另 2 对信号稍弱；5S rDNA 信号 1 对，在两条姊妹染色体单体上的信号有差别，其中一条信号特别强烈，有 3 个亮点，在染色体臂上排成线形，另外一条信号微弱，有 2 个亮点，位于染色体短臂的两个外缘。佛手瓜检出 45S rDNA 信号 2 对，位于 2 对染色体短臂的端部，1 对信号非常强烈，另 1 对信号强烈；5S rDNA 信号 1 对，位于着丝粒附近，杂交信号为 2 个亮点，分列于染色体两边，两条姊妹染色单体的信号强度有差异，一条信号强度强烈，一条信号中等。

表 4-9　葫芦科植物 45S rDNA、5S rDNA 荧光原位杂交结果

植物名	研究结果		已报道的结果	
	45S rDNA（对）	5S rDNA（对）	45S rDNA（对）	5S rDNA（对）
冬瓜	2	1	2	1
西瓜	2	1	2	1
甜瓜	2	1	2	0
金瓜	3	2		
波棱瓜	6	1		
葫芦	2	1		
丝瓜	2	1	5	1
苦瓜	2	1	2	1
木鳖子	4	1		
云南木鳖子	2	1		
西葫芦	5	2		
南瓜	4	2	5	2
蛇瓜	3	1		
瓜叶栝楼	0	1		
糙点栝楼	3	1		
全缘栝楼	5	1		
罗汉果	3	1	3	1
钮子瓜	1	1		
红瓜	2	1		
佛手瓜	2	1		
黄瓜			4	0

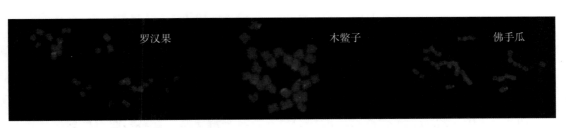

图 4-2　罗汉果、木鳖子、佛手瓜 45S-5S rDNA 的 FISH 杂交结果

4. 分子系统发育分析

（1）ITS2 和 *LEAFY* 基因系统进化分析：谢文娟（2018）基于 ITS2 和 *LEAFY* 基因的内含子 2 还分析了罗汉果系统进化地位。以西番莲科樟叶西番莲（*Passiflora laurifolia*）和鸡蛋果（*Passiflora edulis*）作为外类群，基于 ITS2 系统发育树分成 6 个 Clade 类群（图 4-3）。其中，Clade1 类群包括黄瓜属甜瓜（*C. melo*）和小马泡（*C. bisexualis*）。Clade2 类群包括丝瓜属广东丝瓜（*L. acutangula*）、丝瓜（*L. cylindrica*）和栝楼属瓜叶栝楼（*T. cucumerina*）。Clade3 类群包括佛手瓜属佛手瓜（*S. edule*）和南瓜属西葫芦（*C. pepo*）、南瓜（*C. moschata*）、笋瓜（*C. maxima*）。Clade4 类群包括金瓜属金瓜（*G. chinense*）和栝楼属糙点栝楼（*T. dunniana*）、红花栝楼（*T. rubriflos*）、栝楼（*T. kirilowii*）、密毛栝楼（*T. villosa*）。Clade5 类群包括赤瓟属赤瓟（*T. dubia*）和罗汉果属罗汉果（*S. grosvenorii*），以及苦瓜属苦瓜（*M. charantia*）、木鳖子（*M. cochinchinensis*）、云南木鳖（*M. dioica*）。Clade6 类群包括红瓜属红瓜（*C. grandis*），以及西瓜属西瓜（*C. lanatus*）和葫芦属葫芦（*L. siceraria* var. *siceraria*）。黄瓜属野黄瓜（*C. hystrix*）与黄瓜（*C. sativus*）、帽儿瓜属爪哇帽儿瓜（*M. javanica*）、马㼎儿属钮子瓜（*Z. maysorensi*）、波棱瓜属波棱瓜（*H. pedunculosum*）均平行单独成枝。

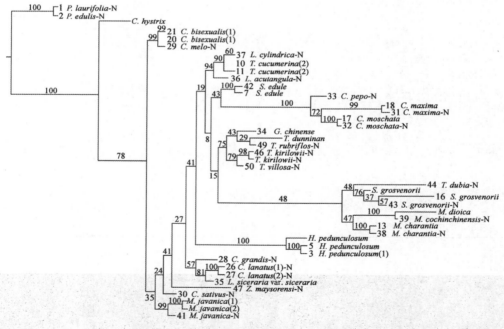

图 4-3　基于 ITS2 系统发育树（RAxML 方法）

Clade1 类群 *C. melo* 和 *C. bisexualis* 成对。Clade2 类群 *T. cucumerina* 脱离栝楼属，与 *L. cylindrica* 先成对，再与 *L. acutangula* 共同形成一个 Clade 类群。Clade3 类群 *C. moschata*

与 *C. maxima* 先成对，再与 *C. pepo* 成组，最后与 *S. edule* 共同形成一个 Clade 类群。Clade4 类群 *T. dunniana* 与 *T. rubriflos* 先成对并再与 *G.chinense* 成组，*T. kirilowii* 和 *T. villosa* 也先成对，形成两个姊妹群，最终两个姊妹群共同形成一个 Clade 类群。Clade5 类群首先 *T. dubia* 与 *S. grosvenorii* 成对，*M. dioica* 依次与 *M. cochinchinensis*、*M. charantia* 成组，形成两个姊妹群，最后两个姊妹群共同形成一个 Clade 类群。Clade6 类群 *C. lanatus* 与 *L. siceraria* var. *siceraria*、*C. grandis* 先成对，再与 *C. grandis* 共同形成一个 Clade 类群。

各属系统发育相对关系顺序为：黄瓜属（*Cucumis*）、帽儿瓜属（*Mukia*）>马㼎儿属（*Zehneria*）>红瓜属（*Coccinia*）、葫芦属（*Lagenaria*）、西瓜属（*Citrullus*）>波棱瓜属（*Herpetospermum*）>丝瓜属（*Luffa*）>佛手瓜属（*Sechium*）、南瓜属（*Cucurbita*）>栝楼属（*Trichosanthes*）、金瓜属（*Gymnopetalum*）>赤瓟属（*Thladiantha*）、苦瓜属（*Momordica*）、罗汉果属（*Siraitia*）。

以葫芦科马㼎儿属钮子瓜 *Zehneria maysorensi* 为外类群，基于 *LEAFY* 内含子 2 的系统发育树也分成 6 个 Clade 类群（图 4-4）。其中，Clade1 类群包括栝楼属 *T. dunniana*、*T. rubriflos*、*T. kirilowii*、*T. ovigera* 和金瓜属 *G. chinense*。Clade2 类群包括丝瓜属 *L. cylindrica*、*L. acutangula* 和栝楼属 *T. cucumerina*。Clade3 类群为罗汉果属 *S. grosvenorii* 物种。Clade4 类群包括赤瓟属 *T. dubia* 和苦瓜属 *M. charantia*、*M. cochinchinensis*。Clade5 类群包括南瓜属 *C. moschata* 和 *C. maxima*，葫芦属 *L. siceraria* var. *siceraria* 和 *L. siceraria* var. *hispida*，西瓜属 *C. lanatus* 和红瓜属 *C. grandis*。Clade6 类群包括黄瓜属 *C. sativus*、*C. melo*、*C. bisexualis* 和帽儿瓜属 *M. javanica*。

Clade1 类群 *T. dunniana* 与 *T. rubriflos*、*T. kirilowii* 与 *T. ovigera* 分别先成对，然后 *T. dunniana*、*T. rubriflos* 再与 *G. chinense* 形成一个组，最后与 *T. kirilowii*、*T. ovigera* 成为姊妹群，共同形成一个 Clade 类群。Clade2 类群 *T. cucumerina* 脱离栝楼属，与丝瓜属 *L. cylindrica*、*L. acutangula* 共同形成一个 Clade 类群。Clade3 类群均为 *S. grosvenorii* 不同品种。Clade4 类群关系较近的 *M. charantia* 与 *M. cochinchinensis* 先成对，再与 *T. dubia* 共同组成一个 Clade 类群。Clade5 类群 *C. maxima* 与 *Cucurbita moschata*、*L. siceraria* var. *siceraria* 与 *C. grandis*、*C. lanatus* 与 *L. siceraria* var. *hispida* 分别先成对，然后再按 *L. siceraria* var. *siceraria* 与 *C. grandis*、*L. siceraria* var. *hispida* 与 *C. lanatus*、*C. maxima* 与 *C. moschata* 顺序共同形成一个 Clade 类群，同为葫芦属的 *L. siceraria* var. *hispida* 与 *L. siceraria* var. *siceraria* 发生分离。Clade6 类群 *C. melo* 与 *C. bisexualis*、*C. sativus* 与 *M. javanica* 先分别成对，然后两对物种再组成姊妹群，最后两个姊妹群共同形成一个 Clade 类群。

各属的系统发育相对关系顺序为马㼎儿属（*Zehneria*）>黄瓜属（*Cucumis*）、帽儿瓜属（*Mukia*）>南瓜属（*Cucurbita*）、葫芦属（*Lagenaria*）、西瓜属（*Citrullus*）、红瓜属（*Coccinia*）>栝楼属（*Trichosanthes*）、金瓜属（*Gymnopetalum*）>丝瓜属（*Luffa*）>赤瓟属（*Thladiantha*）、苦瓜属（*Momordica*）>罗汉果属（*Siraitia*）。

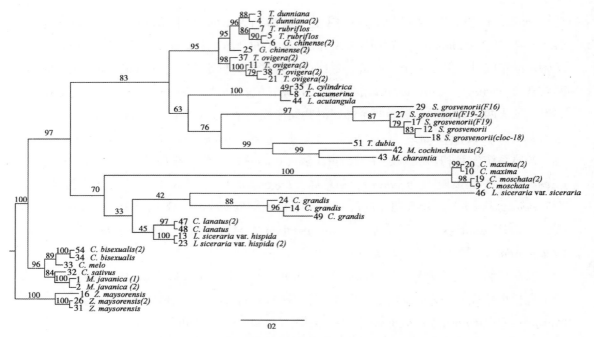

图 4-4　基于 *LEAFY* 内含子 2 系统发育树（RAxML 方法）

　　ITS2 和 *LEAFY* 内含子 2 两种分子系统发育树间，各属间系统发育相对关系顺序基本一致，最大差异在于黄瓜属、栝楼属的种划分和种属间的支持率。ITS2 系统发育树中，黄 瓜 属 物 种 被 划 分 为 3 个 组，*C. hystrix* 和 *C. sativus* 分 别 单 独 成 枝，*C. melo* 与 *C. bisexualis* 成为一枝；栝楼属物种也被划分到 3 个组，*T. cucumerina* 与丝瓜属物种形成一个组，*T. dunniana*、*T. rubriflos* 和金瓜属物种成为一个组，*T. kirilowii* 与 *T. villosa* 形成一个组。*LEAFY* 内含子 2 系统发育树中，黄瓜属物种则形成一个类群；除 *T. cucumerina* 同样与丝瓜属物种形成一个类群，其余栝楼属物种则划分在一个类群。与 ITS2 系统发育树相比，*LEAFY* 内含子 2 系统发育树，种属类群划分得更清楚，支持率也普遍更高，因此 *LEAFY* 内含子 2 位点进行葫芦科植物系统发育研究可能优于 ITS2 位点。

　　ITS2 系统发育树中，罗汉果属植物先自成一个分支，才与赤瓟属赤瓟形成姊妹群体，再与苦瓜属植物形成一个 Clade 类群。*LEAFY* 内含子 2 系统发育树中，罗汉果也单独成一个分枝，再与赤瓟属赤瓟和苦瓜属姊妹群体形成一个 Clade 类群。这些分子系统发育以及染色体核型、核糖体 DNA 序列差异结果，也支持了罗汉果可建立新属，以及赤瓟属、苦瓜属系统进化关系较近的观点。Zhu 等（2019）叶绿体全基因组进化分析显示，罗汉果与苦瓜共同组成一个分枝。虽然不同分子系统发育树中，赤瓟属赤瓟进化顺序均介于苦瓜属和罗汉果属之间，但是进化关系远近在二者之间变换。因此，罗汉果属、赤瓟属和苦瓜属间的进化关系有待进一步系统研究，将对罗汉果栽培与育种材料选择具有重要指导意义，尤其对于无果实作为参考的雄株种质材料的选择鉴定。

（2）叶绿体基因组系统进化分析：石宏武（2020）测序发现，*S. grosvenorii* 和 *S. siamensis* 叶绿体基因组与其他葫芦科物种一样为闭合环状结构，全长分别为 158,757bp、159,190bp，由 IRa 与 IRb 反向重复区、LSC 大单拷贝区和 SSC 小单拷贝区四个分区组成，两者相差的 433bp 序列主要分布于 LSC 区（图 4-5）；基因数量共 134 个，包括 89 个编码蛋白基因、37 个 tRNA 基因、8 个 rRNA 基因（图 4-5），其中 23 个基因存在内含子，*trn*K-UUU/*mat*K、*psb*D/*psb*C、*trn*M-CAU/*trn*T-GGU、*atp*E/*atp*B、*rps*3/*rpl*22、*trn*UGG/*trn*P-GGG 等基因存在重叠现象（表 4-10）；编码蛋白基因偏好性密码子（RSCU > 1）数量有 30 个且第三位的核苷酸为 AT 的比例较高，与整个叶绿体基因组中 GC 和 AT 含量比例不均匀相对应，其中亮氨酸（Leu）使用率最高（10.48%），半胱氨酸（Cys）使用率最低（1.13%）；重复结构数量分别为 46 个和 38 个，其中正向序列结构分别为 19 个、17 个，回文序列结构分别为 24 个、20 个，反向序列结构分别为 2 个、1 个，互补序列结构分别为 1 个、0 个（图 4-6）；SSRs 数量分别为 252 个和 253 个，其中单核苷酸重复序列的数量最多，分别为 178 个、179 个，A/T 单核苷酸重复序列分别占 97.2% 和 97.8%，二核苷酸重复序列 AT/TA 分别占 68.4% 和 67.8%，三核苷酸重复序列只发现了 AAT/TTA 重复单元，AT 在 SSRs 中含量较高（图 4-6），与大多数物种叶绿体基因组 SSRs 中 ploy-A/T 含量高于 ploy-G/C 含量（Li *et al.*, 2015；Lu *et al.*, 2018）一致，解释了二者整个叶绿体基因组中高 AT 含量的原因。

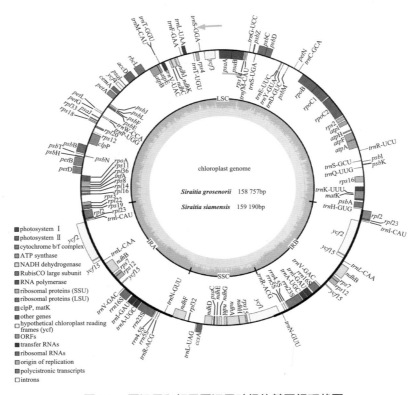

图 4-5　罗汉果和翅子罗汉果叶绿体基因组环状图

表 4-10　*S. grosvenorii* 和 *S. siamensis* 叶绿体基因组基因内含子位置信息

物种	基因	位置	正负链	起始	终止	外显子 I /bp	内含子 I /bp	外显子 II /bp	内含子 II /bp	外显子 III /bp
罗汉果	*trn*K-UUU	LSC	−	1 631	4 200	35	2 498	37		
	*rps*16	LSC	−	5 025	6 138	48	853	213		
	*atp*F	LSC	−	13 122	14 435	150	756	408		
	*rpo*C1	LSC	−	22 410	25 194	435	739	1 611		
	*ycf*3	LSC	−	45 088	47 065	126	729	228	742	153
	*trn*L-UAA	LSC	+	50 161	50 774	35	529	50		
	*trn*V-UAC	LSC	+	54 439	55 123	37	610	38		
	*clp*P	LSC	−	73 173	75 217	69	834	297	620	225
	*pet*B	LSC	+	78 157	79 590	6	786	642		
	*pet*D	LSC	+	79 783	80 994	8	729	475		
	*rpl*2	IRa	−	87 690	89 179	393	626	471		
	*ycf*15-*orf*	IRa	+	96 742	97 274	90	284	159		
	*ndh*B	IRa	−	98 247	100 465	777	686	756		
	*rps*12-5′	IRa	−	101 315	102 112	232	540	26		
	*trn*I-GAU	IRa	+	105 850	106 879	42	958	30		
	*trn*A-UGC	IRa	+	106 952	107 826	38	802	35		
	*ndh*A	SSC	−	123 910	126 141	558	1 137	537		
	*trn*A-UGC	IRb	−	138 557	139 431	35	802	38		
	*trn*I-GAU	IRb	−	139 504	140 533	30	958	42		
	*rps*12-3′	IRb	+	144 271	145 068	232	540	26		
	*ndh*B	IRb	+	145 918	148 136	777	686	756		
	*ycf*15-*orf*	IRb	−	149 109	149 641	90	284	159		
	*rpl*2	IRb	+	157 204	158 693	393	626	471		
翅子罗汉果	*trn*K-UUU	LSC	−	1 629	4 209	37	2 509	35		
	*rps*16	LSC	−	5 199	6 308	48	849	213		
	*atp*F	LSC	−	13 349	14 652	147	749	408		
	*rpo*C1	LSC	−	22 633	25 421	435	743	1 611		

续表

物种	基因	位置	正负链	起始	终止	外显子 I /bp	内含子 I /bp	外显子 II /bp	内含子 II /bp	外显子 III /bp
翅子罗汉果	ycf3	LSC	−	45 569	47 546	129	729	225	742	153
	trnL-UAA	LSC	+	50 611	51 226	35	531	50		
	trnV-UAC	LSC	−	54 913	55 597	38	610	37		
	clpP	LSC	−	73 635	75 681	69	835	297	621	225
	petB	LSC	+	78 619	80 052	6	786	642		
	petD	LSC	+	80 245	81 450	8	723	475		
	rpl2	IRa	−	88 135	89 624	393	626	471		
	ycf15-orf	IRa	+	97 187	97 719	159	284	90		
	ndhB	IRa	−	98 692	100 910	777	686	756		
	rps12-5'	IRa	−	101 760	102 557	232	540	26		
	trnI-GAU	IRa	+	106 295	107 324	42	958	30		
	trnA-UGC	IRa	+	107 397	108 271	38	802	35		
	ndhA	SSC	−	124 342	126 573	558	1 137	537		
	trnA-UGC	IRb	−	138 989	139 863	38	802	35		
	trnI-GAU	IRb	−	139 936	140 965	42	958	30		
	rps12-3'	IRb	+	144 703	145 500	232	540	26		
	ndhB	IRb	+	146 350	148 568	777	686	756		
	ycf15-orf	IRb	−	149 541	150 073	159	284	90		
	rpl2	IRb	+	157 636	159 125	393	626	471		

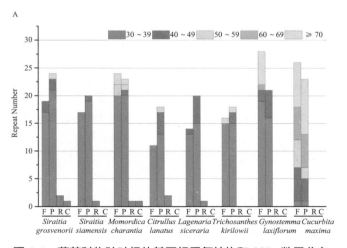

图 4-6 葫芦科物种叶绿体基因组重复结构和 SSRs 数量分布

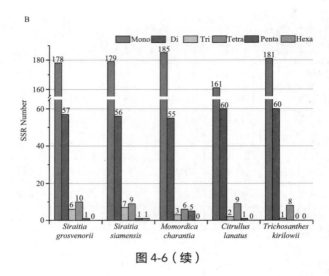

图 4-6（续）

与同科物种 *M. charantia*、*C. lanatus*、*C. sativus*、*L. siceraria*、*T. kirilowii*、*G. laxiflorum* 叶绿体基因组相比，*S. grosvenorii* 和 *S. siamensis* 叶绿体基因组大小（155 293 ~ 159 190bp）、基因数量（122 ~ 134 个）、GC 含量（36.7% ~ 37.2%）均相差不大（表 4-11），与 *M. charantia* 叶绿体基因组更相似，但是因 IR 区的收缩和扩张，*Ψycf*1 假基因长度、*ndh*F 基因跨 IRb/SSC 边界长度、*rps*19 基因跨 LSC/IRb 边界长度以及 *rpl*2 基因拷贝数存在一定差异（图 4-7），整体上非编码区的差异最大（图 4-8）。进一步对 *S. grosvenorii*、*S. siamensis*、*T. kirilowii* 和 *M. charantia* 叶绿体基因组的 77 个编码蛋白基因和 104 个基因间区序列多态性分析发现，编码蛋白基因区的保守性比基因间区的更强，存在几个高分歧的基因间区可作为潜在的分子标记识别区，包括 *trn*R-*atp*A、*ndh*C-*trn*V、*pet*G-*trn*W、*rpl*32-*trn*L、*trn*L-*ccs*A、*ndh*F-*rpl*32、*psb*Z-*trn*G、*psb*C-*trn*S、*ndh*G-*ndh*I、*rps*8-*rpl*14、*ccs*A-*ndh*D、*trn*T-*trn*L、*psb*K-*psb*I、*psb*A-*trn*K、*rps*15-*ycf*1、*trn*F-*ndh*J、*atp*A-*atp*F、*rps*19-*rpl*2、*psa*C-*ndh*E 和 *pet*D-*rpo*A（图 4-9）。

表 4-11　*S. grosvenorii*、*S. siamensis* 和其他 6 个葫芦科属的叶绿体基因组比较

物种	Siraitia grosvenorii	Siraitia siamensis	Momordica Charantia	Citrullus lanatus	Cucumis sativus	Lagenaria siceraria	Trichosanthes kirilowii	Gynostemma laxiflorum
NCBI 登录号	MK755853	MK755854	MG022622	KY014105	AJ970307	MG022623	MK036046	MF136486
基因组大小 /bp	158 757	159 190	158 844	156 906	155 293	157 145	157 481	158 273
LSC 长度 /bp	87 625	88 069	88 374	86 845	86 688	86 843	86 478	87 047
SSC 长度 /bp	18 556	18 543	18 006	17 897	18 223	18 008	18 467	18 708

续表

物种	*Siraitia grosvenorii*	*Siraitia siamensis*	*Momordica Charantia*	*Citrullus lanatus*	*Cucumis sativus*	*Lagenaria siceraria*	*Trichosanthes kirilowii*	*Gynostemma laxiflorum*
IR 长度 /bp	26 288	26 289	26 232	26 082	25 193	26 147	26 268	26 259
总 GC 含量 /%	36.9	36.9	36.7	37.2	37.1	37.1	37.1	37.0
总基因数 / 个	134	134	130	122	132	130	129	132
编码蛋白基因数 / 个	89	89	84	85	86	85	85	87
tRNAs 数 / 个	37	37	38	29	38	37	36	37
rRNAs 数 / 个	8	8	8	8	8	8	8	8

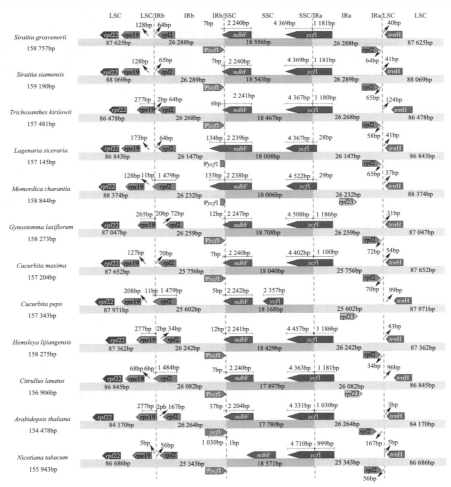

图 4-7 12 个物种叶绿体基因组中 LSC、SSC 和 IRs 区域的结点之间的相邻基因边界距离比较

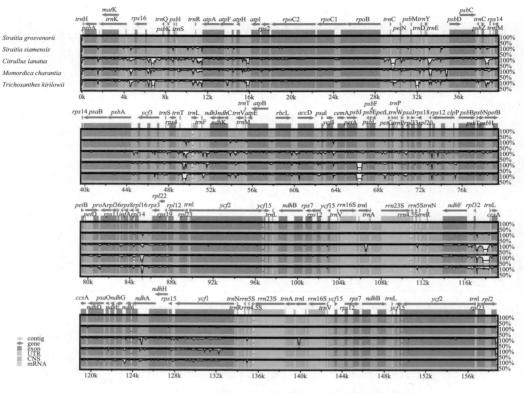

图 4-8   mVISTA 比较分析 5 个葫芦科物种叶绿体基因组差异

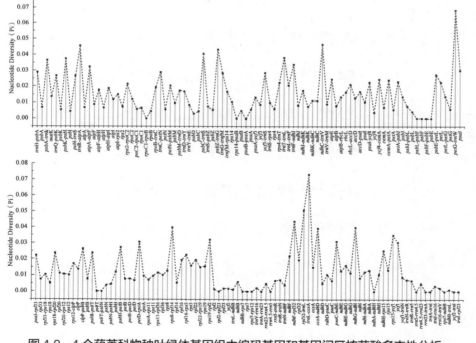

图 4-9   4 个葫芦科物种叶绿体基因组中编码基因和基因间区核苷酸多态性分析

以拟南芥（*A. thaliana*）和烟草（*N. tabacum*）作为外类群，葫芦科 6 个属 28 个物种叶绿体基因组系统进化分析（图 4-10）显示，所有物种都被聚集成不同属系群体，与《中国植物志》葫芦科物种形态分类系统完全一致（1986），*S. grosvenorii*、*S. siamensis* 与 *M. charantia* 聚类为一支，同 *ITS2* 和 *LEAFY* 内含子 2 分子系统进化分析结果一致。*S. grosvenorii*、*S. siamensis* 及其 10 个聚类相近的葫芦科物种中共有的 58 个编码蛋白基因选择压力分析发现，9 个与育性发育和光合作用等相关的基因，M2a 模式下的 ω_2 值在 2.17 ~ 11.44 之间，存在正向选择，其中 *rpo*C2 正向选择位点数为 7 个，*atp*F 正向选择位点数为 6 个，*rbc*L 正向选择位点数为 4 个，*acc*D、*atp*A、*atp*E、*clp*P、*ndh*F 和 *psb*H 正向选择位点数各为 1 个（表 4-12）。

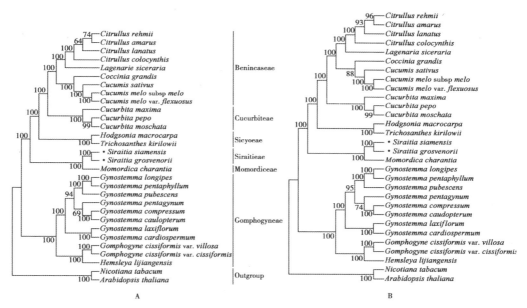

图 4-10　28 个葫芦科物种叶绿体基因组系统进化关系分析

表 4-12　在 M7 *vs.* M8 模式下正向选择压力分析结果

基因名	模式	np	LnL	ω_2（M2a）	LRTs（2ΔLnL）	LRT P-值	正向选择位点
*rpo*C2	M8	26	− 8 422.120 232	11.440 45	43.161 7	0	486 V*, 527 P**, 754 S*, 965 S**, 1024 F*, 1331 P**, 1353 F*
	M7	24	− 8 443.701 061				
*atp*F	M8	26	− 1 276.119 906	2.172 51	6.849 5	0.032 557 126	2 E*, 8 K**, 9 K*, 14 F*, 61 E*, 97 L*
	M7	24	− 1 279.544 665				

续表

基因名	模式	np	LnL	ω2（M2a）	LRTs（2△LnL）	LRT P- 值	正向选择位点
*rbc*L	M8	26	− 2 716.450 055	3.388 81	38.424 2	0.000 000 005	251 M*,255 I**,470 E*,472 M*
	M7	24	− 2 735.662 163				
*atp*A	M8	26	− 2 937.475 433	5.464 38	14.473 9	0.000 719 52	258 S*,484 N*
	M7	24	− 2 944.712 359				
*atp*E	M8	26	− 839.182 861	7.382 30	7.763 7	0.020 612 244	36 D*,130 G*
	M7	24	− 843.064 731				
*ndh*F	M8	26	− 5 697.671 745	9.367 93	15.694 8	0.000 390 771	509 I*,686 I*
	M7	24	− 5 705.519 135				
*clp*P	M8	26	− 1 298.084 585	3.914 56	9.403 2	0.009 080 555	11 V*,51 Y*
	M7	24	− 1 302.786 205				
*acc*D	M8	26	− 3 041.598 734	2.912 22	9.252 4	0.009 791 966	223 I*
	M7	24	− 3 046.224 927				
*psb*H	M8	26	− 387.753 418	11.272 76	10.181 6	0.006 153 015	72 S**
	M7	24	− 392.844 231				

注：*$P < 0.05$；**$P < 0.01$；np 表示自由度。

　　根据编码蛋白基因和基因间区核酸多态性分析结果，石宏武（2020）选择 *ndh*C-*trn*V-UAC、*trn*R-UCU-*atp*A、*rpo*B-*trn*C-GCA 和 *ycf*1 核酸序列作为分子标记（表 4-13），能将罗汉果（*S. grosvenorii*）和翅子罗汉果（*S. siamensis*）鉴定分开（图 4-11），为罗汉果属种质遗传多样性保护提供了分子鉴定方法。根据现有叶绿体基因组序列信息，我们后续还可开发更全能有效的种质分类鉴定分子标记。

表 4-13　用于分子标记鉴定的引物

引物名称	引物序列(5′ → 3′)	基因序列位置
GSPC-F	GATGAACCAAATCAAGTGGC	*ndh*C-*trn*V-UAC
GSPC-R	CAGAAGCAGGACGATAGAGA	
GSPR-F	GGTTCAAATCCTATTGGACG	*trn*R-UCU-*atp*A
GSPR-R	GGCAAGAGGTCAACGATTAC	

续表

引物名称	引物序列(5′→3′)	基因序列位置
GSPB-F	CTGTTTCCTACTCACACGAG	*rpo*B-*trn*C-GCA
GSPB-R	GGATTGGCTCTATCTCTTCG	
GSPY-F	GACGACTTGCTTTAGCGTTG	*ycf*1
GSPY-R	GGACTAAACAGGAACAAGAG	

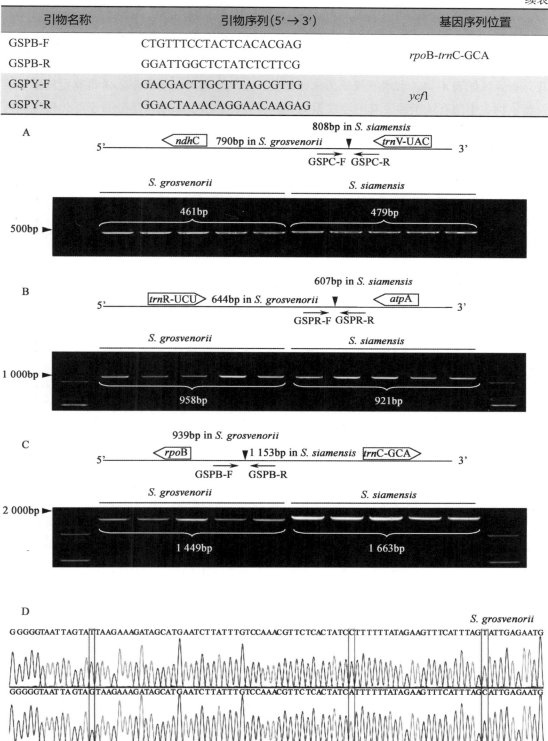

图 4-11　4 个分子标记引物对罗汉果和翅子罗汉果鉴定结果分析图

二、种质资源分布

《中国植物志》记载罗汉果及其近缘种有 8 种之多，分别为罗汉果、翅子罗汉果、无鳞罗汉果（原变种）、裂叶罗汉果（变种）、云南罗汉果（变种）和台湾罗汉果（1986），其分布区域如表 4-14。台湾罗汉果为未详知种，是从赤瓟属转录而来，尚难确定就是罗汉果属植物。中国有 4 个种，其中罗汉果为我国特有种。罗汉果原自然分布于亚热带气候区的广西、贵州、湖南南部、广东和江西五省（区），环境显著特点是凉爽潮湿、日照短、昼夜温差大（图 4-12），年平均气温 17.0 ～ 20.0℃，10℃以上年活动积温 6 203 ～ 6 720℃，最热月平均气温 26.5 ～ 28.3℃，最冷月平均气温 7.8 ～ 8.4℃，年平均日照 1 320 ～ 1 833 小时，年平均降雨量 1 500 ～ 2 100mm，年平均空气相对湿度，65.0% ～ 90.0%，全年无霜期 290 ～ 320 天，土壤多为红壤和黄壤土，pH 5.0 ～ 6.5，常生于海拔 400 ～ 1 400m，伴生有苔藓、蕨类、兰科植物、竹林、油茶林、常绿阔叶杂木林的山林下、河谷湿地和灌木丛。广西有罗汉果和翅子罗汉果 2 个种，野生资源分布较多，东起东经 111.5°贺州市，西至东经 106.5°百色市，北起北纬 25.8°龙胜县，南至北纬 21.8°防城港市均有分布。文献记载的种质类型有长滩果、拉江果、冬瓜汉、青皮果、古曼果、大油桐果、大罗汉果、红毛果、穗状白毛果、白毛果、地藕果、马铃果和茶山果，此外还发现有高产、早花、大果、维生素 C 含量高、两性等优良单株（李锋等，2010）。

广西桂林的永福县和临桂区是罗汉果栽培起源中心。罗汉果栽培区域一度覆盖了广西永福县（龙江乡、永福镇、百寿镇、堡里镇、城关镇、罗锦镇），临桂区（茶洞镇、中庸镇、宛田瑶族乡、黄沙瑶族乡），龙胜县（龙脊镇、泗水乡、瓢里镇、乐江镇、三门镇、江底乡），蒙山县（黄村公社），百色市（泮水公社），三江县（斗江镇），金秀县（金秀镇），兴安县（金石乡、漠川乡），贺州市（姑婆山），浦北县（六垠镇），融安县（黄金村），资源县、昭平县、富川县、钟山县、灵川县、全州县、灌阳县、阳朔县、平乐县，荔浦市、恭城县、桂林市。另外，湖南（浏阳市、新邵县、桂东县、慈利县、辰溪县、通道县、新田县、泸溪县），贵州（黎平县、榕江县、独山县），广东（花都区、兴始县、南雄市），江西（上高县、龙南县、大余县、信丰县、于都县、井冈山市、吉水县），福建（漳州市、永安市），云南（省农科院、西畴县、勐海县、景洪县），四川都有过引种种植。目前，广西永福县、临桂区和龙胜县是罗汉果的集中分布与主产区，也是罗汉果加工和销售的初级集散地。广西邻近的湖南、福建、贵州、江西、云南等省份近年也有少量栽培。

表 4-14　罗汉果及其近缘种的分布

种名	分布区域
罗汉果	广西,广东(五华县、和平县、连平县、新丰县、南雄市、始兴县、花都区、龙门县、广州市、乳源县、连山县、信宜市、鼎湖区、怀集县、湛江市、肇庆市),湖南南部(道县、宁远县、江华县),贵州(黄平县、榕江县、望谟县、黎平县),江西(资溪县、安福县、永新县、井冈山市、龙南县、全南县),海南(保亭县、昌江区),海拔 400 ~ 1 400m 山坡林下及河边湿地、灌丛
翅子罗汉果	广西西部(那坡县),云南东南部(勐海县、景洪市、蒙自市、河口县等地),越南北部,泰国(清迈市),海拔 300 ~ 700m 的山坡林中
无鳞罗汉果(原变种)	广东(英德市、乐昌市),海南(崖县、乐东县、东方市、安定县等地),云南(西畴县、砚山县),西藏东南部(墨脱县),印度尼西亚,泰国,马来西亚(沙巴州),山谷林中或溪边
裂叶罗汉果(变种)	云南(绿春县、沧源县、勐连等地),海拔 1 050m 的河谷
云南罗汉果(变种)	云南(峨山县),海拔 1 800m 山谷
台湾罗汉果	台湾

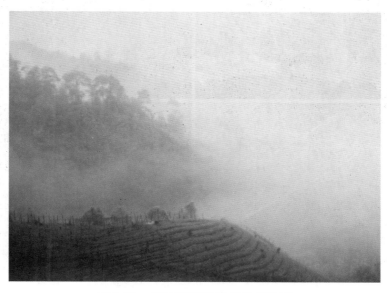

图 4-12　龙江乡罗汉果适宜生境原貌

2008 年和 2021 年,广西 13 个县市及湖南、江西、广东、贵州、云南、四川、福建和海南 7 个省 50 个地方的罗汉果野生和栽培资源调查显示,受过度采挖、生境破坏、病虫害破坏影响,野生种质资源变得非常稀少,在广西的永福县、临桂区、兴安县、贺州市、三江县、龙胜县、金秀县、博白县,湖南道县、双牌县,江西信丰县、九江市、龙南县、安福县，广东乳源县、南雄市，于伴生藤构、玉叶金花、大青、金樱子、海金沙、火炭母、铁角蕨、荚蒾、雀梅藤、红背山麻杆、乌毛蕨、渐尖毛蕨、黄毛、楤木、大叶油草、贯中、山葡萄、野栝楼、苔藓类、糯米草、冷水花植物的低丘毛竹 - 杂灌林、低丘杉木 - 杂灌林、杂灌林、杂草丛中发现有散生野生种质资源（图 4-13），每年果实产量约 17 657 个；受果实品质差被淘汰和单一优良组培品种过度推广影响，栽培种质资源也已锐减，20 世纪 90 年代以前，人工栽培的品种有青皮果、红毛果、白毛果、冬瓜汉、长滩果、拉江果、茶山果、马铃果和地藕子（翅子罗汉果）等。2005 年左右，栽品种以青皮果为主，红毛果、白毛果、冬瓜果、拉江果、茶山果等仍还有少量栽培。此后，主栽品种就仅剩下单一青皮果品种，其他品种资源因产量、品质或果形、徒长问题基本流失，仅在少数相关研究机构和生产企业进行了离体保存。保存的种质资源也因缺乏良好保存设施、方法或稳定维持经费而仍在持续流失，急需要建立良好的自然保护区、种质资源圃或种质库进行种质资源的保护。

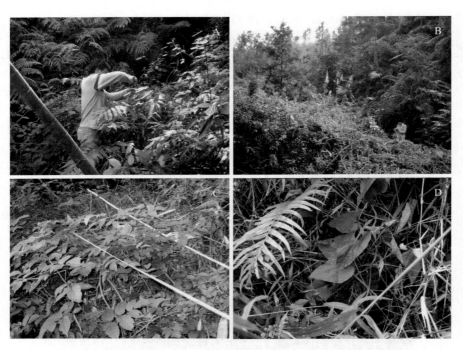

A. 低丘毛竹 - 杂灌林；B. 低丘杉木 - 杂灌林；C. 杂灌林；D. 杂草丛。

图 4-13　野生罗汉果的生境

三、种质资源类型

1. 罗汉果植株特征特性　罗汉果为草质藤本植物，通常雌雄异株。根多年生、肥大、纺锤状或近球形。主茎与枝条稍粗壮，有棱沟，初被黄褐色柔毛和黑色疣状腺鳞，后毛渐脱落变得近乎无毛。叶柄长 3 ~ 10cm，被同枝条一样的柔毛和腺鳞。不同品种类型间叶片、花朵和果实存在多样性。叶片膜质，长 12～23cm，宽 5～17cm，呈心形、长心形或三角心形，先端渐尖或长渐尖；基部弯缺张开或闭合，半圆形或近圆形，深 2～3cm，宽 3～4cm；叶面绿色，蜡质多或少，初被稀疏柔毛和黑色疣状腺鳞，后毛渐脱落变得近乎无毛；叶背淡绿，被短柔毛和混生黑色疣状腺鳞；边缘微波状，或小脉伸出而有小齿，有缘毛（图4-14）。卷须稍细，2歧，在分叉点上下同时旋卷，初被短柔毛，后毛渐脱落变得近乎无毛。雄花序总状，6～10朵生于花序轴上部，花序轴长 7～13cm，花梗稍细，长 0.5～1.5cm，同花序轴被黑色疣状腺鳞；花冠筒古钟状、鱼篓状或桃形，筒口向外开张或向内缢缩；花萼裂片5枚，三角形，尾尖锐尖或长尖，具稍隆起的3脉；花瓣黄色，被黑色腺点，裂片5枚，长卵形，尾尖锐尖或长尖，常具5脉，合生或离生；雄蕊5枚，着生于花瓣的基部，4枚成对基部合生，1枚离生，花丝基部膨大，长约0.5cm，花药1室，药室S形折曲；退化雌蕊遗痕掩生于雄蕊着生点下，柱头3裂（图4-15）。雌花单生或2～5朵集生于 6～8cm 总梗顶端，子房卵形、椭圆形或棒槌状，表面被银色或红色腺毛，呈青色、粉红色或深红色，具或不具纵条纹；花冠筒古钟状，筒口向外完全或稍微开张；花萼裂片5枚，三角形，尾尖锐尖，具稍隆起的3脉；花瓣黄色，被黑色腺点，裂片5枚，竹叶状，尾尖急尖或渐尖，合生或离生；退化雄蕊凸起5枚，4枚成对基部合生，1枚离生；花柱短粗，长0.25cm；柱头3枚、膨大、镰形2裂，合生或离生（图4-16）。果实扁圆形、梨形、圆形、卵形、椭圆形或圆柱形（图4-17），纵径 6～11cm，横径 4～8cm，初密生黄褐色茸毛和混生黑色腺鳞，后渐脱落而仅在果梗着生处残存一圈茸毛。种子多数，淡黄色，椭圆形或阔卵形，扁压状，长 1.5～1.8cm，宽 1.0～1.2cm，两面中央稍凹陷，边缘有微波状缘檐（图4-18）。

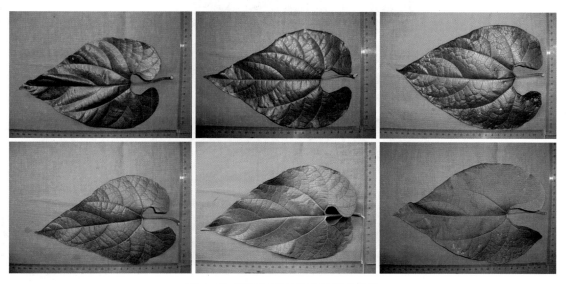

图 4-14 罗汉果叶片形态特征多态性

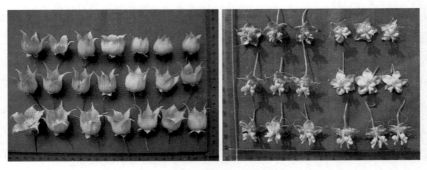

图 4-15 罗汉果雄花形态特征多态性

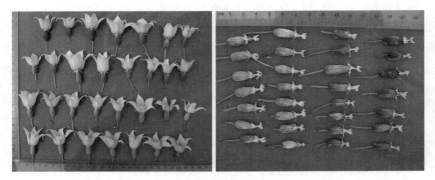

图 4-16 罗汉果雌花形态特征多态性

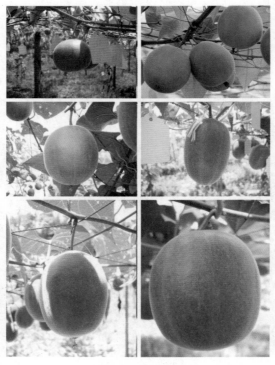

图 4-17 罗汉果果实形态特征多态性

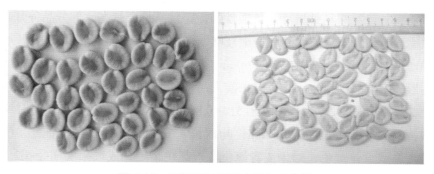

图 4-18　罗汉果种子形态特征多态性

2. 罗汉果品种特征特性

（1）青皮果：青皮果植株强壮，适应性强，开花稳定，花期 6—10 月，结果性好，产量高，叶片心形或三角心形，叶长 11.0 ~ 26.0cm，叶宽 10.0 ~ 15.0cm，叶面绿色或浅绿色、有或无光泽，果实圆形、椭圆形、圆柱形或扁圆形，多数品种果实大，也有的品种果实小，果实所含罗汉果苷品质好，据记载仅次于原生的长滩果、拉江果和冬瓜果，一直是生产主栽品种，目前更是占整个种植面积的 95% 以上。主栽品种"青皮果"（图 4-19），主茎粗 0.71 ~ 0.82cm，叶片绿色、心形，叶长 15.02 ~ 17.92cm，叶宽 12.68 ~ 15.35cm，叶柄长 5.98 ~ 6.40cm，子房浅青绿色、被细短银色柔毛，花黄色，幼果青绿色、具 10 条纵痕，成熟果实横径 5.76 ~ 5.98cm、纵径 6.36 ~ 6.65cm、圆形、青色、果面由基部至顶部具 10 条清晰纵纹、果肉饱满，果柄长 1.19 ~ 2.55cm，单果重 87.80g，内含物含量罗汉果总苷 6.88%、罗汉果苷 V 1.75%、水浸出物 47.90%、总糖 29.10%、水分 69.50%，种子千粒重 126.20g。

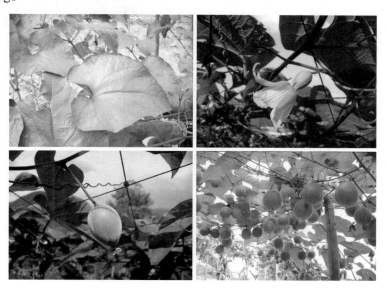

图 4-19　青皮果叶片、雌花、幼果、全果形态特征

（2）红毛果：红毛果植株健壮，抗逆性强，正常结果产量高，部分品种开花与结果不稳定，易发生徒长而严重减产或绝收，嫩枝叶、子房、幼果被红色腺毛，叶片心形或长心形，叶长 10.7 ~ 20.0cm，叶宽 10.0 ~ 17.0cm，叶面绿色或浅绿色、有或无光泽，果实圆形或短圆柱形，多数品种果实小，也有果实大品种，果实所含罗汉果苷品质一般。曾主栽品种"红毛 2 号"（图 4-20），主茎粗 0.51 ~ 0.80cm，茎尖被红色腺毛，叶片绿色、长心形、长 10.7 ~ 15.9cm、宽 10.0 ~ 14.4cm，叶柄长 4.0 ~ 6.5cm，子房被细短红色柔毛呈粉红色、具清晰纵纹，花黄色，幼果皮青绿色、被红色柔毛，成熟果实横径 5.2 ~ 5.52cm、纵径 5.33 ~ 5.99cm，短圆柱形、青绿色浅，果肉饱满，果柄长 1.17 ~ 4.3cm，果小、单果重 81.05g，种子千粒重 118.0g，内含物含量罗汉果总苷 5.26%、罗汉果苷 V 0.92%、水浸出物 46.80%、总糖 32.10%、水分 70.10%。

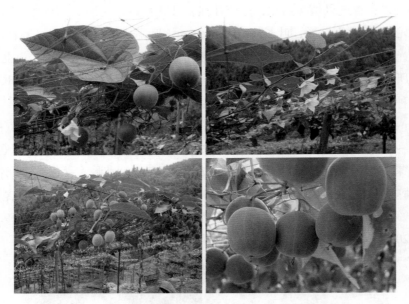

图 4-20　红毛果叶片、雌花、幼果、全果形态特征

（3）白毛果：白毛果植株强壮，适应性强，开花早而稳定，花期 5—10 月，结果性好，高产耐寒，有的品种花序为穗状花序，每穗有花 2 ~ 7 朵，子房密被白色或灰白色柔毛，叶片心形或三角心形，叶长 14.54 ~ 22cm，叶宽 12 ~ 18cm，叶面深绿色、有强光泽，果实扁圆形或圆形，果实大，果实所含罗汉果苷品质欠佳。曾主栽品种"白毛果"（图 4-21），主茎粗 0.58 ~ 0.73cm，叶片深绿色、有光泽、三角心形、长 14.54 ~ 18.29cm、宽 12.19 ~ 16.19cm，叶柄长 4.85 ~ 7.00cm，子房密被白色柔毛，花淡黄色，果顶平，幼果浅青绿色，成熟果实大、横径 5.93 ~ 6.09cm、纵径 5.91 ~ 6.24cm、扁圆形、青色、纵纹清晰、果肉饱满，果柄较短、长 0.93 ~ 1.49cm，单果重 76.35g，内含物含量总苷 6.56%、罗汉果苷 V 0.66%、水浸出物 42.90%、总糖 24.90%、水分 76.00%，种子千粒重 154.20g。

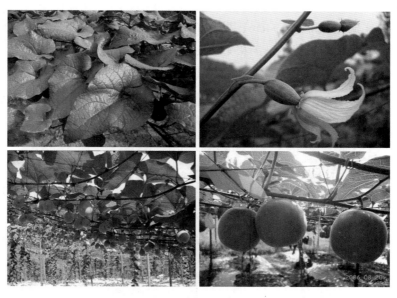

图 4-21　白毛果叶片、雌花、幼果、全果形态特征

（4）冬瓜果：冬瓜果也称冬瓜汉，植株健壮，适应性强，开花略晚，花期 7—10 月，结果稍显稀疏，产量相对低，叶片三角心形，叶长 10～25.5cm，叶宽 7～16.5cm，叶面绿色、有光泽，果实圆柱形、整齐美观，果面被银色柔毛、具明显或不明显六棱，有的品种果实特大或中大，也有的品种果实较小，原有记载果实品质优，本研究组观测则发现果实质地疏松、果实所含罗汉果苷品质一般，不知是否为品种混杂退化所致。曾主栽品种"冬瓜果"（图 4-22），主茎粗 0.59～0.64cm，叶片三角心形、较小，长 12.54～15.80cm、宽 10.19～12.26cm，叶柄长 5.00～5.76cm，子房浅青绿色、被灰白色柔毛，花棕黄色、幼果青绿色、明显棱形，成熟果实横径 5.18～5.33cm、纵径 6.05～6.21cm、两端平截、圆柱形、青色、具不明显六棱形、果肉饱满，果柄长 1.71～3.64cm，单果重 80.35g，内含物含量罗汉果总苷 5.23%、罗汉果苷 V 0.99%、水浸出物 43.90%、总糖 28.50%、水分 70.50%，种子瓜子形、千粒重 104.20g。

（5）长滩果：长滩果起源于广西永福县龙江乡保安村的长滩队的长滩沟而得名，植株健壮，对生态环境和栽培技术要求高，适宜桂北高寒山区种植，开花稳定，花期 6—10 月，结果稍显稀疏，产量相对低，成熟期分早熟、中熟和晚熟，叶片三角心形，叶长 12.29～24.48cm，叶宽 10.32～19cm，叶片绿色、略有光泽，果实卵圆形或椭圆形，果面光滑、被稀疏柔毛、具或不具纵条纹，果实中等大小，原记载果实品质是最优的，属于一类果，果实味最清甜，本研究组测定发现果实所含罗汉果苷品质较优，但不及一些青皮果品种，可能与品种混杂退化有关，纯正单株已很难寻觅，沦为濒危品种。曾主栽品种"长滩果"（图 4-23），主茎粗 0.58～0.73cm，叶片绿色、三角心形、长 12.29～16.06cm、宽

10.32～14.59cm，叶柄长 5.43～7.24cm，子房浅青绿色、被细短银色柔毛，花黄色，幼果青绿色，成熟果实横径 4.77～4.94cm、纵径 7.61～7.92cm、卵圆形、青色、具清晰纵纹、果肉饱满，果柄长 1.01～2.24cm，果较大、单果重 98.04g，内含物含量罗汉果总苷5.51%、罗汉果苷 V 1.12%、水浸出物 42.30%、总糖 25.10%、水分 70.90%，种子千粒重178.20g。

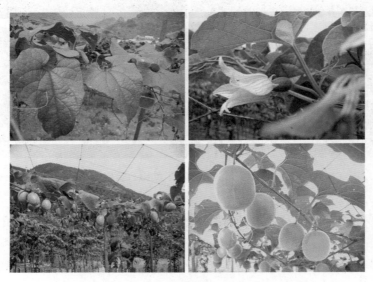

图 4-22　冬瓜果叶片、雌花、幼果、全果形态特征

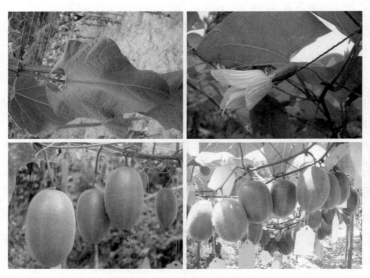

图 4-23　长滩果叶片、雌花、幼果、全果形态特征

（6）拉江果：拉江果也称拉江子，植株健壮，适应性比长滩果强，栽培条件要求高，适宜山区或丘陵区栽培，花期6—10月，产量中等，叶片心形或长三角心形，叶长16～24.5cm，叶宽8～15cm，果实梨形、椭圆形或长圆形、中等大小，果实品质好、味清甜。栽培拉江果品种是长滩果实生苗在永福县龙江乡拉江河流域栽培产生的变异品种，有大叶拉江果（图4-24）、细叶拉江果和皱叶拉江果三个品种。细叶拉江果对栽培条件要求更高，在桂南低海拔地区，茎蔓徒长不结果，或结果小而少，叶呈丝状，适宜桂北较高山坡或桂南冷凉高山种植。

拉江果植株健壮，主茎粗0.72～0.74cm，叶片深绿色、心形，长16.01～17.42cm、宽13.89～15.04cm，叶柄长4.85～5.80cm，花黄色，幼果青绿色，成熟果实果横径5.53～5.61cm、纵径6.05～6.20cm、果顶稍平、梨形、青色、中等大小、果肉饱满，果柄长2.05～3.27cm，单果重82.23g，内含物含量罗汉果总苷5.22%、罗汉果苷V 0.90%、水浸出物43.70%、总糖29.90%、水分72.10%，种子千粒重101.42g。

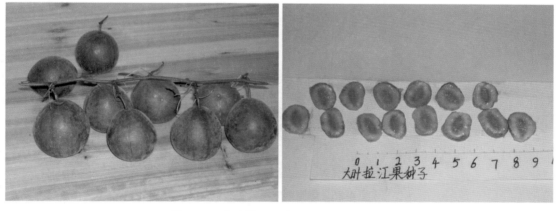

图4-24　大叶拉江果全果、种子形态特征

（7）油桐果：植株强壮，抗逆性强，开花早，可5月中旬始花，正常结果产量高，雨季易发生徒长而不开花结果，叶片心形，叶长13～18.5cm，叶宽10～16cm，叶面深绿色、有光泽，果实扁圆形或圆形，果实大，果实甜苷品质欠佳，果面深青色、被白色柔毛。曾主栽品种"野红1号"（图4-25），主茎粗0.64～0.76cm，叶片深绿色、心形，叶长11.2～17cm，叶宽10.1～14.3cm，叶柄长3.8～6.5cm，花黄色，幼果青绿色，成熟果实横径5.35～7.36cm、纵径5.75～7.44cm、扁圆形、果顶稍平、青色、特别大、果肉疏松，果柄长2.05～3.27cm，单果重100.53g，内含物含量罗汉果总苷4.29%、罗汉果苷V 0.45%、水浸出物32.28%、总糖30.50%、水分68.03%，种子千粒重101.42g。

（8）爆棚果：利用"爆棚果"品种开展的相关研究不少，但是其品种特征特性缺乏详细记载，其主要特征是结果多、果皮容易开裂（图4-26）。

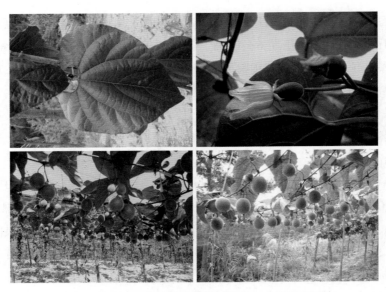

图 4-25　野红 1 号叶片、雌花、幼果、全果形态特征

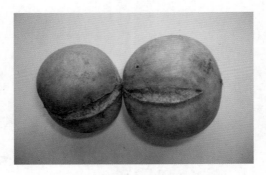

图 4-26　爆棚果成熟果实形态特征

（9）翅子罗汉果：《中国植物志》记载（1986），草质攀缘藤本，长达 20 余米。根肥大，多年生，味苦；全体密被黄褐色柔毛和混生红色（干后变黑色）疣状腺鳞，茎枝稍粗壮，具棱沟。叶柄长 3.5 ～ 10cm；叶片膜质，卵状心形，长 10 ～ 27cm，宽 7 ～ 21cm，近全缘或稀稍波状，先端急尖或短渐尖，基部心形，弯缺半圆形或长圆形，深 2 ～ 6cm，宽2 ～ 5.5cm，两面被柔毛及密布黑色（干后）疣状腺鳞，老后毛不甚脱落，掌状脉 5 ～ 7 条（图 4-27）。卷须 2 歧，在分叉点上下同时旋卷。雌雄异株。雄花 5 ～ 15 朵（或更多）排列在 7 ～ 20cm 长的总状花序或圆锥花序上，花序轴长 2 ～ 12cm；花梗长 1.3 ～ 3cm；花萼筒短钟状，上部径 1.2 ～ 1.5cm，裂片 5 枚，扁三角形，长 0.3 ～ 0.5cm，宽 0.7 ～ 0.9cm，先端钝，具 3 条隆起的脉，密被柔毛和黑色疣状腺鳞；花冠浅黄色，径 3.4 ～ 4cm，裂片 5枚，卵形或长圆形，长 1.5 ～ 2cm，宽 0.9 ～ 1.3cm，具 5 脉，先端钝，边缘有腺质睫毛，内面具腺毛，外面除被腺毛外还密布黑色疣点，基部具 3 枚、膜质、半圆形或齿状、长达

0.3cm 的鳞片；雄蕊 5 枚，成对基部靠合，1 枚离生，花丝疏被短腺毛，花药 1 室，药室 S 形折曲。雌花单生或双生，稀 3～4 朵生于长 1～4.5cm 的花序轴顶端成短总状；花萼和花冠通常比雄花稍小；退化雄蕊 3～5 枚，疏被短腺毛，基部具 3 枚长圆形或线形、长 0.1～0.2cm 的鳞片；子房卵球形，长 1.2～1.5cm，径 0.9～1cm，先端截平，基部钝圆，密被短绒毛及黑色腺鳞，花柱长 0.4～0.5cm，无毛，顶端 3 浅裂，柱头肾形，2 裂。果实近球形，味甜，径约 6cm，初时被绒毛，后渐脱落。种子多数，浅棕色，近圆形，长 1.2～1.4cm，宽 1.1～1.3cm，厚 0.4cm，具 3 层翅，翅木栓质，边缘具不规则齿，居中的翅宽 0.3～0.5cm，两侧翅较狭，宽 0.1～0.2cm。花期 4—6 月，果期 7—9 月。

　　本种嫩枝和幼叶在活体时密被红色疣状腺鳞（图 4-27），手摸时立即染成红色，故有"红汞藤"之称，干后腺鳞变黑。块根民间药用治胃痛，叶外用治神经性皮炎及皮癣。翅子罗汉果（地藕子）也曾被人工种植，其果实当作罗汉果进行销售，但是幼苗种植当年不易开花结果，据报道需宿根越冬两年以上主蔓才能开花结果（钟仕强等，1993），茎蔓易萌生不定根（图 4-27）。

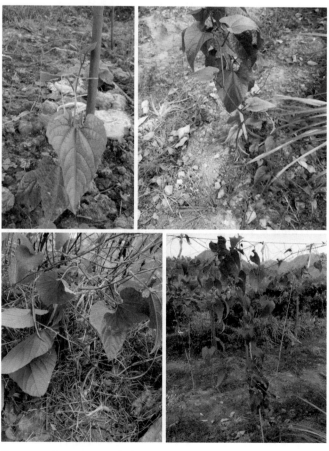

图 4-27　翅子罗汉果幼苗、茎尖、不定根、成年植株形态特征

第二节 罗汉果种质保存技术

由于野外种植受线虫病和病毒病危害严重影响，罗汉果种质保存基本采用组培离体方式进行，使得建立性状稳定、生长时间长的组培保存方法尤为重要。为此，付长亮（2005）和刘为军（2009）通过培养基、外植体、培养温度和生长延缓种类筛选进行了罗汉果种质组培离体保存方法的研究。

一、种质离体保存

1. 茎尖脱毒离体保存

（1）茎尖脱毒原种培养：由于缺乏有效的抗原，罗汉果各品种普遍感染花叶病毒病，产量与品质受到严重影响。在植物体内，病毒一方面通过胞间连丝传播，速度很慢，难以追上活跃生长的茎尖分生组织细胞；另一方面随着营养物质流在维管束系统传播，速度较快，但是茎尖分生组织中维管束系统尚未形成，因而病毒颗粒不易通过而入侵。此外，茎尖分生组织细胞新陈代谢剧烈、激素浓度较高，使得病毒复制繁殖困难。因此，感病植株体内病毒分布不均匀，其茎尖分生组织区域一般无病毒或病毒浓度很低，通过茎尖分生组织离体培养这一生物措施可以获得再生脱毒苗。茎尖分生组织培养脱毒苗已成为防治植物病毒病最有效的方法。脱毒培养时，茎尖长度与成活率成正比，与脱毒效果成反比（杨增海，1987），而且不同植物和病毒切取的长度也各不相同。付长亮（2005）采集青皮果品种雌株长 0.5～1.0cm 芽，用自来水冲洗半小时，并依次用 70% 乙醇和 2% 次氯酸钠溶液浸泡消毒 30 秒、8 分钟后，用无菌水冲洗 4 次，于 40 倍双目解剖镜下剥离长约 1.0mm 或 0.3～0.5mm 茎尖，首先接种于茎尖培养基（MS + 0.5mg/L BA + 0.1mg/L NAA）上，于 25℃、约 500lx 光照（12h/d）条件下培养 3 周，然后将成活茎尖转接到相同培养基上，于 25℃、1 500lx 光照（12h/d）条件下继代培养，结果长 1.0mm 茎尖存活率 100%，培养 40 天后成苗，长 0.3～0.5mm 茎尖存活率为 76.9%，50～60 天后成苗。经过电镜观察检测，长 1.0mm 茎尖培养再生苗的叶片中均发现弯曲的长线状病毒粒子，而部分长 0.3～0.5cm 茎尖培养再生苗的叶片中未发现病毒粒子，提示病毒已被去除，获得了脱毒苗。为了保障脱毒率，长约 0.1mm 茎尖也尝试进行了培养研究，但是其死亡较多，存活茎尖愈伤化比例较高，导致成活率及成苗率都显著下降，而且培养时间较长。因此，长 0.3～0.5mm 茎尖（带 1～2 个叶原基）作为外植体培养罗汉果脱毒苗比较可行。

（2）脱毒苗叶片再生植株培养：外植体经过脱分化诱导愈伤组织再分化生成植株是植物离体培养的重要途径。但是，这一途径再生的植株常可见到细胞染色体组发生变化，而表现出性状遗传上的不稳定性。叶片不经过愈伤组织阶段直接再生植株，则能保持亲本性状的遗传稳定，而且其取材方便、来源广泛、均一性强。因此，在获得脱毒苗原种基础上，付长亮（2005）又开展了脱毒苗叶片直接再生植株的研究，以为罗汉果脱毒苗的工厂化生产提供途径。叶片只有背面接触培养基才能再生不定芽，而且不定芽多是从叶脉处分化出来。在细胞分裂素与生长素多种激素组合中，仅 BA 与 IBA 激素组合培养基适合于叶片直接再生植株（表4-15），与林荣等（1981）和桂耀林等（1984）的研究结果一致。继代培养 1～2 月脱毒苗，其顶端的 1～2 片嫩叶比基部的 1～2 片老叶出芽率略高，但是二者差异不显著（图4-28）。光照强度对叶片培养再生芽数量有显著影响，一定强度光照有利于叶片直接生成芽，而且随着光照强度的增加，再生芽的叶片生长状态愈来愈好（图4-29）。因此，叶片离体培养直接再生植株的适宜培养条件为：MS + 1.0mg/L BA + 0.5mg/L IBA + 30.0g/L 蔗糖 + 7.0g/L 琼脂 + pH 5.9 培养基，25℃±2℃、1 500～2 000lx 光照（12h/d）环境条件。

表 4-15 不同激素组合培养基对叶片再生植株的影响

基础培养基	激素组合 /(mg/L)	愈伤组织生长状况	生成植株频率 /%
MS	BA 1.0 + NAA 0.5	较多的绿色愈伤，生长旺盛	0
MS	BA 1.0 + 2,4-D 0.5	白色，松散	0
MS	BA 2.0 + 2,4-D 0.5	白色，松散	0
MS	BA 1.0 + IBA 0.5	白色，较少，松散	64.1
MS	KT 1.0 + IBA 0.5	黄白色愈伤，较旺盛	0
MS	KT 1.0 + 2,4-D 0.5	黄白色愈伤，旺盛	0

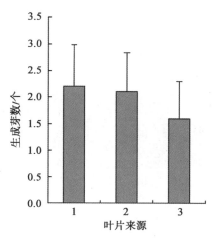

图 4-28 不同成熟度叶片培养效果

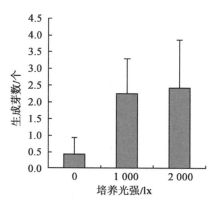

图 4-29 不同培养光强对叶片培养效果

（3）脱毒苗的茎段快速扩繁：为了实现工厂化快速扩大繁殖高质量脱毒苗，付长亮（2005）在获得脱毒苗原种的基础上，还通过正交试验研究了脱毒苗离体茎段增殖培养的影响因素（表 4-16）。BA、NAA、IBA 及蔗糖对茎段增殖培养的增殖系数有极显著影响（表 4-17、表 4-18）。其中，BA（极差值 3.767）影响最大，其次是蔗糖（极差值 3.612）和 NAA（极差值 2.554），IBA（极差值 0.717）影响最小。对于茎段增殖培养，BA、IBA 和蔗糖使用量均为水平 3 极显著优于水平 1 和水平 2，NAA 使用量则为水平 1 极显著优于水平 2 和水平 3。因此，茎段快速扩繁脱毒苗的最优培养基组合为 MS + 0.50mg/L BA + 0.01mg/L NAA + 0.10mg/L IBA + 40.00g/L 蔗糖（不在正交试验的 9 个处理之中），采用相同材料和培养环境条件，进行增殖培养效果验证，茎段增殖系数达 13.13。

表 4-16　茎段增殖培养正交试验 L9（3^4）结果

试验处理	因素				三次重复增殖系数△		
	BA/(mg/L)	NAA/(mg/L)	IBA/(mg/L)	蔗糖/(g/L)	I	II	III
1	0.10	0.01	0.01	20.00	3.64	3.96	3.93
2	0.10	0.05	0.05	30.00	5.24	5.68	5.42
3	0.10	0.10	0.10	40.00	5.66	5.42	5.48
4	0.30	0.01	0.05	40.00	10.12	10.00	10.14
5	0.30	0.05	0.10	20.00	6.12	5.92	5.81
6	0.30	0.10	0.01	30.00	7.08	7.00	6.80
7	0.50	0.01	0.10	30.00	10.64	10.38	10.64
8	0.50	0.05	0.01	40.00	10.44	10.68	10.68
9	0.50	0.10	0.05	20.00	5.00	5.12	4.76

△：增殖系数＝增殖节数／接种茎段数。

表 4-17　培养基中 BA、NAA 对脱毒苗茎段增殖系数的影响

水平	BA/(mg/L)	增殖系数	差异显著性		水平	BA/(mg/L)	增殖系数	差异显著性	
			$\alpha = 0.05$	$\alpha = 0.01$				$\alpha = 0.05$	$\alpha = 0.01$
3	0.50	8.70	a	A	1	0.01	8.16	a	A
2	0.30	7.67	b	B	2	0.05	7.54	b	B
1	0.10	4.94	c	C	3	0.10	5.61	c	C

表 4-18　培养基中 IBA、蔗糖对脱毒苗茎段增殖系数的影响

| 水平 | IBA/(mg/L) | 增殖系数 | 差异显著性 | | 水平 | 蔗糖/(g/L) | 增殖系数 | 差异显著性 | |
			α = 0.05	α = 0.01				α = 0.05	α = 0.01
3	0.10	7.55	a	A	3	40.00	8.74	a	A
2	0.05	6.93	b	B	2	30.00	7.45	b	B
1	0.01	6.83	b	B	1	20.00	5.12	c	C

正交试验结果表明，茎段增殖系数随着培养基中 NAA 浓度提高而降低，IBA、BA 和蔗糖浓度提高而增加，但是随 IBA 浓度增加不大。因此，在正交试验所得最优组合培养基的基础上，进一步分析了 BA 和蔗糖浓度对茎段增殖培养的影响，BA 浓度为 1.00mg/L 时，茎段增殖系数最大，但与 0.50mg/L 时相差不大，其浓度进一步增加则会对茎段增殖及生长都产生不利影响，导致出现大量畸形苗，更会影响再生苗的遗传稳定性（表 4-19）。因此，茎段增殖培养基中 BA 浓度采用 0.50mg/L 为宜。蔗糖浓度 40.00g/L 时，茎段增殖系数最高，此后则显著降低；高浓度时，再生苗也同样出现较多畸形苗，颜色淡黄，死亡率明显高于低浓度（表 4-20）。因此，茎段增殖培养基中适宜的蔗糖浓度为 40.00g/L。此外，在前期试验基础上，也进一步研究了琼脂浓度和 pH 对茎段增殖培养的影响。除个别低浓度培养基凝固不好、湿度大而一定程度抑制苗的生长外，琼脂浓度对茎段培养增殖系数的影响不显著，茎段增殖培养基选择 5.0 ~ 8.0g/L 为宜（图 4-30）。pH 对茎段培养增殖系数影响也不显著，各 pH 条件下茎段再生苗的生长都比较健壮（图 4-31）。因此，茎段增殖培养基 pH 适宜范围为 5.5 ~ 6.3，进而脱毒苗工厂化生产时，培养基 pH 测定可不需使用 pH 计，采用 pH 试纸调至 5.9 附近即可。综合分析认为，最佳茎段增殖培养基为：MS + 0.5mg/L BA + 0.01mg/L NAA + 0.1mg/L IBA + 40g/L 蔗糖 + 5.0g/L 琼脂 + pH 5.9。

表 4-19　不同 BA 浓度对茎段增殖培养再生苗的影响

浓度/(mg/L)	增殖系数	叶片	植株	健壮度
0.50	13.17 ± 0.85b	绿色	生长较好，	+ + +
1.00	13.95 ± 1.54a	翠绿	生长较好,少数矮小,植株生长差异较大	+ + +
2.00	11.72 ± 0.96c	绿色,部分淡黄	多数较矮,部分苗淡黄	+ +
3.00	6.35 ± 0.79d	淡黄	生长较差,多畸形苗	+

注：小写字母代表新复极差检验 α = 0.05 水平差异显著性，"＋"多少代表再生苗健壮度，表 4-20 ~ 表 4-22 同。

表 4-20 不同蔗糖浓度对茎段增殖培养再生苗的影响

浓度 /(g/L)	增殖系数	叶片	植株	健壮度
30.00	12.17 ± 0.25c	绿色	生长较好,少数矮小	+ + +
40.00	13.67 ± 0.64a	绿色	生长较好	+ + +
50.00	12.92 ± 0.36b	绿色,部分淡黄	多数较矮,部分苗淡黄	+ +
60.00	7.76 ± 0.38d	淡黄	淡黄,生长一般	+

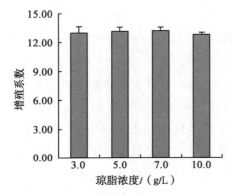

图 4-30 琼脂对茎段培养增殖系数的影响

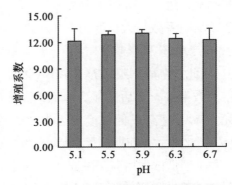

图 4-31 pH 对茎段培养增殖系数的影响

在最佳茎段增殖培养基的基础上,付长亮(2005)又研究了温度和光照环境因子对茎段增殖培养的影响(表 4-21、表 4-22)。温度对茎段增殖培养影响很大,不同温度下培养茎段的增殖系数差异极显著。较低培养温度下,茎段再生苗矮小,节间距很短,不利于下一步继代培养,且畸形苗较多。较高培养温度(30℃)下,茎段再生苗生长较好,特别是叶片较大。但是,30℃培养茎段的增殖系数低于 25℃的,因而 25℃左右是较适宜的茎段增殖培养温度。培养光照强度(500lx)较低时,茎段再生苗较高,叶片较小,节间距明显大于其他光照强度的,显示出徒长现象。光照强度增加有利于茎段再生苗的生长。虽然 3 000lx 光照条件下的茎段再生苗生长最健壮,但是 1 000~3 000lx 光照强度范围内,茎段增殖系数差异较小,茎段增殖培养可依据具体培养条件在此范围选择适当的光照强度。基于最大限度降低成本以获得最大收益的原则,脱毒苗茎段快速扩繁实际工作中适宜的培养环境条件为:25℃、1 000~3 000lx 光照(12h/d)。

表 4-21　不同培养温度对茎段增殖培养再生苗的影响

温度 /℃	增殖系数	叶片	植株	健壮度
15	3.66 ± 0.12d	淡黄,较小	矮小,节间距很小	+
20	6.84 ± 0.37c	绿色,较小	较矮,生长一般	+ +
25	12.97 ± 0.48a	绿色,叶片较小	健壮,长势好	+ + +
30	10.70 ± 0.99b	翠绿,叶片较大	健壮,生长很好	+ + +

表 4-22　不同培养光照强度对茎段增殖培养再生苗的影响

光照强度 /lx	增殖系数	叶片	植株	健壮度
500	10.38 ± 0.49c	较小,淡黄	苗较高	+ +
1 000	11.58 ± 0.47b	黄绿	生长较好	+ +
2 000	13.10 ± 0.36a	绿色	较好,部分苗淡黄	+ + +
3 000	12.95 ± 0.39a	翠绿	健壮	+ + +

此外，由于外植体长度、培养基组成、培养环境的影响，茎段增殖快速扩繁过程会产生畸形（培养一个月高度小于 0.50cm、茎膨大、节间距极短、不适于继代培养的苗）、叶片异常、玻璃化、褐化、愈伤化等异常苗。继代茎段长度越短，异常苗生成概率越高，0.20mm 时发生率最高。激素（细胞分裂素）浓度越高，培养时间越长，25℃以下温度越低，异常苗发生率也均越高。光照比较弱、培养容器内相对湿度接近饱和、氧气供应不足等条件下，玻璃化苗生成概率较高。异常程度低的再生苗主要为生理异常，在适宜的条件可转化为正常苗，说明可改变培养基成分或培养环境条件来降低异常苗的发生频率。

（4）脱毒苗离体保存：脱毒苗原种需要采用良好方法进行离体保存，以便恢复生长并扩繁应用和保证遗传稳定性。因此，付长亮（2005）通过评价培养基成分、环境因子、预培养时间和保存时间对保存效果的影响，进行了脱毒苗最佳离体保存方法的筛选。

1）培养基与低温对脱毒苗保存影响：正常环境条件（25℃、2 000lx 光照 12h/d）下，MS + 0.10mg/L BA + 0.10mg/L NAA + 30.00g/L 蔗糖 + 10.00g/L 琼脂 + pH 5.8 ± 0.1 培养基上培养四周的脱毒苗，截取长度 1.30cm ± 0.10cm 的茎尖（具 4 片小叶、鲜重约 50.00mg）分别接种于 A 培养基（增殖培养基：MS + 0.50mg/L BA + 0.01mg/L NAA + 0.10mg/L IBA + 40.00g/L 蔗糖 + 10.00g/L 琼脂 + pH 5.8 ± 0.1）、B 培养基（增殖培养基：

MS + 0.10mg/L BA + 0.10mg/L IBA + 30.00g/L 蔗糖 + 10.00g/L 琼脂 + pH 5.8 ± 0.1）、C 培养基（MS + 20.00g/L 蔗糖 + 10.00g/L 琼脂 + pH 5.8 ± 0.1）、D 培养基（生根培养基：MS + 0.30mg/L IBA + 30.00g/L 蔗糖 + 10.00g/L 琼脂 + pH 5.8 ± 0.1）四种培养基上，正常环境条件下预培养 1 周后，首先降温至 15℃保存 3 天，随后转入 8℃ ±1℃、弱光（约 500lx）条件下保存 1 周，最后继续将部分茎尖材料转入 4℃ ±2℃、黑暗条件下保存 1 个月，评价培养基和环境因子对脱毒苗离体保存的影响发现，除了 C 培养基有坏死外，其他培养基保存脱毒苗茎尖存活率均为 100%；保存前后，再生苗株高基本无变化，鲜重有所增加；四种培养基保存再生苗间株高差异不显著，鲜重差异显著；8℃ ±1℃和 4℃ ±2℃低温条件下再生苗间株高和鲜重则均差异不显著（表 4-23）。这些表明保存一个月后，再生苗株高被低温有效抑制，鲜重受到培养基成分的影响，鲜重越重的再生苗越健壮，可保存时间越长。

由于保存效果，A、B 培养基优于 C、D 培养基，两种低温环境间无差异。因此，预培养时间和保存时间对脱毒苗保存影响研究选用 A、B 培养基和 8℃ ±1℃、4℃ ±2℃低温环境下进行。

表 4-23　不同培养基和低温环境对保存 1 个月再生苗生长影响

培养基	8℃ ±1℃,500lx			4℃ ±2℃,黑暗		
	存活率	株高 /cm	鲜重 /mg	存活率	株高 /cm	鲜重 /mg
A	100.00%	1.19 ± 0.20	81.00 ± 10.00a	100.00%	1.18 ± 0.10	80.00 ± 9.00a
B	100.00%	1.26 ± 0.07	76.00 ± 4.00a	100.00%	1.24 ± 0.07	73.00 ± 12.00a
C	94.12%	1.23 ± 0.04	54.00 ± 7.00b	83.33%	1.25 ± 0.08	52.00 ± 6.00b
D	100.00%	1.22 ± 0.09	69.00 ± 7.00a	100.00%	1.22 ± 0.07	68.00 ± 8.00a

2）预培养时间对脱毒苗保存影响：正常环境条件下，脱毒苗茎尖接种到 B 培养基分别预培养 3 天、1 周、2 周后，按上述逐级降温方式，转入 8℃ ±1℃、500lx 光照和 4℃ ±2℃、黑暗条件下评价预培养时间对脱毒苗保存影响发现，再生苗植株和叶片均无死亡，预培养时间对再生苗株高和鲜重均有显著影响，预培养时间越长，再生苗株高越高，鲜重越重，生长状态越好（表 4-24）。因此，脱毒苗转入低温保存前于正常环境条件预培养一定时间是必要的。由于罗汉果单节茎段或茎尖再生形成脱毒苗周期为 1 个月，在培养初期生长很慢，超过 1 周后生长加快、不利于保存，因此转入低温保存前，脱毒苗茎尖于正常环境条件下预培养时间不宜过长，10 ~ 15 天比较适合。

表 4-24 不同预培养时间对保存 1 个月再生苗生长影响

预培养时间	8℃±1℃,500lx			4℃±2℃,黑暗		
	存活率	株高/cm	鲜重/mg	存活率	株高/cm	鲜重/g
3 天	100.00%	1.04±0.06c	51.00±7.00c	100.00%	1.05±0.06c	50.00±5.00c
1 周	100.00%	1.26±0.07b	76.00±10.00b	100.00%	1.24±0.07b	77.00±14.00b
2 周	100.00%	1.79±0.19a	101.00±13.00a	100.00%	1.72±0.09a	99.00±10.00a

3）保存时间对脱毒苗保存影响：正常环境条件下，脱毒苗茎尖接种到 A、B 培养基预培养 2 周后，按上述逐渐降温方式，转入 8℃±1℃、1 500lx 光照或黑暗条件下，保存 2 个月、4 个月、6 个月，再生苗株高、鲜重、叶片死亡数随着保存时间的延长而增加，株高、鲜重光照处理高于黑暗处理，叶片死亡数则黑暗处理高于有光照处理（表 4-25）。其中，培养基成分、光照强度及保存时间对再生苗株高和死亡叶片数影响显著，但是无明显规律；培养基对再生苗叶片数也有影响显著。由于 A 培养基可诱导形成丛生苗，预培养阶段其再生苗叶片数即高于 B 培养基的再生苗叶片数。

表 4-25 8℃±1℃、1 500lx 光照或黑暗条件下不同保存时间对再生苗生长影响

培养基	处理		再生苗生长状况				
	保存时间	光照条件	存活率	鲜重/mg	株高/cm	叶片数/片	死亡叶片数/片
A	2 个月	黑暗	100.00%	122.10±4.40bcd	2.03±0.06g	7.00±1.00ab	0.27±0.04ef
A	2 个月	光照	100.00%	124.90±6.10abc	2.11±0.02efg	7.00±1.00ab	0.37±0.04f
A	4 个月	黑暗	100.00%	124.70±0.90abc	2.06±0.06fg	7.00±1.00ab	0.31±0.04e
A	4 个月	光照	100.00%	128.30±3.20ab	2.14±0.04cde	7.33±0.58a	0.31±0.04ef
A	6 个月	黑暗	100.00%	125.90±2.50abc	2.10±0.06efg	7.33±0.58a	0.67±0.04c
A	6 个月	光照	100.00%	129.20±7.40ab	2.18±0.06cd	7.33±0.58a	0.51±0.05d
B	2 个月	黑暗	100.00%	115.40±4.10d	2.17±0.06cd	6.00±1.00ab	0.27±0.09f
B	2 个月	光照	100.00%	119.00±1.80cd	2.16±0.05cd	6.00±1.00b	0.15±0.04g
B	4 个月	黑暗	100.00%	122.80±3.10bc	2.19±0.04bcd	5.67±0.58b	0.73±0.05bc
B	4 个月	光照	100.00%	122.60±3.20bcd	2.21±0.07abc	5.67±0.58b	0.65±0.08c
B	6 个月	黑暗	100.00%	126.30±3.20abc	2.30±0.04a	5.67±0.58b	0.93±0.05a
B	6 个月	光照	100.00%	131.90±3.00a	2.29±0.09ab	5.67±0.58b	0.81±0.03b

注：小写字母代表新复极差检验 α=0.05 水平差异显著性。

　　选取生活力较好的茎段（茎尖）转接于 B 培养基上，在正常培养条件下恢复培养一个月后，调查存活率（长出新梢者为存活）发现，不同保存时间茎段（茎尖）生长恢复率均为 100%，且生长较一致。因此，各因素对脱毒苗保存的影响只能进一步从再生苗的生长情况进行评价。截取恢复生长 1 个月再生苗和正常培养再生苗的单节茎段（茎尖），接种到 A 培养基上，在正常培养条件下培养 1 个月后，不同保存时间恢复生长苗茎段（茎尖）再生苗增殖系数和生长指标比较分析（表 4-26）认为，罗汉果脱毒苗茎段（茎尖）较适宜离体保存条件是 A 培养基、8℃±1℃、黑暗条件下，保存 6 个月仍有很高的生活力，保存更长时间也是可行的，只是还有待于进一步研究观察。

表 4-26　不同保存时间恢复生长苗 8℃±1℃、1 500lx 光照或黑暗条件下增殖再生苗生长状况

培养基	处理		再生苗生长状况		
	保存时间	光照条件	恢复率	增殖系数	株高 /cm
A	2 个月	黑暗	100.00%	12.98 ± 0.71	2.21 ± 0.16
A	2 个月	光照	100.00%	12.92 ± 0.51	1.94 ± 0.19
A	4 个月	黑暗	100.00%	13.58 ± 0.69	2.33 ± 0.20
A	4 个月	光照	100.00%	13.10 ± 0.36	2.21 ± 0.17
A	6 个月	黑暗	100.00%	13.48 ± 0.71	2.41 ± 0.27
A	6 个月	光照	100.00%	13.10 ± 0.36	2.49 ± 0.18
B	2 个月	黑暗	100.00%	12.95 ± 0.35	2.23 ± 0.08
B	2 个月	光照	100.00%	12.38 ± 0.49	2.19 ± 0.05
B	4 个月	黑暗	100.00%	12.58 ± 0.45	2.31 ± 0.15
B	4 个月	光照	100.00%	13.10 ± 0.36	2.53 ± 0.19
B	6 个月	黑暗	100.00%	12.95 ± 0.39	2.44 ± 0.24
B	6 个月	光照	100.00%	12.81 ± 0.37	2.51 ± 0.34

　　脱毒苗茎尖接种到培养基 A 和 B 上，按上述逐渐降温方式，转入 4℃±1℃、黑暗条件下，保存 1 个月时，生长基本停止，但是状态较好、基本无死亡；保存 3 个月时，各处理均有死亡、最高死亡率达 25%，但是死亡叶片数较前两个月增加不多；保存 6 个月时，生长近乎停止，株高、叶片数无显著增加，存活率明显降低，死亡叶片数增多，恢复生长率较低（表 4-27），表明不宜继续保存，应继代后重新保存。

表 4-27 4℃±1℃、黑暗条件下保存 6 个月后再生苗及其恢复生长苗生长状况

培养基	保存再生苗				恢复生长苗	
	存活率	叶片数/片	死亡叶片数/片	株高/cm	恢复率	增殖系数
A	41.67%	8.58 ± 3.51	3.45 ± 3.21	1.23 ± 0.21	30.56%	12.94 ± 0.64
B	37.14%	5.94 ± 0.47	2.54 ± 0.94	1.38 ± 0.19	22.86%	12.71 ± 0.59

2. 茎段复性离体保存 以"永青 1 号"分枝期二级蔓为外植体，在 MS + 0.50mg/L BA + 0.05mg/L NAA + 30.00g/L 蔗糖 + 5.00g/L 琼脂培养基基础上，设置不同培养基、保存温度和生长延缓剂浓度（表 4-28、表 4-29），在温度 25℃±2℃、光照时间 14h/d、光强 1 500 ~ 2 000lx 条件下培养，筛选适宜的种质复性繁殖离体保存方法。

表 4-28 培养基和保存温度处理编号

处理	20℃	22℃	25℃	28℃
基础培养基	MTⅠ1	MTⅠ2	MTⅠ3	MTⅠ4
MS	MTⅡ1	MTⅡ2	MTⅡ3	MTⅡ4
1/2MS（大量元素减半）	MTⅢ1	MTⅢ2	MTⅢ3	MTⅢ4
1/2MS（大量及微量元素减半）	MTⅣ1	MTⅣ2	MTⅣ3	MTⅣ4

表 4-29 激素种类及浓度处理编号

处理	浓度/(mg/L)					
	0.50	1.00	2.00	3.00	4.00	5.00
多效唑	HCⅠ1	HCⅠ2	HCⅠ3	HCⅠ4	HCⅠ5	HCⅠ6
脱落酸	HCⅡ1	HCⅡ2	HCⅡ3	HCⅡ4	HCⅡ5	HCⅡ6

（1）培养基和温度对种质保存的影响：培养基和温度对离体保存种质的影响分析（表 4-30）显示，4 种不同培养基和温度条件下培养 180 天，罗汉果组培苗在节间数、株高、叶片长、叶片宽、增殖倍数和成活率方面存在明显差异。

15℃条件下成活率为 0（结果未列入表中）。温度由 20℃升高至 28℃时，除叶片宽变化不大外，组培苗节间数、株高、叶片长、增殖倍数和成活率均增加。尤其节间数、株高、增殖倍数和成活率增加明显。20 ~ 22℃条件下，成活率不高，低于 58.35%。25 ~ 28℃条件下，成活率较好，在 60.78% 以上。25℃条件下，成活率为 60.78% ~

83.25%。28℃条件下，成活率达 63.33%～86.67%。然而，28℃条件下，节间数与 25℃条件下的相近，株高则高达 11.06cm 以上，是 25℃条件下的 1 倍以上。因此，罗汉果种质组培保存适宜温度为 25℃左右。

4 种培养基对组培苗节间数、叶片长和叶片宽影响不大，但对组培苗株高、增殖倍数和成活率影响较大。随着激素、大量元素、微量元素的减少，组培苗株高、增殖倍数和成活率明显降低。保存温度为 25℃时，基础培养基上生长的组培苗，株高、增殖倍数和成活率分别为 6.02cm、3.80 倍、83.25%。与基础培养基相比，去除激素的 MS 培养基上生长组培苗株高、增殖倍数和成活率仅略有降低，保持了良好的株高、增殖倍数和成活率，分别为 5.86cm、2.00 倍、70.86%；大量元素减半 1/2MS 和大量及微量元素均减半 1/2MS 培养基上生长的组培苗，株高降低不多，但增殖倍数和成活率下降明显，分别降至 1.33 倍和 65.33% 及以下。因此，罗汉果种质组培离体保存适宜培养基为 MS 培养基。

表 4-30　培养基和温度对种质离体保存的影响

处理	节间数 / 个	株高 /cm	叶片长 /cm	叶片宽 /cm	增殖倍数 / 倍	成活率
MT Ⅰ 1	7.80	3.78	2.32	1.93	1.50	33.53%
MT Ⅱ 1	7.13	3.42	2.17	1.72	0.88	28.45%
MT Ⅲ 1	7.15	3.31	2.25	1.81	0.76	23.76%
MT Ⅳ 1	7.00	2.97	2.27	1.80	0.26	27.82%
MT Ⅰ 2	9.72	5.06	2.56	1.82	2.33	58.35%
MT Ⅱ 2	8.53	4.82	2.37	1.95	1.82	40.26%
MT Ⅲ 2	8.17	4.77	2.28	1.82	1.53	45.77%
MT Ⅳ 2	8.26	4.38	2.31	1.74	0.50	34.83%
MT Ⅰ 3	12.56	6.02	3.09	1.72	3.80	83.25%
MT Ⅱ 3	10.49	5.86	2.57	1.76	2.00	70.86%
MT Ⅲ 3	10.3	5.64	2.86	1.88	1.33	65.33%
MT Ⅳ 3	8.88	4.89	2.41	1.92	1.33	60.78%
MT Ⅰ 4	14.01	13.4	3.16	1.55	5.15	75.00%
MT Ⅱ 4	12.61	12.42	2.48	1.43	2.88	86.67%
MT Ⅲ 4	11.35	11.06	2.43	1.71	2.13	82.50%
MT Ⅳ 4	11.06	11.13	2.98	1.85	1.25	63.33%

（2）生长延缓剂及其浓度对种质保存的影响：不同生长延缓剂种类和浓度条件下培养180天，罗汉果组培苗节间数、株高、叶片长、叶片宽、增殖倍数和成活率变化显示，多效唑延缓生长效果明显优于脱落酸（表4-31）。脱落酸仅在5.00mg/L高浓度下才出现明显生长延缓作用。在5.00mg/L高浓度下，添加多效唑培养基上组培苗成活率已为0。随着浓度增加，添加多效唑培养基上组培苗节间数、株高、叶片长、叶片宽、增殖倍数和成活率均逐渐减少。其中，节间数、株高、增殖倍数和成活率减少尤其明显。多效唑浓度为0.50～1.00mg/L时，组培苗节间数、株高、增殖倍数和成活率分别在7.38～8.62个、9.82～11.59cm、1.76～2.80倍、85.71%～87.50%范围。多效唑浓度为2.00～3.00mg/L时，组培苗节间数、株高、增殖倍数和成活率分别降至4.75～6.50个、5.00～7.86cm、1.00倍、60.00%～66.67%范围。多效唑浓度为4.00mg/L时，组培苗节间数、株高、增殖倍数和成活率则分别低至3.20个、4.16cm、0.50倍、30.75%，生长受到严重影响。因此，罗汉果种质组培离体保存添加延缓剂选择2.00～3.00mg/L多效唑较好。

离体培养的理论基础是细胞具有全能性，有丝分裂时DNA半保留复制和染色体均等分配保持遗传稳定性。离体培养物通常是遗传稳定的，但是水稻、小麦、玉米、马铃薯、甘蔗、烟草和杉木研究证实离体培养普遍存在变异。变异的因素有外植体来源、培养基、培养方式和继代次数。综上所述，为了简便有效保存种质，通过温度、培养基以及添加生长延缓剂方面来控制继代次数，防止种质发生变异，罗汉果种质组培离体保存可选择分枝期二级蔓作为外植体，在基础培养基上进行初代繁殖，继代以MS为培养基、继代次数不超过18代，添加2.00～3.00mg/L多效唑，于25℃左右的温度下进行保存。继代一次可保存6个月时间。但需注意的是，此保存方法是以一个品种进行筛选获得的，罗汉果不同品种生长特性存在较大差异，为了更有效地保存种质资源，种质离体保存方法有必要在更多品种上进行试验，筛选出每个品种适宜的保存方法。

表4-31　生长延缓剂及其浓度对种质离体保存的影响

处理	节间数/个	株高/cm	叶片长/cm	叶片宽/cm	增殖倍数/倍	成活率
HCⅠ1	8.62	11.59	2.97	1.99	2.80	85.71%
HCⅠ2	7.38	9.82	3.44	2.13	1.76	87.50%
HCⅠ3	6.50	7.86	3.25	1.88	1.00	66.67%
HCⅠ4	4.75	5.00	3.43	1.76	1.00	60.00%
HCⅠ5	3.20	4.16	2.43	1.12	0.50	30.75%
HCⅠ6	—	—	—	—	—	
HCⅡ1	12.36	13.24	3.13	1.97	2.00	76.87%

续表

处理	节间数 / 个	株高 /cm	叶片长 /cm	叶片宽 /cm	增殖倍数 / 倍	成活率
HCⅡ2	12.23	12.53	3.08	2.01	1.78	77.32%
HCⅡ3	11.28	11.84	2.94	1.68	1.50	70.53%
HCⅡ4	10.95	11.53	2.67	1.72	1.10	65.46%
HCⅡ5	10.66	11.17	2.81	1.84	1.35	68.32%
HCⅡ6	7.37	9.18	2.26	1.68	0.60	58.67%

二、组培对罗汉果田间性状的影响

以"伯林 3 号"为实验材料，在 MS + 0.50mg/L BA + 0.05mg/L NAA + 30.00g/L 蔗糖 + 5.00g/L 琼脂培养基基础上，设置不同外植体、BA 激素浓度和继代次数（表 4-32），在温度 25℃±2℃、光照时间 14h/d、光强 1 500～2 000lx 条件下培养，分析培养方法对组培苗田间性状表现影响。表 4-33 组培苗 8 个性状田间观测结果显示，不同处理间开花期、成熟期、蔓伸长速度、主蔓粗、果横径、果纵径、畸形果率和单果重分别在 90.67～98.67 天、174.00～179.67 天、8.62～10.21cm/d、0.57～0.72cm、5.50～5.78cm、6.18～6.50cm、4.18%～5.77% 和 73.10～80.89g 之间。不同外植体对罗汉果组培苗生育期和植株长势有显著影响，成熟期和蔓伸长速度性状差异显著，开花期和主蔓粗性状差异极显著；继代次数对罗汉果组培苗开花期和主蔓粗影响显著；0.00～2.00mg/L 浓度范围内，BA 激素对组培苗开花期、成熟期、蔓伸长速度、主蔓粗、果横径、果纵径、畸形果率和单果重影响均不显著（表 4-34）。

表 4-32　外植体、BA 激素浓度和继代次数处理编号

处理		分枝期一级蔓	分枝期二级蔓	现蕾期二级蔓
BA 浓度 /（mg/L）	0.00	BⅠa	BⅡa	BⅢa
	0.50	BⅠb	BⅡb	BⅢb
	1.00	BⅠc	BⅡc	BⅢc
	2.00	BⅠd	BⅡd	BⅢd
继代次数 / 次	10.00		B10	
	18.00		B18	

表 4-33　不同处理组培苗田间性状观测结果

处理	开花期 /d	成熟期 /d	蔓伸长速度/(cm/d)	主蔓粗 /cm	果横径 /cm	果纵径 /cm	畸形果率	单果重 /g
BⅠa	97.33	177.33	8.64	0.60	5.63	6.36	5.77%	76.83
BⅠb	97.67	178.33	9.20	0.59	5.73	6.44	5.00%	80.15
BⅠc	95.33	178.00	9.18	0.65	5.57	6.26	4.50%	76.22
BⅠd	93.33	175.67	9.60	0.67	5.64	6.35	4.73%	77.55
BⅡa	90.67	174.00	9.19	0.72	5.53	6.18	4.47%	73.81
BⅡb	91.00	174.67	9.03	0.70	5.71	6.25	4.51%	80.89
BⅡc	92.00	175.00	8.62	0.68	5.50	6.23	4.44%	74.04
BⅡd	93.00	176.33	8.90	0.64	5.58	6.20	4.65%	73.16
BⅢa	94.33	176.00	9.58	0.65	5.59	6.39	5.48%	74.47
BⅢb	93.33	174.67	10.21	0.65	5.50	6.19	4.42%	73.35
BⅢc	94.33	177.00	9.59	0.64	5.52	6.22	4.18%	73.10
BⅢd	92.33	174.67	9.33	0.66	5.58	6.40	4.88%	80.18
B10	96.00	179.00	9.83	0.59	5.58	6.26	5.46%	74.60
B18	98.67	179.67	9.68	0.57	5.78	6.50	4.71%	78.72

表 4-34　外植体、BA 浓度和继代次数对田间性状影响方差分析（F 值）

性状	外植体	BA 浓度	继代次数
开花期	16.82**	0.88	6.71*
成熟期	4.07*	0.48	4.19
蔓伸长速度	3.48*	0.48	0.83
主蔓粗	5.19**	0.08	6.69*
果横径	1.48	1.09	0.42
果纵径	1.54	0.36	1.39
畸形果率	1.33	2.25	0.46
单果重	0.55	0.66	0.29

注：* 表示 $P < 0.05$，差异达显著水平；** 表示 $P < 0.01$，差异达极显著水平。

1. 外植体对组培苗田间性状影响　如表 4-35，外植体对组培苗生育期和植株长势影响多重比较分析显示，对开花期的影响，分枝期一级蔓（Ⅰ）与分枝期二级蔓（Ⅱ）、现蕾期二级蔓（Ⅲ）之间差异极显著，分枝期二级蔓与现蕾期二级蔓之间差异显著，开花最早的是分枝期二级蔓，现蕾期二级蔓次之，分枝期一级蔓最晚；对成熟期的影响，分枝期一级蔓与分枝期二级蔓之间差异显著，成熟最早的是分枝期二级蔓，现蕾期二级蔓次之，分枝期一级蔓最晚；对蔓伸长速度的影响，分枝期二级蔓与现蕾期二级蔓之间差异显著，蔓生长最快的是现蕾期二级蔓，分枝期一级蔓次之，分枝期二级蔓最慢；对主蔓粗的影响，分枝期一级蔓与分枝期二级蔓之间差异极显著，蔓最粗的是分枝期二级蔓，现蕾期二级蔓次之，分枝期一级蔓最细。因此，分枝期二级蔓组培苗生育期早、徒长性弱、蔓粗，是生产罗汉果组培苗最佳外植体选择。

表 4-35　外植体对组培苗生育期和长势影响多重比较

外植体	开花期		成熟期		蔓伸长速度		主蔓粗	
	$P < 0.05$	$P < 0.01$	$P < 0.05$	$P < 0.01$	$P < 0.05$	$P < 0.01$	$P < 0.05$	$P < 0.01$
Ⅰ	a	A	a	A	ab	A	b	B
Ⅱ	c	B	b	A	b	A	a	A
Ⅲ	b	B	ab	A	a	A	ab	AB

注：小写字母表示 $P < 0.05$，差异达显著水平；大写字母表示 $P < 0.01$，差异达极显著水平，下表同。

2. 继代次数对组培苗田间性状影响　表 4-36 可知，继代次数对开花期和主蔓粗影响的多重比较显示，对开花期的影响，18 代与初代之间差异显著，初代组培苗开花期最早，10 代组培苗次之，18 代组培苗最晚；对主蔓粗的影响，初代组培苗与 10 代、18 代组培苗之间差异显著，初代组培苗主蔓最粗。因此，罗汉果组培苗生产过程中，应控制继代次数，使用低代苗。

表 4-36　继代次数对组培苗开花期和主蔓粗影响多重比较

继代次数	开花期		主蔓粗	
	$P < 0.05$	$P < 0.01$	$P < 0.05$	$P < 0.01$
1	b	A	a	A
10	ab	A	b	A
18	a	A	b	A

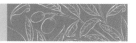

第三节　罗汉果优良品种选育

一、常规杂交育种

罗汉果自然形成品种综合性状欠佳，往往存在一些重要缺陷，例如大果率低，植株徒长现象明显，对除草剂反应敏感，除草时不慎喷洒上会导致叶脉发白甚至全株枯死（图4-32）。然而，杂交 F_1 代在果实大小、形状、颜色等育种目标性状存在显著分离，例如"伯林2号 × 冬瓜果"杂交 F_1 代果实分离出圆形、卵圆形、长圆形三种果形，"青皮3号 × 冬瓜果"杂交 F_1 代果实分离出浅青色和青色两种颜色（图4-33），为品种的杂交遗传改良提供了良好机会。

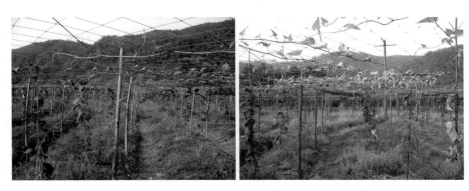

图 4-32　植株徒长（左）与受百草枯危害（右）状况

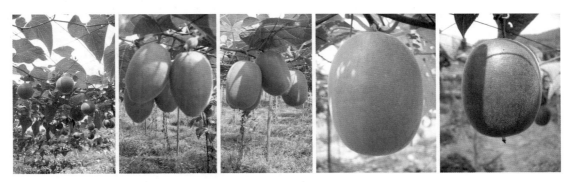

图 4-33　罗汉果杂交 F_1 代果实大小、形状与颜色分离状况

1. "永青1号"大果品种的杂交育种

（1）选育方法：针对品种大果以上比例偏低，通常在 10% ～ 30% 之间，为了选育出大果、特果率高，丰产性好，果形美观，抗逆性、适应性强，果实品质优良的罗汉果新品种。

2004 年 9 月，本课题组进行"罗汉果种质资源及其评价研究"，全面收集罗汉果种质，从永福县龙江乡获得一个青皮果农家栽培品种，采集其完全成熟果实作为母本，编号为 1B，该果实种子经组织培养繁育成 F_1 代实生苗。2005 年 4 月，与 11 个历年推广、农家栽培及野生的罗汉果品种一起，F_1 代种植于永福龙江枫木坳罗汉果种质资源评价及良种选育试验基地，进行田间种质比较试验。试验结果发现，龙江青皮果（1B）1 个 F_1 代实生变异单株（"永青 1 号"母株）与其他品种相比，表现出果大，丰产性好，果形美观等突出特点。当年遭遇严重干旱，果纵径、果横径仍分别达到 6.4cm 和 5.6cm，显示出较强的抗旱性。故于当年 8 月取其茎尖，采用茎尖组织培养繁育脱毒苗约 7.5 万株，培育成无性系新品种，取名为"科研 2 号"青皮果。2006 年 4 月，将该无性系新品种在兴安县华江乡品种选育基地进行品种比较试验，同时在兴安县漠川乡、龙胜县和平乡、灵川县灵田乡、全州蕉江乡、融安泗顶镇等地区域试验种植 500 亩。虽然成花期遭遇长时间连续阴雨，但各试验点种植均非常成功，"科研 2 号"于 7 月中旬开花，9 月下旬至 10 月上旬开始成熟，与生产上主要推广的 10 多个品种相比，综合性状明显优于其他品种，最终定名为"永青 1 号"进行新品种审定（马小军等，2008）。

遗传系谱图：

龙江农家青皮果（♀）× 农家栽培类型（♂）

↓

F_1 代实生变异株（永青 1 号）

（2）品种特征特性："永青 1 号"植株健壮，主茎粗 0.5～1.1cm；叶片心形，先端急尖，长 11.0～15.5cm，宽 10.0～13.5cm，叶柄长 3.5～6.0cm，柄粗 0.3～0.45cm，叶基半闭合；花期 7 月至 9 月中旬，花瓣浅黄色、5 枚，子房长卵形、略被红色腺毛、横径 0.6～0.8cm、纵径 1.1～1.8cm；幼果浅黄绿色，果实生长期 60～80 天。果实 9 月下旬至 10 月上旬开始成熟；成熟果实柄较长、皮青绿色、具清晰纵纹、被细短柔毛、果形圆柱形、整齐美观，果实较大、横径 4.9～8.0cm、纵径 5.2～10.0cm、大果与特果率高、达 73.48%；二级蔓果实较三级蔓果实纵径更长，颜色更深，纵纹更加清晰（图 4-34）。果实主要内含物含量与主栽青皮果相近，罗汉果总苷、罗汉果苷 V、水浸出物、可溶性总糖和维生素 C 含量分别为 8.84%、1.03%、37.9%、17.4% 和 3.02mg/g。

植株长势旺盛，坐果率高，丰产性好，产量可达 10 000～15 000 个 / 亩，抗旱、抗病性较强，适应性广。突出特点为果实膨大快，果实大，大果与特果比例高（表 4-37），果形美观，成熟期短，最适宜山地栽培。但在种植过程中，遇雨水过多时，也应注意控制徒长；运输过程中防止果实刮花或破裂。

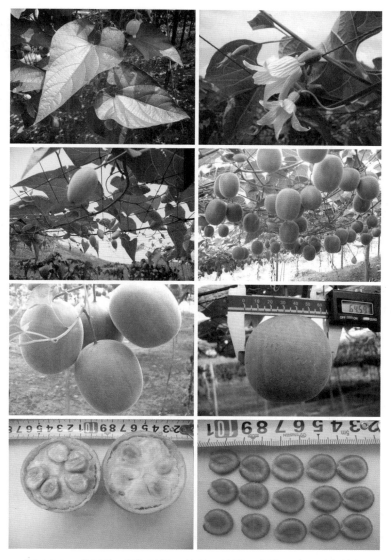

图 4-34　"永青 1 号"叶片、花朵、幼果、全果、种子形态特征

表 4-37　新品种"永青 1 号"田间测产结果

果园地址	亩产个数 / 个	大果以上个数 / 个	大果以上比例 /%	中果以上个数 / 个	中果以上比例 /%	中果以上亩产个数 / 个	小果以上个数 / 个	小果以上比例 /%	小果以上亩产个数 / 个
兴安县漠川乡	11 047	1 377	55.26	2 080	83.47	9 220	2 413	96.83	10 696
兴安县白石乡	12 351	1 471	89.86	1 612	98.47	12 163	1 637	100.0	12 351

续表

果园地址	亩产个数/个	大果以上个数/个	大果以上比例/%	中果以上个数/个	中果以上比例/%	中果以上亩产个数/个	小果以上个数/个	小果以上比例/%	小果以上亩产个数/个
龙胜县和平乡	9 262	1 113	66.49	1 588	94.86	8 786	1 662	99.28	9 196
合计		3 961		5 281			5 709		
加权平均数	11 035		73.48		92.71	10 281		98.72	10 902

2. "普丰青皮"稳产品种的杂交育种

（1）选育方法：针对罗汉果徒长问题，为了选育稳产丰产性好且果大、品质优良的罗汉果新品种，有效降低种植过程中不开花结果而严重减产的风险和栽培难度。

2005年，在永福县枫木坳罗汉果种质资源评价及良种选育试验基地，根据种质评价观测结果，选取一批具有优良特性的种质作为亲本配制杂交组合，杂交授粉组合果实种子经组织培养繁育成F₁代实生苗。2006年，杂交组合F₁代实生苗种植兴安县华江乡罗汉果良种选育试验基地，以罗汉果主栽品种为对照，进行新品种比较与选育试验，在连续阴雨不良天气条件下，于圆柱形果形优良母本青皮3号与冬瓜果雄株杂交组合F₁实生后代群体中发现一株开花结果稳定、坐果率高、果大丰产的单株，于当年7—8月，采集现蕾开花茎尖，组培繁殖成无性系新品种。2007年，该新无性系品种继续种植于兴安县漠川乡罗汉果良种选育试验基地进行品种比较与性状稳定性观测试验，在高温不良天气条件下，仍表现开花结果稳定、果大丰产、罗汉果苷含量高，于是定名为"普丰青皮"进行新品种登记（马小军等，2009）。

遗传系谱图： 青皮3号（♀）× 冬瓜果（♂）

↓

F₁代实生变异优株（普丰青皮）

（2）品种特征特性："普丰青皮"植株健壮，主茎粗0.69～0.74cm；叶片绿色、长心形、长13.17～17.42cm、宽11.47～15.04cm，叶柄长5.14～5.78cm；子房浅青绿色、被细短银色柔毛，花瓣黄色；幼果青绿色，卵形；成熟果实柄长1.15～2.49cm、横径5.63～5.82cm、纵径6.57～7.13cm、圆柱形、果皮浅青绿色、纵纹不清晰、果肉饱满，果大、单果重82.37g，主要内含物含量罗汉果总苷6.23%、罗汉果苷V 1.29%、水浸出物37.50%、总糖20.40%、水分72.70%、维生素C含量3.16mg/g，种子千粒重141.80g（图4-35、表4-38、表4-39）。

植株长势中等，7月中上旬现蕾，7月中下旬开花，10月中上旬果实开始成熟，较一般青皮果抗逆性强，突出特点为受阴雨和高温不良天气影响小，开花早而稳定，坐果率高，稳产丰产性好，大果比例也高，易于种植成功和节省劳力，亩产量可达 10 000 ～ 15 000 个。

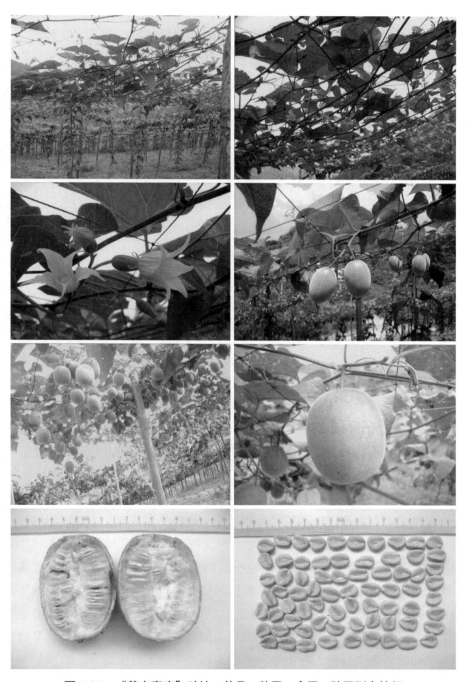

图 4-35　"普丰青皮"叶片、花朵、幼果、全果、种子形态特征

表 4-38　"普丰青皮"与主栽品种农艺性状比较

品种	主茎粗 /cm	主茎增高速度 / (cm/3d)	叶片长 / cm	叶片宽 / cm	果柄长 /cm	果柄粗 /cm	种子干粒重 /g	开花期（日 / 月）
普丰青皮	0.686	16.62	13.17	11.47	1.15 ~ 2.49	0.215 ~ 0.231	141.80	17/7
伯林 3 号	0.704	18.44	14.97	13.21	1.03 ~ 2.55	0.242 ~ 0.275	132.40	28/7
青皮 3 号	0.740	18.11	15.44	13.16	1.12 ~ 2.20	0.237 ~ 0.286	107.40	26/7
青皮 4 号	0.764	19.30	15.87	13.43	0.98 ~ 2.62	0.238 ~ 0.271	118.60	22/7

表 4-39　"普丰青皮"与主栽品种产量及品质性状比较

品种	果纵径 / cm	果横径 / cm	单果重 /g	总苷含量 /%	罗汉果苷 V 含量 /%	水浸出物含量 /%	总糖含量 /%	维生素 C 含量 /(mg/g)	水分含量 /%
普丰青皮	6.572	5.823	82.37	9.65	1.10	39.20	20.30	3.16	72.70
伯林 3 号	6.110	5.458	81.05	8.24	1.16	40.60	25.70	2.67	77.40
青皮 3 号	6.460	5.598	80.45	8.29	0.90	49.00	31.80	3.08	73.60
青皮 4 号	6.845	5.697	89.50	7.21	1.04	52.00	33.60	2.30	75.20

二、多倍体育种

二倍体有籽罗汉果含种子太多，占鲜果重 40% ~ 50%。种子不合成积累有效成分罗汉果苷，合成积累罗汉果苷部位仅为果肉，罗汉果苷提取时种子形成大量废渣，使得果实甜苷含量和提取利用率低，以致罗汉果苷甜味剂生产和使用成本偏高。因此，培育多倍体无籽或少籽品种是有望从源头上降低罗汉果苷甜味剂生产和使用成本的良好途径。

1. "药园无籽 1 号"无籽品种选育

（1）选育方法：针对果实提取利用率低问题，为了选育罗汉果甜苷提取专用型无籽罗汉果品种，提高果实利用率，降低罗汉果甜味剂生产和使用成本。本课题组以罗汉果苷 V 含量高的二倍体品种"农院 B6"与自然突变四倍体雄性品种"药园败雄 1 号"杂交，三倍体 F_1 代实生后代群体授予正常青皮果花粉所结果实近乎全部无籽，通过单株选育法从中选取一株几乎无籽、中小果、果肉多而细腻的优良雌株，采集其现蕾茎尖组培繁育成无性株系品种。2008 年，繁育的雌性无性株系品种继续于种质圃中进行性状稳定性观察与品种比较试验，结果保持了几乎无籽、果肉多而细腻等优良特性，罗汉果苷 V 含量与主栽品种相当，从而定名为"药园无籽 1 号"进行新品种登记（莫长明等，2014）。

遗传系谱图：农院 B6（♀）× 药园败雄 1 号（♂）

↓

F₁ 代实生优株（药园无籽 1 号）

（2）品种特征特性："药园无籽 1 号"新品种植株健壮，主茎粗 0.71～1.18cm、墨绿色；叶片绿色、心形、长 12.26～21.57cm、宽 10.24～20.85cm，叶柄长 4.20～6.91cm；子房浅绿色，花黄色；果柄长 0.60～3.70cm，幼果皮青绿色，卵形；成熟果实短圆形、青色、中小果、横径 4.11～5.25cm、纵径 4.79～5.65cm、单果重 36.5～58.86g，近乎无籽、果肉饱满且细腻，瓤果比达 62.35%，主要内含物含量罗汉果总苷 4.61%、罗汉果苷 V 1.64%、水浸出物 49.8%、总糖 35.5%、水分 70.7%（图 4-36；表 4-40、表 4-41）。

植株长势旺盛，7 月中下旬至 8 月上旬现蕾、开花，10 月下旬至 11 月上旬果实开始分批成熟，每亩果实产量大约 9 000～13 000 个，突出特点为果实无籽率高，但是果实偏小。

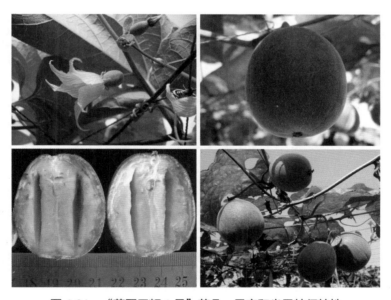

图 4-36　"药园无籽 1 号"花朵、果实和坐果特征特性

表 4-40　"药园无籽 1 号"与主栽品种农艺性状比较

品种	主茎粗 /cm	叶片长 /cm	叶片宽 /cm	叶片形状	果纵径 /cm	果横径 /cm	果形状	果颜色	果表纵纹 /条	单株产量 /个	大果率 /%	中果率 /%
药园无籽 1 号	0.71	16.09	14.84	心形	5.65	5.25	短圆形	青色	10	92	0	10
农院 B6	0.70	15.99	13.36	心形	6.37	5.66	短圆形	青色	10	100	6	27

续表

品种	主茎粗/cm	叶片长/cm	叶片宽/cm	叶片形状	果纵径/cm	果横径/cm	果形状	果颜色	果表纵纹/条	单株产量/个	大果率/%	中果率/%
伯林3号	0.70	14.42	13.42	心形	6.11	5.46	短圆形	青色	10	98	10.2	35.71
永青1号	0.75	15.73	12.81	三角心形	6.68	6.07	圆柱形	青色	10	90	13.33	45.56

表 4-41　"药园无籽 1 号"与主栽品种品质性状比较

品种	单果种子数/粒	单果鲜重/g	瓤果比/%	罗汉果总苷含量/%	罗汉果苷V含量/%	水浸出物含量/%	总糖含量/%	葡萄糖含量/%	维生素C含量/%	水分含量/%
药园无籽1号	1.78	58.86	62.35	4.61	1.64	49.8	35.5	11.8	275	70.7
农院B6	58.46	87.95	50.04	5.83	1.17	47.9	31.6	10.5	240	76.0
伯林3号	51.32	81.05	52.12	5.81	1.16	45.0	26.6	12.7	198	74.2
永青1号	60.52	95.62	48.11	4.78	0.96	45.8	30.2	11.4	242	76.0

2. "药园少籽 1 号"少籽品种选育

（1）选育方法：完全无籽品种果实偏小、发育对环境敏感，影响高产与稳产性，栽培要求条件相对较高，制约其大面积推广应用，为了缓解无籽品种的这些不足，从而选育三倍体少籽罗汉果新品种。本课题组以二倍体大果实品种"永青 1 号"为母本，与四倍体雄性品种"药园败雄 1 号"杂交，于现蕾开花期，采集三倍体 F_1 实生后代群体雌株现蕾茎尖，组培繁育成无性株系品种。2012—2013 年，选取其中优良无性株系品种，于南宁市和融安县罗汉果良种选育基地，进行性状稳定性观察与品种比较试验，评选出一个果实较大、长圆形、少籽无性株系品种。2014 年，优选出的该无性株系品种单株繁殖，继续种植于融安县罗汉果良种选育基地，结果保持了果实较大、长圆形、少籽等优良特性，罗汉果苷 V 含量与常规"青皮果"品种相当，最终命名为"药园少籽 1 号"进行新品种审定。

遗传系谱图： 永青 1 号（♀）× 药园败雄 1 号（♂）

↓

F_1 代实生优株（药园少籽 1 号）

（2）品种特征特性："药园少籽 1 号"新品种植株健壮，主茎粗 0.72～0.96cm、青色；

叶柄长 4.09 ~ 6.24cm，叶片绿色、心形，叶长 17.6 ~ 21.0cm，叶宽 11.4 ~ 14.50cm；子房绿色、被银色柔毛，花瓣 5 枚、黄色；果柄长 0.3 ~ 0.9cm，幼果浅青色、卵圆形；成熟果实青色、长圆形、横径 4.95 ~ 5.29cm、纵径 5.27 ~ 5.85cm、单果重 50.5 ~ 66.04g、含 0 ~ 7 粒发育不全种壳，果肉饱满而细腻、占鲜果重 60.52% ~ 66.65%，主要内含物含量水浸出物 35.7%、总糖 20.8%、罗汉果总苷 3.92%、罗汉果苷 V 1.3%（图 4-37；表 4-42、4-43）。

植株长势旺盛，7 月中上旬至 8 月上旬现蕾、开花，10 月下旬至 11 月上旬果实开始成熟，每亩果实产量大约 13 000 ~ 19 000 个，突出特点为果实含少数种子，果实环境适应性增强、接近中等大小，结果数量多。

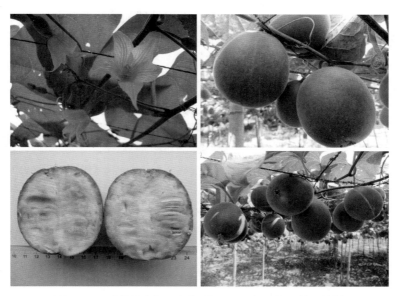

图 4-37　"药园少籽 1 号"花朵、果实和坐果特征特性

表 4-42　"药园少籽 1 号"与母本品种性状比较

品种	茎粗/cm	叶片长/cm	叶片宽/cm	叶片形状	果实形状	产量/（个/株）	果纵径/cm	果横径/cm	单果重/g	果硬度/（kg/cm²）	单果种子数/粒	罗汉果苷V含量/%	瓤果比/%
药园少籽 1 号	0.79	19.51	12.97	心形	长圆形	115.97	5.85	5.15	66.04	3.30	13.59	1.99	66.65
永青 1 号	0.79	18.11	12.77	心形	圆柱形	82.01	6.44	5.76	95.68	2.71	60.11	1.97	57.29

表 4-43　"药园少籽 1 号"与主栽青皮果品种性状比较

品种	茎粗 /cm	叶长 /cm	叶宽 /cm	果纵径 /cm	果横径 /cm	单果种子数 / 粒	单株产量 / 个	罗汉果苷 V /%
药园少籽 1 号	0.85	15.27	12.57	5.27	4.95	4.07	157.25	1.30
常规青皮果	0.68	14.43	11.95	5.60	5.44	47.13	80.12	1.02

　　针对大果率低、植株徒长、果实种子多、果皮易破损等产业问题，以及为了更好地保护珍贵的特色品种资源，通过种质收集评价与杂交育种，本研究组先后通过省级审定或登记罗汉果新品种 14 个（表 4-44）。

表 4-44　审定与登记罗汉果新品种列表

序号	新品种名称	审定（登记）号
1	永青 1 号	（桂）审（药）2007001 号
2	药园少籽 1 号	（桂）审（药）2015002 号
3	普丰青皮	（桂）登（药）2008010 号
4	早花青皮	（桂）登（药）2008012 号
5	永青 2 号	（桂）登（药）2014001 号
6	青皮果	（桂）登（药）2008004 号
7	红毛果	（桂）登（药）2008005 号
8	拉江果	（桂）登（药）2008006 号
9	长滩果	（桂）登（药）2008007 号
10	冬瓜果	（桂）登（药）2008008 号
11	白毛果	（桂）登（药）2008009 号
12	雄优 1 号	（桂）登（药）2008011 号
13	药园无籽 1 号	（桂）登（药）2008029 号
14	药园败雄 1 号	（桂）登（药）2008030 号

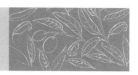

第四节　罗汉果特异种质及雄株伴侣品种的筛选

优良的特异种质往往会给育种带来重要突破。罗汉果雌雄异株，需要人工授粉才能坐果，近交可能会出现明显衰退现象。因此，雄性品种花粉对授粉果实质量有无影响是罗汉果栽培和育种过程中所关心的一个问题。研究过程中，我们发现并培育了一些染色体倍性和花性状变异的特异品种，也评价了不同雄性品种对授粉果实的花粉直感效应。

一、特异种质

1. 自然变异四倍体雄株

（1）染色体核型分析：杂交育种过程中，与正常姊妹雄株相比 M36，"白毛果 × 冬瓜果"组合 F_1 后代群体，出现一花朵特别大、花瓣呈锯齿状的变异雄株 M38（图 4-38，表 4-45），其花粉少且生活力低，给雌株授粉坐果率低，子代雌株授予正常雄株花粉所结果实无籽或有数粒畸形种子。长滩果、拉江果、青皮果及野生冬瓜果品种核型鉴定表明，罗汉果通常为二倍体，染色体数目 $2n = 2x = 28$（Darlington&Wylie，1955；庄伟建，1997）。付伟（2011）染色体核型分析显示，正常姊妹株 M36 为二倍体，染色体数目为 $2n = 2x = 28$（图 4-39，表 4-46）；变异雄株 M38 为同源四倍体，染色体数目为 $2n = 4x = 56$（图 4-39，表 4-47），其子代雌株 F50 为三倍体，染色体数目为 $2n = 3x = 42$（图 4-39，表 4-48）。

后续研究中，"青皮果 3 号 × 冬瓜果"杂交组合 F_1 子代群体也发现了 1 株花朵特别大的变异四倍体雄株。王海英（2011）对该变异四倍体雄株进行了花外观形态和花粉形体、育性及败育原因的研究。

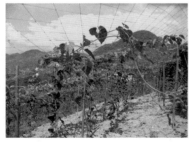
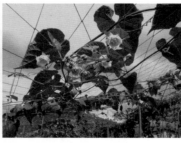
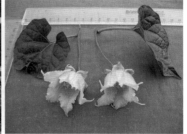

图 4-38　变异雄株 M38 形态特征

表 4-45　M38 与 M36 雄株形态性状比较

品种	主茎粗 /cm	叶片长 /cm	叶片宽 /cm	叶柄长 /cm	花直径 /cm
M038	0.89	16.84	15.81	6.18	2.38
M036	0.75	14.88	13.58	5.25	1.90

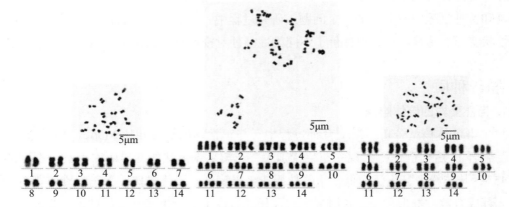

图 4-39　正常雄株 M36（左）和变异雄株 M38（中）及其子代无籽雌株 F50（右）核型

表 4-46　正常雄株 M36 染色体相对长度、臂比和类型

| 序号 | 相对长度 /%（S + L = T） | | | 相对长度系数 | 着丝粒指数 /% | 臂比 | 类型 |
	S	L	T				
1	2.212	7.018	9.230	1.292	23.965	3.173	st
2	3.661	5.111	8.772	1.228	41.735	1.396	m
3	3.509	4.882	8.391	1.175	41.819	1.391	m
4	3.661	4.272	7.933	1.111	46.149	1.167	m
5	0.610	6.941	7.551	1.057	8.078	11.379	t
6	1.983	5.416	7.399	1.036	26.801	2.731	sm
7	2.670	4.577	7.247	1.015	36.843	1.714	sm
8	1.983	4.729	6.712	0.940	29.544	2.385	sm
9	0.763	5.797	6.560	0.918	11.631	7.598	t
10	1.983	4.577	6.560	0.918	30.229	2.308	sm
11	2.288	4.119	6.407	0.897	35.711	1.800	sm
12	2.288	3.966	6.254	0.876	36.585	1.733	sm

续表

序号	相对长度 /%（S + L = T）			相对长度系数	着丝粒指数 /%	臂比	类型
	S	L	T				
13	1.373	4.272	5.645	0.790	24.322	3.111	st
14	1.297	4.043	5.340	0.748	24.288	3.117	st

染色体数目：$2n = 2x = 28$

核型公式：6m + 12sm + 6st + 4t

核型分类：3A

臂指数（N.F）：46

最长染色体 / 最短染色体（L/S）= 1.73

臂比 > 2 染色体的比例（%）= 0.57

核型不对称系数 = 69.72

染色体相对长度组成：2L + 12M2 + 12M1 + 2S

表 4-47　突变雄株 M38 染色体相对长度、臂比和类型

序号	相对长度 /%（S + L = T）			相对长度系数	着丝粒指数 /%	臂比	类型
	S	L	T				
1	2.828	6.374	9.202	1.288	30.732	2.254	sm
2	3.715	5.108	8.823	1.235	42.106	1.375	m
3	3.461	4.854	8.315	1.164	41.624	1.402	m
4	2.955	5.319	8.274	1.158	35.714	1.800	sm
5	2.955	4.728	7.683	1.076	38.462	1.600	m
6	0.844	6.669	7.513	1.052	11.234	7.902	t
7	2.111	4.897	7.008	0.981	30.123	2.320	sm
8	2.448	4.432	6.880	0.963	35.581	1.810	sm
9	1.013	5.825	6.838	0.957	14.814	5.750	st
10	1.773	4.643	6.416	0.898	27.634	2.619	sm
11	1.857	4.390	6.247	0.875	29.726	2.364	sm
12	2.026	3.883	5.909	0.827	34.287	1.917	sm
13	1.688	3.799	5.487	0.768	30.764	2.251	sm
14	1.435	3.968	5.403	0.756	26.559	2.765	sm

染色体数目：$2n = 4x = 56$

核型公式：12m + 36sm + 4st + 4t

核型分类：3A

臂指数（N.F）：104

最长染色体 / 最短染色体（L/S）= 1.70

臂比 > 2 染色体的比例（%）= 0.57

核型不对称系数 = 68.89

染色体相对长度组成：4L + 20M2 + 28M1 + 4S

表 4-48　无籽雌株 F50 染色体相对长度、臂比和类型

序号	相对长度 /%（S + L = T）			相对长度系数	着丝粒指数 /%	臂比	类型
	S	L	T				
1	3.464	6.437	9.901	1.390	35.183	1.842	sm
2	3.678	5.379	9.057	1.268	40.609	1.462	m
3	3.402	5.425	8.827	1.236	38.541	1.595	m
4	3.310	4.874	8.184	1.146	40.445	1.473	m
5	2.575	4.920	7.495	1.049	34.356	1.911	sm
6	0.690	6.345	7.035	0.985	9.808	9.196	t
7	1.379	5.655	7.034	0.985	19.605	4.101	st
8	2.207	4.690	6.897	0.966	31.999	2.125	sm
9	0.598	6.115	6.713	0.940	8.908	10.266	t
10	1.425	5.103	6.528	0.914	21.829	3.581	st
11	1.287	4.644	5.931	0.830	21.700	3.608	st
12	2.115	3.540	5.655	0.792	37.401	1.674	m
13	1.655	4.000	5.655	0.792	29.266	2.417	sm
14	1.609	3.448	5.057	0.708	31.817	2.143	sm

染色体数目：$2n = 3x = 42$

核型公式：12m + 15sm + 9st + 6t

核型分类：3A

臂指数（N.F）：69

最长染色体 / 最短染色体（L/S）= 1.96

臂比 > 2 染色体的比例（%）= 0.57

核型不对称系数 = 70.58

染色体相对长度组成：6L + 9M2 + 24M1 + 3S

（2）花外观形态比较：该 M38 变异四倍体（tetraploid）雄株与其子代三倍体（triploid）和正常二倍体（diploid）雄株比较发现，不同倍性的罗汉果雄花结构没有差异（图 4-40），都具有以下基本特征：花瓣 5 枚，淡黄色或略带红色，卵形，远轴面（背面）有 6 ~ 8 条脉纹；花萼裂片 5 枚，萼片呈三角形，绿色，先端具线状尾尖，具 3 脉，脉稍隆起；雄蕊 5 枚，药室呈葫芦科植物特有的"S"形，花药分离，黄色，两两基部靠合，而 1 枚分离；花丝粗短，黄绿色，花丝基部膨大。花萼、花瓣外面均被绒毛。

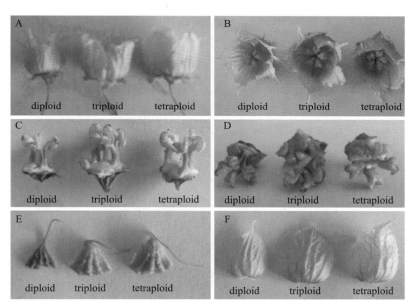

图 4-40　二倍体（diploid）、三倍体（triploid）、四倍体（tetraploid）雄花形态观察

A：罗汉果雄花侧视图；B：罗汉果雄花俯视图；C：花药侧视图；D：花药俯视图；E：萼片远轴面；

F：花瓣远轴面。

与二倍体相比，三倍体、四倍体雄花均表现出"巨型性"，花朵明显增大（图 4-40 A、B）。测量结果显示，无论是萼片、花瓣还是花药，二倍体都远小于三倍体和四倍体，差异达到极显著水平（图 4-40 C ~ F，表 4-49）。但是，除萼片长度、花药宽度达到显著差异外，三倍体与四倍体雄花间的其他指标无明显差别，因此可认为两类花的大小基本无差异（表 4-49）。

表 4-49　不同倍性罗汉果雄花器官大小比较

罗汉果雄花器官		二倍体	三倍体	四倍体
萼片	长 /mm	13.25 ± 0.63 aA	18.17 ± 0.79 bB	21.6 ± 0.93 cB
	宽 /mm	7.50 ± 0.29 A	9.33 ± 0.33 B	10.00 ± 0.45 B
花瓣	长 /mm	26.8 ± 0.58 aA	33.0 ± 1.13 bB	29.8 ± 0.2 bAB
	宽 /mm	15.60 ± 0.51 A	20.33 ± 0.22 B	20.40 ± 0.24 B
花药	长 /mm	7.58 ± 0.44 A	9.12 ± 0.15 B	8.78 ± 0.17 B
	宽 /mm	3.40 ± 0.20 A	4.72 ± 0.12 B	4.08 ± 0.58 C

　　为了更清楚地了解不同倍性雄花的外观形态差异，王海英进一步利用扫描电镜观察了三种倍性次日即将开放花蕾的萼片、花瓣、花药及花丝的结构。

　　图 4-41 可以看出，三种不同倍性雄花萼片远轴面三道脉纹突出，脉纹上、脉纹之间及先端的尾尖上均覆盖有大量的表皮毛（图 4-41 A～C）。脉纹上部的表皮毛与位于脉纹之间的表皮毛的外观形态不同。脉纹上着生的表皮毛较细长，长度在 200μm 以上，基部较粗，先端逐渐变细，表皮毛表面光滑，上有多个节间，且从基部到先端节间逐渐增大（图 4-41 D～F）。脉纹之间的表皮毛呈粗短型，大多数长度在 100μm 以内，整个表皮毛基部细，中间膨大，先端跟中间比直径又稍有减小，绒毛上也有节间分布（图 4-41 G～I）。不同倍性雄花萼片上表皮毛的粗度有所不同，无论是脉纹上还是脉纹间，三倍体、四倍体的表皮毛均略粗于二倍体（图 4-41 D～I）。

　　三种不同倍性雄花萼片近轴面的表皮细胞如图 4-41 J～L 所示。从图中可以看出，三种雄花内表皮细胞均呈不规则四边形或五边形，三倍体与四倍体的内表皮细胞明显大于二倍体，提示细胞体积增大是多倍体萼片增大的一个重要原因。

　　图 4-42 可以看出，罗汉果雄花花瓣远轴面脉纹上与脉纹间均覆有表皮毛，但不同着生位置表皮毛的外观形态不同（图 4-42 A～C）。脉纹上的表皮毛细长，长度多大于 200μm，从基部到顶部略微变细，表皮毛上有多个节点，节间较均匀（图 4-42 D～F）。脉纹之间的表皮毛粗短，长度在 200μm 以内，基部较细，二倍体先端明显膨大（图 4-42 G）；三倍体与四倍体则与二倍体不同，整个表皮毛呈基部细——中间膨大——先端又收缩的状态，表皮毛上也有节间分布（图 4-42 H、I）。不同倍性雄花花瓣上表皮毛的粗度有所不同，无论是脉纹上还是脉纹间，三倍体、四倍体的表皮毛也均略粗于二倍体（图 4-42 D～I）。

　　三种不同倍性雄花花瓣近轴面的表皮细胞如图 4-42 J～L 所示。从图中可以看出，花瓣内表皮细胞成不规则状，三倍体与四倍体的表皮细胞均明显大于二倍体，表明细胞体积增大是多倍体花瓣增大的一个重要原因。

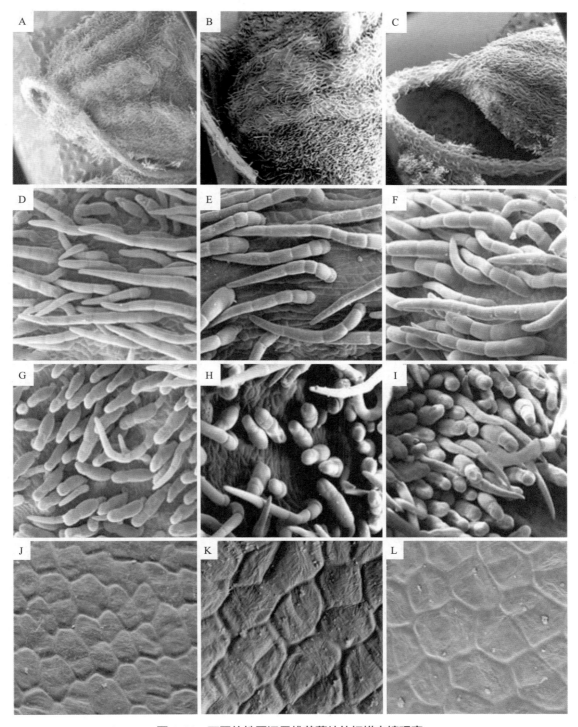

图 4-41 不同倍性罗汉果雄花萼片的扫描电镜观察

A～C：萼片的远轴面 ×25；D～F：萼片远轴面脉纹上绒毛 ×300；G～I：萼片远轴面脉纹间绒毛 ×300；J～L：萼片近轴面表皮细胞 ×1 000；每行由左至右分别为：二倍体、三倍体、四倍体。

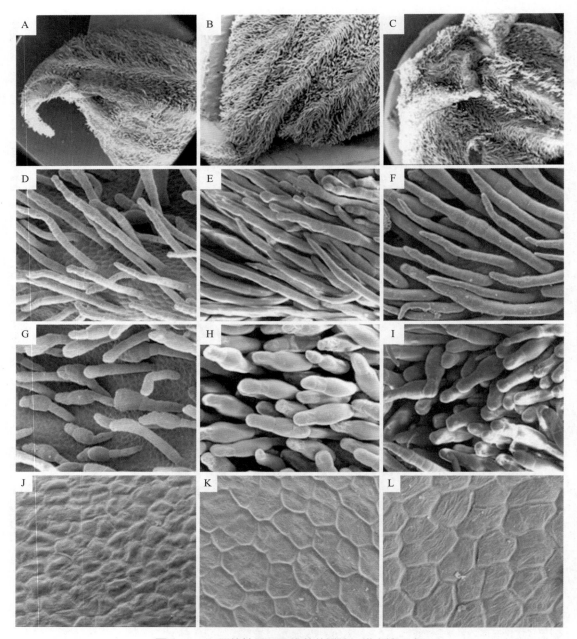

图 4-42　不同倍性罗汉果雄花花瓣的扫描电镜观察

A ~ C：萼片的远轴面 ×25；D ~ F：萼片远轴面脉纹上绒毛 ×300；G ~ I：萼片远轴面脉纹间绒毛
×300；J ~ L：萼片近轴面表皮细胞 ×1 000；每行由左至右分别为：二倍体、三倍体、四倍体。

　　图 4-43 花药与花丝表皮细胞的扫描电镜观察结果所示，花药表皮细胞远远大于萼片、
花瓣及花丝的表皮细胞，细胞形状受细胞壁影响呈不规则状。与二倍体相比，三倍体和四
倍体花药的表皮细胞明显增大（图 4-43 A ~ C）。花丝细胞成较规则的四边形，细胞体积

明显小于花瓣、萼片及花药表皮细胞。花丝上着生少量短绒毛。三倍体和四倍体花丝细胞都略大于二倍体细胞（图 4-43 D～F）。

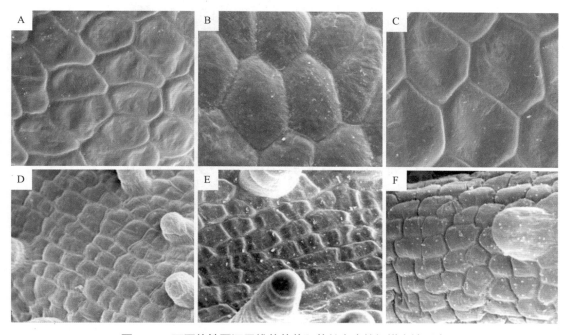

图 4-43 不同倍性罗汉果雄花花药和花丝表皮的扫描电镜观察

A～C：花药表皮细胞 ×1 000；D～F：花丝表皮细胞 ×1 000；每行由左至右分别为：二倍体、三倍体、四倍体。

（3）花粉外观形态及育性比较：不同染色体倍性的罗汉果花粉外观形态如图 4-44、图 4-45 所示。二倍体花粉粒形状基本一致，为近球形，极面观呈 3 裂片状，赤道面观为近圆形（图 4-45 A）。具 3 条萌发孔沟，沟狭长，延子午走向，三沟近似等长，汇于两个极顶。孔沟赤道面中央部分最宽，两端稍窄（图 4-45 B）。二倍体花粉大小比较整齐，但也有个别花粉粒发育不完全而致空瘪或畸形，约占总花粉数量的 2%（图 4-44 A、B，图 4-45 C）。

四倍体花粉粒有多种形态：①与二倍体相似的近球形花粉粒，极面观呈 3 裂片状，具 3 条萌发孔沟（图 4-45 D）；②极面观呈 4 裂片状、具 4 条萌发孔沟（图 4-45 E）；③极面观呈四方形的多孔沟花粉粒（图 4-45 F、H）；④极面观呈三角形的多孔沟花粉粒（图 4-45 G）。除上述类型外，还观察到了其他异形及空瘪花粉粒的存在（图 4-44 C、D，图 4-45 I～L）。经统计，四倍体中多孔沟花粉粒最多，约为总花粉量的 56%，3 孔沟花粉约为 24%，4 孔沟花粉约占 5%，空瘪花粉约占 15%。

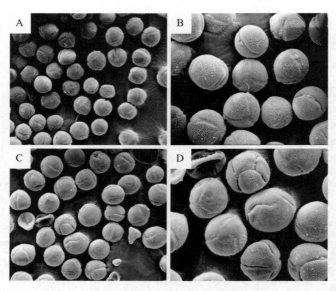

图4-44　不同倍性罗汉果部分花粉电子显微镜扫描图——群体图

A～B：二倍体成熟花粉群体图（A×500；B×1 000）；C～D：四倍体成熟花粉群体图（C×500；
D×1 000）。

　　四倍体极面观呈3裂、4裂的花粉萌发孔沟延子午走向，但与二倍体花粉粒不同的是孔沟并未在极顶汇合（图4-45 D、E）。多孔沟花粉粒萌发孔走向较复杂，在花粉表面形成纵横交错的短沟裂（图4-45 F～H）。与3孔沟花粉相比，4孔沟与多孔沟花粉的萌发孔沟宽度略窄（图4-44 D，图4-45 D～I）。

　　从图4-44还可以看出，与二倍体花粉粒相比，无论是三孔沟花粉、四孔沟花粉还是多孔沟花粉，四倍体花粉粒明显增大，尤其是不规则的异形多孔沟花粉粒，体积明显大于二倍体花粉粒，并且皱缩、畸形及小花粉出现的概率明显增加。四倍体花粉粒的这些变异可能与基因计量（倍性）增加有关。

　　通过电镜观察，我们发现了罗汉果二倍体和四倍体花粉从外观形态上有较大差别，二倍体花粉多为规则的三孔沟花粉，而四倍体花粉中以多孔沟花粉居多。为了比较染色体倍性对罗汉果花粉活力的影响，我们测定了两种花粉的萌发率。结果显示，四倍体花粉萌发率（18.83%）与二倍体花粉萌发率（49.93%）差异达到极显著水平，表明四倍体花粉的活力显著低于二倍体，与前人植物同源四倍体的报道相似。三倍体罗汉果雄花高度不育，当日开放雄花花药中无花粉散出。

　　（4）花粉败育细胞学原因

　　1）小孢子母细胞形成：小孢子母细胞发育在花药的角隅处首先出现孢原细胞。由孢原细胞经过平周分裂形成初生壁细胞和初生造孢细胞。初生壁细胞经平周和垂周分裂形成内外层次生壁细胞。外层的次生壁细胞进一步分化为药室内壁（即纤维层）和中层，内层的次生壁细胞则发育为绒毡层。绒毡层细胞形状不规则，多为近方形，大小和排列也不是很整齐（图 4-46 A ~ F）。造孢细胞体积逐渐增大，最终经有丝分裂转变为小孢子母细胞。另外伴随着体积的增大，造孢细胞内部有液泡出现（图 4-46 G ~ I）。三种不同倍性的小孢子母细胞的形成过程未见明显差别。

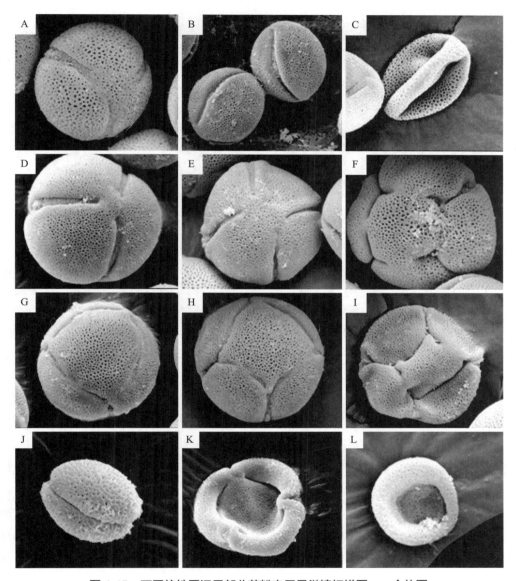

图 4-45 不同倍性罗汉果部分花粉电子显微镜扫描图——个体图

A：二倍体花粉粒极面观 ×3 000；B：二倍体花粉粒赤道面观 ×2 000；C：二倍体空瘪花粉粒 ×3 000；

D ~ H：四倍体花粉粒极面观 ×3 000；I ~ L：四倍体畸形花粉粒（I ~ K×3 000；L×5 000）。

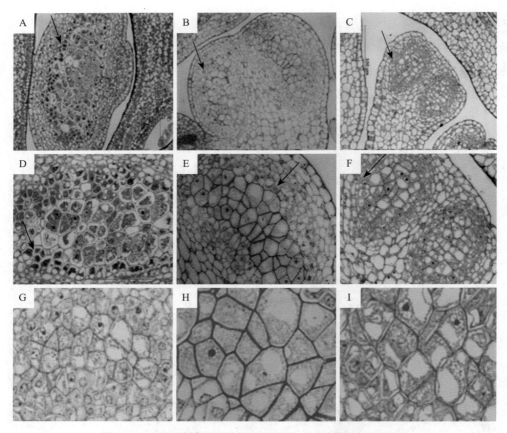

图 4-46　不同倍性罗汉果雄配子发育——花粉母细胞时期

A ~ C：×200；D ~ F：×400；G ~ I：×1 000；箭头示意绒毡层细胞；每行由左至右分别为：二倍体、
三倍体、四倍体。

2）减数分裂期：小孢子母细胞中的液泡消失，胞质变得浓厚，细胞外有胼胝质包围。这一时期绒毡层由 1 ~ 3 层细胞组成，核质难以分辨，染色较深，且与造孢期相比，绒毡层细胞数量增多，但由于形状不规则，细胞排列仍不整齐。二倍体和四倍体的绒毡层中可观察到少量未知颗粒物，但三倍体中未发现（图 4-47 A ~ C）。

3）四分体时期：罗汉果小孢子母细胞的减数分裂为同时型。二倍体小孢子母细胞经两次减数分裂后，形成的小孢子四分体绝大多数为四面体型（图 4-47 D），但也可观察到少数十字对称和左右对称型四分体（图 4-48 B、C）。另外，二倍体药室中还有一定比例的含有 1 ~ 2 个极核的一分体、二分体、三分体的存在（图 4-48 D ~ H）。三倍体由于小孢子母细胞在减数分裂过程中染色体不能正常配对，导致染色体在分裂末期无法均衡分配，最终产生了三分体、四分体及其他多分体结构（图 4-47 E，图 4-48 I ~ N），且各细胞大小形态差异很大，大部分胞质呈现出退化现象。四倍体中的小孢子四分体包括四面体型、十字型（图 4-47 F、图 4-48 O、P），同时也有少量含有 1 ~ 2 个微核的一分体、二分体、三分体的存在（图 4-47 F，图 4-48 Q ~ V）。另外，四倍体在这个时期也有少数细胞出现了胞质退化现象（图 4-48 S、T、V、W、X）。上述四分体、多分体等结构形成时外围均包被有胼胝质（图 4-47 D ~ F，图 4-48）。

减数分裂期可在绒毡层细胞中观察到未知颗粒物的存在，二倍体中数量较多（图 4-47 A），三倍体（图 4-47 B）和四倍体（图 4-47 C）则较少。四分体结构初形成时，二倍体绒毡层细胞中不明颗粒较减数分裂期显著增加（图 4-47 D），但三倍体和四倍体中仍只能观察到数量很少的该种颗粒物（图 4-47 E ~ F）。

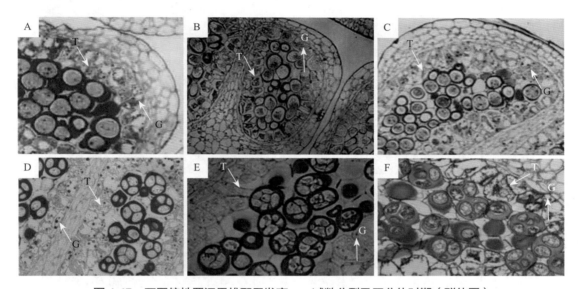

图 4-47　不同倍性罗汉果雄配子发育——减数分裂及四分体时期（群体图）

A ~ C：减数分裂期 ×200；D ~ F：四分体时期 ×400；"T" 箭头示意绒毡层细胞；"G" 箭头示意不明
颗粒物；每行由左至右分别为：二倍体、三倍体、四倍体。

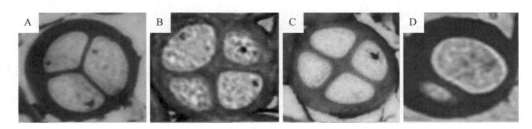

图 4-48　不同倍性罗汉果雄配子发育——四分体时期（个体图）

A：四面体型四分体（二倍体）×400；B：十字对称型四分体（二倍体）×400；
C：左右对称型四分体（二倍体）×400；D：含 1 个极核的一分体（二倍体）×400；

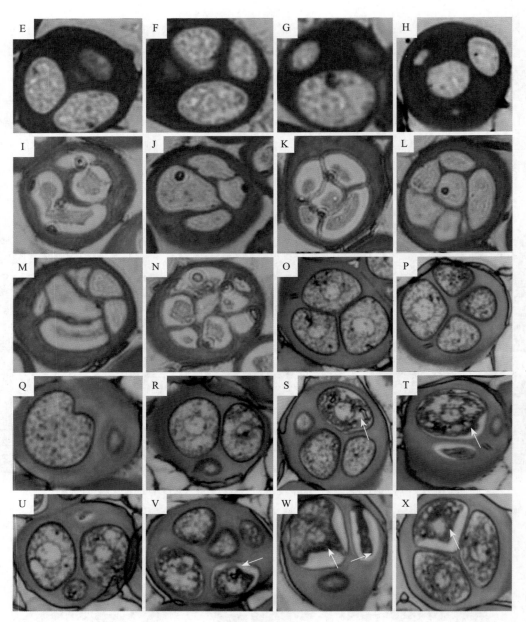

图4-48（续）

E：含1个极核的二分体（二倍体）×400；F：含1个极核的三分体（二倍体）×400；G：含2个极核的一分体（二倍体）×400；H：含2个极核的二分体（二倍体）×400；I：三分体（三倍体）×400；J：四分体（三倍体）×400；K～N：多分体（三倍体）×400；O：四面体型四分体（四倍体）×400；P：十字对称型四分体（四倍体）×400；Q：含1个极核的一分体（四倍体）×400；R：含1个极核的二分体（四倍体）×400；S：含1个极核的三分体（四倍体）×400；T：含2个极核的一分体（四倍体）×400；U：含2个极核的二分体（四倍体）×400；V：含2个极核的三分体（四倍体）×400；S、T、V、W、X中的箭头示意的是胞质退化细胞。

从图 4-47 D～F 还可以看出，同一药室中的小孢子母细胞减数分裂并不完全同步，如在二倍体的药室中，除四分体外，还可观察到一定数量的二分体及刚刚进入有丝分裂、尚未分裂成两个子细胞的一分体（单个花粉母细胞）（图 4-47 D）。四分体、二分体、一分体及含有极核的二分体或三分体所占比例各约为 48%、20%、16%、16%。四倍体中也有类似情况，上述各种类型的比例为 32%、11%、24%、33%。三倍体中也存在不同步性，一分体约占 13%，二分体约占 10%，其他多分体约占 77%。

4）二倍体和四倍体小孢子发生及花粉粒成熟：绒毡层分泌的胼胝质酶将四分体外被的胼胝质分解，使四分孢子从被包围的胼胝质中游离出来形成小孢子，即单核花粉粒。该时期小孢子的一个显著特点是逐渐形成特化的细胞壁，具体可分为 3 个时期，即单核早期、单核中央期、单核靠边期。

a. 单核早期：小孢子具浓厚的细胞质，细胞质中无液泡，具有一个大而染色不鲜明的细胞核，位于细胞的中央（图 4-49 A、B），两种倍性的小孢子在此期无明显差别。

b. 单核中央期：细胞质中出现液泡，核仍在比较靠近中央的位置，细胞壁逐渐特化，可以看到二倍体小孢子上有 3 个萌发孔（图 4-49 C），四倍体小孢子也有三萌发孔类型，但更多的小孢子具有 4 个萌发孔（图 4-49 D）。除了上述两种较常见的类型外，两种不同倍性的小孢子中也含有其他类型，多为不规则畸形小孢子，且四倍体中畸形小孢子数量明显多于二倍体（图 4-50 A～D）。

c. 单核靠边期：小孢子高度液泡化，大液泡将细胞核推到一边，紧靠近细胞壁，处于两个萌发孔之间。两种倍性的小孢子在此时期无明显差异（图 4-49 E、F），此时期是单核小孢子即将开始第一次有丝分裂的信号。

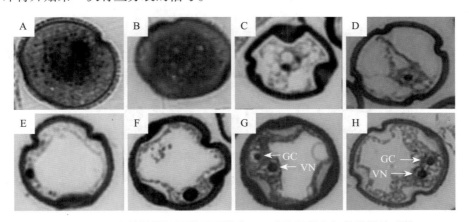

图 4-49　不同倍性罗汉果雄配子发育——小孢子发生和花粉粒的成熟

A：二倍体小孢子单核早期 ×400；B：四倍体小孢子单核早期 ×400；C：二倍体小孢子单核中央期 ×400；D：四倍体小孢子单核中央期 ×400；E：二倍体小孢子单核靠边期 ×400；F：四倍体小孢子单核靠边期 ×400；G：第一次有丝分裂后期，形成一个营养核一个生殖核（二倍体）×400；H：第一次有丝分裂后期，形成一个营养核一个生殖核（四倍体）×400；

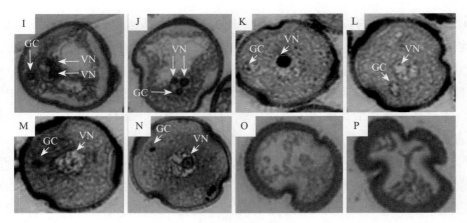

图 4-49（续）

Ⅰ~Ｊ：四倍体生殖细胞即将向中部移动，生殖细胞中的液泡缩小且含有两个细胞核 ×400；Ｋ~Ｌ：二倍体成熟花粉粒 ×400；Ｍ~Ｎ：四倍体成熟花粉粒；Ｏ~Ｐ：四倍体中的畸形花粉粒 ×400. ＶＮ：营养核；ＧＣ：生殖核。

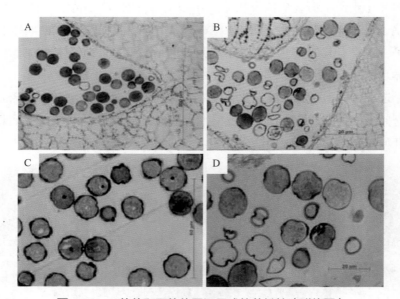

图 4-50　二倍体和四倍体罗汉果成熟花粉粒（群体图）

Ａ：二倍体花粉囊及成熟花粉粒 ×200；Ｂ：四倍体花粉囊及成熟花粉 ×200；Ｃ：二倍体成熟花粉粒 ×400；Ｄ：四倍体成熟花粉粒 ×400。

单核靠边期小孢子的核经过一次不均等有丝分裂，产生 1 个大的营养核和 1 个小的生殖核，成为二核花粉，后经胞质分裂形成营养细胞和生殖细胞（图 4-49 Ｇ~Ｈ）。四倍体小孢子中的部分生殖核还可进行第二次有丝分裂，小孢子中 2 个生殖核和 1 个营养核共存，形成三核花粉（图 4-49 Ⅰ、Ｊ）。二倍体小孢子未发现上述现象。生殖核初形成时紧贴细胞壁，之后逐渐向小孢子中部移动，营养细胞中的液泡也逐渐缩小，最终形成无液泡的2-细胞型成熟花粉粒（图 4-49 K ~ N）。与二倍体成熟花粉相比，四倍体中畸形花粉的比例较高（图 4-49 O、P，图 4-50）。

罗汉果绒毡层细胞在四分体时期尚完好无损。之后随着小孢子的发育，绒毡层细胞逐渐解体，至 2- 细胞花粉产生时绒毡层细胞进一步退化，已完全消失或只余痕迹（图 4-50 A ~ B）。因为绒毡层细胞解体是在原位进行的，所以罗汉果绒毡层属于腺质型。

5）三倍体小孢子的发生：前面的实验结果表明，由于三倍体小孢子母细胞减数分裂时同源染色体组无法正常配对，导致四分体时期形成了异常多分体等结构。这一现象直接导致了后期小孢子的败育。从图 4-51 可以看出，多分体外被的胼胝质解体后释放到小孢子囊中的为一些不规则碎片类物质，没有成型的小孢子出现（图 4-51 A ~ C）。多分体初解体时绒毡层细胞完好，但随着时间的推移，绒毡层细胞逐渐解体，即将开放的三倍体雄花中绒毡层消失（图 4-51 B）。

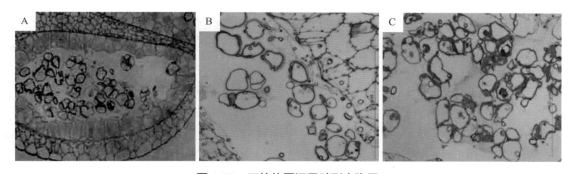

图 4-51　三倍体罗汉果畸形小孢子

A：四分体初解体时释放出的畸形"小孢子"×200；B：次日即将开放的三倍体雄花中的畸形"小孢子"×200；C：畸形的"小孢子"碎片 ×400。

我们对二倍体和四倍体罗汉果花粉发育细胞学观察表明，两种倍性的小孢子母细胞的发生、绒毡层的发育和解体、单核花粉粒到二胞花粉的发育过程都基本一致，最主要的差别出现在四分体时期。无论是二倍体还是四倍体，四分体时期同一药室中的小孢子母细胞减数分裂均有不同程度的不同步现象，这一发现与张振钰等（1990）的报道不同。值得注意的是，该时期我们在两种倍性的药室中都发现了含有微核的一分体、二分体、三分体的存在（图 4-47、图 4-48），但二倍体和四倍体中微核类型所占比例差别较大。二倍体中四分体的比例为 48%，含有微核的类型所占比例约为 16%；而四倍体中四分体的比例只有32%，较二倍体降低了 16%，微核类型的比例则达到了 33%，比二倍体中提高了 17%。

微核是落后染色体的直接结果（Koduru & Rao，1981；Jabs *et al.*，1991；Ma *et al.*，1994；Grant *et al.*，1994；张仲鸣等，1997）。因此，四分体时期微核的出现意味着二倍

体和四倍体罗汉果小孢子母细胞减数分裂过程中均出现了不同程度的异常配对，且四倍体中的异常配对高于二倍体。已有很多文献报道，减数分裂异常是影响多倍体育性的细胞遗传因素（Gaonkar & Torne，1991；张继益等，1997；李爱华等，1998；杨瑞芳等，1998；Costa & Forni-Martins，2004，张蜀宁等，2007）。植物同源四倍体有 4 套同源染色体组，其减数分裂中期同源染色体的分离远不如二倍体有规律（Martinez，1994），如 Diao 等（2010）报道，同源四倍体黄瓜花粉育性低于起源二倍体，而其小孢子母细胞与二倍体相比减数分裂异常，在中期 I 染色体构型有四价体、三价体、二价体和单价体，后期 I 和后期 II 有落后染色体出现。贾媛媛等（2009）也在甜瓜花粉母细胞减数分裂终变期发现了四价体、三价体、二价体和单价体，并在后期 I 和后期 II 观察到了落后染色体或染色体桥的产生，并认为这是四倍体甜瓜花粉败育的主要原因。本研究中虽然未对四倍体花粉发育进行细胞学研究，但根据四倍体药室中高比例微核类型的出现可以推测，四倍体罗汉果花粉母细胞在减数分裂过程中染色体异常配对的频率高于二倍体，因此四倍体小孢子在减数分裂过程中产生了比二倍体更多的落后染色体；也正是由于异常配对染色体增多，导致染色体向小孢子中不均衡分配的比例增大。这样形成的非整倍体配子由于不能具有完整的染色体而使部分基因丢失。当丢失的基因十分重要时，小孢子发育停止，胞质退化，花粉丧失活力，进而使育性降低（祁碧菽等，2000）。

三倍体小孢子母细胞及绒毡层可正常形成，花粉败育发生在减数分裂时期，减数分裂异常也是三倍体花粉败育的主要原因。

（5）花粉败育生理学原因：由图 4-52 可以看出，随着雄花的发育，三种不同倍性花蕾中可溶性蛋白含量均有所降低。二倍体幼蕾、大蕾中可溶性蛋白含量分别为 18.37mg·g^{-1}FW、14.35mg·g^{-1}FW，显著高于三倍体和四倍体中同类型花蕾的含量。二倍体幼蕾与三倍体、四倍体幼蕾中可溶性蛋白含量达极显著水平，大蕾中达显著水平。三倍体与四倍体雄花花蕾中可溶性蛋白含量无显著差异。

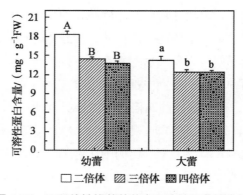

图 4-52　不同倍性雄花花蕾中可溶性蛋白的含量

　　三种不同倍性罗汉果雄花花蕾中可溶性糖含量如图 4-53 所示。从图中可以看出，三种雄花花蕾中可溶性糖含量并未随花蕾发育产生明显变化，相同倍性的雄花幼蕾和大蕾中可溶性糖含量差别不大。但染色体倍性对罗汉果雄花花蕾中可溶性糖含量产生了一定影响。无论是幼蕾还是大蕾，二倍体中的可溶性糖含量均低于三倍体和四倍体，差异达到显著或极显著水平。三倍体和四倍体雄花花蕾中可溶性糖含量则无明显差异。

　　由图 4-54 可以看出，随着雄花的发育，三种花蕾中淀粉含量均迅速增加。染色体倍性对雄花幼蕾中淀粉含量无显著影响，但引起了多倍体（三倍体、四倍体）雄花中淀粉含量的提高。二倍体大蕾与四倍体中淀粉含量差异达到极显著水平，与三倍体则达到显著水平。三倍体大蕾与四倍体大蕾中淀粉含量无明显差异。

　　花粉的发育是一个十分复杂的过程，除了受基因调控外，糖类、蛋白质、脂类等营养物质的合成与分泌对花粉的发育也极为重要（董庆华等，1997；Datta et al.，2001；Xie et al.，2005）。我们在研究中发现，减数分裂初期二倍体、三倍体与四倍体绒毡层细胞中均有一些不明颗粒物，但二倍体中不明颗粒远远多于三倍体和四倍体（图 4-47 A～C）。到了四分体时期，二倍体绒毡层中这些颗粒物的数量大幅度增加，三倍体和四倍体中则还是数量很少（图 4-47 D～F）。这一结果表明，四倍体与二倍体在花粉发育过程中存在营养上的差异，四倍体花粉粒败育可能还有营养物质代谢方面的原因。

　　大量研究已经证明，植物雄性不育与物质代谢异常有密切关系。花药中的营养物质主要是糖类，其含量是影响小孢子发育的重要因素。然而不同物种不育系中的可溶性糖含量与可育株相比有所不同。萝卜（张丽等，2002）、榨菜（胡美华等，1998）、大白菜（王淑华等，1998）等雄性不育植株花器官中可溶性糖含量低于可育株，棉花（宋宪亮等，2004）、苎麻（丁明忠，2008）等则明显增加。本研究中，罗汉果四倍体花蕾中可溶性糖含量显著高于二倍体花蕾（图 4-53）。丁明忠（2008）曾经提出，苎麻雄性不育系雄蕾中可溶性糖含量过剩，可能是某种糖类的利用受阻所致。也就是说，对糖的低利用率导致了花粉发育过程中某种糖不能满足花粉发育需求，最终使得花粉败育。若上述假设成立，糖的利用率低下无疑可能是罗汉果四倍体花粉不育的生理原因之一。然而，由于没有直接证据支持，罗汉果四倍体雄蕾中可溶性糖含量与花粉育性之间的相关性还需进一步验证。

　　富含蛋白质是许多植物正常可育花粉的一大特征。蛋白质亏缺被认为是雄性不育系花粉败育的重要原因（王淑华等，1998；董伟等，1993）。本研究中，四倍体罗汉果雄蕾中可溶性蛋白含量显著低于二倍体雄蕾（图 4-52），表明可溶性蛋白质含量不足也很可能是导致罗汉果四倍体花粉败育的另一个生理原因。

　　研究发现，高粱（Govinda et al.，1986）、水稻（Leaver and Gray，1982）、玉米（夏涛等，1988）等雄性不育系花药中淀粉含量较可育株中下降，因此通常认为淀粉含量低是败育花粉的特征之一。然而本研究中，四倍体罗汉果大蕾中淀粉含量与二倍体相比不但没有降低，反而明显增加（图 4-54），冯义军等（1993）在哈尼克西棉雄性不育花蕾中也曾观察到相似现象。这些结果表明淀粉对花粉育性的影响可能比较复杂，还需更多实验验证二者之间的相关性。

　　总之，罗汉果二倍体与四倍体雄蕾中可溶性糖、蛋白质、淀粉含量间存在着显著差异。这些差异有可能是四倍体花粉不育的生理原因。但是，这些成分对花粉育性的作用机制目前尚没有报道，要明确阐明这两者的关系还有待于更多与更深入的研究。

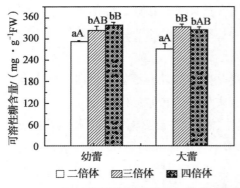

图 4-53　不同倍性雄花花蕾中可溶性糖的含量　　图 4-54　不同倍性雄花花蕾中淀粉的含量

　　罗汉果雄花花蕾中超氧化物歧化酶（SOD）和过氧化物酶（POD）活性随着花的发育有所下降。三种不同倍性雄花幼蕾和大蕾中，SOD 酶活性均无明显差异（图 4-55）。虽然染色体倍性对幼蕾 POD 活性无影响，但是引起了多倍体大蕾中 POD 酶活性的降低。与二倍体相比，三倍体、四倍体大蕾中 POD 活性差异均达到了显著水平，但是三倍体与四倍体大蕾中 POD 活性无明显差异（图 4-56）。

　　Albuzio 等（1978）曾指出，四倍体中双倍的基因剂量可导致酶活性的不平衡，从而引起多倍体育性降低。迄今为止，染色体加倍对植物体中酶活性的影响已有较多报道。如四倍体黄瓜叶片中 POD 活性较二倍体有明显下降（雷春等，2005）。另外，大量对植物雄性不育生理机制的研究已经证实，不育花药中自由基代谢失调与花粉育性有关（丁明忠，2008）。作为植物体内清除活性氧和自由基的重要酶类，四倍体大蕾中 POD 的活性降低（图 4-56）意味着细胞中对活性氧、自由基的清除能力下降，造成自由基积累；自由基积累又进一步引起代谢失控，最终导致四倍体花粉不育。

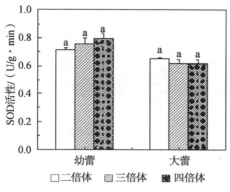
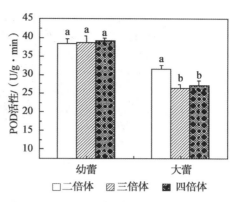

图 4-55　不同倍性雄花花蕾中的 SOD 活性　　　图 4-56　不同倍性雄花花蕾中的 POD 活性

2. 自然变异四倍体雌株　2012 年，在广西柳州市融安县雅瑶乡黄金村"药园无籽 1 号"种植基地中，我们发现 8 株主蔓粗壮、叶厚浓绿的变异植株（图 4-57）。果实定型后，有的变异植株所结果实与"药园无籽 1 号"一样同为长圆形，有的变异植株所结果实则变为扁圆形（图 4-58），且果实中均含有正常发育的种子。但是，只有结扁圆形果实变异植株实生苗后代雌株授予正常二倍体花粉所结果实为无籽果实。结扁圆形果实的变异植株经根尖染色体观察鉴定为四倍体，与二倍体长圆形果品种诱导加倍为四倍体的果形变化一致，即果形均由长圆形转变为扁圆形果实（图 4-59）。三倍体"药园无籽 1 号"品种群体中出现四倍体变异株的原因有待进一步研究。

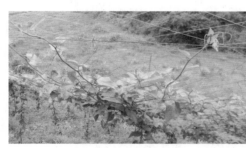
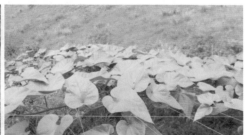

图 4-57　变异植株及其叶片形态

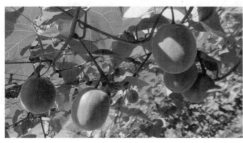
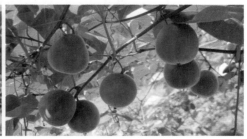

图 4-58　结长圆形（左）和扁圆形（右）果实的变异植株

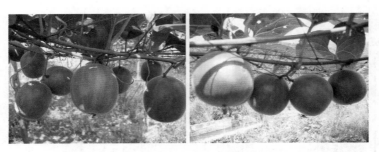

图 4-59　正常二倍体植株（左）及其染色体加倍植株（右）的果实

3. 芽变两性花植株　2007 年，在广西桂林市兴安县漠川乡农户的栽培地里，发现青皮果植株的一个侧芽连续三朵花突变成两性花（图 4-60）。该突变花芽组培繁育成无性系品种。芽变无性系为二倍体品种，无明显染色体变异和性染色体，第二年种植于大田，全株均保持了两性花特性，只是花药几乎不含花粉，正常单性花二倍体雄株花粉授粉可结比母株稍小的果实（图 4-61），其实生后代群体分离出单性雌花、单性雄花和两性花三种性型植株，但是大多数仍是单性雄花植株，其次是单性雌花植株，两性花植株比例很低。

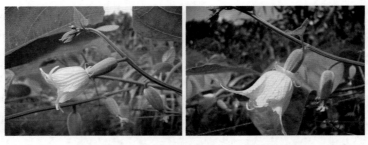

图 4-60　青皮果植株的正常花芽（左）与突变两性花芽（右）

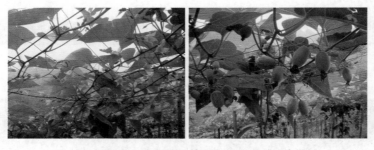

图 4-61　芽变无性系开花（左）与坐果（右）状况

此外，罗汉果还存在袖珍型果实品种 F24、果实质地坚实品种 F59、特别早花品种 F25、穗状花序品种 F45、深青色果皮品种 F44 等一些具有重要应用价值的特异种质资源。

二、雄株伴侣品种

1. 雄株品种对果实外观的影响　莫长明等（2008）对红毛1号、红毛2号和青皮1号、青皮2号4个雌株品种，均授予7种不同基因型雄株品种花粉时，同一雌株品种所得果实间横径和果形指数（纵径/横径）差异均不显著（表4-50）。同一雄株品种给4个雌株品种授粉时，所得果实间横径差异均不显著，但是果形指数差异均达显著水平。其中，青皮果雄株A或D品种授粉时，红毛1号与红毛2号果形指数相差最大，分别为1.12、1.01，相差10.89%（表4-51）。这些表明雄株品种花粉对罗汉果果实大小和形状无显著影响，发育完全果实的大小和形状主要由雌株品种特性决定。马小军等（2008）利用青皮3号、青皮4号、农院B6、大叶青皮、伯林3号、野红2号、长滩1号7个青皮果、红毛果、长滩果雌株品种和青雄1号、青雄2号、青雄3号、红雄1号、红雄2号、滩雄1号6个青皮果、红毛果、长滩果雄株品种进行果实花粉直感效应重复实验时，也获得了相同的结果。但是，这与前人罗汉果果形花粉直感现象明显的报道不一致。前人调查发现，长滩果和拉江果品种雌花用青皮果品种花粉授粉，所得果实的果形出现多样化，有圆形、长圆形、椭圆形、圆柱形、卵形、倒卵形、梨形、葫芦形（李锋等，2003）；同一植株同一条结果蔓同期成熟的果实就有多种果形现象（周良才等，1980）。本课题组研究过程中在大田种植"长滩果"品种也发现了类似现象（图4-62），但这可能是长滩果不耐热，高温干旱或花粉量不足导致授粉受精不良影响种子及果实发育所致，而非果实花粉直感现象所致。因为，用清水稀释成不同浓度的花粉液给青皮果品种雌花人工授粉在同一植株的同一条结果蔓上也出现了多样化果形现象（图4-63）。

表 4-50　雄株品种对果实外观的影响

外形指标	品种	青皮果雄株A	青皮果雄株B	青皮果雄株C	青皮果雄株D	红毛果雄株	冬瓜果雄株	野生雄株
横径/cm	红毛1号	5.17a	5.17a	5.24a	5.28a	5.19a	5.23a	5.21a
	红毛2号	5.03a	4.98a	5.05a	5.04a	4.96a	5.00a	4.92a
	青皮1号	5.07a	5.00a	5.03a	5.00a	5.09a	5.00a	5.02a
	青皮2号	5.17a	4.98a	5.07a	5.21a	5.11a	5.07a	4.90a
果形指数	红毛1号	1.12a	1.10a	1.11a	1.12a	1.10a	1.11a	1.10a
	红毛2号	1.01a	1.00a	1.01a	1.01a	1.02a	1.01a	1.00a
	青皮1号	1.08a	1.07a	1.10a	1.10a	1.08a	1.07a	1.07a
	青皮2号	1.06a	1.05a	1.07a	1.06a	1.07a	1.06a	1.05a

注：小写字母表示差异达到显著水平（$P < 0.05$），下表同。

表 4-51　雌株品种对其果实外观的影响

外形指标	品种	青皮果雄株 A	青皮果雄株 B	青皮果雄株 C	青皮果雄株 D	红毛果雄株	冬瓜果雄株	野生雄株
横径 /cm	红毛 1 号	5.17a	5.17a	5.24a	5.28a	5.19a	5.23a	5.21a
	红毛 2 号	5.03a	4.98a	5.05a	5.04a	4.96a	5.00a	4.92a
	青皮 1 号	5.07a	5.00a	5.03a	5.00a	5.09a	5.00a	5.02a
	青皮 2 号	5.17a	4.98a	5.07a	5.21a	5.11a	5.07a	4.90a
果形指数	红毛 1 号	1.12a	1.10a	1.11a	1.12a	1.10a	1.11a	1.10a
	红毛 2 号	1.01c	1.00c	1.01c	1.01c	1.02c	1.01c	1.00c
	青皮 1 号	1.08ab	1.07ab	1.10ab	1.10ab	1.08ab	1.07ab	1.07ab
	青皮 2 号	1.06b	1.05b	1.07b	1.06b	1.07b	1.06b	1.05b

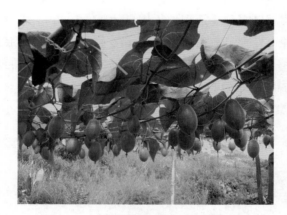

图 4-62　大田长滩果品种果实多形现象

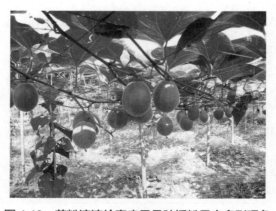

图 4-63　花粉溶液给青皮果品种授粉果实多形现象

　　莫长明等（2008）对"青皮3号"实生苗后代的雌株授以同样7种不同雄株品种花粉时，其中一雌株果实顶部果形发生明显变异（图4-64）。虽然雄株授粉所得果实，中部横径不存在显著差异，但是"青皮3号"姊妹雄株（青皮果雄株A）与青皮果雄株D、冬瓜果雄株品种授粉所得果实，在距果顶1cm处横径存在显著差异；与5种雄株授粉所得果实，距果顶1cm处果形指数存在显著差异；与3种雄株品种授粉所得果实，中部果形指数存在显著差异（表4-52）。罗汉果"伯林2号"和长滩果品种近交出现实生苗弱小、花朵变小、花瓣畸形或叶片皱缩等生活力明显衰退现象（图4-65、图4-66）。这种罗汉果姊妹株间近亲授粉出现果形明显变异和种仁不发育的现象，可能是因近交衰退，种胚活力下降而发育不良导致果实畸形，是否属于花粉直感的负面作用有待进一步试验研究。

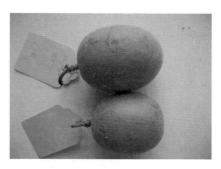

图4-64　青皮3号不同雄株品种授粉果实的果形差异

表4-52　不同雄株品种对青皮3号果实外观的影响

外形指标	青皮果雄株A	青皮果雄株B	青皮果雄株C	青皮果雄株D	红毛果雄株	冬瓜果雄株	野生雄株
距果顶1cm处横径/cm	3.45b	3.68ab	3.69ab	3.84a	3.46b	3.95a	3.65ab
果中部横径/cm	4.98a	4.78a	4.81a	4.95a	4.83a	4.94a	4.88a
距果顶1cm处果形指数	1.62a	1.44b	1.43b	1.38b	1.55ab	1.40b	1.42b
果中部果形指数	1.16a	1.10ab	1.12ab	1.07b	1.11ab	1.09b	1.09b

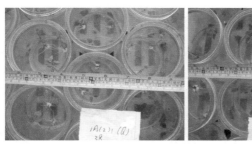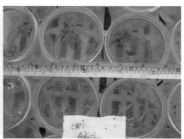

图4-65　伯林2号近交（左）与杂交（右）实生苗生活力差异

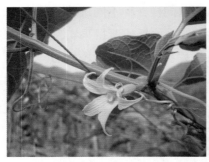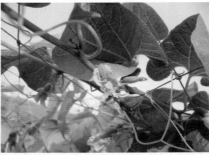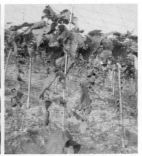

图 4-66　青皮果花朵变小（左）和长滩果花瓣畸形（中）、叶片畸形（右）的近交衰退现象

2. 雄株品种对果实品质的影响　罗汉果苷 Ⅴ、水浸出物和总糖含量为罗汉果重要内含物品质指标。莫长明等（2008）对红毛 1、2 号和青皮 1、2 号 4 个雌株品种，分别均授予 7 种不同基因型雄株品种花粉时，同一雌株品种所得果实间罗汉果苷 Ⅴ、水浸出物和总糖含量均存在不同程度的变化差异，变增幅度分别在 31.12%～46.15%、18.86%～33.60%、27.69%～51.00% 之间（表 4-53），显示罗汉果内含物罗汉果苷 Ⅴ、水浸出物、总糖含量可能存在一定花粉直感效应。但是，同一雄株品种给 4 个雌株品种授粉所得果实间罗汉果苷 Ⅴ、水浸出物、总糖含量均存在更为明显变化差异，变增幅度分别在 10.11%～122.47%、7.54%～52.96%、17.89%～117.64%（表 4-53），表明罗汉果内含物罗汉果苷 Ⅴ、水浸出物、总糖含量可能也主要由雌株品种特性决定。马小军等（2008）进一步增加生物学重复，利用青皮 3 号、青皮 4 号、农院 B6、大叶青皮、伯林 3 号、野红 2 号、长滩 1 号 7 个青皮果、红毛果、长滩果雌株品种和青雄 1 号、青雄 2 号、青雄 3 号、红雄 1 号、红雄 2 号、滩雄 1 号 6 个青皮果、红毛果、长滩果雄株品种进行重复实验时，也显示果实内含物品质存在一定花粉直感效应。

表 4-53　不同雄性品种对果实品质的影响

内含物指标	品种	青皮果雄株 A	青皮果雄株 B	青皮果雄株 C	青皮果雄株 D	红毛果雄株	冬瓜果雄株	野生雄株
罗汉果苷 Ⅴ含量 /%	红毛 1 号	1.68	1.74	1.64	1.6	1.72	1.33	1.31
	红毛 2 号	1.44	0.89	1.24	1.27	1.12	1.12	0.9
	青皮 1 号	2.09	1.43	2	1.51	1.78	1.47	1.6
	青皮 2 号	1.51	1.98	1.84	1.64	1.96	1.64	1.65
水浸出物含量 /%	红毛 1 号	30.6	28.9	31.6	25.3	32.8	33.8	29.8
	红毛 2 号	29.7	33.7	35.3	31.5	31.7	30.8	34.5
	青皮 1 号	31.2	28.8	27.6	29.4	31.3	33.5	33.4
	青皮 2 号	36.3	33.2	37.5	38.7	30.5	36.8	33.9

续表

内含物指标	品种	青皮果雄株 A	青皮果雄株 B	青皮果雄株 C	青皮果雄株 D	红毛果雄株	冬瓜果雄株	野生雄株
总糖含量 /%	红毛 1 号	15.8	13	14.6	16.6	15.3	14.8	14.5
	红毛 2 号	9.38	10.7	12.2	9.9	9.47	8.67	12.4
	青皮 1 号	8.68	7.09	7.53	7.84	9.1	9.84	10
	青皮 2 号	13.1	10.5	14.1	15.1	10.03	10	12.3

（1）花粉直感效应对罗汉果苷 V 含量的影响：表 4-54 显示，在 7 个实验雌株品种中，有 4 个品种果实罗汉果苷 V 含量在授粉组合间差异均达极显著水平，表现出明显的花粉直感效应。该 4 个雌株品种果实罗汉果苷 V 含量的平均值不同："大叶青皮""长滩 1 号""野红 2 号""青皮 3 号"分别为 1.45%、1.32%、1.17%、0.97%，明显受雌株母性影响；变幅也不同：分别为 20.00%、16.78%、21.05%、19.27%，说明雌株品种间花粉直感效应强弱存在差异，可利用潜力不同。其中，"野红 2 号"花粉直感效益最强，其授粉果实罗汉果苷 V 含量最高值和最低值分别为 1.33%、1.05%，提高了 26.67%。生产中常用青皮果雄株品种作为花粉来源，"青皮 3 号"雌株品种用青皮果雄株品种"青雄 2 号"花粉授粉，其果实罗汉果苷 V 含量是所有雄株品种授粉所得果实中最低的，而红毛果雄株品种花粉授粉所得果实罗汉果苷 V 含量可达 1.09%，含量提高了 0.21%。其他 3 个雌株品种授粉所得果实中，罗汉果苷 V 含量也提高了 0.20% ~ 0.32%。根据生产经验，果实中的罗汉果苷 V 含量每提高 0.10% 含量，生产上可降低 10% 的提取成本。可见，不加选择或不当使用花粉进行授粉可能会影响罗汉果甜苷提取成本。

表 4-54　花粉直感效应对罗汉果苷 V 含量的影响 /%

品种	青雄 1 号	青雄 2 号	青雄 3 号	红雄 1 号	红雄 2 号	滩雄 1 号	混合花粉	平均值	变幅
青皮 3 号	0.96bBC	0.88cC	0.95bBC	1.09aA	0.94bBC	0.96bBC	0.98bB	0.97	19.27
青皮 4 号	1.11a	1.31a	1.21a	1.14a	1.27a	1.27a	1.26a	1.22	15.27
农院 B6	1.40a	1.26a	1.53a	1.47a	1.28a	1.33a	1.25a	1.36	18.30
大叶青皮	1.60aA	1.41cdAB	1.40cdAB	1.28dB	1.42bcdAB	1.47abcAB	1.59abA	1.45	20.00
伯林 3 号	1.39a	1.32a	1.44a	1.41a	1.23a	1.42a	1.41a	1.37	14.58
野红 2 号	1.08bC	1.25aAB	1.11bBC	1.07bC	1.32aA	1.33aA	1.05bC	1.17	21.05
长滩 1 号	1.43aA	1.35abAB	1.19cB	1.37abAB	1.25bcAB	1.28abcAB	1.34abAB	1.32	16.78

注：横向不同小写字母表示差异达到显著水平（$P < 0.05$），不同大写字母表示差异达到极显著水平（$P < 0.01$），下表同。

（2）花粉直感效应对总糖含量的影响：表4-55表明，"青皮3号"、"青皮4号"和"大叶青皮"3个雌株品种果实总糖含量在授粉组合间表现出花粉直感效应，其中"青皮3号"品种果实总糖含量变幅最大，达38.37%，其最高值和最低值分别为12.64%和7.79%。不同雌株品种总糖含量的变幅不同，"青皮3号"和"农院B6"的变幅分别为38.37%和5.94%，说明前者利用花粉直感效应还可大幅度提高果实总糖含量，后者则没有潜力。

表4-55　花粉直感效应对总糖含量的影响（%）

品种	青雄1号	青雄2号	青雄3号	红雄1号	红雄2号	滩雄1号	混合花粉	平均值	变幅
青皮3号	12.34aA	10.50bB	12.33aA	7.79cC	12.38aA	11.18bAB	12.64aA	11.31	38.37
青皮4号	12.77b	14.89a	13.71ab	11.97b	12.68b	12.90b	14.92a	13.41	19.77
农院B6	11.53a	11.21a	11.24a	11.11a	10.95a	11.62a	10.93a	11.23	5.94
大叶青皮	12.72bc	14.29ab	13.09abc	12.24c	14.56a	14.02ab	14.14ab	13.58	15.93
伯林3号	15.05a	14.87a	13.35a	15.08a	13.66a	14.77a	14.63a	14.49	9.42
野红2号	9.20a	8.52a	8.07a	8.49a	9.11a	10.10a	9.16a	8.95	20.10
长滩1号	10.62a	12.94a	11.14a	10.48a	11.04a	10.56a	10.24a	11.00	20.87

（3）花粉直感效应对水浸出物含量的影响：表4-56表明，"青皮3号"、"青皮4号"及"野红2号"3个雌株品种果实水浸出物含量在授粉组合间表现出花粉直感效应。"青皮3号"品种果实水浸出物含量变幅最大，最高值和最低值分别为49.94%和39.47%，变幅20.97%。2020年版《中国药典》（国家药典委员会，2020）和罗汉果质量等级国家标准（GB/T 35476—2017）规定罗汉果水浸出物≥30.0%。罗汉果主栽品种"青皮3号""青皮4号""农院B6""大叶青皮""伯林3号"等水浸出物含量大都高于药典标准和国家标准，最高为50.87%。

表4-56　花粉直感效应对水浸出物含量的影响（%）

品种	青雄1号	青雄2号	青雄3号	红雄1号	红雄2号	滩雄1号	混合花粉	平均值	变幅
青皮3号	46.40bB	46.51bB	49.94aA	44.65bcBC	45.62bBC	43.37cC	39.47dD	45.14	20.97
青皮4号	44.65cD	45.31cCD	48.42bAB	47.91bBC	44.62cD	44.75cD	50.87aA	46.65	12.29
农院B6	44.47a	44.99a	46.93a	46.74a	46.69a	43.01a	45.38a	45.46	8.35
大叶青皮	43.50a	44.44a	45.52a	45.40a	43.77a	44.90a	44.10a	44.52	4.44
伯林3号	44.96a	44.87a	45.72a	44.35a	45.54a	44.87a	45.34a	45.09	3.00
野红2号	37.77bcB	37.92bcB	38.04bAB	36.80cB	37.59bcB	42.74aA	37.95bcB	38.40	13.90
长滩1号	38.29a	38.92a	38.62a	38.73a	38.37a	39.28a	37.35a	38.51	4.91

　　莫长明等（2008）和马小军等（2008）两年近 80 个授粉组合果实花粉直感效应试验结果相近，即不同授粉组合果实罗汉果苷 V、总糖和水浸出物含量表现出不同程度的差异，其中 2005 年授粉试验三者最大变幅分别为 46.15%、51.00% 和 33.60%，2008 年授粉试验三者最大变幅分别为 45.00%、48.34% 和 27.66%，表明罗汉果内含物品质存在明显花粉直感效应，证明罗汉果通过雌株、雄株品种的选择配组改善果实的品质具有一定的潜力，有助于从源头上降低罗汉果苷 V 的提取成本。

　　罗汉果苷 V、可溶性总糖和水浸出物含量花粉直感效应的有无和强弱随品种变化而不同。不同雌株品种果实品质花粉直感效应的差异，反映在指标种类及其强弱（变幅）不同，例如"青皮 3 号"品种果实在 3 种指标上均存在花粉直感效应，而"长滩 1 号"品种果实仅在罗汉果苷 V 含量上有花粉直感效应；又如"大叶青皮"品种果实罗汉果苷 V 含量花粉直感效应比"青皮 3 号"品种果实的更强，而"青皮 4 号"品种果实却无此花粉直感效应。另外，同一雄株给不同雌株品种授粉时，雌株品种和各品质指标未发现明显一致的正向或负向影响效应，提示不存在一个对所有雌株品种都好的雄株品种。因此，任何一个优良雌株品种都需通过试验研究筛选相匹配的授粉雄株品种，形成固定组合。雌株品种和雄株品种花粉直感效应表现的品种特异性在生产上都应善加利用。在优良种质资源的基础上研究不同授粉组合间花粉直感效应更能挖掘品种潜力。对雌雄异株的罗汉果品种而言，用好、用活、用足花粉直感效应选配策略至关重要。第一，应选罗汉果苷 V 平均值高的雌株品种作母本；第二，选花粉直感效应上限的雄株品种授粉，才能最大限度地提高有效成分含量。罗汉果内含物品质花粉直感效应研究是果实类药材品质研究的一个新方向，可为其他果实类药材品质形成机制的研究提供参考。

第五节　罗汉果多倍体及单性结实诱导技术

一、多倍体诱导技术研究

　　罗汉果为二倍体，虽然存在自然加倍现象，但是自然加倍变异频率低，且自然加倍变异材料还可能会带有严重不良性状，不利于育种利用。因此，建立高效的罗汉果染色体加倍人工诱变技术，选择优良品种诱导多倍体材料，对优良无籽罗汉果品种的选育至关重要。董志渊（2014）成功建立了诱导未减数雌配子和合子染色体加倍培育无籽罗汉果新品种的技术体系。

1. 未减数雌配子人工诱导

　　（1）雌配子体发育过程及相应花部形态特征研究：未减数配子人工诱导和花药、游离小孢子、未授粉子房培养等研究中，选取特定发育时期的材料进行诱导或培养，是实验成功与否的关键（伍成厚等，2004；Ferrie and Caswell，2011；Dunwell，2010；Pécrix *et al.*，2011）。由于植物配子体的发育时期肉眼无法观察，研究中一般根据植物花部形态特征来确定配子体所处发育时期（董志渊，2008；Dewitte *et al.*，2010）。

董志渊（2014）肉眼观察发现随着罗汉果雌花的发育，依据子房的长度、颜色，花萼和花瓣的颜色，其发育过程可分为 5 个形态阶段（图 4-67）。形态阶段 Ⅰ：子房上部明显收缩，棕黄色，花萼淡绿色，子房长度为 4.0mm ≤ L < 5.0mm；形态阶段 Ⅱ：子房未明显膨大，花萼绿色，花瓣露出，深绿色，子房长度为 5.0mm ≤ L < 7.0mm；形态阶段 Ⅲ：子房明显膨大，呈弧形，子房长度为 7.0mm ≤ L < 9.0mm；形态阶段 Ⅳ：花萼、花瓣明显伸长，部分花瓣裂开，子房长度为 9.0mm ≤ L < 11.0mm；形态阶段 Ⅴ：花瓣伸长，花瓣上部黄色，下部棕黄色，子房长度为 11.0mm ≤ L < 14.0mm。同时，显微观察表明，罗汉果大孢子发生和雌配子体发育时期可分为：大孢子母细胞、减数分裂、单核胚囊、双核胚囊、四核胚囊和八核胚囊等 6 个时期。

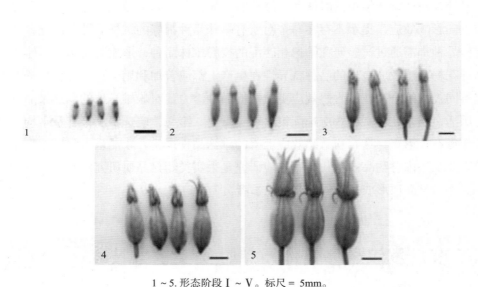

1～5. 形态阶段 Ⅰ～Ⅴ。标尺 = 5mm。

图 4-67　罗汉果雌花发育的形态阶段

不同形态阶段雌花子房中各发育时期大孢子与雌配子体频率（表 4-57）和细胞学特征（图 4-68、图 4-69）如下：

形态阶段 Ⅰ：100% 的胚珠处于大孢子母细胞时期，大孢子母细胞体积大，细胞质浓密，核仁明显（图 4-68：1）；胚珠突起，呈 60°～90° 弯曲，内外珠被均未分化，厚珠心，大孢子母细胞位于珠心表皮 2～3 层细胞的下面（图 4-69：1）。

形态阶段 Ⅱ：100% 的胚珠处于大孢子母细胞时期，但大孢子母细胞形态发生一定变化，胚珠表皮下的珠心细胞不断分裂，大孢子母细胞逐步进入胚珠的中部，细胞体积不断增大，形状由卵形逐渐变化为长椭圆形（图 4-68：2～4），胚珠呈 120°～160° 弯曲，内珠被、外珠被形成并伸长，外珠被由"碗"形（图 4-69：2）发育为"杯"形（图 4-69：3～4），珠心由短倒卵形发育为长倒卵形。

形态阶段Ⅲ：珠心内细胞不断分裂，大孢子母细胞逐渐进入胚珠内部，近 50% 大孢子母细胞进入减数分裂时期（图 4-68：5～6），形成四分体，呈线形排列，珠孔端的 3 个大孢子逐渐解体，合点端的大孢子形成功能大孢子（图 4-68：7～8），内珠被、外珠被进一步伸长，珠心呈椭圆形（图 4-69：5）。

形态阶段Ⅳ：合点端大孢子体积不断增加，出现液泡，发育形成单核胚囊（图 4-68：9），胚珠呈 160°～180° 弯曲（图 4-69：6）；单核胚囊经过一次有丝分裂，形成二核胚囊（图 4-68：10），胚珠近 180° 弯曲，珠心宽卵形，钝尖（图 4-69：7）；两核移向两端，各进行一次有丝分裂形成四核胚囊（图 4-68：11），胚珠 180° 弯曲，珠心卵形，锐尖（图 4-69：8）；四核各进行一次有丝分裂形成八核胚囊（图 4-68：12），内珠被合拢呈闭合状（图 4-69：9）。

形态阶段Ⅴ：雌配子体发育处于成熟的八核胚囊时期。

这些雌花形态及其配子体发育细胞学特征观察结果表明，罗汉果胚珠倒生，二层珠被，大孢子减数分裂形成的 4 个大孢子线形排列，合点端的大孢子形成功能大孢子，珠孔端的 3 个大孢子逐渐解体，成熟胚囊为蓼型（张振珏等，1990）；罗汉果大孢子发生、雌配子体发育与花部形态特征具有一定相关性，可通过子房长度、花萼颜色、子房形状等花部形态特征确定雌配子体发育时期，处于形态阶段Ⅲ雌花，子房明显膨大，呈弧形，子房长度为 7.0mm ≤ L < 9.0mm，珠心呈椭圆形，近 50% 大孢子母细胞进入减数分裂时期，此时适宜进行未减数雌配子诱导；同时，雌配子体发育不同时期，珠心的性状、胚珠生长方向等胚珠形态存在显著差异，因此研究中也可通过透明 - 压片的简易方法（郝建华和强胜，2007）观察胚珠外部形态特征，确定罗汉果雌配子体发育时期。

表 4-57　不同形态阶段雌花的大孢子发生与雌配子体发育进程

形态阶段	大孢子母细胞	减数分裂	单核胚囊	双核胚囊	四核胚囊	八核胚囊
Ⅰ	51(100.00%)	0(0.00%)	0(0.00%)	0(0.00%)	0(0.00%)	0(0.00%)
Ⅱ	42(100.00%)	0(0.00%)	0(0.00%)	0(0.00%)	0(0.00%)	0(0.00%)
Ⅲ	36(50.00%)	33(45.83%)	3(4.17%)	0(0.00%)	0(0.00%)	0(0.00%)
Ⅳ	0(0.00%)	0(0.00%)	3(3.45%)	21(24.14%)	48(55.17%)	15(17.24%)
Ⅴ	0(0.00%)	0(0.00%)	0(0.00%)	0(0.00%)	0(0.00%)	38(100.00%)

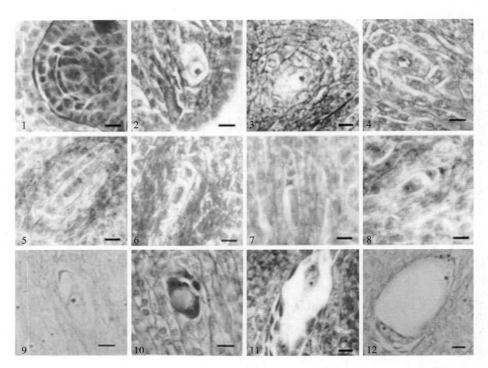

1～4.大胞子母细胞；5.大胞子母细胞第一次减数分裂；6.大孢子母细胞第二次减数分裂；7～8.四分体；9.单核胚囊；

10.二核胚囊；11.四核胚囊；12.成熟八核胚囊。标尺 = 10μm。

图 4-68　罗汉果大孢子发生与雌配子体发育过程

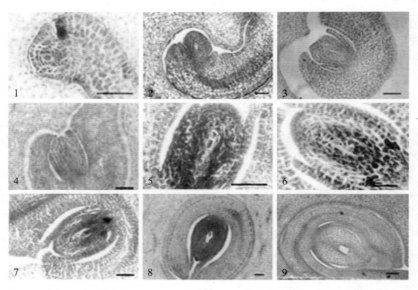

1～4.大孢子母细胞时期；5.减数分裂时期；6.单核胚囊时期；7.双核胚囊时期；8.四核胚囊时期；9.八核胚囊时期。

标尺 = 50μm。

图 4-69　罗汉果大孢子发生与雌配子体发育过程中的胚珠形态特征变化

（2）Oryzalin 诱导未减数雌配子产生：董志渊（2014）依据果实外部形态特征、花部结构，进行子房注射、羊毛脂涂抹和浸泡三种处理方式筛选，通过处理有效性、可操作性等方面比较，选定子房浸泡进行罗汉果未减数雌配子诱导，最初采用处理时间 24～72 小时，近 100% 雌花生长迟缓、停滞，不能正常开花。该结果与杨树、百合类似研究中采用约 72 小时浸泡处理时间差异较大，后来通过缩短处理时间的方式，一定程度提高了浸泡处理后雌花开花率。

1%DMSO 水溶液（溶剂）浸泡处理 3 小时、6 小时和 9 小时雌花，开花数目获得明显提高，但是与未经浸泡处理雌花相比，正常开放的数目仍有明显减少，开花率依次为 30.43%、12.00% 和 8.93%，开放雌花采用正常花粉授粉的种子结实率为 94.44%～98.68%；30μM、60μM 和 90μM Oryzalin 水溶液浸泡处理 3 小时、6 小时和 9 小时雌花的开花率进一步下降，开花率为 26.67%～1.45%，浸泡处理 6 小时和 9 小时雌花开花率普遍低于浸泡处理 3 小时雌花开花率，表现出浸泡时间长，开花率越低的趋势，开放雌花采用正常花粉授粉的种子结实率为 94.44%～100.00%。30μM、60μM 和 90μM Oryzalin 水溶液浸泡处理 3 小时、6 小时和 9 小时后，开放的雌花采用正常花粉授粉获得的后代三倍体比例为 0～12.59%。其中，90μM Oryzalin 水溶液浸泡处理 6 小时，后代三倍体比例最高为 12.59%；60μM Oryzalin 水溶液浸泡处理 9 小时，后代三倍体比例达 8.23%（表 4-58，图 4-70）。

表 4-58　Oryzalin 水溶液浸泡对减数分裂时期雌花生长、后代三倍体发生比例的影响

浓度 /μM	时间 /h	开花率 /%	结实率 /%	三倍体比例 /%
30	3	20.75	100.00	2.57
	6	11.48	94.83	7.04
	9	4.00	97.72	4.74
60	3	18.52	100.00	1.86
	6	9.38	100.00	7.40
	9	5.88	97.98	8.23
90	3	18.84	98.64	0.00
	6	9.33	96.05	12.59
	9	1.45	94.44	0.00
1%DMSO	3	30.43	98.68	0.00
	6	12.00	94.44	0.00
	9	8.93	94.51	0.00

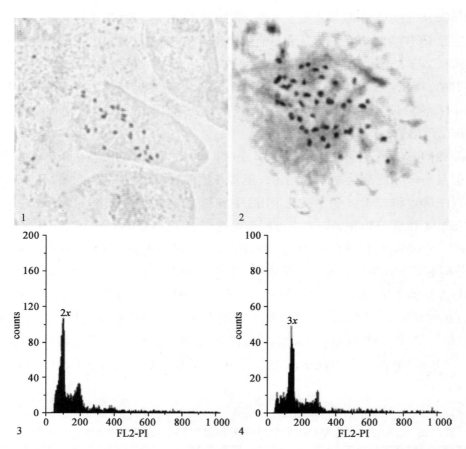

1. 二倍体染色体数目（$2n = 2x = 28$）；2. 三倍体染色体数目（$2n = 3x = 42$）；3. 二倍体 DNA 流式细胞分析；4. 三倍体 DNA 流式细胞分析，示 DNA 含量增加 0.5 倍。

图 4-70　未减数雌配子与正常雄配子受精获得后代的倍性鉴定

60μM Oryzalin 水溶液浸泡处理 6 小时雌花，虽然其开放后的柱头，经 MTT（噻唑蓝）溶液染色与未经处理对照一样颜色同为紫红色，表明其可授性强，可接受花粉进行正常的受精过程；但是其胚珠形态已发生明显变化，内珠被和珠心组织皱缩，胚囊与珠心组织产生明显分离（图 4-71），而且与未经处理对照（图 4-72：1、4）相比，透射电镜观察显示珠心细胞的细胞质和染色质开始降解（图 4-72：2、5），待到胚珠成熟时，珠心细胞细胞质和染色质发生更为明显降解（图 4-72：3、6）。同时，大孢子母细胞减数分裂也发生变异。

未经处理对照的罗汉果大孢子母细胞，减数分裂后形成直线型四分体（图 4-73：1），合点端的 1 个大孢子形成功能大孢子，继续发育产生雌配子体，其余 3 个大孢子败育（图 4-73：4）。然而，经过 Oryzalin 水溶液浸泡处理罗汉果大孢子母细胞，减数分裂四分体时期出现二分体和三分体等变异类型（图 4-73：2～3）。其中，二分体包含 2 个未减数大孢子，在雌配子体发育中，合点端的 1 个大孢子形成功能大孢子，发育产生未减数雌配子体

（图 4-73：5）；三分体则包含 1 个未减数大孢子和 2 个正常减数的大孢子，但未减数大孢子的位置并不固定，只有其位于合点端时，才能继续发育形成未减数雌配子（图 4-73：6）。

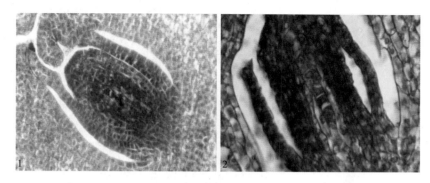

1. 未经 Oryzalin 处理的胚珠；2. 60μM Oryzalin 处理 6 小时后的胚珠。

图 4-71 Oryzalin 处理对胚珠发育的影响

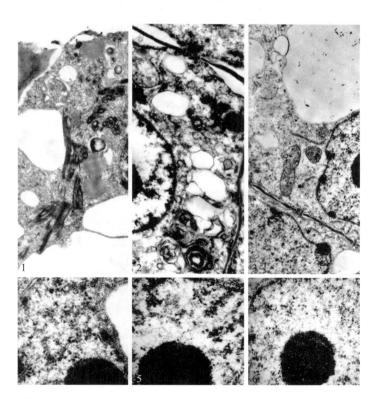

1. 未经 Oryzalin 处理的珠心细胞；2. 60μM Oryzalin 处理 6 小时后的珠心细胞，示珠心细胞开始发生细胞质降解；3. 60μM Oryzalin 处理 6 小时后的成熟胚珠中的珠心细胞，示 Oryzalin 处理后，珠心细胞的细胞质已降解；4. 未经 Oryzalin 处理的珠心细胞细胞核；5. Oryzalin 处理后的珠心细胞细胞核，示染色质开始发生降解；6. Oryzalin 处理后的成熟胚珠珠心细胞的细胞核，示染色质已发生明显降解。

图 4-72 Oryzalin 处理对胚珠珠心细胞的影响

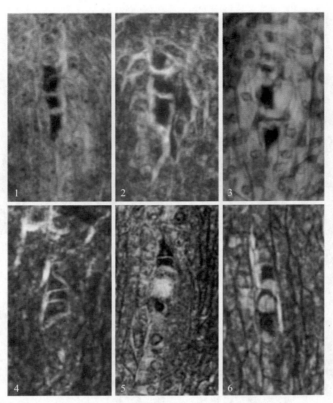

1. 四分体；2. 三分体（包括 1 个未减数配子和 2 个减数配子）；3. 二分体（包括 2 个未减数配子）；4. 合点端的大孢子发育，其余三个大孢子败育；5. 合点端的大孢子发育，其余两个大孢子败育；6. 合点端的大孢子发育，其余一个大孢子败育。

图 4-73　Oryzalin 处理对二倍体大孢子母细胞减数分裂的影响

（3）三倍体雌配子体发育特征：未减数雌配子与正常雄配子受精形成三倍体雌配子体。三倍体雌配子体能进一步发育成三倍体植株。了解雌配子体发育特征，有助于揭示三倍体植株所结果特点的成因。

董志渊（2014）采用激光共聚焦法，进行次日开放的三倍体和二倍体雌花配子体发育过程细胞学观察发现，三倍体与二倍体雌配子体（胚囊）发育过程存在明显差异，三倍体雌配子体 3 个主要变异特征为发育进程停滞、退化降解、结构变异。二倍体次日开放雌花的胚珠主要处于四核胚囊发育至八核胚囊过渡时期（图 4-74：1）、四核胚囊时期（图 4-74：2）、双核胚囊时期（图 4-74：3）和单核胚囊时期（图 4-74：4）。与二倍体次日开放雌花的胚囊相比，三倍体次日开放雌花的胚囊发育明显滞后，主要处于四分体时期（图 4-74：5）和单核胚囊时期（图 4-74：8）。同时，四分体时期发现多分体变异类型（图 4-74：6）。单核胚囊来源发生改变，由正常的第 4 个子分体改变为第 2 个子分体发育形成单核胚囊（图 4-74：7）。

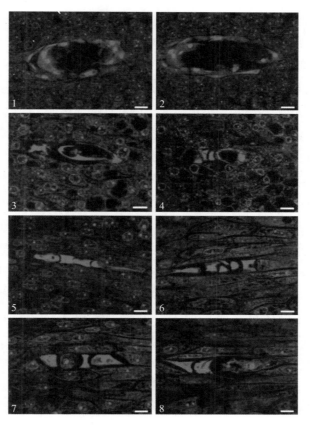

1. 四核胚囊与八核胚囊过渡过度阶段的二倍体雌配子体；2. 四核胚囊时期的二倍体雌配子体；3. 二核胚囊时期的二倍体雌配子体；4. 单核胚囊时期的二倍体雌配子体；5. 四分体时期的三倍体雌配子体；6. 三倍体雌配子体中四分体时期的多分体变异；7. 三倍体雌配子体中功能大孢子位于中部；8. 三倍体雌配子体中功能大孢子位于合点端。标尺 = 10μm；图片左边均为珠孔端，右边均为合点端。

图 4-74　三倍体雌配子体发育特征（激光共聚焦显微镜观察）

（4）三倍体果实特性：董志渊（2014）诱导未减数雌配子与正常雄配子受精获得的三倍体植株，通过田间种植，初步评价了三倍体罗汉果果实产量、品质性状。结果表明，所结果实扁圆形，平均种子数 10.50 粒 / 个，表现出少籽特性（图 4-75）；果横径、鲜果重、干果重分别为 4.21cm、31.20g/ 个、8.28g/ 个，均低于对照二倍体果实的；干果总苷含量为 10.60%，明显高于对照二倍体干果（3.04%）；干果罗汉果苷 V 含量、水浸出物含量、总糖含量、总黄酮含量分别为 0.77%、44.20%、18.50%、0.50%，均低于二倍体对照干果（表 4-59）。

与二倍体相比，植物三倍体普遍表现出花粉活力、种子数目及发芽力的降低（Vorsa and Ballington，1991；Trueblood *et al.*，2010；Rounsaville *et al.*，2011）。这些现象与三倍体雌配子体发育异常相关。例如，三倍体棉花 F_1 代雌配子体发育中出现退化解体以及发育异常的雌配子体（刘金兰和聂以春，1990）。三倍体食用蕉畦头大蕉（*Musa×paradisiaca*）和泰国蕉（*Musa×acuminata*）大孢子母细胞减数分裂后，出现仅具三个大孢子、功能大孢子细胞核解体、次细胞核解体等异常现象，未发现成熟的八核胚囊（陈健辉和杨俊慧，1994）。三倍体罗汉果果实种子数目明显减少，雌配子体出现发育进程停滞、退化降解、结构变异现象，与其他一些植物三倍体雌配子体发育特征相似，因此，由于三倍体雌配子体发育异常，不能形成正常成熟雌配子体，进一步参与受精、胚发育等有性生殖过程，这可能是三倍体罗汉果果实无籽（少籽）的重要原因。

植物果实发育过程中，种子的形成有助于果实的发育。拟南芥未授粉果实比正常授粉果实减小约 70%（Vivian-Smith *et al.*，2001；Carbonell-Bejerano *et al.*，2010）。三倍体罗汉果性状发生明显改变，果横径（黄夕洋等，2009）、鲜果重、干果重等指标均低于二倍体，在生产中应用，可采取一些育种和栽培措施提高果实大小。第一，通过亲本选配，提高三倍体果实大小。在柑橘（*Citrus* spp.）中，不同父本杂交获得的三倍体，其果实大小差异明显（Recupero *et al.*，2005）。第二，施用植物激素促进三倍体果实发育。生长素处理西红柿（*Lycopersicon esculentum*）发现，三倍体果实明显大于二倍体果实（Kagan-Zur *et al.*，1991）；2,4-D 和 CPPU 可促进西瓜（*Citrullus lanatus*）三倍体果实的发育（Huitrón *et al.*，2007）。

品质成分测定表明，三倍体罗汉果果实水浸出物含量、罗汉果苷V含量指标符合《中国药典》要求，除总苷含量明显高于二倍体果实外，罗汉果苷V、水浸出物、总糖、总黄酮等含量均低二倍体果实。罗汉果甜味的高糖苷以幼果中低糖苷为前体，在糖基转移酶作用下转化形成（李典鹏等，2004；陈全斌等，2005；向秋等，2009；Tang *et al.*，2011）。本研究中，三倍体罗汉果于 2013 年 9 月现蕾进入开花期，11 月 25 日采收果实，果龄约 70～80 天，果实表皮仍为绿色、内部组织紧密、呈乳白色。果实出现罗汉果总苷含量高，而罗汉果苷V含量低，可能是由于种子繁殖、三倍体生育期长等原因，果实生长发育时间不足，使得低糖苷尚未完全转化为罗汉果苷V等高糖甜苷物质所致。因此，三倍体罗汉果果实品质成分评价有必要进一步重复研究，为三倍体罗汉果无籽（少籽）品种筛选提供依据。

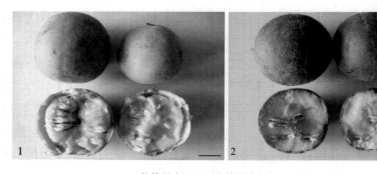

1. 二倍体果实；2. 三倍体果实。标尺 = 2cm。

图 4-75　未减数雌配子与正常雄配子受精获得三倍体果实形态特征

表 4-59 未减数雌配子与正常雄配子受精获得三倍体果实特性

品种材料	果横径/cm	鲜果重/（g/个）	干果重/（g/个）	籽实特性	罗汉果总苷含量/%	罗汉果苷V含量/%	总糖含量/%	总黄酮含量/%	水浸出物含量/%
二倍体	5.50	79.75	20.37	多籽	3.04	1.30	30.00	0.59	51.80
三倍体	4.21	31.21	8.28	少籽	10.60	0.77	18.50	0.50	44.20

大孢子母细胞减数分裂的细胞学观察和杂交后代倍性分析是鉴定未减数雌配子发生的主要方法。石蜡切片显微观察 Oryzalin 浸泡处理结束后 24 小时罗汉果雌花大孢子母细胞减数分裂与雌配子发育过程发现，四分体时期出现二分体、三分体等变异类型，二分体代表 2 个未减数雌配子，三分体代表 1 个未减数雌配子和两个正常减数雌配子，这是证明未减数雌配子发生的重要细胞学证据。二分体、三分体发生细胞学原因可能是 Oryzalin 具有抑制微管形成作用所致。通过浸泡处理，Oryzalin 渗入大孢子母细胞中，抑制其减数分裂中微管的形成和染色体正常迁移。抑制作用若发生在第一次减数分裂中，减数分裂结束出现 2 个未减数雌配子形成二分体；若发生在第二次减数分裂中，两组染色体分裂均缺失，也出现 2 个未减数雌配子形成二分体，如果一组染色体分裂缺失另一组染色体正常分裂，则出现 1 个未减数雌配子形成三分体。同时，通过染色体计数和 DNA 含量流式细胞分析，在杂交后代植株中发现一定比例的三倍体，三倍体发生与未减数雌配子发生存在相关性，三倍体比例一定程度可代表未减数雌配子发生比例，进一步证明了未减数雌配子的发生。Oryzalin 浸泡处理减数分裂时期的罗汉果雌花，诱导未减数雌配子的发生，并与正常二倍体雄株杂交（单边有性多倍化），获得三倍体后代植株，表明建立的罗汉果未减数雌配子人工诱导以及单边有性多倍化三倍体创制技术体系是可行的。该技术体系实现了一个罗汉果生长周期内获得三倍体，与常规先诱导四倍体再与二倍体植株杂交获得三倍体方法相比，创制时间减少一半，是一种创制罗汉果三倍体的新途径。Oryzalin 溶液浓度与浸泡时间对三倍体获取具有重要影响，浓度较高与时间较长，严重阻碍雌花的正常发育，同时影响未减数雌配子的形成。因此，应该在考虑浸泡处理对雌花开花的影响，保证一定开花率的基础上，适度增加 Oryzalin 溶液浓度与浸泡时间有利于未减数雌配子发生。90μM Oryzalin 水溶液浸泡处理标记雌花 6 小时，三倍体发生比例最高，达到 12.59%；60μM Oryzalin 水溶液浸泡处理标记雌花 9 小时，三倍体发生达到 8.23%。二者是两种较理想的诱导处理方式。

2. 合子染色体加倍人工诱导

（1）Oryzalin诱导未减数合子产生：为了诱导产生罗汉果未减数合子，董志渊（2014）以 1.0% DMSO 空白溶液（0μM Oryzalin）为对照，利用不同浓度 Oryzalin 溶液浸泡处理授粉后 24 小时、36 小时、48 小时、60 小时的雌花 24 小时进行诱导，结果 1.0% DMSO

溶液浸泡处理的雌花，结果率为 38.46% ~ 45.83%；30μM、60μM 和 90μM Oryzalin 溶液浸泡处理的雌花，正常发育形成果实的数目明显减少，结果率为 20.00% ~ 41.07%，种子结实率为 100.00% ~ 91.43%。采用 30μM、60μM 和 90μM Oryzalin 溶液浸泡处理 24 小时的授粉后 24 小时、36 小时的雌花，以及 30μM Oryzalin 溶液浸泡处理 24 小时的授粉后 60 小时的雌花，在其后代中均发现四倍体，四倍体发生比例为 1.00% ~ 4.21%，而其余浸泡处理的雌花，在其后代中未发现四倍体。其中，30μM、60μM 和 90μM Oryzalin 溶液浸泡处理 24 小时的授粉后 24 小时、36 小时的雌花，获得的四倍体的染色体数目均为 $2n = 4x = 56$，未发现染色体倍性嵌合体现象，然而 30μM Oryzalin 溶液浸泡处理 24 小时的授粉后 60 小时的雌花，获得的四倍体中包含由四倍体细胞（$2n = 4x = 56$）与二倍体细胞（$2n = 2x = 28$）组成的嵌合体（表 4-60，图 4-76）。

表 4-60   Oryzalin 溶液浸泡授粉后雌花对雌花生长、后代四倍体发生比例的影响

浓度 /μM	授粉后时间 /h	结果率 /%	结实率 /%	四倍体比例 /%
0	24	45.83	98.69	0.00
	36	42.50	100.00	0.00
	48	45.45	98.04	0.00
	60	38.46	96.77	0.00
30	24	31.37	90.48	2.56
	36	41.07	100.00	4.21
	48	35.42	94.69	0.00
	60	32.43	97.30	1.00*
60	24	28.07	99.05	1.96
	36	26.67	100.00	2.88
	48	28.00	96.76	0.00
	60	20.00	91.43	0.00
90	24	28.26	99.05	1.90
	36	29.63	97.43	2.20
	48	30.30	97.31	0.00
	60	24.32	100.00	0.00

注：* 包括 0.50% 的嵌合体（四倍体细胞与二倍体细胞组成）。

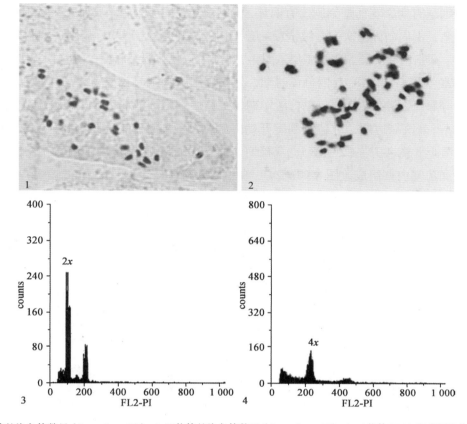

1. 二倍体的染色体数目（2n = 2x = 28）；2. 四倍体的染色体数目（2n = 4x = 56）；3. 二倍体 DNA 流式细胞分析；4. 四倍体 DNA 流式细胞分析，示 DNA 含量增加 1 倍。

图 4-76 合子细胞染色体加倍获得植株的倍性鉴定

（2）四倍体雄株减数分裂与雄配子发育过程：董志渊（2014）进一步对诱导合子染色体加倍获得的四倍体雄株减数分裂与雄配子发育过程进行了观察。

1）二倍体减数分裂与雄配子体发育过程：二倍体造孢细胞呈多边形，紧密排列，具 1 个明显大液泡，细胞核核仁染色深（图 4-77：1）。小孢子母细胞呈圆形，细胞周边开始有胼胝质壁的形成（图 4-77：2）；减数分裂经历前期Ⅰ（图 4-77：3）、中期Ⅰ（图 4-77：4）、后期Ⅰ（图 4-77：5）、末期Ⅰ（图 4-77：6）、前期Ⅱ（图 4-77：7）、中期Ⅱ（图 4-77：8）、后期Ⅱ（图 4-77：9）、末期Ⅱ（图 4-77：10）等时期，形成四分体（图 4-77：11）。其中，胞质分裂为同时型，四分体主要为四面体型。雄配子的发育过程可分为 4 个时期：单核居中期（图 4-77：12）、单核靠边期（图 4-77：13）、双核初期（图 4-77：14）、双核期（图 4-77：15）。其中，双核初期有丝分裂结束后形成的 2 个子核，一个为生殖核，贴近花粉壁，另一个体积大的为营养核，核位于花粉中央，两核之间有明显的细胞壁（图 4-77：14）。

　　造胞细胞时期，花药壁细胞没有明显区别（图 4-77：16）；小孢子母细胞时期，花药壁分化完全，由内向外依次为：绒毡层 1 层（细胞体积变大、形状不规则、细胞质浓密），中层 2 层，药室内壁 2 层，表皮 1 层（图 4-77：17）；减数分裂时期，绒毡层排列不规则，细胞质浓密（图 4-77：18）；四分体时期，绒毡层细胞细胞质较浓密，细胞液泡化，中层细胞开始降解（图 4-77：19）；单核居中期，绒毡层细胞液泡消失，中层细胞呈线形（图 4-77：20）；单核靠边期，绒毡层细胞开始降解（图 4-77：21）；双核初期，绒毡层细胞降解呈长方形（图 4-77：22 ~ 23）；双核期，绒毡层细胞完全解体，仅存线形痕迹，花药壁由表皮和药室内壁组成（图 4-77：24）。在减数分裂和雄配子体发育过程中，绒毡层细胞始终保持在原来位置，为腺质绒毡层类型。

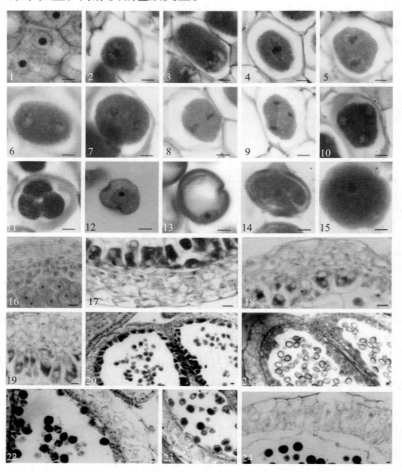

1.造胞细胞；2.小孢子母细胞；3.前期Ⅰ；4.中期Ⅰ；5.后期Ⅰ；6.末期Ⅰ；7.前期Ⅱ；8.中期Ⅱ；9.后期Ⅱ；10.末期Ⅱ；11.四分体；12.单核居中期；13.单核靠边期；14.双核初期；15.双核期；16.造胞细胞时期的花药壁；17.小孢子母细胞时期的花药壁；18.减数分裂时期的花药壁；19.四分体时期的花药壁；20.单核居中期的花药室；21.单核靠边期的花药室；22 ~ 23.双核初期花药室；24.双核期花药室。标尺（1 ~ 15）= 5μm；标尺（16 ~ 24）= 10μm。

图 4-77　二倍体罗汉果减数分裂与雄配子体发育过程

2）四倍体减数分裂与雄配子体发育过程：四倍体减数分裂进程与二倍体相似，但在不同时期染色体排列、迁移发生不同程度变异。前期Ⅰ，大部分小孢子母细胞与二倍体相似，核膜、核仁消失，形成高度螺旋化染色体（图4-78：1），部分细胞出现由少数染色体组成的微核（图4-78：2）；中期Ⅰ，大部分细胞的染色体排列在赤道板上（图4-78：3），少部分细胞出现提前移向两极的染色体（图4-78：4）；后期Ⅰ，同源染色体移向两极，未发现落后染色体、染色体桥等（图4-78：5）；中期Ⅱ，两组染色体分别排列在赤道板上（图4-78：6）；后期Ⅱ，两组染色体的姊妹染色体分别移向两极，形成4个染色体组，其中未发现落后染色体等现象（图4-78：7），少数细胞中发现具5个染色体组的多染色体组现象（图4-78：8）；末期Ⅱ，大部分细胞形成与二倍体相似的子核（图4-78：9），少部分细胞出现超过4个的多子核现象（图4-78：10）；四分体时期，部分为四面体型的四分体（图4-78：11），同时出现五分体（图4-78：12）、二分体（图4-78：13）、一分体（图4-78：14）等变异类型。四倍体雄配子的发育过程与二倍体相似，经历单核居中期（图4-78：15），单核靠边期（图4-78：16），双核初期（图4-78：19），双核期（图4-78：20）等时期发育形成成熟花粉，其中部分花粉为败育花粉。此外，少部分单核靠边期的细胞具双核仁（图4-78：17）、三核仁（图4-78：18）等。

造胞细胞时期，四倍体的绒毡层细胞与花药壁其他细胞形态差异明显，细胞质较浓密，具明显的液泡（图4-78：21）；小孢子母细胞时期，花药壁包括绒毡层细胞1层，中层细胞2层，药室内壁细胞2层，表皮细胞1层，其中绒毡层细胞体积进一步变大，形状不规则，细胞质浓密（图4-78：22）；减数分裂时期，绒毡层细胞呈长卵形，细胞质浓密（图4-78：23）；四分体时期，绒毡层细胞细胞质较浓密，中层细胞开始降解（图4-78：24）；单核居中期，绒毡层细胞开始降解，中层细胞呈线形（图4-78：25）；单核靠边期，绒毡层细胞进一步降解（图4-78：26）；双核初期，绒毡层细胞降解呈长方形（图4-78：27~28）；双核期，绒毡层细胞完全解体，仅存线形痕迹，花药壁由药室内壁组成（图4-78：29）。

（3）四倍体雄株与二倍体雌株杂交：董志渊（2014）还利用合子加倍四倍体与正常二倍体雌株杂交产生三倍体，并对三倍体减数分裂与配子体发育过程和果实特性进行观察比较。

1）三倍体雌雄株杂交产生：四倍体雄花明显大于二倍体雄花（图4-79），二者直径分别为2.47cm、2.03cm。花粉苯胺蓝染色-荧光显微观察结果表明，四倍体雄株花粉对二倍体进行授粉，虽然大量四倍体雄株花粉附着在二倍体雌株雌花柱头上，但与二倍体雄株花粉在二倍体雌株雌花柱头上萌发数目比较，萌发率明显降低，仅有少量花粉能够正常萌发（图4-80），因此结果率降低，仅为37.33%（二倍体雄株花粉对二倍体进行授粉，结果率为83.33%）。通过染色体计数和DNA含量流式细胞分析鉴定，杂交后代93.33%为三倍体（图4-81）。

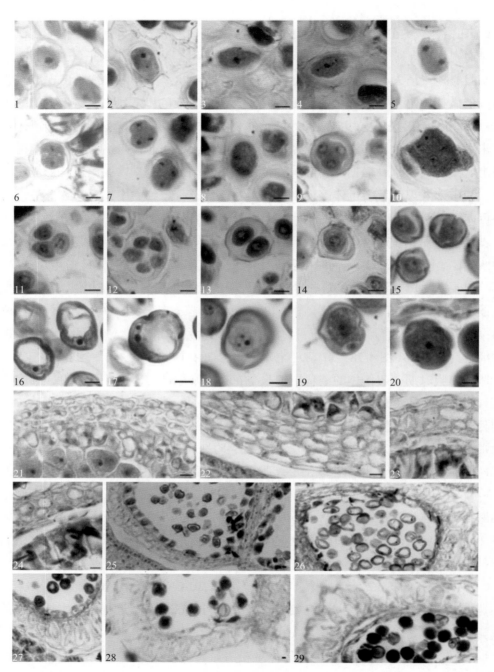

1. 前期Ⅰ；2. 前期Ⅰ，示微核；3. 中期Ⅰ；4. 中期Ⅰ，示赤道板外染色体；5. 后期Ⅰ；6. 中期Ⅱ；7. 后期Ⅱ；8. 后期Ⅱ，示 5 个染色体组；9. 末期Ⅱ；10. 末期Ⅱ，示多子核；11. 四分体；12. 多分体；13. 二分体；14. 一分体；15. 单核居中期；16. 单核靠边期；17. 单核靠边期，示双核仁；18. 单核靠边期，示三核仁；19. 双核初期；20. 双核期；21. 造胞细胞时期的花药壁；22. 小孢子母细胞时期的花药壁；23. 减数分裂时期的花药壁；24. 四分体时期的花药壁；25. 单核居中期的花药室；26. 单核靠边期的花药室；27 ~ 28. 双核初期花药室；29. 双核期花药室。标尺 = 10μm。

图 4-78 四倍体罗汉果减数分裂与雄配子体发育过程

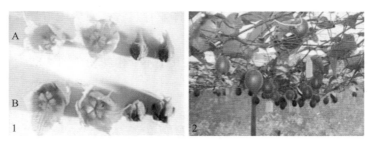

1.四倍体雄株花部形态特征（A 二倍体；B 四倍体）；2.四倍体雄株花粉授粉获得的果实。

图 4-79　四倍体雄株花部形态与杂交获得果实

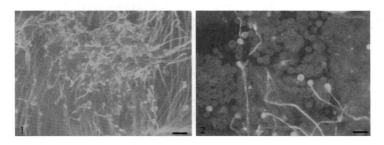

1.二倍体雄株花粉在二倍体雌株雌花柱头上萌发；2.四倍体雄株花粉在二倍体雌株雌花柱头上萌发。标尺 = 100μm。

图 4-80　不同倍性雄株花粉在二倍体雌株雌花柱头上萌发（水溶性苯胺蓝染色）

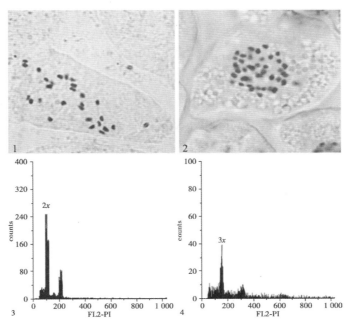

1.二倍体染色体数目（$2n = 2x = 28$）；2.三倍体染色体数目（$2n = 3x = 42$）；3.二倍体 DNA 流式细胞分析；4.三倍体 DNA 流式细胞分析，示 DNA 含量增加 0.5 倍。

图 4-81　四倍体与二倍体杂交获得后代的倍性鉴定

2）三倍体雄株小孢子减数分裂与雄配子体发育过程：四倍体与二倍体杂交获得后代三倍体中，雌株所占比例约为10.00%，90.00% 三倍体为雄株，其雄花直径明显增大，为2.47cm（二倍体直径为2.11cm），花粉较少或几乎不产生花粉（图4-82）。

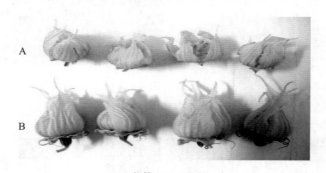

A. 二倍体；B. 三倍体。

图 4-82　三倍体雄株花部形态

三倍体小孢子减数分裂进程与二倍体相似，但染色体排列、迁移存在变异。造胞细胞呈多边形，紧密排列，无明显液泡产生，细胞周边开始有胼胝质壁的形成（图4-83：1）；小孢子母细胞呈近圆形（图4-83：2）；前期Ⅰ，大部分细胞与二倍体相似，核膜、核仁消失，染色体高度螺旋化，紧密排列（图4-83：3），部分细胞出现由少数染色体组成的微核（图4-83：4）；中期Ⅰ，绝大部分细胞中，染色体排列在赤道板上（图4-83：5）；后期Ⅰ，同源染色体移向两极，未发现落后染色体、染色体桥等现象（图4-83：6）；中期Ⅱ，大部分细胞中，两组染色体分别排列在赤道板上（图4-83：7），少部分细胞中，除两组染色体外，赤道板外还具少数染色体（图4-83：8）；后期Ⅱ，两组染色体的姊妹染色体分别移向两极，形成4个染色体组，未发现落后染色体等现象（图4-83：9），少数细胞中4个染色体组外还存在额外的染色体（图4-83：10）；末期Ⅱ，大部分细胞形成与二倍体相似的4个子核（图4-83：11），少部分细胞出现5个子核（图4-83：12）、6个子核（图4-83：13）；四分体时期，部分为四面体型的四分体（图4-83：14），同时出现多分体（图4-83：15）、不均等四分体（图4-83：16）、二分体（图4-83：17）、一分体（图4-83：18）等变异类型。三倍体雄配子的发育过程与二倍体雄配子的差异较大，经历单核居中期（图4-83：19）、单核靠边期（图4-83：20）后，雄配子体普遍发生降解，形成败育花粉。

造胞细胞时期，三倍体的绒毡层细胞与花药壁其他细胞形态差异较大，细胞质较浓密（图4-83：21）；小孢子母细胞时期，花药壁包括绒毡层细胞1层，中层细胞2层，药室内壁细胞2层，表皮细胞1层，其中绒毡层细胞形状不规则，细胞质浓密，液泡化明显（图4-83：22）；减数分裂时期，绒毡层细胞径向呈长卵形，细胞质着色不明显，中层细胞开始降解（图4-83：23）；四分体时期，绒毡层细胞开始降解，中层细胞呈线形（图4-83：

24）；单核居中期，绒毡层细胞呈方形（图 4-83：25）；单核靠边期，绒毡层细胞进一步降解（图 4-83：26）；伴随雄配子体败育，绒毡层细胞细胞质完全消失（图 4-83：27）、仅存线形痕迹（图 4-83：28），药室内大部分花粉空瘪或呈未解离痕迹（图 4-83：29）。

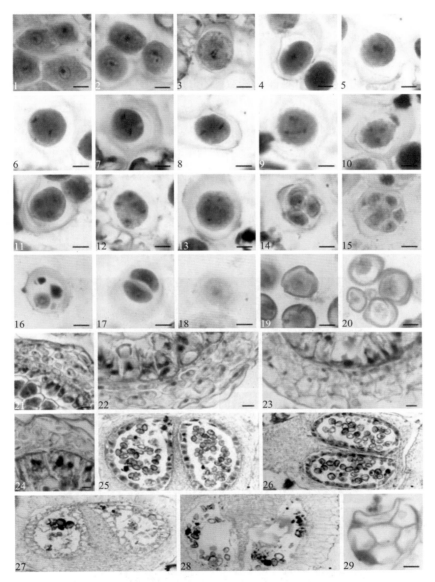

1. 造胞细胞；2. 小孢子母细胞；3. 前期 I；4. 前期 I，示微核；5. 中期 I；6. 后期 I；7. 中期 II；8. 中期 II，示赤道板外染色体；9. 后期 II；10. 后期 II，示额外染色体；11. 末期 II；12. 末期 II，示 5 个子核；13. 末期 II，示 6 个子核；14. 四分体；15. 多分体；16. 不均等四分体；17. 二分体；18. 一分体；19. 单核居中期；20. 单核靠边期；21. 造胞细胞时期的花药壁；22. 小孢子母细胞时期的花药壁；23. 减数分裂时期的花药壁；24. 四分体时期的花药壁；25. 单核居中期的花药室；26. 单核靠边期的花药室；27 ~ 28. 含败育花粉的花药室；29. 败育花粉。标尺 = 10μm。

图 4-83 三倍体罗汉果减数分裂与雄配子体发育过程

3）三倍体雌配子体发育特征：激光共聚焦显微镜观察二倍体和三倍体雌株待开放雌花的胚囊结构，结果表明：二倍体雌花胚囊发育主要处于八核胚囊时期（图 4-84：1），少数为四核胚囊（图 4-84：2~3）、二核胚囊时期的胚囊（图 4-84：4），其胚囊呈椭圆形、具明显的中央大液泡；在同一形态阶段的三倍体中，则未发现上述发育时期胚囊，胚珠中无明显胚囊结构或胚囊发育主要停滞在大孢子母细胞时期和四分体时期（图 4-84：5~6）。

石蜡切片法显微观察三倍体雌株待开放雌花的胚囊结构，结果表明：三倍体胚珠中无八核胚囊、四核胚囊时期的胚囊，其胚囊发育停滞，主要处于大孢子母细胞时期（图 4-85：1）、四分体时期（图 4-85：2、4）、单核胚囊时期（图 4-85：7）和双核胚囊时期（图 4-85：8）。四分体时期胚囊存在不同类型：①与二倍体类似的四分体，四分体基部的大孢子发育形成功能大孢子，其余 3 个孢子退化降解（图 4-85：2）；②形成三分体，基部的大孢子发育形成功能大孢子，其余 2 个孢子退化降解（图 4-85：3、5）；③三分体发生退化降解（图 4-85：6）；④四分体发育进程发生改变，基部 2 个大孢子降解，珠孔端的大孢子继续发育（图 4-85：4）。

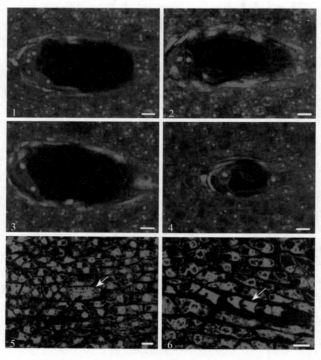

1. 八核胚囊时期的二倍体雌配子体；2. 四核胚囊时期的二倍体雌配子体；3. 二核胚囊与四核胚囊过渡阶段的二倍体雌配子体；4. 二核胚囊时期的二倍体雌配子体；5. 大孢子母细胞（箭头示）时期的三倍体雌配子体；6. 四分体（箭头示）时期的三倍体雌配子体。标尺 = 10μm。

图 4-84　三倍体雌配子体发育特征（激光共聚焦显微镜观察）

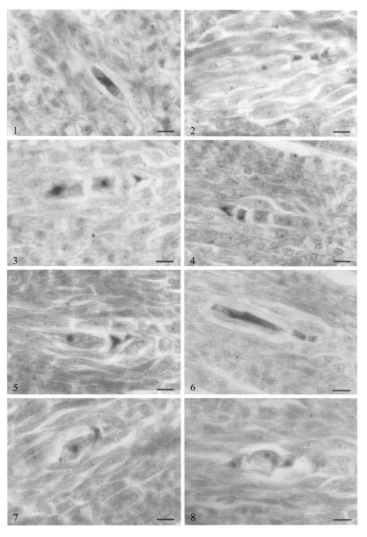

1.大孢子母细胞；2.四分体（功能大孢子位于基部）；3.三分体；4.四分体（功能大孢子位于珠孔端）；5.三分体中的功能大孢子；6.三分体发生降解；7.单核胚囊；8.二核胚囊。标尺 = 10μm；图片左边均为合点端，右边均为珠孔端。

图 4-85　三倍体雌配子体发育特征（常规石蜡切片法观察）

4）三倍体果实特性：合子加倍四倍体雄株与二倍体雌株杂交获得三倍体果实多呈扁圆形，果横径为 2.95～4.90cm，鲜果重为 10.12～47.46g，干果重为 2.78～10.22g，均低于二倍体对照；表现出无籽或少籽的特性（图 4-86）；干果罗汉果总苷含量 3.03%～5.72%，罗汉果苷 V 含量 0.78%～1.01%，其中 2 个栽培地点三倍体罗汉果总苷含量高于二倍体对照，罗汉果苷 V 含量低于对照，另一个栽培地点三倍体罗汉果总苷含量低于二倍体对照，罗汉果苷 V 含量高于对照；干果总糖和水浸出物含量普遍低于二倍体对照；总黄酮含量均高于二倍体对照（表 4-61）。

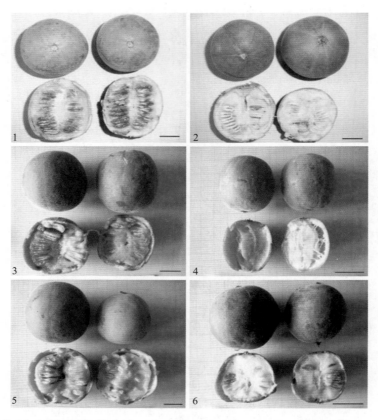

1.二倍体果实（栽培地点：永福县渔洞村委会）；2.三倍体果实（栽培地点：永福县渔洞村委会）；3.二倍体果实（栽培地点：永福县金福村委会）；4.三倍体果实（栽培地点：永福县金福村委会）；5.二倍体果实（栽培地点：永福县波塘村委会）；6.三倍体果实（栽培地点：永福县波塘村委会）。标尺 = 2cm。

图 4-86　四倍体雄株与二倍体雌株杂交获得三倍体果实形态特征

表 4-61　四倍体雄株与二倍体雌株杂交获得三倍体果实特性

栽培地点	品种材料	果横径 / cm	鲜果重 /g	干果重 /g	籽实特性	罗汉果总苷含量 /%	罗汉果苷 V 含量 /%	总糖含量 /%	总黄酮含量 /%	水浸出物含量 /%
永福县渔洞村委会	二倍体	5.21	66.10	18.11	有籽	3.09	0.99	21.70	0.55	50.30
	三倍体	4.90	47.46	10.22	少籽	5.72	0.78	17.80	0.65	45.50
永福县金福村委会	二倍体	4.57	43.37	12.61	有籽	8.70	0.81	25.10	0.71	52.20
	三倍体	2.95	10.12	3.06	无籽	3.03	0.83	25.10	0.79	50.80
永福县波塘村委会	二倍体	5.50	79.75	20.37	有籽	3.04	1.30	30.00	0.59	51.80
	三倍体	3.21	14.20	2.78	少籽	3.29	1.01	26.30	0.64	54.10

采用秋水仙素、Oryzalin 等药剂处理不定芽、试管苗、鳞片等材料，诱导生长点分生组织细胞染色体加倍，是目前诱导获得四倍体的主要方法（吴红芝等，2008；肖艳等，2009；张蜀宁等，2009；Dunn Bruce and Lindstrom Jon，2007；王惠林等，2008；Ascough Glendon，2008；Hebert Cary *et al.*，2010）。但是，由于细胞有丝分裂的不同步性，分生组织所有细胞一般不能全部发生染色体加倍，因而造成染色体倍性嵌合现象（即植株包含两种或两种以上染色体倍性）。例如池坚等（2008）研究发现百合试管苗诱导多倍体普遍存在染色体嵌合现象，其中表型变异植株中，含秋水仙素培养基诱导的 100% 为嵌合体，秋水仙素溶液诱导的 90% 为嵌合体。秋水仙素溶液处理水稻种子后得到少量疑似加倍四倍体材料，其后代大部分或全部材料则恢复为二倍体（郭海滨和刘向东，2014a）。

合子是被子植物双受精过程中卵子与精子受精融合形成的单一细胞，其分裂形成胚，胚进一步发育产生完整植株（胡适宜 b，2005）。人工诱导合子染色体加倍，其发育形成的胚及其植株均为纯合四倍体，可有效避免嵌合体的发生，是人工诱导四倍体理想材料。但是合子染色体加倍相关的研究报道较少。王君等（2010）采用秋水仙素和高温处理授粉后 6～9 天杨树花序，获得四倍体后代植株，但四倍体发生比例较低，319 株中仅检测出 3 株四倍体。本研究采用 Oryzalin 溶液浸泡处理授粉后 24～60 小时的罗汉果雌花 24 小时，也获得四倍体后代植株，四倍体发生平均比例为 1.39%，其中 30μM、60μM 和 90μM Oryzalin 溶液浸泡处理授粉后 24 小时、36 小时的罗汉果雌花 24 小时，获得的四倍体无嵌合体；30μM 溶液浸泡处理授粉后 60 小时的罗汉果雌花 24 小时，获得四倍体中则发现由二倍体与四倍体细胞组成的倍性嵌合体。该结果说明：① Oryzalin 溶液浸泡处理授粉后 24～36 小时的罗汉果雌花可产生一定比例的四倍体，且无嵌合体产生；② Oryzalin 浸泡处理授粉后 48 小时以上的罗汉果雌花不易产生四倍体，且存在染色体倍性嵌合的可能；③染色体倍性嵌合产生的原因可能是，授粉结束超过一定时间后进行 Oryzalin 浸泡处理雌花，Oryzalin 经雌花子房表皮进入胚珠，再经珠心细胞进入胚囊时，合子已开始分裂进入胚形成发育期，由合子时期的单细胞转变成多细胞，从而导致处理结束后形成染色体倍性嵌合的胚及其植株。因此，该罗汉果合子染色体加倍诱导技术方法是可行的，是四倍体亲本创新的有效途径，且解决了四倍体创制中普遍存在的染色体倍性嵌合的问题。

与青花菜（*Brassica oleracea* var. *italica*）和水稻（*Oryza sativa*）四倍体与二倍体间表现类似（张蜀宁等，2007；万双粉等，2008；郭海滨和刘向东，2014 b），四倍体罗汉果小孢子减数分裂与雄配子发育进程与二倍体相似，胞质分裂为同时型，四分体主要为四面体型，成熟花粉为二细胞型，绒毡层为腺质型，但是部分发育阶段发生明显变化：前期 I，出现少数染色体组成的微核；中期 I，染色体提前移向两极；后期 II，出现超过 4 个的多染色体组；末期 II，多子型核现象；四分体时期，发生五分体、二分体、一分体等变异类型；但是后期 I、后期 II，未发现落后染色体、染色体桥等现象；成熟花粉期出现部分败育花粉。

与三倍体黄瓜（*Cucumis sativus*）和枣（*Ziziphus jujuba*）表现类似（刁卫平等，2009；刘学生等，2013），三倍体罗汉果小孢子母细胞减数分裂进程与二倍体也相似，但是染色体构型、迁移产生较大变异：前期 I，出现少数染色体组成的微核；中期 II，赤道板外具少数染色体；后期 II，4 个染色体组外存在额外的染色体；末期 II，少部分细胞出现 5 个子核、6 个子核；四分体时期，部分为四面体型的四分体，同时出现多分体、不均等四分体、二分体、一分体等变异类型；后期 I、后期 II，未发现落后染色体、染色体桥等；三倍体罗汉果雄配子的发育过程与二倍体差异较大，进入单核靠边期后，雄配子体普遍发生降解，形成败育花粉。

绒毡层与花粉发育关系密切，主要表现在：调节四分体胼胝质壁的降解，提供花粉外壁所需的孢粉素、花粉鞘、识别蛋白等成分，降解产物参与花粉所含大分子的合成（胡适宜，2005a；Li *et al.*，2012）。可育花药中绒毡层在雄配子体发育初期开始降解，成熟花粉时期已不存在，不育花药中绒毡层可保持到成熟花粉时期（Falasca *et al.*，2013），绒毡层发育异常可导致花粉败育（Jung *et al.*，2005；张娜等，2013）。目前，不同染色体倍性植株间绒毡层发育降解过程及其对花粉形成的影响报道较少。本研究结果表明，不同染色体倍性罗汉果花药壁绒毡层细胞降解时间不同，二倍体花药壁绒毡层细胞在雄配子体发育到单核靠边期开始降解；四倍体花药壁绒毡层细胞在雄配子体发育到单核居中期开始降解；三倍体花药壁绒毡层细胞在减数分裂的四分体时期开始降解。相应地，四倍体罗汉果发生部分花粉败育，三倍体罗汉果发生绝大部分花粉败育。综上所述，推断四倍体罗汉果部分花粉败育以及三倍体绝大部分花粉败育现象可能是由减数分裂异常和绒毡层提前降解引发的。但相关的败育机制还有待进一步研究。

加倍合子产生的三倍体雌配子体发育进程同未减数配子产生的三倍体雌配子体发育过程相似，变异特征则主要表现在三个方面：雌配子体退化降解、发育进程停滞、雌配子体结构变异。由于罗汉果三倍体雌配子体发育异常，不能形成正常成熟雌配子体，进一步参与受精、胚发育等有性生殖过程。可见，三倍体雌配子体发育异常可能是三倍体果实无籽（少籽）的重要原因。

三倍体产量和品质性状田间种植初步评价表明，合子加倍四倍体杂交获得三倍体与未减数雌配子授粉获得三倍体果实性状相似，与二倍体对照相比，果实均表现出无籽或少籽的特性，果横径、鲜果重、干果重等产量指标均降低，罗汉果总苷、罗汉果苷 V、水浸出物、总糖和总黄酮含量品质指标则有升有降。这可能与种子实生苗生长特性、三倍体生长周期长等因素相关，三倍体果实性状表现仍需进一步扩繁成三倍体单株无性系品种或者拓展到更多品种杂交组合进行田间试验评价研究，以评估培育高罗汉果苷含量无籽罗汉果品种的可能性。

二、单性结实诱导技术研究

针对罗汉果种植人工授粉费时费力和加工果实利用率低问题，涂冬萍（2015）开展了罗汉果单性结实诱导研究，并对所诱导单性结实果实生长发育、品质变化、激素调控和分子调控规律进行了探索。

1. 单性结实果实生长发育规律

（1）果实发育膨大规律：开放当天雌花（0天）不经授粉或药剂诱导，子房发育迟缓、仅略有膨大，5天后子房横径、纵径分别约1.0cm、2.0cm，此后子房不断萎缩，直至8～10天后干枯，一直保持卵圆形（图4-87）。图4-88、图4-89和表4-62、表4-63显示，药剂诱导单性结实果实，3天果实则同未经授粉或药剂诱导5天子房般大小；3～20天为快速生长期，果实增大明显，果实横径、纵径分别由1.24cm、2.49cm增长到3.85cm、5.32cm，单果重由1.19g增大到38.58g；20～30天果实生长缓慢，30天果实则大小基本稳定、颜色绿色，果形一直保持子房的长卵圆形，顶部较尖长，果形指数为1.33。授粉果实发育膨大规律同药剂诱导单性结实果实一样，3天果实同未经授粉或药剂诱导5天子房般大小；3～20天为果实快速生长期，果实横径、纵径分别由1.20cm、2.28cm增长到49.00cm、5.21cm，单果重由1.32g增大到46.46g；30天果实也大小基本固定、颜色绿色，但是单果重仍在增加，10天时果形已由卵圆形转变为椭圆形或长圆形，果形指数为1.28。

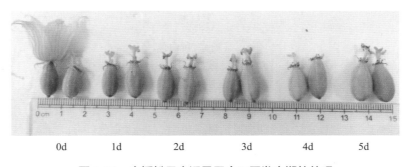

图 4-87 未授粉且未诱导子房不同发育期的外观

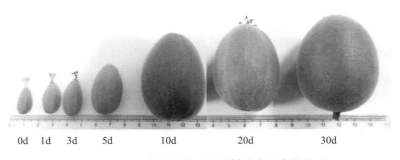

图 4-88 不同发育期的诱导单性结实果实的外观

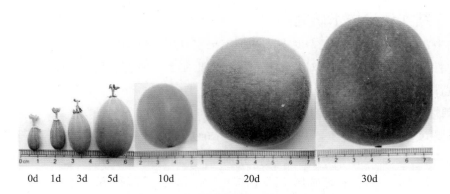

图 4-89   不同发育期的授粉果实的外观

表 4-62   诱导单性结实果实性状特征

发育期	果横径 /cm	果直径 /cm	果形状	果皮特征	果肉颜色	单果重 /g	果形指数 /（纵径 / 横径）
0 天	0.68	1.52	长卵形	黄褐色, 具黄白色纵纹, 柔软, 有绒毛	淡黄绿	0.38	2.23
1 天	0.80	1.79	长卵形	黄绿, 黄白色纵纹, 柔软, 绒毛	淡黄绿	0.62	2.23
3 天	1.24	2.49	长卵形	黄绿, 黄白色纵纹, 柔软, 绒毛	淡黄绿	1.19	2.02
5 天	1.73	3.16	长卵形	黄绿, 黄白色纵纹, 柔软, 绒毛	黄白色	3.85	1.83
10 天	2.81	4.56	长卵形	黄绿, 黄白色纵纹, 柔软, 绒毛	黄白色	9.60	1.62
20 天	3.85	5.32	卵形	黄绿, 黄白色纵纹, 较硬, 绒毛	黄白色	38.58	1.38
30 天	3.99	5.30	卵形	绿色, 硬, 少绒毛	黄白色	39.66	1.33
成熟果	4.41	5.58	卵形	绿黄色, 脆, 少绒毛	黄色	42.21	1.27

表 4-63　授粉果实性状特征

发育期	果横径 / cm	果纵径 / cm	果形状	果皮特征	果肉颜色	单果重 /g	果形指数 / （纵径 / 横径）
0 天	0.69	1.43	长卵形	淡红褐,黄白 色纵纹,柔 软,绒毛	淡黄绿	0.38	2.07
1 天	0.83	1.79	长卵形	淡红褐,黄白 色纵纹,柔 软,绒毛	淡黄绿	0.63	2.15
3 天	1.20	2.28	长卵形	黄绿,柔软, 绒毛	淡黄绿	1.32	1.90
5 天	1.80	2.82	卵形	黄绿,柔软, 绒毛	淡黄	6.30	1.57
10 天	3.00	3.85	近圆	黄绿,稍硬, 绒毛	淡黄	11.20	1.28
20 天	4.90	5.21	圆形	绿色,脆, 绒毛	黄白	46.46	1.06
30 天	5.11	5.27	圆形	深绿,脆,绒 毛少	黄白	69.16	1.03
成熟果	5.64	5.91	圆形	绿黄色,脆, 绒毛少	黄白	69.89	1.05

（2）种子与果肉发育变化规律：如图 4-90，开放当天雌花（0 天）胚珠珠柄与胎座相连，珠心内布满薄壁组织，珠孔未闭合，果肉细胞紧密排列无间隙。授粉后，胚珠开始发育，1～3 天时持续长大，果肉细胞也开始增大；5 天时继续长大，内外珠被分别发育成内外种壳，种壳内腔充满薄壁细胞，果肉细胞膨大明显；10 天时外种壳迅速生长增厚，内种壳则变薄，种壳内腔仍充满薄壁细胞，果肉细胞迅速膨大成巨型细胞。与授粉果实种子发育相比，诱导单性结实果实，1 天时部分胚珠停止发育，果肉细胞膨大更明显；3 天时部分胚珠的珠心细胞降解形成空腔，果肉细胞增大更明显；5 天时部分继续发育胚珠的内珠被发育成增厚的内种壳（由栅状细胞组成），种壳内腔细胞皱缩甚至形成孔洞，果肉细胞仍快速膨大；10 天时部分继续发育胚的外种壳也迅速生长增厚，但是种壳腔内胚未发育，果肉细胞也迅速膨大成巨型细胞。

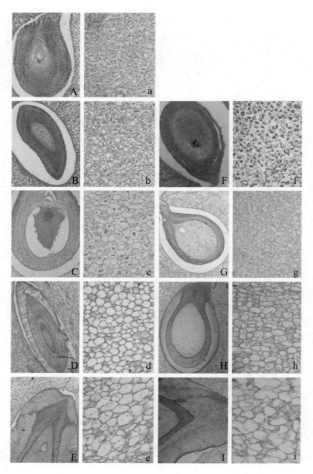

A、a：0 天；B、b：H1 天；C、c：H3 天；D、d：H5 天；E、e：H10 天；F、f：P1 天；G、g：P3 天；

H、h：P5 天；I、i：P10 天。

其中，大写字母表示胚发育过程 100×，小写字母表示果肉细胞特征 400×；H 表示生长调节剂诱导果

实，P 表示授粉果实。

图 4-90　不同处理幼果细胞学显微结构特征

　　图 4-91、图 4-92 和表 4-61、表 4-62 显示，授粉果实果肉颜色，0～3 天为淡黄绿色，5～10 天逐渐褪色成淡黄色，20～30 天变为淡黄白色。诱导单性结实果实果肉较授粉果实果肉褪色快，0～3 天为淡黄绿色，5～30 天变为淡黄白色。诱导单性结实和授粉果实 0～3 天纵切面胚珠外观无明显差异。授粉果实纵切面 5～20 天均可见众多充满透明液状物的种子，诱导单性结实果实纵切面则 20 天才可见部分种子。如图 4-93 所示，果实生长 20 天时，授粉果实种子发育正常，种壳内有绿色透明液状内容物，而诱导单性结实果实的种壳内部分有少量内容物、部分空瘪；30 天时，授粉果实种壳明显变为黄色、木质化程度大，种子数目多、体积大且含白色种仁，但诱导单性结实果实种子少、无种仁，种壳

小、黄白色、木质化较轻，果肉多；40天时，授粉果实种壳木质化更深、坚硬而致密，可见少量种仁，诱导单性结实果实种壳变化不大；50天时，授粉果实种壳木质化程度更深，可见许多白色的种仁，而诱导单性结实果实种壳木质化程度较小，果肉所占比例较大；成熟期时，授粉果实种子数目多、体积大、木质化程度大、含有白色种仁，果肉少、淡黄色，果皮薄、较脆，诱导单性结实果实种子少、无种仁，果实中出现较多空腔，种壳小且木质化较轻，果肉多、淡黄色，果皮稍厚、较硬。

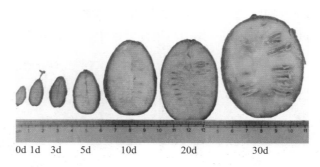

图 4-91 不同发育期的诱导单性结实果实纵切面

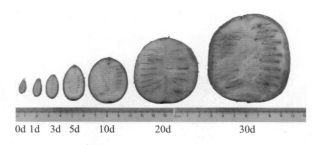

图 4-92 不同发育期的授粉果实纵切面

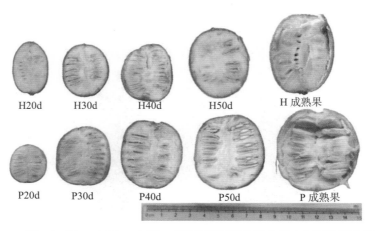

图 4-93 20天、30天、40天、50天、成熟期诱导单性结实果实和授粉果实的纵切面

注：H 表示生长调节剂诱导；P 表示人工授粉。

2. 单性结实果实品质

（1）外观品质：如图 4-94、图 4-95，授粉果实圆形、较大，但是大小不均匀。诱导单性结实果实长圆形、略小，挂果多且大小均匀。烘干授粉果实较大，横径约 6.5cm，圆形，等级可达特大果，但诱导单性结实果实较授粉果实小，横径约 5.2cm，长圆形，先端较尖，等级为中果，与三倍体品种 C14 授粉果实（横径 4.7cm）及诱导单性结实果实（横径 5.3cm）大小相近。如图 4-96，烘干授粉果实纵切面可见种子明显，种壳较硬，种子与果肉受热不均出现少量响果，影响果实的商品价值。诱导单性结实果实则果肉多，种子少，种壳较软，烘烤时间相对较短，果肉与果皮紧密相连，无响果。

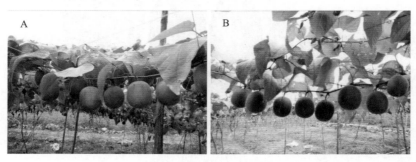

图 4-94　授粉和诱导单性结实果实 70 天时外观

注：A 为授粉果实，B 为诱导单性结实果实。

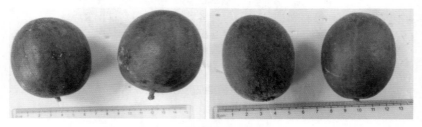

图 4-95　烘干成熟果实外观

注：左侧为授粉果实；右侧为诱导单性结实果实。

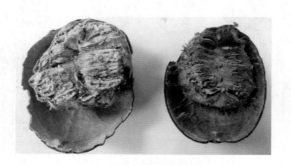

图 4-96　烘干成熟果实纵切面

注：左侧为授粉果实；右侧为诱导单性结实果实。

（2）内含物品质：从表4-64、表4-65可以看出，干燥诱导单性结实果实的罗汉果总苷含量、罗汉果苷Ⅴ含量分别为3.08%、1.47%，比干燥授粉果实的含量略低，单果重也较干燥授粉果轻，但果肉比重较大，由于罗汉果苷主要分布于果肉中，单果罗汉果总苷、罗汉果苷Ⅴ产量与授粉果实可能无显著差异。

表4-64　成熟果实品质成分含量

处理方法	总糖含量 /%	罗汉果总苷含量 /%	罗汉果苷Ⅴ含量 /%
授粉	43.90	3.48	1.71
诱导单性结实	42.33	3.08	1.47

表4-65　成熟果实各组织部位烘干重量

处理方法	单果重 /g	果皮重 /g	种子重 /g	果肉重量 /g	果肉比重 /%
授粉	21.23	9.00	9.84	2.39	11.26
诱导单性结实	13.56	4.51	6.28	2.77	20.43

诱导单性结实果实快速生长期为3～20天，与授粉果实发育规律和万凌云（2013）、黄夕洋（2009）研究结果相似，但是20～30天发育进入平台期，生长变缓，30天后大小基本稳定，而授粉果实则仍在缓慢生长。因此，尽管诱导单性结实果实具有优点，但是目前体积小于正常授粉果实，大果率不够高，商品规格不能达到较高等级、多为中果。这也说明诱导剂的配方、浓度、用法和时间仍需进一步优化，以获得少籽且优质大果。此外，实验中还发现适时加强水肥供应和诱导10天后再处理一次，能使果实长成较多的大果，基本符合生产需要。

授粉和激素诱导1天后，授粉果实与诱导单性结实果实种子开始出现差异，诱导单性结实果实的种胚几乎没有生长，仅珠被发育形成种皮，从而导致其种子干瘪、无种仁、发育不完全。罗汉果授粉果实体积大小、形状与种子数量、分布密切相关（万凌云等，2011），有种子处果形饱满，无籽或种子败育处果形凹陷，但是诱导单性结实果实未发现畸形果，果形均较饱满，与前人的研究结果不一致。这可能是因为外源激素弥补了因种子缺失而内源激素不足问题，以及果实内种子少而无相互挤压所致。

3. 单性结实果实调控机制

（1）单性结实果实激素变化特征：如图4-97，开放当天雌花果肉IAA含量较高、超过120ng·g⁻¹FW，若不授粉及激素诱导，果肉IAA含量仅略微降低然后升高保持在较高水平，可能是为了防止雌花衰败；授粉及激素诱导后，果肉IAA含量均先大幅降低后再逐渐升高，15天左右是IAA含量最低点，预示IAA含量降低至适宜水平，才便于5～20天果实迅速生长膨大。20～30天果实进入逐渐停止膨大阶段后，IAA含量再次逐渐升高，可能是种子合成释放以促进自身发育。诱导单性结实果实果肉 IAA 含量普遍高于授粉果实果肉的，可能有抑制其发育或防止其早衰作用，成为单性结实果实比授粉果实小的诱因。

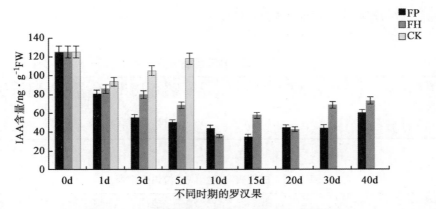

图 4-97　不同处理的罗汉果果实中 IAA 含量变化

注：CK 为未授粉且未诱导子房；FP 为授粉果实；FH 为诱导单性结实果实。下同。

如图 4-98，开放当天雌花果肉 GA 含量不高、仅约 15ng·g^{-1}FW，若不授粉及激素诱导，果肉 GA 含量将迅速降至较低水平，授粉及激素诱导后，果肉 GA 含量均先大幅升高后降低，然后再继续逐渐升高，15 天左右 GA 含量最低，显示 GA 含量增加有利于果实坐果及前期（5～20 天）迅速生长膨大。诱导单性结实果实果肉 GA 含量升高与降低时间均先于授粉果实果肉的，且普遍低于授粉果实果肉的，很好地诠释了其膨大起始与停止早于授粉果实果的原因。20～30 天果实进入逐渐停止膨大阶段后，GA 含量再次逐渐升高，也可能是种子合成释放以促进自身发育。

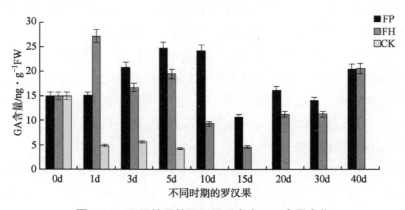

图 4-98　不同处理的罗汉果果实中 GA 含量变化

如图 4-99，开放当天雌花果肉 ZT 含量不高、仅约 17ng·g^{-1}FW，若不授粉及激素诱导，果肉 ZT 含量将快速降至较低水平，授粉及激素诱导后，果肉 ZT 含量也先降至较低水平再逐渐升高，15 天左右 ZT 含量最低，暗示果实坐果及前期（5～20 天）迅速生长膨大过程中细胞分裂活动减弱，以膨大为主。诱导单性结实果实果肉 ZT 含量普遍高于授粉果实果肉的，可能显示其细胞分裂活动更强，成为导致单性结实果实比授粉果实果肉多的原因。20～30 天果实进入逐渐停止膨大阶段后，ZT 含量逐渐升高，可能是种子合成释放以促进自身发育。

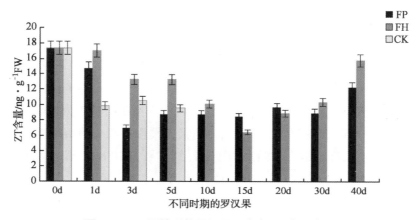

图 4-99　不同处理的罗汉果果实中 ZT 含量变化

如图 4-100，开放当天雌花果肉 ABA 含量较高、超过 $150ng \cdot g^{-1}FW$，若不授粉及激素诱导，果肉 ABA 含量还会上升至更高水平，可能具有促进雌花衰败脱落的作用；授粉及激素诱导后，果肉 ABA 含量则均先大幅降低后再逐渐升高，15 天左右是 ABA 含量最低点，预示 ABA 含量降低至适宜水平，才便于 5～20 天果实迅速生长膨大。20～30 天果实进入逐渐停止膨大阶段后，ABA 含量逐渐升高，可能与种子合成释放调控其自身发育有关。诱导单性结实果实果肉 ABA 含量普遍高于授粉果实果肉的，是否与单性结实果实早熟或比授粉果实小有关需要进一步研究。

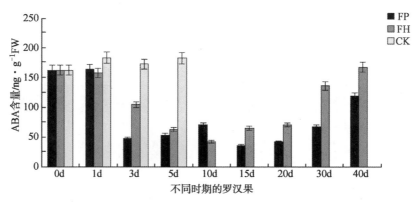

图 4-100　不同处理的罗汉果果实中 ABA 含量变化

IAA 和 GA 可促进细胞分裂、细胞伸长。IAA 低浓度时促进生长，高浓度时抑制生长作用。细胞分裂素主要是促进细胞质的分裂，需 IAA 作用下才能实现。通常授粉前，花朵子房 IAA 和细胞分裂素含量会降至较低水平，细胞分裂逐渐减弱而停止生长，待授粉刺激后，子房 IAA 水平升高，同时诱导 GA 水平升高，共同调控细胞膨大促使子房坐果及其前期发育。罗汉果授粉和激素诱导坐果及其前期发育过程中，IAA 水平在开放当天雌花中较高并逐渐降低，与前人在拟南芥和番茄中的报道不一致，其中原因有待进一步研究；ZT 水平低并逐渐下降，与果实细胞分裂主要在授粉前的报道相符；GA 则与 IAA、ZT 水平变化不同，唯有其含量水平先大幅升高后才逐渐降低，表明其可能在罗汉果坐果和前期发育中起主要作用，与我们果实单性结实诱导剂中含有 GA 一致；ABA 水平在开放当天雌花中较高并逐渐降低后又升高，与具抑制果实发育促进其成熟作用报道一致，也与罗汉果诱导单性结实果实比授粉果实提前转入成熟现象相吻合；诱导单性结实果实果肉 IAA 和 ABA 水平普遍高于授粉果实果肉的，与其比授粉果实小的结果相符，二者相关性仍需实验验证。罗汉果授粉果实和激素诱导单性结实果实 20～30 天进入逐渐停止膨大阶段后，IAA、GA、ZT 和 ABA 含量水平均逐渐升高，与果实种子快速生长时期一致。这些激素对罗汉果坐果及果实发育的效应及其互作机制有待进一步深入研究。

（2）单性结实果实基因表达特征：转录组分析发现，罗汉果开放当天雌花子房（0天）、激素诱导单性结实 1 天（H1 天）与 3 天（H3 天）、授粉 1 天（P1 天）与 3 天（P3 天）果实果肉转录表达基因数分别有 67 956 个、62 693 个、63 822 个、61 922 个、59 998 个，与激素代谢相关的 Unigene 基因共 716 条，可归为色氨酸、蛋氨酸、油菜素内酯、类胡萝卜素、萜类和玉米素、水杨酸及茉莉酸甲酯等 8 条代谢途径。其中，色氨酸、蛋氨酸、油菜素内酯、类胡萝卜素、萜类和玉米素 6 条代谢途径与单性结实相关。通过 Unigene 基因数目统计分析，在这些果实表达的基因中发现了单性结实相关激素（IAA、ZT、GA、BR、乙烯）合成代谢及信号转导途径中几乎所有已知基因。

GA 合成代谢及信号转导途径发现的关键基因，包括合成代谢酶基因 *CPS*、*KS*、*KO*、*KAO*、*GA20ox*、*GA3ox* 和赤霉素钝化酶基因 *GA2ox*，以及信号转导因子基因 *GID1*、*GID2*、*DELLA*，共 69 条 Unigene 基因（表 4-66）。

表 4-66　GA 合成代谢及信号转导途径关键基因

基因名称	Unigene 数目 / 条	编码酶的编号
ent-copalyl diphosphate synthase（*CPS*）	2	[EC:5.5.1.13]
ent-kaurene synthase（*KS*）	3	[EC:4.2.3.19]
ent-kaurene oxidase（*KO*）	1	[EC:1.14.13.78]
ent-kaurenoic acid hydroxylase（*KAO*）	3	[EC:1.14.13.79]

续表

基因名称	Unigene 数目 / 条	编码酶的编号
gibberellin 20-oxidase（*GA20ox*）	12	[EC:1.14.11.12]
gibberellin 2-oxidase（*GA2ox*）	2	[EC:1.14.11.13]
gibberellin 3-beta-dioxygenase（*GA3ox*）	11	[EC:1.14.11.15]
gibberellin receptor GID1（*GID1*）	16	[EC:3.-.-.-]
GA、RGA1、RGL（*DELLA*）	17	—
F-box protein GID2（*GID2*，*SLY1*）	2	—
共计	69	

BR 合成代谢及信号转导途径发现的关键基因，包括合成代谢酶基因 *CYP90B1*、*CYP90A1*、*CYP90C1*、*Det2*、*CYP90D2*、*CYP85A1*、*CYP85A2*、*CYP734A1*，以及信号转导因子基因 *BAK1*、*BRI1*、*BSK*、*BSu1*、*BIN2*、*BZR1/2*、*TCH4*、*CYCD3*，共 133 条 Unigene 基因（表 4-67）。

表 4-67　BR 合成代谢及信号转导途径关键基因

基因名称	Unigene 数目 / 条	编码酶的编号
Steroid 22-alpha -hydroxylase（*CYP90B1*，*DWF4*）	3	[EC:1.14.13.-]
Cytochrome P450（*CYP90A1*，*CPD*）	1	[EC:1.14.-.-]
3-epi-6-deoxocathasterone 23-monooxygenase（*CYP90C1*，*ROT3*）	3	[EC:1.14.13.112]
steroid 5-alpha-reductase（*Det2*）	2	[EC:1.3.1.22]
steroid 3-oxidase（*CYP90D2*）	2	[EC:1.14.-.-]
brassinosteroid-6-oxidase（*CYP85A1*，*BR60X1*）	1	[EC:1.14.-.-]
brassinosteroid-6-oxidase 2（*CYP85A2*，*BR60X2*）	1	[EC:1.14.-.-]
PHYB activation tagged suppressor 1（*CYP734A1*，*BAS1*）	12	[EC:1.14.-.-]
brassinosteroin insensitive 1-associated receptor kinase 1（*BAK1*）	75	[EC:2.7.10.1]
protein brassinosteroin insensitive 1（*BRI1*）	6	[EC:2.7.11.1]
BR-signaling kinase（*BSK*）	4	[EC:2.7.11.1]
serine/threonine-protein phosphatase BSU1（*BSu1*）	9	[EC:3.1.3.16]
protein brassinosteroid insensitive 2（*BIN2*）	3	[EC:2.7.11.1]
brassinosteroid resistant 1/2（*BZR1/2*）	1	—

续表

基因名称	Unigene 数目 / 条	编码酶的编号
Xyloglucan：xyloglucosyl transferase TCH4（*TCH4*）	4	[EC:2.4.1.207]
Cyclin-D3（*CYCD3*）	6	—
共计	133	

ZT 合成代谢及信号转导途径发现的关键基因，包括合成代谢酶基因 *IPT*、*CYP735A*、cis-zeatin o-glucosyltransferase 及降解酶 cytokinin dehydrogenase，以及信号转导因子基因 *CRE1*、*AHP*、*B-ARR*、*A-ARR*，共 136 条 Unigene 基因（表 4-68）。

表 4-68　ZT 合成代谢及信号转导途径关键基因

基因名称	Unigene 数目 / 条	编码酶的编号
adenylate isopentenyltransferase（*Ipt*）	26	[EC:2.5.1.112]
cytokinin hydroxylase（*CYP735A*）	15	[EC:1.6.2.4]
cytokinin dehydrogenase	14	[EC:1.5.99.12]
cis-zeatin o-glucosyltransferase（*ZOG*）	2	[EC:2.4.1.215]
arabidopsis histidine kinase 2/3/4（*CRE1*）	33	[EC:2.7.13.3]
histidine-containing phosphotransfer protein（*AHP*）	6	—
two-component response regulator ARR-B family（*B-ARR*）	30	—
two-component response regulator ARR-A family（*A-ARR*）	10	—
共计	136	

IAA 合成代谢及信号转导途径发现的关键基因，包括合成代谢酶基因 *CYP79B2*、*CYP71A13*、niteilase、*YUCCA*，以及信号转导因子基因 *AUX1/LAX*、*TIRI*、*IAA*、*ARF*、*GH3*、*SAUR*，共 111 条 Unigene 基因（表 4-69）。

表 4-69　IAA 合成代谢及信号转导途径关键基因

基因名称	Unigene 数目 / 条	编码酶的编号
tryptophan-*N*-monooxygenase（*CYP79B2*）	1	[EC:1.14.13.125]
indoleacetaldoxime sehydratase（*CYP71A13*）	2	[EC:4.99.1.6]
niteilase	4	[EC:3.5.5.1]

基因名称	Unigene 数目 / 条	编码酶的编号
indle-3-pyruvate monooxygenase（YUCCA）	5	[EC:1.14.13.168]
auxin influx carrier（AUX1 LAX family）（AUXI/LAX）	9	—
transport inhibitor response1（TIR1）	3	—
auxin-respnosive protein IAA（IAA）	25	—
auxin response factor（ARF）	19	—
auxin responsive GH3 gene family（GH3）	10	—
SAUR family protein（SAUR）	33	—
共计	111	

ETH 合成代谢及信号转导途径发现的关键基因，包括合成代谢酶基因 metK、ACS 及 ACO1，信号转导因子基因 ETR/ERS、CTR1、MPK6、EIN2、EBF1/2、EIN3、ERF1，共 89 条 Unigene 基因（表 4-70）。

表 4-70　ETH 合成代谢及信号转导途径关键基因

基因名称	Unigene 数目 / 条	编码酶的编号
S-adenosylmethionine sythetase（metK）	4	[EC:2.1.1.37]
1-aminocyclopropane-1-carboxylate synthase（ACS）	3	[EC:4.4.1.14]
aminocyclopropanecarboxylate oxidase（ACO1）	10	[EC:1.14.17.4]
ethylene receptor（ETR，ERS）	3	[EC:2.7.13.-]
serine/threonine-protein kinase（CTR1）	43	[EC:2.7.11.1]
mitogen-activated protein kinase 6（MPK6）	2	[EC:2.7.11.24]
ethylene-insensitive protein 2（EIN2）	2	—
EIN3-binding F-box protein（EBF1/2）	7	—
ethylene-insensitive protein 3（EIN3）	2	—
ethylene-responsive transcription factor 1（ERF1）	13	—
共计	89	

除激素合成代谢及信号转导途径基因外，还发现了与单性结实相关的其他已报道基因，包括 ABCB、LOB、CHS、H2B.2、GDSL、PAs、CYCD5-1、HK、β–Glu、MADS-box 基

因，共 204 条 Unigene 基因（表 4-71），以及细胞色素 P450 的 Unigene 基因 121 条，脱落酸合成代谢及信号转导途径 Unigene 基因 81 条，水杨酸合成代谢及信号转导途径 Unigene 基因 78 条，茉莉酸甲酯合成代谢及信号转导途径 Unigene 基因 87 条，转录因子 Unigene 基因共 406 条，其中 MYB、MYC、RAX1、WRKY、HB29、HBP-1b、BZIP、GATA、NAC、B3 domain-containing transcription factor、bHLH 转录因子 Unigene 基因数目分别为 87 条、24 条、14 条、71 条、12 条、25 条、12 条、12 条、37 条、101 条、11 条。

表 4-71　罗汉果中与单性结实相关的其他已知基因

基因名称	基因功能	Unigene 数目 / 条
ABC transporter B family（*ABCB*）	生长素转运	63
LOB domain-containing protein（*LOB*）	生长素协同作用	11
chalcone synthase（*CHS*）	黄酮类合成	5
histone H2B.2（*H2B.2*）	植物生长	3
GDSL esterase/lipase（*GDSL*）	乙烯信号转导	39
polyamine oxidase（*PAs*）	多胺氧化酶	7
cyclin-D5-1（*CYCD5-1*）	细胞周期蛋白	6
histidine kinase（*HK*）	组氨酸激酶	22
β-glucosidase（*β-Glu*）	玉米素代谢	19
MADS-box transcription factor（*MADS-box*）	生长素信号途径转录因子	29
共计		204

以丨log2Ratio丨≥ 1、FDR ≤ 0.001 和差异倍数 2 倍以上作为阈值进行差异表达基因统计，如图 4-101，以开放当天雌花子房（0 天）为对照，诱导单性结实果实 H1 天、H3 天和授粉果实 P1 天、P3 天果实肉分别有 1 831 个、2 776 个、3 670 个、3 875 个基因表达上调（Up）和 2 768 个、2 299 个、3 396 个、5 110 个基因表达下调（Down）。H3 天与 H1 天相比，有 2 871 个基因表达上调，仅有 1 529 个基因表达下调。P3 天与 P1 天相比，有 4 147 个基因表达上调，6 258 个基因表达下调。H1 天与 P1 天相比，有 1 858 个基因表达上调，却有 3 476 个基因表达下调，H3 天与 P3 天相比，有 2 133 个基因表达上调，仅有 1 406 个基因表达下调。经过对差异表达基因及果实生长发育分析，找到了与诱导单性结实果实坐果及前期发育相关基因共 26 个，并筛选出 48 条候选 Unigene 基因；找到与授粉果实坐果及前期发育相关基因共 12 个，并筛选出 24 条候选 Unigene 基因。

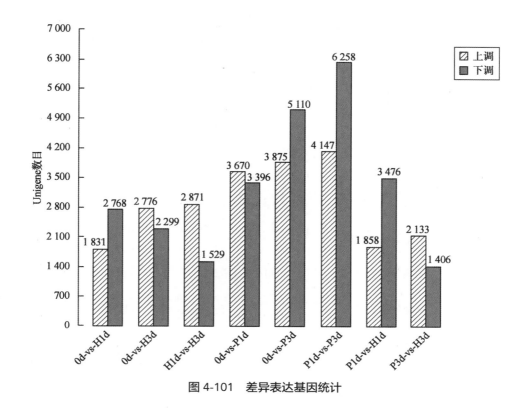

图 4-101 差异表达基因统计

结合基因差异表达及果实生长发育规律的分析，筛选出与诱导单性结实果实坐果及前期发育相关的候选基因共 26 个，具体见表 4-72。诱导处理后，生长素合成基因 *YUCCA*/生长素运输体基因 *LOB*、*LAX* 及 *AUX* 表达上调，使细胞内的活性上升，生长素抑制因子基因 *AUX/IAA* 及转录因子基因 *MADS-box* 显著下调，释放出生长素转录因子 ARF，产生生长素效应，细胞增大，果实继续生长。同时，玉米素合成基因 *IPT* 及 *CYP735A* 表达量增加，合成的 ZT 增加，信号转导因子基因 *A-ARR* 表达增加，*B-ARR* 表达下降，细胞分裂素效应增强，细胞不断分裂。细胞生长抑制因子基因 *H2B.2* 表达迅速下降，细胞增殖加速。处理后 1 天，乙烯合成基因 *ACO1* 表达显著上调，乙烯合成增加，其信号转导的负调控因子基因 *CTR1* 表达下调，正调控因子基因 *GDSL* 表达上调，乙烯响应转录因子基因 *ERF1/2* 表达上调，乙烯效应增加，与生长素信号共同促进果实坐果和生长。油菜素内酯合成基因 *CYP85A1* 及 *CYP734A1* 表达上调，油菜素内酯合成增加，活性 BR 的存在，使BRI1 得以与 BAK1 结合，二者表达下调，激活 *BZR1/2* 的迅速表达，使细胞增殖分裂。*CHS* 基因的下调，使果实生长；*PAs* 基因上调，促进了果实坐果的产生。这些基因为深入研究诱导单性结实果实的坐果及前期生长发育调控机制及品种培育奠定了良好的分子基础。

表 4-72　诱导单性结实果实坐果及前期发育相关的候选基因

编号	基因名称	基因功能	基因（↑:表达上调;↓:表达下调）
1	YUCCA	生长素合成	Unigene13499（↑ 2.06），Unigene26182（↑ 2.32）
2	LAX	生长素转运	Unigene11918（↑ 2.84）
3	AUX	生长素转运	Unigene24956（↑ 2.6）
4	AUX/IAA	生长素信号转导	Unigene28451（↓ 2.2），Unigene8603（↓ 6.6）
5	LOB	生长素运输	Unigene3046（↑ 2.53）
6	MADS-box	生长素信号转导	Unigene34050（↓ 11.80）
7	IPT	细胞分裂素合成	Unigene5234（↑ 5.5），Unigene24810（↑ 4.2），Unigene22198（↑ 3.7）
8	CYP735A	细胞分裂素合成	Unigene16507（↑ 2.2）
9	CKX	细胞分裂素氧化	Unigene28199（↑ 5.1），Unigene26617（↑ 4.3），Unigene27851（↑ 2.7），Unigene15750（↑ 2.1）
10	B-ARR	细胞分裂素信号转导	Unigene5202（↓ 2.3）
11	A-ARR	细胞分裂素信号转导	Unigene22476（↑ 6.9），Unigene38327（↑ 6.3），Unigene26532（↑ 2.6），Unigene12223（↑ 2.3），Unigene23718（↑ 2.3）
12	β-葡糖苷酶	玉米素代谢	Unigene30198（↓ 2.26）
13	ACO1	乙烯合成	Unigene38430（↑ 12.4），Unigene38481（↑ 4.6），Unigene25727（↑ 2.1）
14	CTR1	乙烯信号转导	Unigene36217（↓ 2.8）
15	ERF1/2	乙烯信号转导	Unigene3059（↑ 11.87），Unigene27890（↑ 2.2），Unigene17470（↑ 2.1）
16	GDSL	乙烯响应因子调控	Unigene19513（↑ 2.95），Unigene20296（↑ 3.45）
17	CYP85A1	油菜素内酯合成	Unigene8067（↑ 2.6）
18	CYP734A1	油菜素内酯合成	Unigene16507（↑ 2.2）
19	BAK1	油菜素内酯信号转导	Unigene28604（↓ 3.8），Unigene32319（↓ 2.9），Unigene14117（↓ 2.1）
20	BRI1	油菜素内酯信号转导	Unigene33593（↓ 9.6），Unigene9079（↓ 2.6），Unigene25819（↓ 2.5）
21	BSK	油菜素内酯信号转导	Unigene33543（↓ 2.7）
22	BZR1/2	油菜素内酯信号转导	Unigene28628（↓ 2.3）
23	CHS	黄酮类合成	Unigene30984（↓ 8.7）

续表

编号	基因名称	基因功能	基因（↑：表达上调；↓：表达下调）
24	*H2B.2*	细胞生长	Unigene33676（↓ 12.67）
25	*PAs*	多胺合成	Unigene13466（↑ 2.86）
26	*GA2ox*	GA 失活	Unigene38481（↑ 4.58），Unigene38466（↑ 3.23）

同样结合基因差异表达及果实生长发育规律的分析，筛选出了与授粉果实坐果及前期发育相关的候选基因共 12 个，详见表 4-73。人工授粉后，生长素合成基因 *AAO1* 显著上调，IAA 合成增加，活性 IAA 的存在使抑制蛋白基因 *AUX/IAA* 显著下调，抑制作用减弱，ARF 得以转录，IAA 效应增强，促进细胞增大，果实生长。同时，玉米素合成基因 *IPT* 及 *CYP735A* 基因上调，ZT 合成增加，玉米素受体 *Cre1* 表达下降，抑制作用减弱，信号转导的 AHP 基因表达增加，*B-ARR* 基因表达下调，ZT 效应出现，细胞开始分裂。同时，乙烯合成酶基因 *ACO1* 及 GA 合成酶基因 *GA20ox* 表达均上调，细胞内乙烯和 GA 含量增加，负调控因子基因 *BAK1* 表达下调，*BZR1/2* 基因得以转录表达，细胞增殖分裂，共同促进了果实的生长和发育。这些基因也为深入研究罗汉果果实坐果及前期生长发育调控机制及品种培育奠定了良好的分子基础。

表 4-73　授粉果实坐果及前期发育相关的候选基因

编号	基因名称	基因功能	基因（↑：表达上调；↓：表达下调）
1	*AAO1*	生长素合成	Unigene36741（↑ 12.4）
2	*AUX/IAA*	生长素信号转导	Unigene8603（↓ 4.4）
3	*GH3*	生长素信号转导	Unigene34685（↑ 3.2），Unigene6247（↑ 2.4），Unigene11808（↑ 2.2）
4	*IPT*	玉米素合成	Unigene5234（↑ 5.4），Unigene24810（↑ 2.8）
5	*CYP735A*	玉米素合成	Unigene16507（↑ 4.7），Unigene9145（↑ 3.7），Unigene22884（↑ 3.0）
6	*CKX*	细胞分裂素氧化	Unigene28199（↓ 3.7）
7	*AHP*	细胞分裂素信号转导	Unigene35329（↑ 11.9）
8	*Cre1*	细胞分裂素信号转导	Unigene32548（↓ 2.8）
9	*B-ARR*	细胞分裂素信号转导	Unigene5202（↓ 3.1）

续表

编号	基因名称	基因功能	基因(↑:表达上调;↓:表达下调)
10	*GA20ox*	赤霉素合成	Unigene34837(↑ 3.9),Unigene38962(↑ 2.4),Unigene22705(↑ 2.3),Unigene6177(↑ 2.2)
11	*ACO1*	乙烯合成	Unigene36393(↑ 11.6),Unigene38430(↑ 11.4)
12	*BAK1*	油菜素内酯信号转导	Unigene22445(↓ 4.2),Unigene6824(↓ 3.3),Unigene22445(↓ 2.4),Unigene29260(↓ 2.2)

AUX/IAA 蛋白是生长素信号转导因子,与 ARF7 或 ARF8 等生长素反应因子互作,抑制生长素反应下游基因表达。拟南芥、番茄单性结实和授粉结实时,果实坐果及前期发育过程中,通常 AUX/IAA 蛋白与生长素结合,然后被泛素化蛋白酶体降解,从而释放 ARF 因子,启动生长素反应下游基因表达,促使果实坐果并发育膨大。同时,生长素还可能诱导 *GA20ox* 基因表达增加赤霉素合成,使得赤霉素与其受体 GID1 结合,介导赤霉素信号转导负调控蛋白 DELLA 被泛素化蛋白酶体降解,启动赤霉素反应下游基因表达,共同促使果实坐果并发育。基因表达 qRT-PCR 验证分析(图 4-102)显示,罗汉果开放当天雌花子房(0 天)果肉 *AUX/IAA14* 基因表达量高,激素诱导后表达量迅速大幅降低,1~30 天果实膨大期的表达量一直保持较低水平;授粉且受精(需 48 小时)后,表达量也迅速大幅降低,1~30 天果实膨大期的表达量一直保持较低水平;若不激素诱导和授粉,表达量则先上升然后略下降,保持在较高水平。同时,如图 4-103,罗汉果开放当天雌花子房(0 天)果肉 *GA20ox* 基因表达量低,1~30 天果实无论激素诱导和授粉与否,表达量也均保持在低水平,但是 5~20 天果实膨大期的表达量则会出现几十乃至上百倍的上升。*AUX/IAA14* 和 *GA20ox* 基因表达规律与转录组分析结果一致。这些表明 *AUX/IAA14* 和 *GA20ox* 基因可能在罗汉果单性结实和坐果及前期发育过程中均有重要作用。

此外,基因表达 qRT-PCR 验证分析也显示,*IPT*、*CYP735A*、*ACO*、*CYP85A1* 和 *CHS* 合成酶基因,*cyclin-D5-1* 细胞周期蛋白基因,*BAK1*、*BRI1* 及 *BSK* 信号转导因子基因,*MADS-box* 蛋白基因,也可能是参与罗汉果单性结实果实前期发育的关键基因,通过表达调控可代替授粉使罗汉果坐果,并发育成成熟果实。但是,要确定具体那些激素或基因是坐果及前期发育的关键酶基因,还需进一步探索研究。

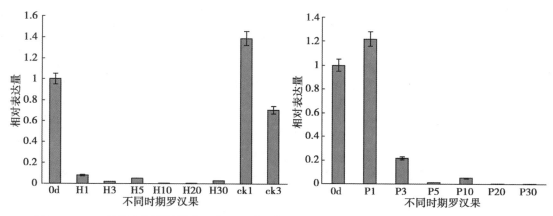

图 4-102　不同发育期单性结实、未诱导（左）和授粉果实（右）中 *AUX/IAA14* 基因的表达

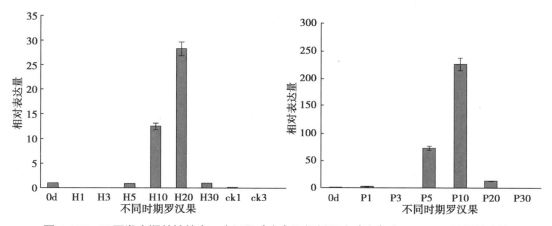

图 4-103　不同发育期单性结实、未诱导（左）和授粉果实（右）中 *GA20ox* 基因的表达

参考文献

[1]　JEFFREY C. A review of the Cucurbitaceae [J]. Kew Bulletin, 1979, 33(3): 393-394.

[2]　邹琦丽，张碧玉，谢恩福. 罗汉果染色体的初步观察 [J]. 广西植物，1980，（2）：24-25.

[3]　路安民，张志耘. 中国罗汉果属植物 [J]. 广西植物，1984，4（1）：27-33.

[4]　邹琦丽. 罗汉果、木鳖子、苦瓜、河南赤瓟等四种植物花粉的观察 [J]. 广西植物，1981，1（3）：55.

[5]　庄伟建，林治良，郑伸坤. 罗汉果染色体组型的研究 [J]. 热带亚热带植物学报，1997，5（2）：23-25.

[6]　钟仕强，方鼎. 广西葫芦科植物中一个新记录的种——翅子罗汉果 [J]. 广西植物，1984，4（1）：23-25.

[7] KOCYAN A, ZHANG L B, SCHAEFER H, et al. A multi-locus chloroplast phylogeny for the Cucurbitaceae and its implications for character evolution and classification[J]. Molecular Phylogenetics and Evolution, 2007, 44: 553-577.

[8] 李建强. 罗汉果属修订及葫芦科二新属 [J]. 植物分类学报，1993，31（1）：45-55.

[9] 谢文娟. 罗汉果及同科 15 属植物分子细胞遗传学研究 [D]. 南宁：广西大学，2018：1-151.

[10] ZHU Q L, LIU X Y, WANG P T, et al. The complete chloroplast genome sequence of the *Siraitia grosvenorii* (Cucurbitaceae) [J]. Mitochondrial DNA Part B Resources, 2019, 4(2): 2221-2222.

[11] 石宏武. 罗汉果叶绿体基因组组装分析及调控葫芦二烯醇合酶基因相关的转录因子的鉴定研究 [D]. 北京：北京协和医学院，2020.

[12] LI X, YANG Y, HENRY R J, et al. Plant DNA barcoding: from gene to genome[J]. Biol Rev Camb Philos Soc, 2015, 90(1): 157-166.

[13] LU Q, YE W, LU R. Phylogenomic and comparative analyses of complete plastomes of *Croomia* and *Stemona* (Stemonaceae) [J]. International Journal of Molecular Science, 2018, 19(8): 2383.

[14] 中国植物志编委会. 中国植物志 [M]. 北京：科学出版社，1986，73（1）：161-167.

[15] 李锋，蒋水元，李典鹏. 罗汉果栽培与化学研究 [M]. 广西：广西科学技术出版社，2010，43-49.

[16] 钟仕强，林伟，唐斌. 翅子罗汉果的特点与栽培 [J]. 广西农业科学，1993，（5）：218.

[17] 付长亮. 罗汉果脱毒苗培养与离体保存研究 [D]. 北京：北京协和医学院，2005.

[18] 杨增海. 园艺植物组织培养 [M]. 北京：农业出版社，1987.

[19] 林荣，王秀琴. 罗汉果叶组织培养的研究 [J]. 广西植物，1981，1（1）：18-24.

[20] 桂耀林，顾淑荣. 罗汉果叶组织培养中的器官发生 [J]. 植物学报，1984，26（2）：120-125.

[21] 刘为军. 罗汉果主要性状遗传分析和组织培养保存种质的研究 [D]. 南宁：广西大学，2009：1-58.

[22] 马小军，莫长明，白隆华. 罗汉果新品种'永青 1 号' [J]. 园艺学报，2008，35（12）：1855.

[23] 马小军，莫长明，白隆华. 罗汉果新品种'普丰青皮' [J]. 园艺学报，2009，36（2）：310.

[24] 莫长明，马小军，白隆华，等. 罗汉果无籽新品种药园无籽 1 号的选育 [J]. 中国果树，2014，（1）：12-13.

[25] DARLINGTON C D , WYLIE A P. Chromosome atlas of flowering plants [M] . London: George Allen and Vnwin Ldt. 1955.

[26] 付伟. 罗汉果二倍体及四倍体遗传变异研究 [D]. 北京：北京协和医学院，2011：27-39.

[27] 王海英. 罗汉果果实发育过程中罗汉果苷及糖含量变化规律的研究 & 不同倍性罗汉果雄花形态学及小孢子发生解剖学的比较研究 [D]. 北京：北京协和医学院，2011.

[28] 张振珏，莫庭旭，钱南芬. 罗汉果大小孢子发生与雌雄配子体发育 [J]. 植物学报，1990，32（2）：157-159.

[29] KODURU PRK, RAO M K. Cytogenetics of synaptic mutants in higher plants [J]. Theor Appl Genet, 1981, 59 (4): 197-214.

[30] JABS E W, TUCK-MULLER C M, CUSANO R, et al. Studies of mitotic centromeric abnormalities in *Roberts syndrome*: implications for a defect in the mitotic mechanism [J]. Chromosoma, 1991, 100: 251-261.

[31] MA T H, CABRERA G L, CHEN R, et al. Tradescantia micronucleus bioassay [J]. Mutat. Res, 1994, 310: 221-230.

[32] GRANT F W. The present status of higher plant bioassaya for the detection of environmental mutagens [J]. Mutation Research, 1994, 310: 175-195.

[33] 张仲鸣, 苏都莫日根, 李正理. 银杏小孢子中的微核形成及其在进化过程中的意义 [J]. 植物学报, 1997, 39（2）: 97-101.

[34] GAONKAR R V, TORNE S G. Induced autotetraploidy in *Ageratum conyzoides* L. [J]. Cytologia, 1991, 56 (3): 327-331.

[35] 张继益, 蒋观敏, 罗耀武. 高粱同源四倍体及其杂交种的细胞遗传学研究 [J]. 华北农学报, 1997, 12（3）: 1-6.

[36] 李爱华, 何立珍. 同源四倍体黄花菜减数分裂行为及其育性的探讨 [J]. 湖南农业大学学报, 1998, 24（1）: 14-17.

[37] 杨瑞芳, 郑思乡, 郭清泉. 莲多倍体研究Ⅱ. 莲花粉母细胞减数分裂行为观察 [J]. 湖南农业大学学报, 1998, 24（2）: 95-98.

[38] COSTA J Y, FORNI-MARTINS E R. A triploid cytotype of *Echinodorus tennellus* [J]. Aquatic Botany, 2004, 79: 325-332.

[39] MARTINEZ-ZAPATER J M , Coupland G, Dean C. The transition to flowering in *Arabidopsis*[M]. In: Meyerowis E M, Somervill C R, eds. ArabidoPsis. NeW York: Cold Spring Harbor Laboratory press, 1994: 403-433.

[40] DIAO W P, BAO S Y, JIANG B, et al. Cytological studies on meiosis and male gametophyte development in autotetraploid cucumber [J]. Biologia Plantarum, 2010, 54(2): 373-376.

[41] 贾媛媛, 张永兵, 刁卫平, 等. 四倍体甜瓜花粉母细胞减数分裂的观察 [J]. 中国瓜菜, 2009, （2）: 7-9.

[42] 祁碧菽, 罗耀武, 任清. 四倍体葡萄花粉母细胞减数分裂与座果率关系的研究 [J]. 河北农业大学学报, 2000, 23（4）: 49-52.

[43] 董庆华, 利容千, 王建波. 萝卜雄性不育系花药发育组织化学的初步研究 [J]. 武汉植物学研究, 1997, 15（1）: 10-14.

[44] DATTA R, CHOUREY P S, PRING D, et al. Gene-expression analysis of sucrose-starch metabolism during pollen maturation in cytoplasmic male-sterile and fertile lines of *Sorghum*[J]. Sex Plant Repord, 2001, 14: 127-134.

[45] XIE C T, YANG Y H, QIU Y L, et al. Cytochemical investigation of genic male-sterility in Chinese cabbage

[J]. Sex Plant Repord, 2005, 18: 75-80.

[46] 张丽, 李霄燕, 魏毓棠. 萝卜雄性不育小孢子发育过程中物质代谢的研究 [J]. 安徽农业科学, 2002, 30（3）: 326-327.

[47] 胡美华, 陈竹君, 汪炳良. 榨菜胞质雄性不育系及其保持系若干生化特性的比较 [J]. 浙江农业大学学报, 1998, 24（1）: 57-58.

[48] 王淑华, 魏毓棠, 冯辉, 等. 大白菜雄性不育株与可育株花蕾生理生化特性比较分 [J]. 沈阳农业大学学报, 1998, 29（2）: 132-137.

[49] 宋宪亮, 孙学振, 王洪刚, 等. 棉花洞 A 型核雄性不育系花药败育过程中的生化变化 [J]. 西北植物学报, 2004, 24（2）: 243-247.

[50] 丁明忠. 苎麻雄性不育的遗传机理及应用研究 [D]. 雅安: 四川农业大学, 2008: 41-42.

[51] 董伟, 陈玲. 甘蓝雄性不育系和保持系花药中可溶性蛋白的分离及几种同工酶鉴定 [J]. 西南农业大学学报, 1993, 15（3）: 255-258.

[52] GOVINDA R A J K, SIDDIQ E A. Biochemical characterization of normal and male sterile anthers in rice (*Oryza sativa* L.) [J]. Indian J Genet, 1986, 46 (3): 541-549.

[53] LEAVER C J, GRAY M W. Mitochondrial genome organization and expression in higher plants [J]. Annu Rev of Plant Physiol, 1982, 33: 373-402.

[54] 夏涛, 刘纪麟. 玉米细胞质雄性不育性与组织抗氰呼吸关系的研究 [J]. 中国农业科学, 1988, 21（5）: 39-43.

[55] 冯义军, 张天真, 潘家驹. 哈克尼西棉雄性不育细胞质对杂种一代某些生理生化指标的影响 [J]. 作物学报, 1993, 19（1）: 17-22.

[56] ALBUZIO A, SPETTOLI P, CACCO G. Changes in gene expression from diploid to autotetraploid status of *Lycopersicon esculentum* [J]. Physiologia Plantarum, 1978, 44(2): 77-80.

[57] 雷春, 陈劲枫, 张晓青, 等. 不同倍性黄瓜的形态和一些生理生化指标比较 [J]. 植物生理学通讯, 2005, 41（4）: 471-474.

[58] 莫长明, 马小军, 白隆华, 等. 35 个罗汉果授粉组合花粉直感现象研究 [J]. 中草药, 2008, 39（1）: 123-125.

[59] 马小军, 石磊, 莫长明, 等. 罗汉果主要品质性状的花粉直感效应 [J]. 园艺学报, 2008, 35（11）: 1695-1700.

[60] 周良才, 张碧玉, 覃良, 等. 罗汉果品种混杂种性退化及提纯复状措施 [J]. 广西农业科学, 1980,（11）: 24-27.

[61] 国家药典委员会. 中华人民共和国药典: 一部 [S]. 2020 年版. 北京: 中国医药科技出版社, 2020, 221.

[62] 王承南, 林葵, 马小军, 等. 罗汉果质量等级: GB/T 35476—2017 [S/OL]. [2022-10-17]. http://www.doc88. com/p-8045901033779. html.

[63] 董志渊. 罗汉果未减数雌配子诱导、合子染色体加倍与三倍体创制研究 [D]. 广州：暨南大学，2014：1-50.

[64] 伍成厚，梁承邺，叶秀麟. 被子植物未受精胚珠与子房离体培养的研究进展 [J]. 热带亚热带植物学报，2004，12（6）：580-586.

[65] FERRIE A M R, CASWELL K L. Review of doubled haploidy methodologies in ornamental species[J]. Propagation of Ornamental Plant, 2011, 11(2): 63-77.

[66] DUNWELL J M. Haploids in flowering plants: origins and exploitation[J]. Plant Biotechnol J, 2010, 8(4): 377-424.

[67] PÉCRIX Y, RALLO G, FOLZER H, et al. Polyploidization mechanisms: temperature environment can induce diploid gamete formation in *Rosa* sp[J]. J Exp Bot, 2011, 62(10): 3587-3597.

[68] 董志渊，郭华春. 小花盾叶薯蓣未减数花粉人工诱导研究 [J]. 西部林业科学，2008，37（3）：6-12.

[69] DEWITTE A, EECKHAUT T, VAN HUYLENBROECK J, et al. Induction of 2n pollen formation in *Begonia* by tuifluralin and N$_2$O treatments [J]. Euphytica, 2010, 171: 283-293.

[70] VORSA N, BALLINGTON J R. Fertility of triploid highbush blueberry [J]. J Amer Soc Hort Sci, 1991, 116(2): 336-341.

[71] TRUEBLOOD C E, RANNEY T G, LYNCH N P, et al. Evaluating fertility of triploid clones of *Hypericum androsaemum* L. for use as non-invasive landscape plants [J]. Hort Sci, 2010, 45(7): 1026-1028.

[72] ROUNSAVILLE T J, TOUCHELL D H, RANNEY T G. Fertility and reproductive pathways in diploid and triploid [J]. Hort Sci, 2011, 46(10): 1353-1357.

[73] 刘金兰，聂以春. 棉花 (*G. hirsutoum* L. × *G. raimondii* Ulbrich) F$_1$ 的三倍体和六倍体杂 [J]. 棉花学报，1990，2（2）：1-6.

[74] 陈健辉，杨俊慧. 三倍体食用蕉大孢子败育的胚胎学研究 [J]. 广州师院学报 (自然科学版)，1994，（2）：45-49.

[75] VIVIAN-SMITH A, LUO M, CHAUDHURY A, et al. Fruit development is actively restricted in the absence of fertilization in *Arabidopsis* [J]. Development, 2001, 128: 2321-2331.

[76] CARBONELL-BEJERANO P, URBEZ C, CARBONELL J, et al. A fertilization-independent development program triggers partial fruit development and senescence processes in pistils of *Arabidopsis* [J]. Plant Physiol, 2010, 154: 163-172.

[77] 黄夕洋，梁萍，李锋，等. 不同倍性罗汉果果实的生长与甙类含量动态变化规律的研究 [J]. 广西植物，2009，29（6）：875-880.

[78] RECUPERO G R, RUSSO G, RECUPERO S. New promising *Citrus* triploid hybrids selected from crosses between monoembryonic diploid female and tetraploid male parents [J]. Hort Sci, 2005, 40(3): 516-520.

[79] KAGAN-ZUR V, YARON-MIRON D, MIZRAHI Y. A study of triploid tomato fruit attributes [J]. J Amer Soc Hort Sci, 1991, 116(2): 228-231.

[80] HUITRÓN M V, DIAZ M, DIÁNEZ F, et al. Effect of 2,4-D and CPPU on triploid watermelon production and quality [J]. Hort Sci, 2007, 42(3): 559-564.

[81] 李典鹏，陈月圆，潘争红，等. 不同生长日龄罗汉果甙类成分变化研究 [J]. 广西植物，2004，24（6）：546-549.

[82] 陈全斌，义祥辉，余丽娟，等. 不同生长周期的罗汉果鲜果中甜甙 V 和总黄酮含量变化规律研究 [J]. 广西植物，2005，25（3）：274-277.

[83] 向秋，雷迅，黄岚珍，等. 罗汉果皂甙类成分代谢转化规律分析 [J]. 生物技术，2009，19（4）：49-51.

[84] TANG Q, MA X J, MO C M, et al. An efficient approach to finding *Siraitia grosvenorii* triterpene biosynthetic genes by RNA-seq and digital gene expression analysis [J]. BMC Genomics, 2011, 12: 343.

[85] 郝建化，强胜. 整体透明技术在植物生物学中的应用实例及其剖析 [J]. 植物学通报，2007，24（4）：490-497.

[86] 吴红芝，张锡庆，郑思乡，等. 彩色马蹄莲多倍体的诱导 [J]. 园艺学报，2008，35（3）：443-446.

[87] 肖艳，鲍美华，彭菲，等. 紫锥菊多倍体诱导与鉴定 [J]. 基因组学与应用生物学，2009，28（1）：149-152.

[88] 张蜀宁，张丽丽，唐君，等. 秋水仙素离体诱导同源四倍体青花菜 [J]. 园艺学报，2009，36（11）：1681-1684.

[89] DUNN BRUCE L, LINDSTROM JON T. Oryzalin-induced chromosome doubling in *Buddleja* to facilitate interspecific hybridization[J]. Hortscience, 2007, 42(6): 1326-1328.

[90] 王惠林，张慧林，周志成. ORYZALIN 不同处理方法对西瓜四倍体诱变效果的影响 [J]. 新疆农业大学学报，2008，31（6）：21-25.

[91] ASCOUGH G D, STADEN J V. Effectiveness of colchicine and oryzalin at inducing polyploidy in *Watsonia lepida* N. E. Brown[J]. Hortscience, 2008, 43(7): 2251-2008.

[92] HEBERT C J, TOUCHELL D H, RANNEY T G, et al. In vitro shoot regeneration and polyploid induction of *Rhododendron* 'Fragrantissimum Improved' [J]. Hortscience, 2010, 45(5): 801-804.

[93] 池坚，席梦利，张静，等. 东方百合 Siberia 多倍体诱导及其细胞学鉴定 [J]. 分子植物育种，2008，6（2）：291-296.

[94] 郭海滨，刘向东. 同源四倍体水稻研究 [M]. 广州：华南理工大学出版社，2014，5-6.

[95] 胡适宜. 被子植物胚胎学 [M]. 北京：高等教育出版社，2005，204.

[96] 王君，康向阳，石乐，等. 理化处理诱导合子染色体加倍选育青杨派杂种四倍体 [J]. 北京林业大学学报，2010，32（5）：63-66.

[97] 张蜀宁，万双粉，张伟，等. 同源四倍体青花菜花粉母细胞的减数分裂 [J]. 园艺学报，2007，34（2）：387-390.

[98] 万双粉，张蜀宁，张伟，等. 同源四倍体青花菜雄配子体的发育过程 [J]. 园艺学报，2008，35

（3）：438-442.

[99] 郭海滨，刘向东. 同源四倍体水稻研究 [M]. 广州：华南理工大学出版社，2014：58-62.

[100] 刁卫平，崔利，江彪，等. 黄瓜同源三倍体创制及减数分裂行为观察 [J]. 西北植物学报，2009，29（1）：0036-0042.

[101] 刘学生，陈龙，王金鑫，等. '苹果枣'自然三倍体倍性的发现与鉴定 [J]. 园艺学报，2013，40（3）：426-432.

[102] LI Y B, SUEN D F, HUANG C Y et al. The maize tapetum employs diverse mechanisms to synthesize and store proteins and flavonoids and transfer them to the pollen surface[J]. Plant Physiology, 2012, 158: 1548-1561.

[103] FALASCA G, ANGELI S D, BIASI R, et al. Tepetum and middle layer control male fertility in *Actinidia deliciosa* [J]. Annals of Botany, 2013, 112: 1045-1055.

[104] JUNG K H, HAN M J, LEE Y S, et al. Rice undeveloped Tapetum1 is a major regulator of early tapetum development [J]. The Plant Cell, 2005, 17: 2705-2722.

[105] 张娜，赵桦，李永玲. 黄花油点草大小孢子发生及雌雄配子体发育 [J]. 西北植物学报，2013，33（8）：1589-1594.

[106] 涂冬萍. 罗汉果刺激性单性结实果实的生物学特性研究 [D]. 北京：北京协和医学院，2015：1-108.

[107] 万凌云，马小军，莫长明，等. 3个罗汉果品种在南宁平地的引种表现 [J]. 中国南方果树，2013，42（1）：71-73.

[108] 万凌云，马小军，赖家业，等. 罗汉果生长曲线及种子与果实生长相关分析 [J]. 中国中药杂志，2011，36（3）：272-275.

|第五章|

罗汉果苷Ⅴ合成酶基因及转录因子的研究

　　评价罗汉果遗传资源优劣虽然一定程度上取决于它的农艺性状和产量性状，但更主要取决于它的品质性状即罗汉果苷Ⅴ含量的高低。罗汉果苷Ⅴ是由一系列合成酶合成的，其中限速性的关键合成酶活性的不同决定了罗汉果遗传资源品质的优劣。众所周知，酶蛋白是基因决定的。因此，罗汉果遗传资源挖掘和开发首先要回答的第一个问题就是：罗汉果苷Ⅴ到底是由哪些酶合成的？我们必须找到罗汉果苷Ⅴ合成通路上这些合成酶的基因并验证这些基因的功能。然后，我们还要对关键合成酶的天然突变型进行评估，如果有可能的话，还可以通过基因的人工突变改造这些酶的活性，以获取比天然高活性酶体更好的人工突变体。有了这些优异合成酶的基因，就能通过农杆菌介导的方式把它们转入特定品种，或许将来有一天，我们能培育出具有罗汉果苷Ⅴ超高含量的"超级罗汉果"新品种。而传统的育种方法由于存在一些技术瓶颈，如连锁累赘、基因型难以纯化等，是无论如何都做不到的。所以很有必要将传统育种与分子育种工作结合起来，这是一种高效而又接地气的育种方法。除了培育超高含量罗汉果新品种之外，我们还可以把有关合成酶基因转入酵母中去生产罗汉果苷Ⅴ，这一研究方向正是飞速发展的合成生物学所研究的前沿技术。

　　厘清罗汉果苷Ⅴ合成酶及其基因的重要性是不言而喻的，因为这些合成酶不仅决定了酶促反应的方向，而且酶的可能的变异还决定酶促反应的效率。另一方面，植物生产这些合成酶的时候离不开转录因子，转录因子决定每一种合成酶生产的数量多少，了解相关的转录因子并善加利用也是提高罗汉果苷Ⅴ所必须的。

　　为了达到以上目的，需要通过高通量测序技术、解析合成酶基因与表型之间的关系的转录组技术、蛋白质组技术和代谢组学技术、基因表达及分析技术等分子生物技术作为研究工具。考虑到罗汉果苷Ⅴ含量仅占果实干重的 1% 左右，每提高 1‰ 果实中罗汉果苷Ⅴ含量可降低 10% 的提取成本。可见，从源头上提高罗汉果苷Ⅴ的含量是一项多么重要的工作。

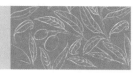

第一节　罗汉果苷 V 合成酶基因发掘、克隆及功能验证

罗汉果苷类成分的化学研究已得到广泛开展，进一步对罗汉果苷 V 合成相关酶基因克隆、结构分析及功能验证，确定罗汉果苷 V 合成关键酶基因，是通过遗传转化培育罗汉果苷 V 高含量品种和通过微生物发酵合成罗汉果苷 V 的必要基础。

一、罗汉果苷类与糖类代谢分析

罗汉果苷 V 由苷元（罗汉果醇）与 5 个葡萄糖连接而成，与其前体罗汉果苷 II E 具有相同苷元，差异仅在 C-3 和 C-24 上连接的葡萄糖数目和方式不同，光合同化产物葡萄糖是其代谢合成的唯一糖类底物（图 5-1）。因此，葡萄糖可能在罗汉果苦味低糖苷向甜味高糖苷的转化中起重要作用。虽然，罗汉果中主要苷类和糖类物质累积变化规律总体一致，但是受到品种特性和栽培环境条件影响，果实成熟时间长短存在差异，以致果实中苷类和糖类物质累积变化的时间早晚可能不完全一致，而且基因表达具有时空特异性，同时也受到环境很大影响，基于基因表达挖掘罗汉果苷功能基因时，事先测定了解实验样品中苷类和糖类积累变化规律，对于准确选择样品有效挖掘到目标基因至关重要，同时还能与基因表达规律结合缩小候选基因范围更准确地筛选出候选目标基因。因此，唐其（2010）分析了主栽品种"农院 B6"授粉后 30 天、50 天、70 天、85 天果实中罗汉果苷 II E、罗汉果苷 III、罗汉果苷 V 含量及总糖、蔗糖、葡萄糖、淀粉含量变化规律，为下一步通过基因表达分析挖掘罗汉果苷 V 代谢相关功能基因研究提供指导和依据。

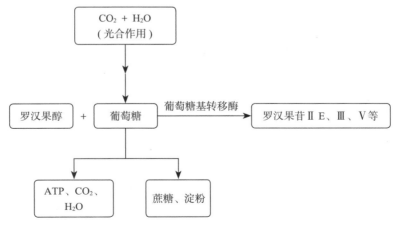

图 5-1　糖代谢与罗汉果苷代谢合成的关系图

1. 苷类成分含量及变化规律　经检测发现（表 5-1），青皮果品种"农院 B6"果实，授粉后 30 天以内，罗汉果苷以苦味成分罗汉果苷 Ⅱ E 为主，此时罗汉果苷 Ⅲ 和罗汉果苷 Ⅴ 含量极少，几乎检测不出。50 天时，罗汉果苷 Ⅲ 开始出现，但罗汉果苷 Ⅱ E 仍然是其主要成分。在果实成熟前期的 70 天时，甜味成分罗汉果苷 Ⅴ 含量急剧增加，而苦味成分罗汉果苷 Ⅱ E 及罗汉果苷 Ⅲ 几乎检测不出，此时果实非常甜。罗汉果苷 Ⅱ E 在幼果中占据主体地位，随着果实发育日龄的增加，逐渐降低，而 50～70 天急剧下降，至 70 天几乎检测不到。罗汉果苷 Ⅲ 在整个果实发育期含量都较低，呈现一种先上升后下降的规律。罗汉果苷 Ⅴ 的变化规律很明显：30 天和 50 天含量非常低、增长缓慢，而 50～70 天之间急剧上升了 24.9 倍，70 天至采收期 85 天则只增长 0.26 倍。"农院 B6"果实苷类成分积累规律与文献报道（李典鹏等，2004）相符合的是，果实发育的 30 天左右罗汉果苷代谢变化很大，而第 50～70 天为罗汉果苷 Ⅴ 快速转化积累期，含量迅速达到高峰，85 天达到最高值；不相符的是，罗汉果苷 Ⅴ 在早期就已经出现，说明前期就有部分的罗汉果苷 Ⅱ E 向罗汉果苷 Ⅴ 转化，与刘金磊（2007）和李典鹏（2004）等报道的 50 天和 70 天出现不一致，这可能与仪器的检测极限有关。

表 5-1　不同发育时期果实苷类含量

发育时期 /d	罗汉果苷 Ⅱ E 含量 /%	罗汉果苷 Ⅲ 含量 /%	罗汉果苷 Ⅴ 含量 /%
30	4.81 ± 0.30	ND	0.06 ± 0.02
50	2.94 ± 0.08	0.35 ± 0.03	0.08 ± 0.01
70	ND	ND	2.15 ± 0.07
85	ND	ND	2.70 ± 0.04

ND：未检测出。

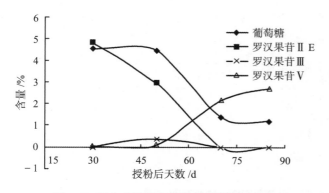

图 5-2　果实中葡萄糖与苷类成分变化趋势

2. 糖类成分含量及变化规律

"农院 B6"品种 30 天、50 天和 70 天果实的糖类成分检测发现，果糖、蔗糖、总糖及多糖含量先上升后下降，而淀粉含量则呈现随着果实日龄的增长而下降的规律。伴随罗汉果苷 Ⅴ 的合成累积，葡萄糖同罗汉果苷 Ⅱ E 一样，其含量会出现下降（图 5-2），显示被大量消耗。

二、罗汉果苷Ⅴ合成酶基因发掘

转录组是连接基因组遗传信息与生物功能蛋白质组的必然纽带，也是基因功能及结构研究的基础和出发点。Solexa高通量RNA-seq测序技术能够全面、快速地获得某一物种特定组织或器官在某一状态下的几乎所有mRNA转录本序列信息，大大降低了测序所需时间和成本，已被广泛应用于基础研究、临床诊断和药物研发等领域。RNA提取技术不仅是分子生物学技术的重要组成部分，也是功能基因组学技术的重要基础。从组织中提取完整性好、纯度高的高质量RNA，是许多分子生物学实验尤其是以植物材料为背景的RNA-seq、RT-PCR、Northern杂交、cDNA文库构建、RACE克隆等基因表达分析和克隆的重要前提。

1. 罗汉果RNA提取方法的选择　从植物组织中提取RNA的方法很多，基本方法有CTAB法、Trizol法、异硫氰酸胍法、冷酚法、SDS法等。不同物种、品种、组织、发育期样品需要采用不同的RNA提取方法。植物细胞壁厚实且成分复杂，细胞内富含单宁、萜烯、色素、多酚等次生代谢产物、蛋白质及多糖等大分子。这些物质不但影响RNA提取效率，而且还会干扰其后续的逆转录、酶切等实验操作。RNA提取除了要防止RNase酶对RNA的破坏之外，还要提防多糖、多酚和醌类等物质对RNA的干扰。因为多糖的许多理化性质与RNA相似，在沉淀RNA时，多糖也随RNA一同沉淀下来，很容易产生难溶于水的胶状沉淀；多酚、醌类物质在酸性条件下极易氧化成红褐色物质，然后与核酸不可逆地结合，从而为RNA样品的进一步研究带来困难。

罗汉果果实富含多糖、多酚以及其他次生代谢产物，越到后期这些物质越多，使其成为RNA提取的难点。常规的异硫氰酸胍法、CTAB法、普通离心柱型试剂盒法从罗汉果组织中提取的总RNA质量很差，提取后检测发现几乎全部降解或者得率很低，电泳只能看到降解的条带。普通的离心柱型商业化试剂盒则往往加了沉淀剂以后，沉淀下来的多糖堵塞硅胶柱，导致不能离心。CTAB加Licl沉淀法亦不适合提取罗汉果RNA，也许第一步的65℃水浴半小时就已经将RNA分解了。罗汉果RNA提取过程中不适合使用高温变性的方法，宜用低温提取方法。采用SDS法和冷酚法能提取出罗汉果RNA，但是得率低，而且DNA残留特别严重，用DNase酶处理DNA后，RNA在抽提的过程中就损失殆尽。唐其（2010）采用改良的Trizol法，在液氮研磨罗汉果果实后，依次按酚-三氯甲烷-异戊醇（25∶24∶1）、三氯甲烷-异戊醇（24∶1）、三氯甲烷三步等体积抽提后，提取到了较高质量的RNA用于后续转录组、表达谱的高通量测序和RT-PCR、RACE、Real-time PCR、SSH等实验，效果很好。这为含多糖、多酚等次生代谢产物较多的植物组织RNA的制备提供了理论参考。

2. 罗汉果苷Ⅴ合成酶基因转录组测序发掘　唐其（2010）通过Solexa高通量测序技术，构建50天和70天果实转录组作为参考序列，进行3天、50天以及70天果实表达基因的表达谱定量分析，从功能基因组水平上研究了罗汉果苷Ⅴ累积过程中基因的表达规律，发现了罗汉果苷V及其他植物次生代谢产物合成途径基因和转录因子。这些基因的发现为进一步克隆其全长，筛选罗汉果苷V代谢合成相关基因奠定了重要基础。

（1）植物次生代谢产物合成途径基因分析：转录组测序得到48 755 516条reads，约合3.41G的数据。通过组装，共得到98 510条Contig，平均长度为313bp。将reads比对回Contig，得到67 061条Scafford，平均长度为484bp。进一步利用paired-end reads对Scaffold做补洞处理，最终得到43 891条Unigene，其中与植物次生代谢产物合成相关的Unigene共739条，涉及20类植物次生代谢产物的合成途径（表5-2）。这20类次生代谢产物包括：花青素苷（anthocyanin），甜菜红碱（betalain），油菜素内酯（brassinosteroid），咖啡因（caffeine），类胡萝卜素（carotenoid），二萜（diterpenoid），黄酮和黄酮醇（flavone and flavonol），类黄酮（flavonoid），硫代葡萄糖酸盐（glucosinolate），吲哚生物碱（indole alkaloid），异喹啉生物碱（isoquinoline alkaloid），柠檬烯和蒎烯（limonene and pinene），新生霉素（novobiocin），苯丙烷（phenylpropanoid），二苯乙烯、二苯庚酸和姜辣素（stilbenoid, diarylheptanoid and gingerol），链霉素（streptomycin），萜类（terpenoid），四环素（tetracycline），托品烷、哌啶和吡啶生物碱（tropane, piperidine and pyridine alkaloid）以及玉米素（zeatin）。其中涉及二萜合成的Unigene有37条、萜类骨架合成的Unigene有63条。

表 5-2　植物次生代谢产物合成途径相关 Unigene 统计

途径名称	Unigene 数目 / 条
花青素合成途径	6
甜菜红碱合成途径	4
油菜素内酯合成途径	7
咖啡因合成途径	2
类胡萝卜素合成途径	53
二萜合成途径	37
黄酮和黄酮醇合成途径	11
类黄酮合成途径	34
硫代葡萄糖酸盐合成途径	7
吲哚生物碱合成途径	27
异喹啉生物碱合成途径	29
柠檬烯和蒎烯合成途径	119
新生霉素合成途径	24

途径名称	Unigene 数目 / 条
苯丙烷合成途径	134
二苯乙烯、二苯庚酸和姜辣素合成途径	85
链霉素合成途径	37
萜类合成途径	63
四环素合成途径	12
托品烷、哌啶和吡啶生物碱合成途径	22
玉米素合成途径	26
共计	739

（2）罗汉果苷Ⅴ合成途径基因分析：罗汉果苷Ⅴ代谢合成涉及萜类和二萜代谢两条途径。果实转录组高通量测序发现与罗汉果苷Ⅴ代谢合成相关的 Unigene 有 60 条，涉及 MEP 途径、MVA 途径以及共同代谢途径的共 20 种相关基因（表 5-3），几乎包括了罗汉果苷Ⅴ代谢合成途径中所有的已知基因。另外，唐其（2010）还发现了 80 个细胞色素 P450（cytochrome P450）基因、12 个 NADH dehydrogenase 基因、72 个糖基转移酶（glycosyltransferase）基因和 90 个葡萄糖基转移酶（glucosyltransferase）基因的 Unigene。除了这些结构基因外，测序结果中还发现了 406 个转录因子（transcription factor）的 Unigene，其中 MYB、MYC、AP2、ERF 等转录因子的 Unigene 数目分别为 19 个、3 个、8 和 6 个。这些结构基因和调节基因的 Unigene 为罗汉果苷Ⅴ代谢合成基因的全长克隆和全面调控提供了重要的基因序列信息资源。罗汉果苷Ⅴ代谢合成基因不少属于多基因家族，而且转录组测序分析中还会出现多个 Unigene 注释为同一基因的情况，每个 Unigene 逐一进行鉴定工作量巨大。目标化合物基因表达和累积规律协同分析是有效缩小基因范围，筛选出可能的候选基因，提高基因功能鉴定效率的可行办法。

表 5-3　罗汉果苷Ⅴ合成途径中已知基因的 Unigene 数目

基因名称	Unigene 数目 / 条	酶编号
1-deoxy-D-xylulose-5-phosphate synthase（DXS）	11	[EC:2.2.1.7]
1-deoxy-D-xylulose-5-phosphate reductoisomerase（DXR）	4	[EC:1.1.1.267]
2-C-methyl-D-erythritol 4-phosphate cytidylyltransferase（MCT）	1	[EC:2.7.7.60]
4-diphosphocytidyl-2-C-methyl-D-erythritol kinase（CMK）	2	[EC:2.7.1.148]
2-C-methyl-D-erythritol 2,4-cyclodiphosphate synthase（MCS）	2	[EC:4.6.1.12]
4-hydroxy-3-methylbut-2-enyl diphosphate synthase（HDS）	1	[EC:1.17.7.1]
4-hydroxy-3-methylbut-2-enyl diphosphate reductase（HDR/IDS）	1	[EC:1.17.1.2]

续表

基因名称	Unigene 数目 / 条	酶编号
acetyl-CoA acetyltransferase（AACT）	5	[EC:2.3.1.9]
hydroxymethylglutaryl-CoA synthase（HMGS）	1	[EC:2.3.3.10]
3-hydroxy-3-methylglutaryl-coenzyme A reductase（HMGR）	3	[EC:1.1.1.34]
mevalonate kinase（MK）	4	[EC:2.7.1.36]
phosphomevalonate kinase（PMK）	3	[EC:2.7.4.2]
diphosphomevalonate decarboxylase（MVD）	2	[EC:4.1.1.33]
isopentenyl-diphosphate delta-isomerase（IPI）	5	[EC:5.3.3.2]
geranyl diphosphate synthase（GPS）	1	[EC:2.5.1.1]
farnesyl diphosphate synthase（FPS）	2	[EC:2.5.1.10]
hexaprenyl pyrophosphate synthetase（HPS）	1	[EC:2.5.1.33]
geranylgeranyl pyrophosphate synthetase（GGPS）	1	[EC:2.5.1.29]
squalene synthetase（SQS）	3	[EC:2.5.1.21]
squalene epoxidase（SQE）	1	[EC:1.14.99.7]
cycloartenol synthase（CAS）	5	[EC:5.4.99.8]
cucurbitadienol synthase（CS）	1	
共计	60	

3. 罗汉果苷Ⅴ合成酶基因表达谱测序筛选　参照 Audic 等（1997）发表在 *Genome Research* 上的数字化基因表达谱差异基因检测方法，华大基因开发了严格的算法筛选两样本间的差异表达基因。通过对 3 天、50 天、70 天果实基因表达谱之间相互比较（图 5-3）发现，50 天与 3 天果实相比，有 2 119 个基因上调，2 642 个基因下调；70 天与 3 天果实相比，2 150 个基因上调，2 797 个基因下调；70 天与 50 天果实相比，1 078 个基因上调，1 422 个基因下调。

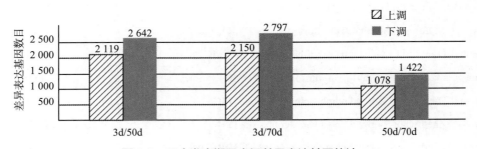

图 5-3　三个发育期果实间差异表达基因统计

（1）骨架合成基因表达分析：对罗汉果苷Ⅴ骨架代谢合成途径涉及的基因，在各个表达谱之间表达水平进行统计，其变化规律如图5-4所示。除 *SgAACT*、*SgMVD*、*SgCMK*、*SgHDS*、*SgSQS* 基因表达量在3个表达谱两两之间比较中未见变化外，其余16个基因都有各自的变化规律。授粉后3～50天之间，*SgDXS*、*SgDXR*、*SgMCS*、*SgIDS* 下调，其余12个基因均上调。50～70天之间，*SgHMGR*、*SgMCS*、*SgIDS*、*SgIPI*、*SgGPS*、*SgFPS*、*SgCAS* 下调外，其余9个基因均上调。从3天幼果到70天接近成熟果实，各个基因表达的总体趋势是：除 *SgDXR*、*SgMCS*、*SgIDS*、*SgIPI-I* 表现下调外，其余基因均上调。其中 *SgSQE* 和 *SgCS* 变化最大，70天与3天果实相比，表达量分别提高了8.89倍和9.69倍。*SgSQE* 是从角鲨烯环化形成三萜的关键酶，*SgCS* 也是代谢合成罗汉果醇结构的重要基因，它们的大量表达，促进了罗汉果醇的形成，从而为罗汉果苷Ⅴ的大量增加提供母核。在整个过程中，*SgHMGS*、*SgMK*、*SgPMK*、*SgMCT*、*SgSQE*、*SgCS* 基因均呈上调表达。

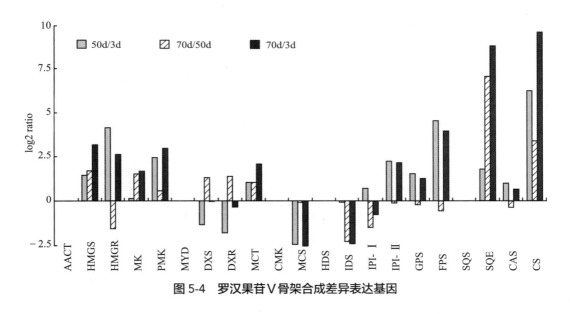

图5-4　罗汉果苷Ⅴ骨架合成差异表达基因

（2）候选细胞色素P450的筛选：转录组测序结果中，唐其（2010）得到80条 cytochrome P450（CYP）基因 Unigene，若用常规的手段去筛选与罗汉果苷Ⅴ代谢合成相关 *SgCYP* 基因 Unigene，工作量非常大。利用3个发育期果实基因表达谱可以看到80个 *SgCYP* 基因 Unigene 的表达变化规律，从而可以缩小范围，减小后续研究工作量。从图5-4可以看出，*SgCS* 和 *SgSQE* 基因的表达与罗汉果苷Ⅴ的积累变化规律一致，因此选用 *SgCS* 和 *SgSQE* 基因作为筛选的对照。转录组测序发现的80条 *SgCYP* 基因 Unigene 只有17条存在差异表达，17条差异 Unigene 基因表达水平见图5-5。从 *SgCYP* 基因 Unigene 的变化规律看，只有4条 Unigene 与 *SgSQE*、*SgCS* 基因的表达水平接近一致，因此推测这4条

Unigene 可能是与罗汉果醇合成相关的候选 *SgCYP* 基因，分别是 6（Unigene 23541）、7（Unigene 24189）、8（Unigene 26598）和 16（Unigene 43109）。这些候选 *SgCYP* 基因功能需进一步鉴定才能确定。

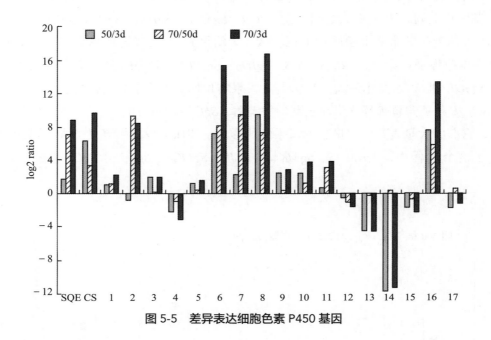

图 5-5　差异表达细胞色素 P450 基因

（3）候选糖基转移酶的筛选：转录组测序结果中得到 72 条 glycosyltransferase（GT）基因 Unigene 和 90 条 UDP-Glucosyltransferase（UGT）基因 Unigene，二者统称为糖基转移酶。由于罗汉果苷 V 是以葡萄糖作为糖基供体，催化其代谢合成的特异糖基转移酶应该是属于 UGT 糖基转移酶。候选的 90 条罗汉果尿苷二磷酸 - 葡萄糖基转移酶基因（*SgUGT*）Unigene 在 3 个发育期果实基因表达谱间的差异表达基因中进行搜索，发现只有 16 条 *SgUGT* 基因 Unigene 存在表达量变化（图 5-6），并且只有 6 条 Unigene 表达量变化规律与 *SgSQE*、*SgCS* 基因接近一致，因此这 6 条 Unigene 可能是与罗汉果苷 V 代谢合成相关的候选 *SgUGT* 基因，分别是 1（Unigene 13633）、2（Unigene 15400）、7（Unigene 35056）、10（Unigene 38974）、14（Unigene 4016）、15（Unigene 8672）。这些候选 *SgUGT* 基因功能也需进一步鉴定才能确定。

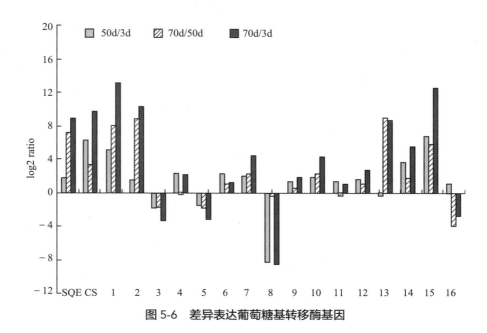

图 5-6　差异表达葡萄糖基转移酶基因

三、罗汉果苷 V 合成酶基因全长克隆

不论研究基因的结构，还是揭示基因的功能，都必须先把所要研究的基因全长克隆出来。因此，转录组测序筛选出候选基因以后，后续研究就是对目标基因进行全长克隆。转录组测序中得到的数据极多，而比对上目的基因的可能有几条甚至是几十条 Unigene，此时需要在 NCBI 进行 BLASTX 或者 BLASTN 同源性比对，然后有选择性地挑取序列最长、最有代表性的 Unigene 进行基因全长克隆。

罗汉果苷 V 代谢合成途径涉及上游代谢合成前体物质的 MVA、MEP 途径和下游骨架合成共同途径、目标产物特有分支途径。罗汉果苷 V 代谢合成涉及①MVA 途径 6 种基因：*AACT*、*HMGS*、*HMGR*、*MK*、*PMK*、*MVD*；②MEP 途径 7 种基因：*DXS*、*DXR*、*MCT*、*CMK*、*MCS*、*HDS*、*IDS*；③共同途径 6 种基因：*IPI*、*GPS*、*FPS*、*SQS*、*SQE*、*CAS*；④特有分支途径 4 种基因：*EPH*、*CS*、*CYP*、*UGT* 等共计 23 种基因。唐其（2010）对罗汉果苷 V 代谢合成途径基因相关的 61 条 Unigene 进行分析，克隆了上述四个途径中 18 种 31 个基因的全长和 2 种 2 个基因的部分片段（表 5-4），包括 MVA 途径全部 6 种基因全长，MEP 途径 *SgDXS*、*SgMCT*、*SgHDS*、*SgIDS* 共 4 种基因全长以及 *SgMCS* 基因的 3′ 端，共同途径 *SgIPI*、*SgGPS*、*SgFPS*、*SgSQS*、*SgCAS* 共 5 种基因全长以及 *SgSQE* 基因的 5′ 端，特有分支途径 *SgCS*、*SgCYP*、*SgUGT* 共 3 种 16 个基因全长。这些全长基因及基因片段经过同源性比对和保守结构域搜索能初步鉴定为相应目标基因，是开展下一步罗汉果苷 V 代谢合成基因功能验证实验工作的重要基础。

表 5-4   罗汉果苷V代谢合成途径相关基因全长克隆统计

合成途径	基因名称	基因全长	ORF 长度	NCBI 登录号
MVA 途径	SgAACT	1 580bp	1 224bp	HQ128554
	SgHMGS	1 889bp	1 398bp	HQ128555
	SgHMGR	1 926bp	1 749bp	HQ128556
	SgMK	1 638bp	1 167bp	HQ128557
	SgPMK	1 758bp	1 503bp	HQ128558
	SgMDC	1 842bp	1 257bp	HQ128559
MEP 途径	SgDXS	2 579bp	2 160bp	HQ141617
	SgDXR	—	—	
	SgMCT	1 338bp	912bp	HQ128560
	SgCMK	—	—	
	SgMCS	831bp(3′)	—	
	SgHDS	2 760bp	2 223bp	HQ141618
	SgIDS	1 882bp	1 413bp	HQ128561
共有途径	SgIPI	1 127bp	840bp	HQ128562
	SgGPS	1 788bp	1 272bp	HQ128563
	SgFPS	1 378bp	1 029bp	HQ128564
	SgSQS	1 997bp	1 254bp	HQ128565
	SgSQE	2 376/1 759/1 710bp(5′)	—	
	SgCAS	2 473bp	2 298bp	HQ128566
特有分支途径	SgCS	2 802bp	2 280bp	HQ128567
	SgCYP450-1	1 938bp	1 509bp	HQ128577
	SgCYP450-2	1 737bp	1 440bp	HQ128568
	SgCYP450-3	2 069bp	1 560bp	HQ128569
	SgCYP450-4	1 677bp	1 422bp	HQ128570
	SgCYP450-5	1 610bp	1 422bp	HQ128571
	SgCYP450-6	1 939bp	1 602bp	HQ259627
	SgUGT-1	1 959bp	1 365bp	HQ259620
	SgUGT-2	1 722bp	1 440bp	HQ259621

续表

合成途径	基因名称	基因全长	ORF 长度	NCBI 登录号
	SgUGT-3	1 681bp	1 482bp	HQ259622
	SgUGT-4	1 726bp	1 344bp	HQ259623
	SgUGT-5	1 747bp	1 446bp	HQ259626
特有分支途径	*SgUGT-6*	1 828bp	1 446bp	HQ259624
	SgUGT-7	1 850bp	1 482bp	HQ259625
	SgUGT-8	1 875bp	1 485bp	HQ128572
	SgUGT-9	1 804bp	1 107bp	HQ128573

四、罗汉果苷Ⅴ合成酶基因功能验证

植物次生代谢产物基因功能验证通常采用遗传转化到植株体内进行基因过表达、基因敲低、基因敲除或微生物大肠埃希菌、酵母中进行蛋白异源表达分析法进行。由于罗汉果自身遗传转化技术体系尚不够成熟高效，拟南芥、烟草等模式植物又缺乏目标产物代谢合成相应的理想前体物质，然而大肠埃希菌、酵母工程菌株等则具备萜类合成前体物质、技术体系成熟高效而且还便于实现工业化发酵生产目标产物，因此微生物蛋白异源表达分析是一种植物次生代谢产物基因功能验证的理想方法。

1. SgCS 基因功能验证 以重组质粒 pET28a-*SgCS* 为模板，PCR 扩增含有酶切位点（Hind Ⅲ/BamHI）的 *SgCS* 基因 ORF 目的片段，胶回收目的片段连接到 pMD19-T 载体并测序筛选出阳性克隆。Hind Ⅲ 和 BamHI 双酶切含目的片段的 T 载体和 pYES2 质粒，用 T4 DNA 连接酶将 *SgCS* 基因 ORF 目的片段连接到酵母表达载体 pYES2 上，转化大肠埃希菌 DH5α，测序证明成功构建了酵母重组质粒表达载体 pYES2-*SgCS*（图 5-7）。pYES2-*SgCS* 遗传转化到酵母菌株中。携带 pYES2-*SgCS* 重组质粒的酵母菌株 30℃培养于 Ura 缺失的固体培养基上。在半乳糖做诱导剂的情况下，诱导酵母中 *SgCS* 基因蛋白的表达，采用碱裂解法提取酵母培养物中的次生代谢产物，经 GC-MS 检测显示，携带 pYES2-*SgCS* 重组质粒酵母的培养物样品中，在约 19.80 分钟保留时间时，出现了与葫芦二烯醇标准品一致的峰，而在含空白重组质粒的对照酵母培养物中，则没有该峰的出现（图 5-8），进一步看该峰的质谱结果（图 5-9），携带 pYES2-*SgCS* 重组质粒酵母的培养物样品和葫芦二烯醇标准品的质谱图主要的离子碎片峰一致，由此表明 *SgCS* 基因蛋白能够在异源酵母中成功表达，并能催化 2,3-氧化角鲨烯生成葫芦二烯醇，证明该酶具有氧化角鲨烯环化酶的功能。

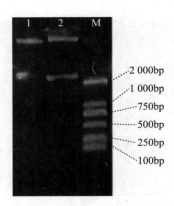

M. DL2000 DNA 分子标记；1、2. 重组质粒的酶切片段。

图 5-7　重组质粒 pYES2-*SgCS* 双酶切电泳检测

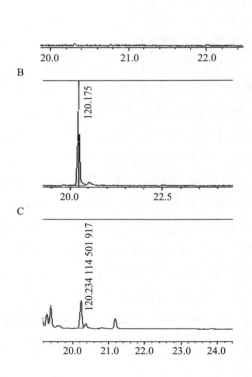

A. 含空白质粒酵母代谢产物；B. 葫芦二烯醇标准品；C. 含 pYES2-*SgCS* 质粒酵母代谢产物。

图 5-8　含 pYES2-*SgCS* 重组质粒酵母次生代谢产物的 GC-MS 检测

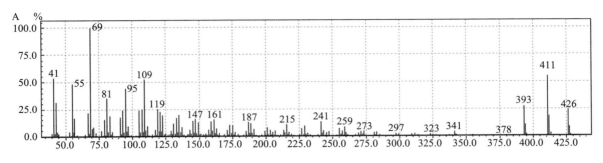

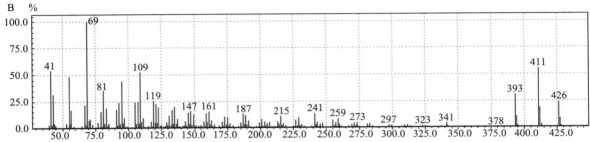

A. 葫芦二烯醇标准品的质谱图；B. 含 pYES2-*SgCS* 质粒的酵母代谢产物的质谱图。

图 5-9 葫芦二烯醇标准品和酵母代谢产物样品在 19.80 分钟处的质谱图

2. *SgCYP450*s 基因功能验证 前期不同发育期果实转录组测序分析发现，转录组 1 中有 149 条 Unigene 注释为罗汉果细胞色素 P450（cytochrome P450，SgCYP）基因，且有 9 条 Unigene 与 *SgCS* 基因有共表达模式；转录组 2 中有 171 条 Unigene 注释为 *SgCYP* 基因，且有 10 条 Unigene 与 *SgCS* 基因有共表达模式。将两组候选的 *SgCYP* 基因 Unigene 经过本地 Blast，去除重复一致的 Unigene 基因，最终得到 5 条候选 *SgCYP* 基因 Unigene。为了验证基因功能，将这些候选 *SgCYP* 基因 Unigene 与酵母质粒表达载体 pEsc-Trp 重组，成功构建了 *Gal10* 启动子驱动的酵母重组质粒表达载体 pEsc-Trp-*SgCYPs*。

将 pEsc-Trp-*SgCYPs* 分别导入到高产葫芦二烯醇的底盘菌中，诱导目标基因蛋白表达，通过 GC-MS 检测酵母培养次生代谢产物。仅含 pEsc-Trp-*SgCYP16* 和 pEsc-Trp-*SgASO* 重组质粒 2 个菌株检测到新生成产物。然而产物峰非常低，受基线干扰，加之缺少产物的标准品来比较，无法确定产物的性质。虽然产物峰很低接近基线，但是底物葫芦二烯醇的峰非常高，原因可能是由于 SgCYP 在酵母中的表达量偏低或者催化效率较低，无法完全利用并催化底物。针对以上问题，我们采取了两种措施来优化酵母表达的条件，一是将菌液的量由 50ml 提高到 100ml，二是将诱导时间延长，在半乳糖诱导培养基中每隔 12 小时补充一次半乳糖（5ml 20% 半乳糖 /50ml 菌液），持续诱导至 48 小时，以达到提高富集 P450 微粒体的目的。同时，为了防止产物峰漏检，我们将 GC-MS 的检测时间由 22 分钟延长到了 27 分钟。SgCYP16 和 SgASO 催化的产物峰有了大幅度地提高，其中表达有 SgCYP16 的酵母菌株培养物出现了 2 个产物峰，质谱显示有碎片离子与葫芦二烯醇一致（图 5-10），推测这 2 个产物是由 SgCYP16

催化葫芦二烯醇的产物。由此证明 SgCYP16 可能具有催化葫芦二烯醇生成新产物酶功能。

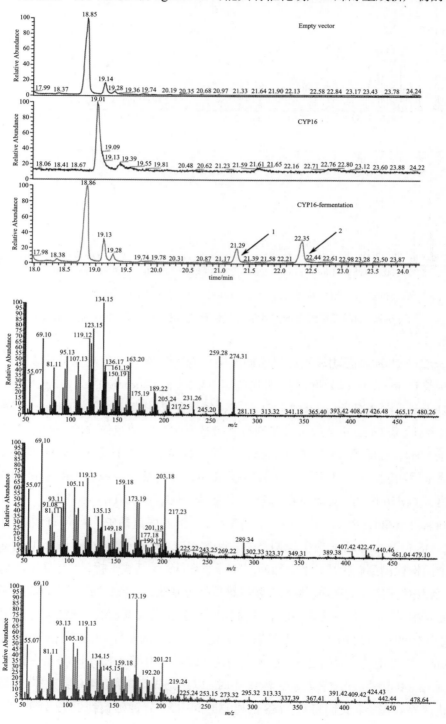

1 和 2：催化生成的新产物峰。

图 5-10   携带 *SgCYP16* 基因的酵母代谢产物 GC-MS 检测及质谱结果

图 5-11 中看出，表达有 SgASO 的酵母菌株中检测到了 1 个产物峰，由于缺乏标准品无法定性化学结构，从质谱碎片推测可能是三萜骨架氧化产物。

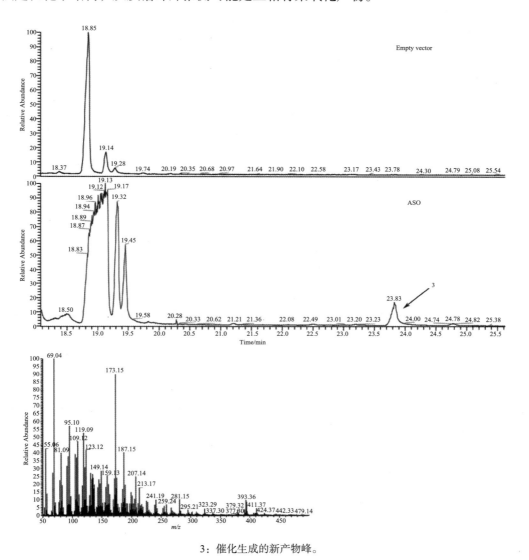

3：催化生成的新产物峰。

图 5-11 携带 *SgASO* 基因的酵母代谢产物 GC-MS 检测及质谱结果

3. *SgCPRs* 基因功能验证 细胞色素 P450 基因需要伴侣分子细胞色素 P450 氧化还原酶（Cytochrome P450 reductase, CPR）存在才具有活性。Zhao 等（2018）转录组测序发现 2 个注释为 *CPR* 的基因，并克隆到 2 个全长均为 2 124bp 的基因，编码 707 个氨基酸序列。序列同源比对显示，这两个基因之间的同源性为 82%，与葫芦科植物中的 *CPR* 基因同源性最高，高达 90% 以上，分别命名为 *SgCPR1* 和 *SgCPR2*。为了验证 *SgCPRs* 是否作为细胞色素 P450 的伴侣发挥还原酶的作用，*SgCPR1* 和 *SgCPR2* 全长分别连接到 *Gal10* 启动子驱动的酵母质粒表达载体 pEsc-Trp，已知功能的丹参细胞色素 P450 基因 *SmCYP716AH1* 连接到酵母质粒表达载体 pEsc-his，成功构建了 pEsc-Trp-*SgCPR1*、pEsc-Trp-*SgCPR2* 和 pEsc-His-*SmCYP76AH1* 酵母重组质粒表达载体。将 pEsc-Trp-*SgCPR1*、pEsc-Trp-*SgCPR2* 分别与 pEsc-His-*SmCYP76AH1* 重组质粒同时转化到高产次丹参酮二烯（miltiadiene）的酵母 YJ14 菌株中，经 UPLC 检测（图 5-12）显示，SmCYP716AH1 能够在 SgCPR1 或 SgCPR2 存在时催化生成产物铁锈醇（ferruginol），证明 SgCPR1 和 SgCPR2 均具有 NADPH- 细胞色素 P450 还原酶的功能。

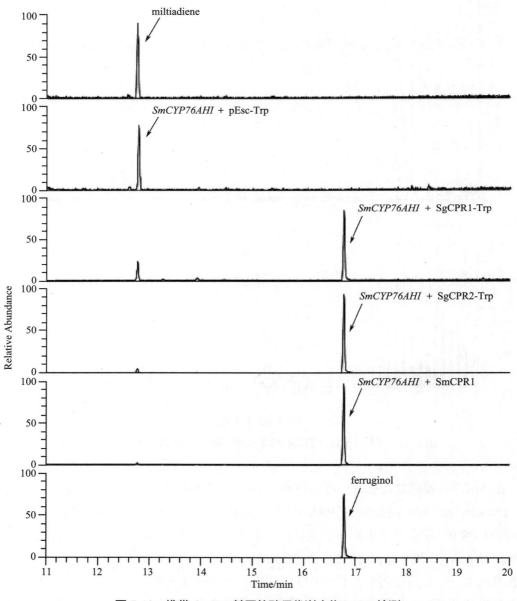

图 5-12　携带 *SgCPR* 基因的酵母代谢产物 UPLC 检测

qRT-PCR 检测显示（图 5-13），*SgCPR1* 在根中无表达，仅在茎、叶、果实中表达，其中茎中表达量最高，果实中表达量其次。*SgCPR2* 则在不同组织中均有表达，其中果实中表达量最高，茎中表达量其次。在果实中，*SgCPR1* 和 *SgCPR2* 具有不同的表达模式。*SgCPR1* 在幼果期的表达量较高，15 天时出现表达峰值，果实发育后期则表达量降低并持续处于低水平表达，与罗汉果苷骨架罗汉果醇的积累模式基本一致。然而，*SgCPR2* 在幼果期表达量相对较低，在 15 天时出现小的表达峰值，果实发育后期表达量升高并保持在较高水平，其中 70 天表达量达到最高峰。MeJA 处理 50 天果实后，*SgCPR1* 和 *SgCPR2* 表达量均提高。结合 *SgCYP16* 的表达量分析，发现 *SgCPR1* 与 *SgCYP16* 具有相似的共表达模式。进一步表明 *SgCPR1* 更有可能参与了罗汉果苷V代谢合成途径中氧化步骤的反应。

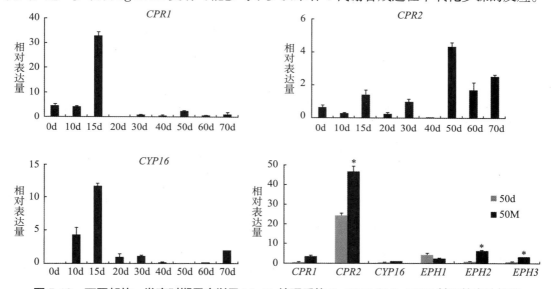

图 5-13　不同部位、发育时期果实以及 MeJA 处理后的 *SgCPR1* 和 *SgCPR2* 基因的表达规律

4. *SgUGTs* 基因功能验证　转录组测序结合罗汉果苷成分的含量变化，筛选并 RACE 克隆到的 8 条可能参与糖基化产生罗汉果苷V的候选 Unigene 基因全长，其中 6 条已提交到 GenBank 数据库中，分别为 *SgUGT1*（HQ259620.1）、*SgUGT2*（HQ259621.1）、*SgUGT3*（HQ259622.1）、*SgUGT4*（HQ259623.1）、*SgUGT6*（HQ259626.1）、*SgUGT7*（HQ259625.1），*SgUGT5* 和 *SgUGT9* 序列尚未提交 GenBank 中。由于报道的大多数植物 *UGT* 是以可溶性的形式存在的，一般情况下基因异源表达选择转化大肠埃希菌。然而不少罗汉果葡萄糖基转移酶基因在大肠埃希菌中异源表达的蛋白形成包涵体，且 TMHMM 软件预测发现，*SgUGT5* 和 *SgUGT9* 在 N 末端存在跨膜结构域。为了防止 *UGT* 在原核表达中出现不可溶的现象，我们将以上 8 条 *SgUGT* 基因构建到受 Gal10 启动子驱动的酵母质粒表达载体 pEsc-Trp 上，遗传转化到酵母中验证其功能。半乳糖诱导目的 UGT 蛋白表达，破碎菌体后的粗酶液分别以罗汉果醇和罗汉果苷ⅡA、罗汉果苷Ⅲ、罗汉果苷Ⅳ、塞

门苷Ⅰ、罗汉果苷Ⅴ作为底物，通过体外酶促反应实验，检测到只有 SgUGT1 能够催化底物苷元罗汉果醇（mogrol）生成罗汉果苷ⅠA（mogroside ⅠA）（图 5-14）。

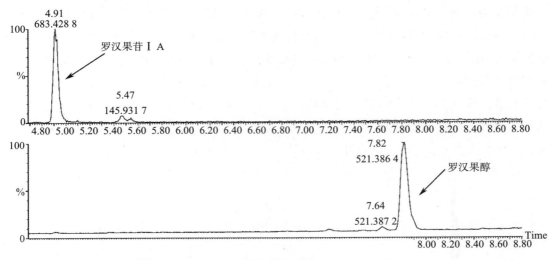

图 5-14　SgUGT1 酶促反应产物 LC-MS 检测

5. 罗汉果苷Ⅴ合成途径探讨　随着罗汉果转录组中大量基因信息的公开，国内外研究者逐步展开罗汉果苷Ⅴ合成关键酶基因的克隆和功能研究，特别是罗汉果全基因组测序的完成，罗汉果的功能基因组学研究取得了飞速发展，罗汉果苷Ⅴ代谢合成途径已完全被解析（Itkina *et al.*，2016；Xia *et al.*，2018）。在罗汉果苷Ⅴ代谢合成途径密切相关的功能基因验证方面，*SgHMGR*、*SgSQS*、*SgSQE*、*SgCS*、*SgCAS*、*SgUGT* 基因（赵欢等，2015；Zhao *et al.*，2017；赵欢等，2018；Dai *et al.*，2015；邢爱佳等，2013；莫长明等，2015）已实现在大肠埃希菌中原核表达或者酵母真核表达验证，如将 *SgCS* 基因导入酿酒酵母中，并利用酵母本身存在的底物 2,3- 氧化角鲨烯，成功合成了产物葫芦二烯醇（Dai *et al.*，2015）。葫芦二烯醇需要在 SgCYP 羟基化酶作用下进一步生成罗汉果醇，而羟基化酶催化作用需要 SgCPR（细胞色素 P450 还原酶）的参与。Zhang 等（2016）发现了一个 SgCYP 酶基因 *SgCYP87D18*，它催化葫芦二烯醇 C-11 位连续的两步氧化，分别合成 11-羟基葫芦二烯醇和 11- 氧 - 葫芦二烯醇。Zhao 等（2018）筛选到了 2 个可参与 SgCYP 催化反应的 SgCPR 酶基因 *SgCPR1* 和 *SgCPR2*，并且均显示了良好的催化活性。Dai 等（2015）发现一个糖基转移酶基因 *SgUGT74AC1*，它表达的蛋白对罗汉果醇具有特异性，能使其 C-3 位的羟基被糖基化，从而合成罗汉果苷ⅠE。以色列学者 Itkin 等（2016）根据罗汉果转录组和基因组数据，筛选得到鲨烯环氧酶（SgSQE）基因 5 个，葫芦二烯醇合酶（SgCS）基因 1 个，环氧化物水解酶（SgEPH）基因 8 个，细胞色素 P450 酶（SgCYP）基因 191 个，糖基转移酶（SgUGT）基因 131 个，并进行了约 200 个候选基因的蛋白表达分析，完成了罗汉果苷Ⅴ代谢合成途径中 1 个 *SgCS*、3 个 *SgEPH*、2 个 *SgCYP* 及 11 个

SgUGT 基因功能的验证。该研究发现，葫芦二烯醇合酶既可以催化底物 2,3- 环氧化角鲨烯生成葫芦二烯醇，又能以 2,3;22,23- 双环氧化角鲨烯为底物合成 24,25- 环氧化葫芦二烯醇。此外，该研究实现了在酿酒酵母中进行罗汉果苷骨架罗汉果醇的合成；并以罗汉果醇为底物，利用大肠埃希菌进行糖基转移酶活性筛选，找到了负责初期糖基化的糖基转移酶 SgUGT720-269-1，该酶可以将罗汉果醇连续糖基化生成罗汉果苷 Ⅱ E，而糖基转移酶 SgUGT94-289-3 负责后期的糖基化形成罗汉果苷 Ⅴ。

根据唐其（2010）前期对罗汉果苷代谢合成途径预测，葫芦二烯醇在细胞色素 P450 酶的作用下，可依次在其 C-11、C-24、C-25 位加上羟基，从而最终形成各种罗汉果苷的骨架 - 罗汉果醇（mogrol）。然而，在 Itkin 等的研究中没有发现 C-24 位和 C-25 位羟基化的 SgCYP，于是将研究方向转向了另外一种可能的途径，经过一系列的试验该途径最终获得验证，即 C-24 和 C-25 之间本身就存在环氧基，在此基础上由 SgEPH 负责羟化步骤的实现，即由 2,3;22,23- 双环氧角鲨烯作为底物，经三萜合酶环化生成 24,25- 环氧葫芦二烯醇，24,25- 环氧葫芦二烯醇经 SgEPH 水解形成 C-24 和 C-25 上的羟基，从而形成罗汉果醇，最后再经两个 SgUGT 作用生成终产物罗汉果苷 Ⅴ（图 5-15）。虽然可能存在 SgCYP 连续催化葫芦二烯醇形成罗汉果醇的可能，但目前该代谢合成途径尚未得到验证。

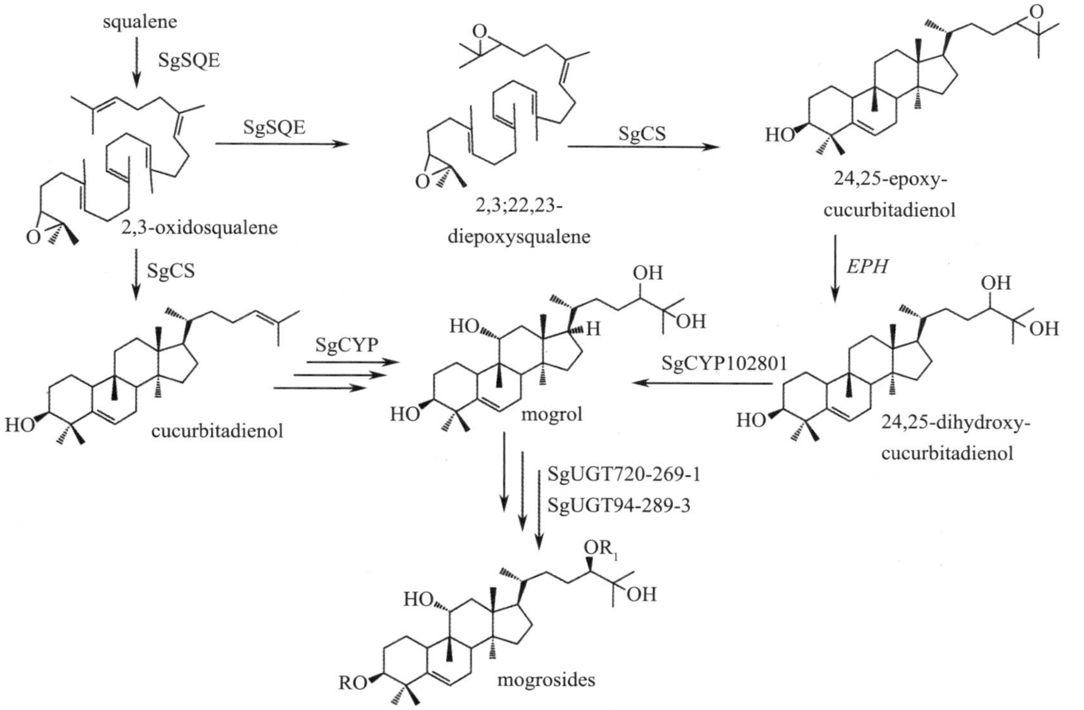

图 5-15 罗汉果苷Ⅴ代谢合成途径

SgSQE：鲨烯环氧酶；SgCS：葫芦二烯醇合酶；SgEPH：环氧水解酶；SgCYP 和 SgCYP102801：细胞色素 P450 酶；SgUGT720-269-1 和 SgUGT94-289-3：葡萄糖基转移酶。单箭头表示一步反应，三箭头表示多步反应。

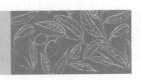

第二节　罗汉果苷Ⅴ合成酶基因的启动子和转录因子研究

基因发挥生物学功能需要经历一个从转录表达到翻译修饰的过程，其在不同组织或细胞中的表达差异是由多层次水平表达调控机制所决定。基因表达调控方式主要有：

1. **DNA 或是染色质水平上的调控**　染色质结构需要发生一系列重要变化是基因转录的前提。基因在被激活时，染色质的主要构成元件核小体结构会变得比较松弛，降低其对 DNA 的亲和力，以易于基因转录。非活化的染色质 DNA 则不能被转录。此外，在染色质水平上还可能发生基因丢失、基因修饰、基因重排等重要变化，这直接影响到接下来的基因转录。染色质水平控制基因转录的过程中，比较重要的机制是 DNA 甲基化，由于细胞内存在具有维持甲基化作用的 DNA 甲基转移酶，在 DNA 复制后可按照亲本 DNA 链甲基化的位置对子链 DNA 相同的位置进行甲基化修饰，因此染色质水平的调控可以遗传给子细胞，这也被称为表观遗传。

2. **转录水平上的调控**　这也是最主要的基因表达调控方式。转录水平上的调控包括转录起始、延伸、终止等过程。原核生物借助操纵子进行转录水平上的调控，真核生物转录则受到与结构基因相距一定距离的特异的顺式作用元件的影响，比如启动子、增强子和沉默子等。此外，真核基因转录还需要相应的反式作用因子作用，通过顺式作用元件与反式作用因子的相互作用来实现基因表达的时空性。反式作用因子主要是一些调控蛋白例如转录因子，不具有基因的特异性，可参与到 RNA 聚合酶的亚基，基因转录的起始与终止，以及一些特异性调控。本节主要介绍启动子和转录因子的研究。

3. **转录后水平的调控**　该阶段主要是指基因转录起始后对转录产物进行一系列的修饰、加工等调控行为。主要包括提前终止转录过程，对 mRNA 前体进行剪切加工，mRNA 通过核孔和在细胞质内定位等。

4. **翻译水平上的调控**　这是基因表达调控的重要环节。翻译的速率和细胞生长的速度之间是密切协调合作的。在肽链合成的起始、延伸和终止三个阶段中，翻译起始速率的调控是最重要的，而在翻译的延伸和终止阶段也存在着调控因素。最后是翻译后水平的调控，涉及蛋白质活性的调节。来自 mRNA 的遗传信息经过翻译后生成初级多肽类蛋白，后期还需要经过正常折叠后，才可能具备生物活性。真核生物中大多数的蛋白来说，多肽在经过折叠，还需要进一步加工、修饰（磷酸化、乙酰化、糖基化等），以及活化后才具有生理功能。随着基因表达调控研究的不断深入，真核生物还有许多其他的重要表达调控机制被揭示，如非编码 RNA 调控等。如何准确地弄清各类调控因子与基因间的调控关系，并明确其相应的调控模式和特性，这是基因表达调控领域存在的重要的学科问题。

一、罗汉果苷Ⅴ合成酶基因启动子分析

基因启动子（promoter）是基因的一个组成部分，也是基因调控的关键元件，控制基因表达（转录）的起始时间和表达的程度，就像基因的"开关"。启动子本身并不控制基因活动，而是通过与转录因子这种蛋白结合来控制基因活动的。转录因子与 RNA 聚合酶Ⅱ、调控元件形成转录起始复合物启动转录。

1. SgCS 基因启动子克隆分析

（1）SgCS 基因启动子克隆：以叶片基因组 DNA 为模板，采用 Tail-PCR 染色体步移法，分别利用 SP1、SP2、SP3 引物（表 5-5）进行 3 轮 PCR 扩增，石宏武（2020）克隆了长 1 129bp 的 SgCS 基因启动子（图 5-16）。经启动子分析软件发现，SgCS 基因启动子序列除具有 TATA-BOX 和 CAAT-BOX 核心启动子元件外，还发现了 Box 4、G-BOX、Sp1、TCCC-motif 光响应元件各 1 个，as-2-box 光响应元件 1 个，茉莉酸甲酯响应元件 2 个，脱落酸信号响应元件 6 个，生长素响应元件 5 个，赤霉素响应元件 5 个，ARE 厌氧诱导相关元件 2 个，GC-motif 无氧诱导增强子 4 个，LTR 低温响应元件 1 个，MBS 干旱相关元件 2 个，以及其他一些顺式作用响应元件（图 5-17）。此外，通过 5′ 端 RACE 克隆，还获得了 SgCS 基因 5′ 端长 197bp 序列，发现转录起始位点位于 ATG 上游 82bp 处。

表 5-5 染色体步移法 Tail-PCR 克隆 SgCS 启动子的引物

引物名称	序列(5′ → 3′)
SP1	TCTTTCCTCACCTCTTCCCCTTCTT
SP2	GGACGTTTGGCAACTTCAACTCAT
SP3	GCTTTCCACACACCAACGACACTTAT

（2）SgCS 基因启动子活性分析：根据 SgCS 启动子序列，分别设计上游引物 CSP1、CSP2、CSP3、CSP4、CSP5、CSP6、CSP7、CSP8 和下游引物 CSPR（表 5-6），以携带全长启动子的质粒载体 PMD-P 为模板，PCR 克隆 SgCS 基因不同长度 5′ 端缺失启动子片段，用 Hind Ⅲ 和 BamH1 双酶切与 PBI121 质粒载体重组构建植物过表达质粒载体。重组植物过表达质粒载体转化到根癌农杆菌 GV3101 中，以野生烟草（Nicotiana benthamiana）叶片作为瞬时表达受体，转染分析 SgCS 基因 5′ 端缺失启动子片段活性。以携带空载体 GV3101 菌株作为阴性对照，携带 pBI121-GUS 质粒载体 GV3101 菌株作为阳性对照，携带不同长度 SgCS 启动子片段重组质粒载体 GV3101 菌株作为试验组，瞬时转染烟草叶片，试验结果表明，阴性对照整个幼苗为白色，阳性对照 pBI121-GUS 整个幼苗为深蓝色，表明 GUS 基因表达强烈。试验组中，随着启动子片段长度增加，GUS 基因表达逐步增强（图 5-18）。在 − 279 到 − 384 片段和 − 679 到 − 879 区域，SgCS 启动子功能明显增强，预示这

两段区域的顺式作用元件可以与反式作用因子相互作用，并能大大加强基因的表达调控强度。

```
-1258 TTATCGGAAG ATTGCTTTCG GTGGCAACCA GCATCGCAGT GGGAACGATG CCCTCATTCA
-1198 GCATTTGCAT GGTTTGTTGA AAACCGGACA TGGCACTCCA GTCGCCTTCC CGTTCCGCTA
           ARE
-1138 TCGGCTGAAT TTGATTGCGA GTGAGATATT TATGCCAGCC AGCCAGACGC AGACGCGCCG
-1078 AGACAGAACT TAATGGGCCC GCTAACAGCG CGATTTGCTG GTGACCCAAT GCGACCAGAT
      SURECOREATSULTR                             WRKY710S
-1018 GCTCCACGCC CAGTCGCGTA CCGTCTTCAT GGGAGAAAAT AATACTGTTG ATGGGTGTCT
 -958 GGTCAGAGAC ATCAAGAAAT AACGCCGGAA CATTAGTGCA GGCAGCTTCC ACAGCAATGG
      SURECOREATSULTR                                    circadian
 -898 CATCCTGGTC ATCCAGCGGA TAGTTAATGA TCAGCCCACT GACGCGTTGC GCGAGAAGAT
          Skn-1 motif                  TGACG-motif/WRKY710S
 -838 TGTGCACCGC CGCTTTACAG GCTTCGACGC CGCTTCGTTC TACCATCGAC ACCACCACGC
 -778 TGGCACCCAG TTGATCGGCG CGAGATTTAA TCGCCGCGAC AATTTGCGAC GGCGCGTGCG
 -718 GGGCCAGACT GGAGGTGGCA ACGCCAATCA GCAACGACTG TTTGCCCGCC AGTTGTTGTG
                                   TGA-element
 -658 CCACGCGGTT GGGAATGTAA TTCAGCTCCG CCATCGCCGC TTCCACTTTT TCCCGCGTTT
 -598 TCGCAGAAAC GTGGCTGGCC TGGTTCACCA CGCGGGAAAC TGTCTGATAA GAGACACCGG
          ABRE                                          SURECOREATSULTR
 -538 CATACTCTGC GACATCGTAT AACGTTACTG GTTTCACATT CACCACCCTG AATTGACTCT
                              ARE            Sp1        WBOXATNPR1
 -478 CTTCCGGGCG CTATCATGCC ATACCGCGAA AGGTTTTGCG CCATTCGATG GTGTCCGGGA
 -418 TCTCGACGCT CTCCCTTATG CGACTCCTGC ATTAGGAAGC AGCCCAGTAG TAGGTTGAGG
           TCCC-motif
 -358 CCGTTGAGCA CCGCCGCCGC AAGGAATGGT GCATGCAAGG AGATGGCGCC CAACAGTCCC
                GCCCORE    GAG-motif
 -298 CCGGCCACGG GGCCTGCCAC CATACCCACG CCGAAACAAG CGCTCATGAG CCCGAAGTGG
      GC-motif GC-motif                LTR
 -238 CGAGCCCGAT CTTCCCCATC GGTGATGTCG GCGATATAGG CGCCAGCAAC CGCACCTGTG
 -178 GCGCCGGTGA TGCCGGCCAC GATGCGTCCG GCGTAGAGGA TCGAGATCTC GATCCGCGCA
 -118 AATTAATACG ACTCACTATG GGGGAATTGT GAGCGGATAA CAATTCCCCT CTAGAAATAA
          Box 4
  -58 TTTTGTTTAA CTTTAAGAAG GAGATATACC ATGGGCAGCA GCCATCATCA TCATCATCAC
           NTBBF1ARROLB                                           +1
   +3 AGCAGCGGCC TGGCGCGCGG CGGCAGCCAT ATGTGGAGGT TAAAGGTCGG AGCAGAAAGC
                GC-motif                          GT1-motif
  +63 GTTGGGGAGA ATGATGACAA ATGGGAGGC
           As-2-box    Initiator codon
```

图 5-16 罗汉果中 *SgCS* 基因启动子序列

注：红色碱基 A 表示 *SgCS* 转录起始位点，绿色碱基 ATG 三联体为起始密码子。

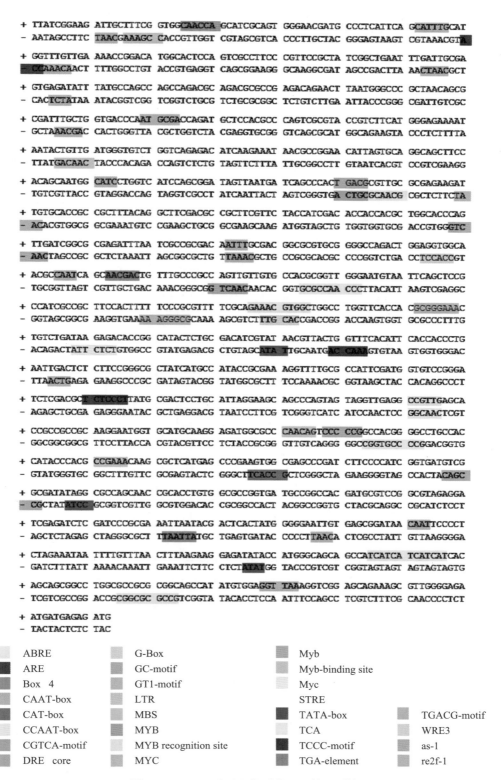

图 5-17　*SgCS* 启动子顺式作用元件预测结果

表 5-6　不同长度 5′ 端缺失 *SgCS* 基因启动子表达质粒载体构建引物

引物名称	引物序列(5′→3′)	扩增片段位置
CSP1	cagctatgaccatgattacgccaagcttTTATCGGAAGATTGCTTTCG	−1258
CSP2	cagctatgaccatgattacgccaagcttCGCCGAGACAGAACTTAATGGG	−1081
CSP3	cagctatgaccatgattacgccaagcttGGATAGTTAATGATCAGCCCACTGAC	−879
CSP4	cagctatgaccatgattacgccaagcttCTGTTTGCCCGCCAGTTGTTGT	−679
CSP5	cagctatgaccatgattacgccaagcttTAGGAAGCAGCCCAGTAGTAGGTT	−384
CSP6	cagctatgaccatgattacgccaagcttCACCATACCCACGCCGAAACAA	−279
CSP7	cagctatgaccatgattacgccaagcttATCTTCCCCATCGGTGATGTCG	−228
CSP8	cagctatgaccatgattacgccaagcttTCGATCCCGCGAAATTAATACGACT	−128
CSPR	acataagggactgaccacccggggatcCCATTTGTCATCATTCTCCCCAACG	~ + 86

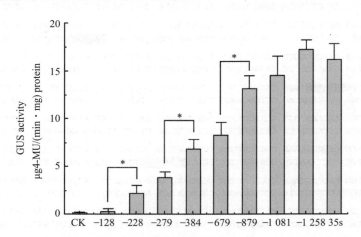

图 5-18　不同长度 *SgCS* 基因启动子片段驱动 *GUS* 表达活性分析

CK：空载体阴性对照植株；− 128 至 − 1258：不同长度 *SgCS* 基因启动子片段质粒载体植株；35S：35S
启动子质粒载体阳性对照；* 表示两组之间存在显著性差异，$P < 0.05$。

2. *SgCAS* 基因启动子克隆分析

（1）*SgCAS* 基因启动子克隆：*SgCAS* 与 *SgCS* 同属于氧化鲨烯环化酶家族，均以 2,3- 氧
化鲨烯作为催化底物。*SgCAS* 可将 2,3- 氧化鲨烯转化成甾体化合物的骨架环阿乔醇，从而
生成各种甾体类化合物，可能与罗汉果苷 V 代谢合成存在竞争前体关系。因此，克隆 *SgCS*
启动子全长的同时，本课题组也对 *SgCAS* 启动子进行了研究。分别利用 SP1、SP2、SP3 引
物（表 5-7），通过 Tail-PCR 克隆了长 1 741bp 的 *SgCAS* 基因启动子，同时 5′-RACE 克隆获
得 *SgCAS* 基因 5′ 端长 230bp 序列，发现转录起始位点位于 ATG 上游 14bp 处。启动子在线

软件分析发现，*SgCAS* 启动子序列除具有 TATA-BOX 和 CAAT-BOX 核心启动子元件外，也还发现有 AE-box、ATC-motif、ATCT-motif、CATT-motif、GAG-motif、Sp1 和 I-box 等光响应的元件，TGACG-motif、CGTCA-motif、WRKY710S、ARFAT 和 MYCATRD22 等激素响应元件，Box-W1、CAT-Box、GCN4-motif 和 Skn-1-motif 等生物胁迫响应元件，MBS、TC-rich repeats、CURECORECR 和 LTR 等非生物胁迫响应元件。

表 5-7　染色体步移法 Tail-PCR 克隆 *SgCAS* 启动子的引物

引物名称	序列(5′ → 3′)
SP1	GCTGATGCTCTGTAGATAAGACGGC
SP2	TAGCCCTTCTTAGAGTGCCAGTTAC
SP3	ATCGGCACTATGCTTCTTCTCG

（2）*SgCAS* 基因启动子活性分析：根据 *SgCAS* 基因的启动子序列，分别设计上游引物 CASP1、CASP2、CASP3、CASP4、CASP5、CASP6 和下游引物 CASPR（表 5-8），以携带有全长启动子的质粒载体 PMD-P 为模板，PCR 克隆 *SgCAS* 基因 5′ 端缺失启动子及全长启动子，用 Hind Ⅲ 和 BamH1 双酶切与 PBI121 质粒载体构建植物过表达质粒载体。重组植物过表达质粒载体转化到根癌农杆菌 GV3101 中，以野生烟草叶片作为瞬时表达受体，转染分析 *SgCAS* 基因 5′ 端缺失启动子及全长启动子活性。与 *SgCS* 启动子功能验证试验一样，以携带空载体 GV3101 菌株作为阴性对照，携带 pBI121-*GUS* 质粒载体 GV3101 菌株作为阳性对照，携带不同长度 *SgCAS* 启动子片段重组质粒载体 GV3101 菌株作为试验组。试验结果显示，阴性对照整个幼苗为白色，阳性对照 pBI121-*GUS* 整个幼苗为深蓝色，也表明 *GUS* 基因表达最强烈。pBI121-A1-GUS 和 pBI121-A2-GUS 未见蓝色，*GUS* 基因无表达，另外 pBI121-A3-*GUS* 至 pBI121-A6-*GUS* 这 4 个载体则 *GUS* 基因均能表达，染色结果呈现不同程度的蓝色（图 5-19）。这些说明 *SgCAS* 的启动子随着 5′ 端缺失的减少，即基因上游启动子的长度越长，*GUS* 表达活性也越强。

表 5-8　不同长度 5′ 端缺失 *SgCAS* 基因启动子表达质粒载体构建引物

引物名称	引物序列(5′ → 3′)	扩增片段位置
CASP6	cagctatgaccatgattacgccaagcttGAGGAATTTGAGCTTGAGAACCCCT	− 1008
CASP5	cagctatgaccatgattacgccaagcttGAAGTTTCTAAGGCGGGTCAATCTG	− 751
CASP4	cagctatgaccatgattacgccaagcttTTGTGAAACGAACTCGGCAGGG	− 672
CASP3	cagctatgaccatgattacgccaagcttGGAGTGGAAGGAGGTCTGGTTCTT	− 528

引物名称	引物序列(5′→3′)	扩增片段位置
CASP2	cagctatgaccatgattacgccaagcttGAAGACACCATTCAAGCCCACCG	−349
CASP1	cagctatgaccatgattacgccaagcttCACAGTTCGAGTGACTCAGTGACGC	−88
CASPR	acataagggactgaccacccggggatcTTTGGTTCGTTTGTAAAAAGACTCT	~ +1

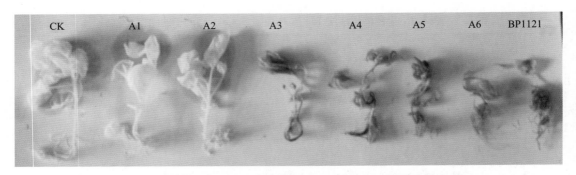

图 5-19　*SgCAS* 基因启动子不同长度片段在烟草幼苗中瞬时染色检测

CK：空载体阴性对照；A1 ~ A6：不同长度 *SgCAS* 基因启动子片段质粒植株；BP1121：BP1121 质粒阳性对照。

二、罗汉果苷 V 合成相关转录因子的研究

1. 全基因组范围内转录因子分析　转录因子（transcription factor，TF）又被称为反式作用因子，可以直接或者间接与目的基因启动子区域中顺式作用元件发生特异性相互作用，从而对基因转录的起始进行调控的一类 DNA 结合蛋白。转录因子一般包含通用转录因子和特异转录因子。通用转录因子也称为基本转录因子，即 RNA 聚合酶介导基因转录时必需的一类辅助蛋白，可帮助聚合酶与启动子结合并起始转录。个别基因的转录需要特异转录因子，有的起转录激活作用，有的则起转录抑制作用。转录激活因子一般是与增强子结合蛋白，而多数的转录抑制因子是沉默子结合蛋白。此外还有一些不依赖 DNA 而起作用的，如通过蛋白与蛋白之间的互作来间接干预基因的表达水平。通常大多数转录因子一般包括 4 个功能结构域：DNA 结合域（DNA binding domain）、转录调控区（transcription regulation domain）、核定位信号区（nuclear location signal）以及寡聚化位点（oligomerization site）。其中，DNA 结合域主要有锌指 motif、碱性螺旋 - 环 - 螺旋（bHLH）、碱性亮氨酸拉链（bZIP）等结构域，转录调控区主要用于调控目的基因的转录活性，包含转录激活域（activation domain）和转录抑制域（repression domain）。转录激活域主要有酸性激活结构域、谷氨酰胺富含结构域、脯氨酸富含结构域等。核定位信号区是一段富含精氨酸和赖氨酸的区域，可以引导转录因子定位到细胞核发挥作用。寡聚化位点是不同转录因子间发生相互作用的功能域，氨基酸序列保守，可与 DNA 结合域相连形成一定的空间结构，转录因

子的寡聚化位点的空间构象的差异形成了转录机制的多样性。

Xia 等（2018）通过对罗汉果基因组进行测序拼接，获得了 467.1M 大小的基因组，共计 21 731 条编码蛋白基因，其中糖基转移酶基因 162 条，细胞色素 P450 酶基因 276 条。通过该基因组数据比对分析发现，罗汉果基因组中转录因子分为 55 个家族，共计 1 502 条，其中 bHLH、ERF 和 MYB 三个家族均超过百条，分别为 163 条、124 条和 114 条（表 5-9），占据总转录因子数的 26.7%。这三大家族转录因子在植物次生代谢调控，以及生长发育、环境胁迫和抗病虫方面具有重要作用。例如，bHLH 转录因子在黄酮类花青素、生物碱类尼古丁和长春花（*Catharanthus roseus*）、红豆杉（*Taxus cuspidata*）萜类产物合成中有较为透彻研究。

表 5-9 罗汉果基因组中已注释的转录因子数量分布

家族	数目/条	家族	数目/条	家族	数目/条	家族	数目/条	家族	数目/条
bHLH	163	C3H	43	G2-like	54	NF-YB	10	RAV	4
ERF	124	GRAS	41	ARR-B	17	YABBY	10	BBR-BPC	3
MYB	114	Dof	38	GeBP	16	NF-YA	9	BES1	3
C2H2	89	B3	36	ZF-HD	16	NF-YC	9	BIL	3
bZIP	74	NAC	64	ARF	15	WOX	8	Whirly	3
WRKY	74	Trihelix	27	CO-like	15	CAMTA	7	HB-PHD	2
Mikc-Mads	31	HSF	25	TALE	15	GRF	6	NZZ/SPL	2
MYB-related	60	GATA	23	FAR1	13	CPP	5	SAP	2
M-Type-Mads	19	TCP	23	SRS	13	Nin-like	5	LFY	1
HD-ZIP	47	AP2	22	LBD	47	E2F-/DP	4	S1Fa-like	1
HB-Other	12	SBP	20	DBB	10	LSD	4	STAT	1

2. 罗汉果苷 V 合成酶基因转录因子筛选

（1）外源植物激素调控罗汉果苷 V 合成酶基因表达

1）外源植物激素调控果实基因表达：Zhang 等（2016）通过对 10 天、20 天、30 天果实外源施加植物激素发现，茉莉酸甲酯（MeJA）能提高果实中角鲨烯、葫芦二烯醇（表 5-10）和罗汉果苷 Ⅱ E 的含量（图 5-20），罗汉果苷 V 代谢合成相关基因表达也不同程度提高（图 5-21）。此外，Tang 等（2011）果实转录组测序筛选出与罗汉果苷 V 代谢合成相关的 8 个候选转录因子中，bHLH014、bHLH025、bHLH093 和 bHLH096 在处理后 2～6 小时表达峰度达到峰值（图 5-22）。

表 5-10　外源施加 MeJA 对不同发育期果实中角鲨烯和葫芦二烯醇含量的影响（μg/g 干重）

化合物	发育期 /d	对照			50μM		200μM		500μM	
		0h	24h	48h	24h	48h	24h	48h	24h	48h
角鲨烯	10	0.34	0.37	0.47	0.19	0.39	0.57[*]	0.64[**]	0.27	0.33
	20	0.17	0.16	0.17	0.21[*]	0.17	0.23	0.40[*]	0.23	0.39[**]
	30	0.36	0.23	0.29	0.27	0.48	0.38[**]	0.64[**]	0.21	0.43[**]
葫芦二烯醇	10	12.33	11.46	11.66	6.18	11.05	17.02[**]	11.64	8.84	11.42
	20	4.80	6.84	5.40	7.22	2.89	10.16[**]	6.34[*]	10.69[*]	6.69[*]
	30	3.86	3.70	4.15	1.76	3.16	3.29	3.86	2.59	4.71[*]

注：[*] 代表 $P < 0.05$ 差异显著水平，[**] 代表 $P < 0.01$ 差异显著水平。

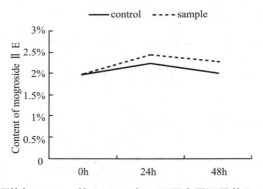

图 5-20　外源施加 500μM 的 MeJA 对 30 天果实罗汉果苷 II E 含量的影响

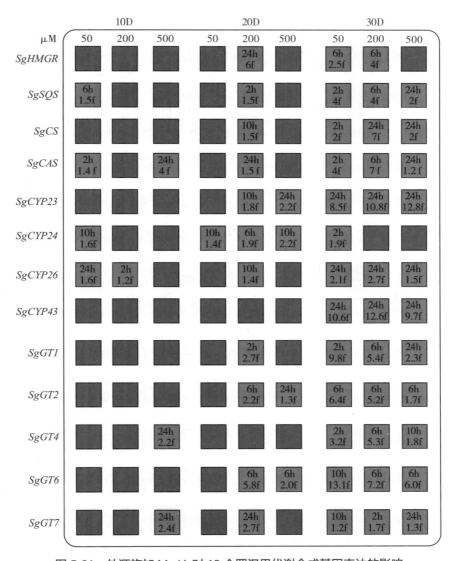

图 5-21 外源施加 MeJA 对 13 个罗汉果代谢合成基因表达的影响

注：方框中的颜色代表施加 50μM、200μM 和 500μM 的 MeJA 对 10 天、20 天、30 天果实中 13 个基因的影响，蓝色和红色分别代表无显著性作用和激活作用。红色方框中第一排数字代表基因表达量达到最高值的时间，第二排表示相对空白组表达量相应增加的倍数。

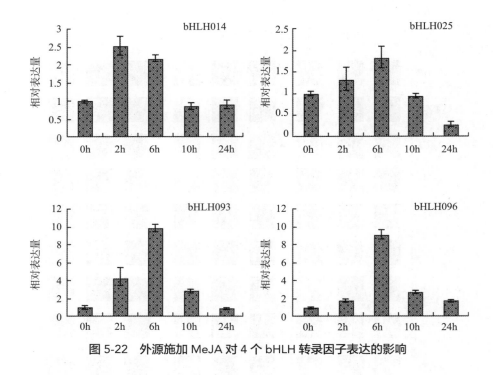

图 5-22　外源施加 MeJA 对 4 个 bHLH 转录因子表达的影响

以 2%（*V/V*）乙醇水溶液为对照，石宏武（2020）通过 CPPU 溶液浸泡 20 天果实 30 秒，GC-MS 检测处理后 0 天、10 天、30 天和 50 天果实（图 5-23）发现，可能由于被下游代谢合成罗汉果苷消耗所致，随着发育期增加，对照和处理果实角鲨烯、葫芦二烯醇和环阿乔醇三种非极性化合物含量均显著降低。处理后 50 天，角鲨烯含量高浓度组（25mg/L）是对照组的 2.12 倍，低浓度组（0.5mg/L）和中浓度组（5mg/L）与对照组无显著差异；葫芦二烯醇含量低浓度组和高浓度组分别是对照组的 1.29 倍和 1.45 倍，而中浓度组比对照组降低了36%；环阿乔醇含量中浓度组与高浓度组间无明显差异，而低浓度组比对照组下降了 61%。

LC-ESI-MS/MS 进一步检测极性较大代谢物质发现，罗汉果苷ⅡE 和罗汉果Ⅲ含量在整个果实生长发育期逐步降低，外源施加不同浓度 CPPU 对 9 种罗汉果苷含量的影响也比较大（图 5-24），总体上 CPPU 能够延缓罗汉果苷Ⅲ的代谢转化而降低罗汉果苷Ⅴ的含量。处理后 30 天，罗汉果苷Ⅴ含量低浓度组和中浓度组分别为 0.19mg/g 和 0.15mg/g，而对照组和高浓度组均未检出（图 5-24）。处理后 50 天，低浓度组罗汉果苷ⅡE、罗汉果苷Ⅲ、罗汉果苷Ⅳ和异罗汉果苷Ⅴ含量分别增加为对照组的 1.37 倍、1.06 倍、1.08 倍和 1.18 倍，而罗汉果苷Ⅴ含量减少为对照组的 0.77 倍；中浓度组罗汉果苷Ⅳ、罗汉果苷Ⅴ、异罗汉果苷Ⅴ和罗汉果苷Ⅵ含量分别减少为对照组的 0.88 倍、0.87 倍、0.76 倍和 0.63 倍；高浓度组罗汉果苷ⅡE、罗汉果苷Ⅲ、罗汉果苷ⅣA 和异罗汉果苷Ⅴ含量分别增加为对照组的 1.82 倍、1.32 倍、1.10 倍和 1.65 倍，而赛门苷Ⅰ和罗汉果苷Ⅴ、氧化罗汉果苷Ⅴ和罗汉果苷Ⅵ含量都显著降低（图 5-25）。

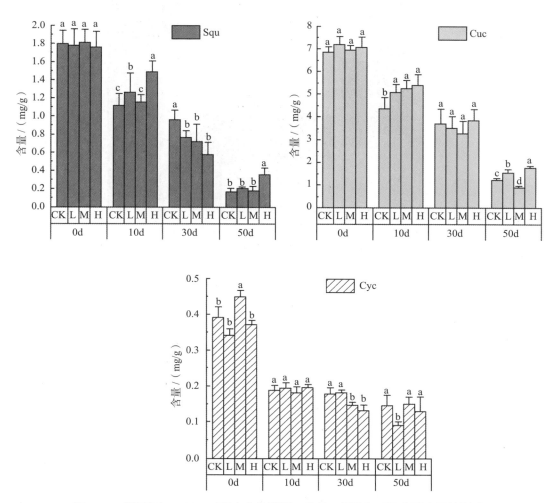

图 5-23　外源施加 CPPU 对果实中角鲨烯、葫芦二烯醇和环阿屯醇含量的影响

注：Squ、Cuc 和 Cyc 分别代表角鲨烯、葫芦二烯醇和环阿屯醇；a、b、c 和 d 代表显著性差异，$P < 0.05$；CK、L、M 和 H 分别代表对照组和 CPPU 低浓度、中浓度和高浓度处理组；d 代表处理后天数。

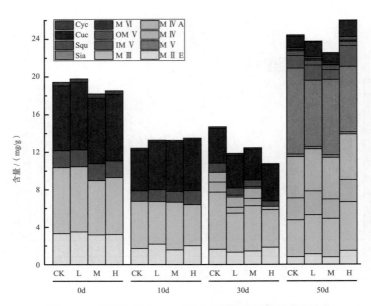

图 5-24　外源施加 CPPU 对 9 种罗汉果苷含量的影响

注：M Ⅱ E、M Ⅲ、M Ⅳ、M Ⅳ A、Sia、M Ⅴ、IM Ⅴ、OM Ⅴ和 M Ⅵ分别代表罗汉果苷 Ⅱ E、罗汉果苷Ⅲ、罗汉果苷Ⅳ、罗汉果苷ⅣA、赛门苷Ⅰ、罗汉果苷Ⅴ、异罗汉果苷Ⅴ、氧化罗汉果苷Ⅴ和罗汉果苷Ⅵ；CK、L、M 和 H 分别代表对照组和 CPPU 低浓度、中浓度和高浓度处理组；d 代表处理后天数。

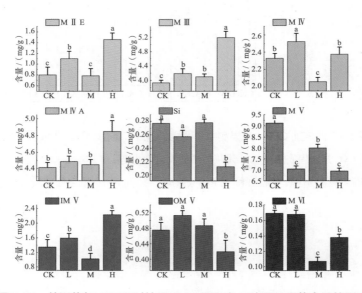

图 5-25　外源施加 CPPU 对处理后 50 天果实 9 种罗汉果苷含量的影响

注：M Ⅱ E、M Ⅲ、M Ⅳ、M Ⅳ A、Sia、M Ⅴ、IM Ⅴ、OM Ⅴ和 M Ⅵ分别代表罗汉果苷 Ⅱ E、罗汉果苷Ⅲ、罗汉果苷Ⅳ、罗汉果苷ⅣA、赛门苷Ⅰ、罗汉果苷Ⅴ、异罗汉果苷Ⅴ、氧化罗汉果苷Ⅴ和罗汉果苷Ⅵ；a、b、c 和 d 代表显著性差异，$P < 0.05$；CK、L、M 和 H 分别代表对照组和 CPPU 低浓度、中浓度和高浓度处理组。

　　由于上游前体物质角鲨烯、葫芦二烯醇和环阿乔醇，以及下游的 9 种罗汉果苷的含量均受到 CPPU 的影响，因此石宏武（2020）以 *SgUBQ* 作为内参基因，采用 qRT-PCR 检测了不同浓度 CPPU 处理后罗汉果苷代谢合成途径中 24 个基因的表达水平，并利用基因表达水平进行热图聚类分析（图 5-26）发现，24 个基因的表达共分为 4 个聚类群。其中，*SgUGT94-289-2* 基因单独归类为聚类群 Ⅰ，*SgUGT73-327-2*、*SgEPH3*、*SgCYP102801* 和 *SgCS* 基 因 归 为 聚 类 群 Ⅱ，*SgUGT75-281-2*、*SgUGT73-251-5*、*SgUGT85-269-4*、*SgUGT74-345-2*、*SgCPR1*、*SgSQE1*、*SgUGT94-289-3*、*SgUGT94-289-1*、*SgUGT73-348-2*、*SgUGT85-269-1*、*SgCPR2*、*SgEPH2* 和 *SgUGT73-251-6* 基因归为聚类群 Ⅲ，剩下的 *SgHMGR*、*SgSQS*、*SgCAS*、*SgSQE2*、*SgEPH1* 和 *SgEPH4* 基因归为聚类群Ⅳ。与对照组相比，在低浓度 CPPU 处理组中，聚类群Ⅳ中主要分布在代谢合成途径上游的基因均上调，聚类群 Ⅰ、Ⅱ 和Ⅲ中大多数基因表达也上调，尤其是 UGTs 家族基因；在中浓度处理组中，聚类群Ⅲ中 UGTs 家族基因在处理后 24 小时或 48 小时下调，然后紧接着表达上调；在高浓度处理组中，少数基因在处理 24 小时或 48 小时表达量下调，而在最后的采样期时明显上调。整体上，聚类群Ⅲ中的基因上下调比较活跃，受 CPPU 的影响较大。

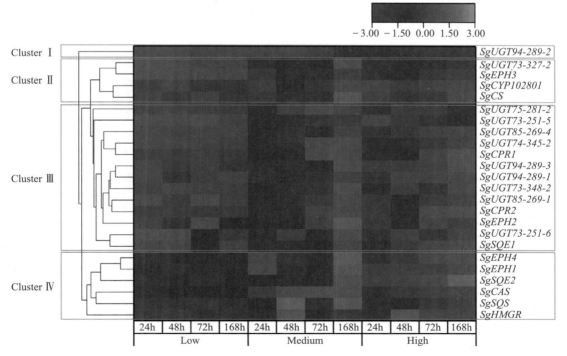

图 5-26　不同浓度 CPPU 处理后果实中罗汉果苷代谢合成基因表达量的分层聚类分析图

注：Low 表示低浓度组；Meduim 表示中浓度组；High 表示高浓度组。

2）外源激素调控叶片基因表达：石宏武（2020）单次和多次喷施外源植物激素处理盆栽 1 个月罗汉果植株，检测发现叶片中环阿乔醇含量较低，不易检出，在处理组与对照组间无显著性差异；角鲨烯含量丰富，但是在处理组与对照组间也无明显差异；葫芦二烯醇含量则在处理组④、⑤、⑥均有所增加，其中多次处理组⑥（300μM MeJA + 1mM SA + 100μM ABA + 300μM GA + 2% 终浓度乙醇）增加最为显著，多次处理后的 1 天提升了近 3.6 倍，只是 5 天时含量又迅速降低（图 5-27）。

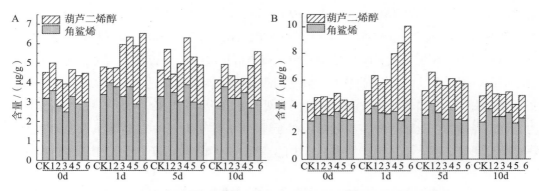

图 5-27　外源植物激素处理罗汉果叶片中角鲨烯和葫芦二烯醇含量变化

注：A 为单次喷施处理，B 为多次喷施处理，CK 表示对照组，1～6 表示设计的处理组，d 表示处理后的天数。

虽然处理组⑥多次处理叶片中前体物质葫芦二烯醇含量增加最显著，但是下游 9 种代谢产物罗汉果苷ⅡE、罗汉果苷Ⅲ、罗汉果苷Ⅳ、罗汉果苷ⅣA、罗汉果苷Ⅴ、异罗汉果苷Ⅴ、氧化罗汉果苷Ⅴ、罗汉果苷Ⅵ和赛门苷Ⅰ均未检出，因此进一步 qRT-PCR 分析外源植物激素调控罗汉果苷代谢合成途径基因表达情况时，仅检测上游 4 个关键基因（*SgHMGR*，*SgSQS*，*SgCS* 和 *SgCAS*）的表达，结果显示 *SgHMGR*、*SgSQS*、*SgCS* 和 *SgCAS* 基因表达量在处理组⑥多次处理后的 6 小时分别提高了 6.4 倍、1.58 倍、11.92 倍和 3.28 倍（图 5-28）。

（2）调控 *SgCS* 基因表达的转录因子筛选：转录因子是能够调控植物次生代谢产物积累的手段之一。葫芦二烯醇合酶 *SgCS* 作为罗汉果苷Ⅴ代谢合成过程中重要的环化酶，其表达调控的研究尤为重要。酵母单杂交技术是根据酵母双杂交技术提出，在体外分析 DNA（目的基因顺式作用元件）与蛋白质（转录因子）相互作用的方法。我们采用酵母单杂交技术进行了与 *SgCS* 基因表达互作的转录因子筛选（图 5-29）。

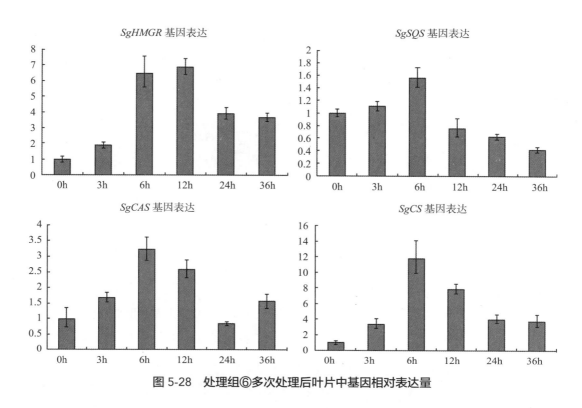

图 5-28 处理组⑥多次处理后叶片中基因相对表达量

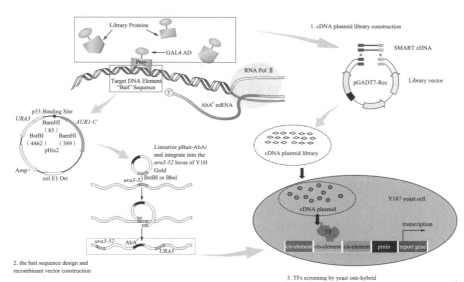

图 5-29 酵母单杂交实验筛选与目的基因启动子互作的转录因子流程图

1）*SgCS* 高表达 cDNA 质粒文库建立：外源激素处理发现，罗汉果叶片中葫芦二烯醇含量明显增加，且 *SgCS* 基因表达显著上调（图 5-30）。接着以外源激素多次处理组⑥诱导 *SgCS* 基因表达峰度最高的叶片作为试验材料提取 RNA，构建了均一化 cDNA 质粒文库，经检测，质粒文库插入片段长度在 400～2 000bp，平均长度 1 000bp，重组率约为 100%，对 96 份样品进行抽检，仅有一份重复，冗余率约为 1%（图 5-31）。因此，该 cDNA 质粒文库可用来进行筛选与 *SgCS* 基因互作的转录因子。

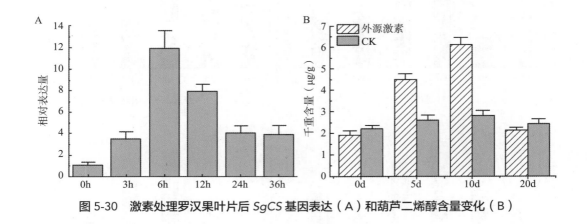

图 5-30　激素处理罗汉果叶片后 *SgCS* 基因表达（A）和葫芦二烯醇含量变化（B）

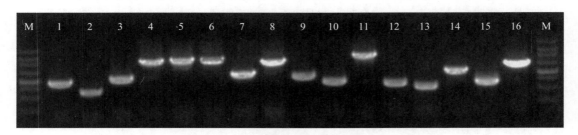

图 5-31　cDNA 质粒文库质量检测部分结果

注：M 表示 DNA 分子标记；1～16 表示文库单菌落样品。

2）酵母单杂交诱饵菌株构建：根据前期 *SgCS* 基因启动子 −176～−378 片段存在核心启动子元件 TATA-BOX 和 CAAT-BOX，以及 −279～−384 片段和 −679～−879 片段功能明显增强研究结果，为了避免在筛选过程中出现自动激活的假阳性结果，因此 PCR 扩增 −260～−386 片段作为诱饵片段，命名为 *CSPF2*，重组构建诱饵载体质粒 pHIS2-*CSPF2*（图 5-32）。由于重组 pHIS2-*CSPF2* 载体质粒上的报告基因 *HIS* 自渗透表达会导致假阳性筛选，同时抑制 *HIS* 表达的拮抗剂 3-AT 对酵母菌株本身又具有一定的毒性。为了防止作用过强而导致弱相互作用克隆呈现假阴性，3-AT 浓度必须要进行浓度梯度筛选，以得出适合后续酵母单杂交筛选 cDNA 质粒文库的最佳 3-AT 浓度。因此，将重组 pHIS2-*CSPF2* 诱饵载体质粒转化酵母菌株 Y187 获取酵母单杂交用的诱饵菌株后，涂布带有不同浓度 3-AT 的 SD/-His/-Trp 平板，筛选发现 120mM 的 3-AT 能抑制 pHIS2-*CSPF2* 诱饵菌株的自激活，该浓度可以作为酵母单杂交筛选的 3-AT 浓度（图 5-33）。

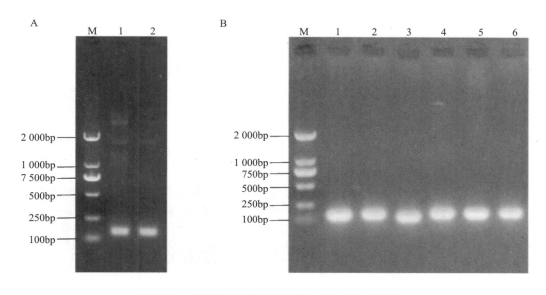

图 5-32 诱饵片段及其重组质粒 PCR 产物电泳图

注：A 表示 *CSPF2* 序列 PCR 产物电泳图；B 表示 pHIS2-*CSPF2* 载体 PCR 验证电泳图；A 与 B 图上方 M 表示 DNA 分子标记。

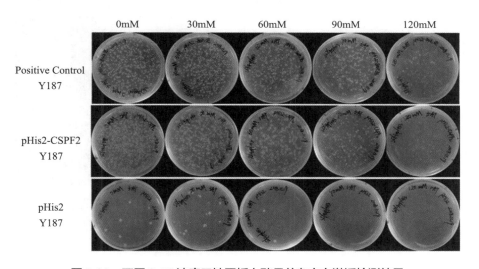

图 5-33 不同 3-AT 浓度三缺平板上酵母单杂交自激活检测结果

注：Positive Control 表示阳性对照 pHIS2-Bait3E。

3）转录因子酵母单杂交筛选：构建好的诱饵质粒和 cDNA 文库质粒共转化 Y187 酵母感受态细胞后，涂布在含有 120mM 3-AT 的三缺培养基（SD/-Trp/-Leu/-His）上培养，筛选获取生长正常的单克隆酵母菌落。10 次 cDNA 质粒文库筛选共获得 297 个生长正常阳性单克隆菌落。提取阳性单克隆菌落质粒为模板，PCR 扩增发现大多数单克隆的 PCR

产物电泳结果出现多片段（图 5-34）。531 条产物片段测序拼接后序列，在线 BLASTX 比对发现，4 条片段序列与 NCBI 数据库中的转录因子相匹配，分别属于 AP2/ERF、GATA、MYB 和 bHLH 家族。该 4 条转录因子序列进一步与罗汉果基因组序列进行本地 Blast 比对发现，bHLH 家族的一条序列在全基因组序列中存在两条序列，可能该转录因子基因为杂合基因。因此，5 个候选转录因子基因被获得，分别命名为 *SgERF1B*、*SgGATA8*、*SgMYB1*、*SgbHLH92a* 和 *SgbHLH92b*。

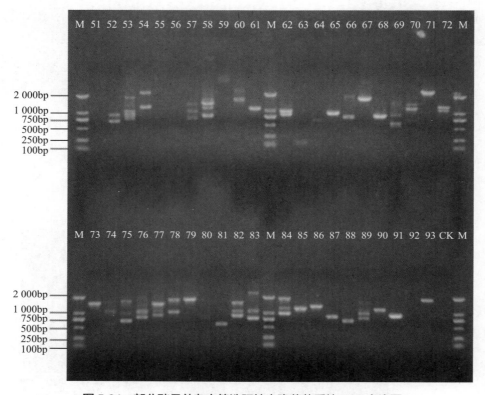

图 5-34　部分酵母单杂交筛选阳性克隆菌落质粒 PCR 电泳图

注：M 表示 DNA Marker；51～93 表示阳性克隆菌落质粒；CK 表示阴性对照。

酵母单杂交技术操作简单，无须复杂的蛋白分离纯化，且通过酵母系统获得的结果比体外技术更能体现真核细胞内基因表达调控的真实情况。但是其也存在缺陷，顺式作用元件可能会与酵母内转录激活因子作用或无须转录激活因子就可以激活报告基因的转录，产生假阳性结果；表达的蛋白可能对细胞有毒性、不能稳定表达、发生错误折叠等均会造成假阴性结果。因此，这些利用酵母单杂交初步验证可与 *SgCS* 基因启动子区相应顺式作用元件结合的候选转录因子，还应再利用其他实验手段如凝胶电泳迁移阻滞、DNase I 足迹法、染色质免疫沉淀等进一步验证它们的结合及结合的位点和序列。

（3）候选转录因子与 *SgCS* 基因启动子互作鉴定

1）候选转录因子克隆：提取罗汉果叶片 RNA 反转录成 cDNA，根据与罗汉果基因组比对获得的序列设计特异性引物（表 5-11），PCR 扩增获取 5 个候选转录因子全长目的片段，将其重组克隆入 pTOPO-Blunt 载体后，PCR 扩增并测序证明候选转录因子的序列与预期一致（图 5-35）。

表 5-11　候选转录因子基因全长克隆引物

基因名称	正向引物序列(5′→3′)	反向引物序列(5′→3′)
SgERF1B	ATGGATTCCTCCGGCTTCTTC	TCAGCAAGAGCAAGGGCTAC
SgGATA8	ATGATCGGAAATAACTTCATCGAC	TCACATGTAATCCATCGAAATCGC
SgMYB1	ATGCAGATGCAGAAGACGACAAAG	TTACTCAACTATAGATGCATTGTCATAGGC
SgbHLH92a	ATGGACGACGGTTTTCCAGTGG	TTAAAATGGCTTTCTTTTCTGAATTTCAA
SgbHLH92b	ATGGACGACGGTTTTCCAGTG	TTAAAATGGCTTTCTTTTCTGAATTTC

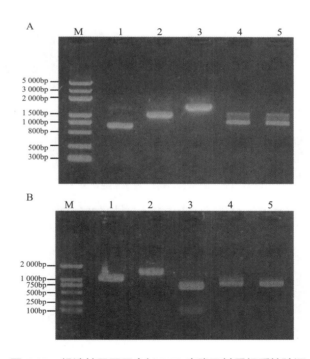

图 5-35　候选转录因子全长 PCR 克隆及其重组质粒验证

注：A 为候选转录因子全长 PCR 克隆，1～5 分别为 *SgERF1B*、*SgGATA8*、*SgMYB1*、*SgbHLH92a* 和 *SgbHLH92b* 片段；B 为候选转录因子重组质粒 PCR 验证，1～5 分别为 pTOPO-Blunt-*SgGATA8*、pTOPO-Blunt-*SgMYB1*、pTOPO-Blunt-*SgERF1B*、pTOPO-Blunt-*SgbHLH92a* 和 pTOPO-Blunt-*SgbHLH92b*。

2）候选转录因子生物信息学分析：克隆全长后，石宏武（2020）首先通过生物信息学分析对 5 个转录因子功能进行了初步鉴定。

ERF（ethylene-responsive factor）转录因子是属于 AP2/ERF 超级家族中的一个亚家族，其只含有 1 个 AP2/ERF 结构域，该结构域包含 60～70 个氨基酸，并参与 DNA 的结合。在烟草中已证实 ERF 转录因子参与激素信号转导、应对生物和非生物胁迫，代谢调节以及生长发育等过程（Nakano，2006）。与 NCBI 中其他物种同源基因氨基酸序列比对发现，SgERF1B 与黄瓜 CsERFC3（*C. sativus*，XP_004134068.1）、南瓜 CmERF1B-like（*C. moschatal*，XP_022942451.1）、西葫芦 CpERF1B-like（*C. pepo* subsp. *pepo*，XP_023539579.1）、甜瓜 CmeERFC3（*C. melo*，XP_016898922.1）的氨基酸同源性分别为 87.50%、86.34%、85.25% 和 88.59%，均含有 AP2 domain 保守结构域（图 5-36）。

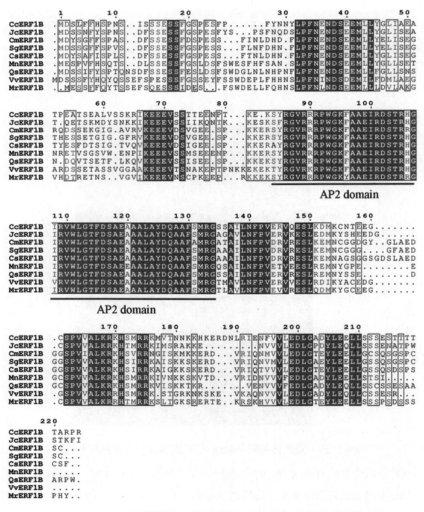

图 5-36　SgERF1B 氨基酸序列与其他物种同源转录因子序列的比对

　　植物 GATA 是一类含有锌指结构的转录因子蛋白，能识别保守 GATA motif，拟南芥 GATA 转录因子涉及光响应转录信号（Teakle *et al.*，2002）。与 NCBI 中同源基因氨基酸序列比对发现，SgGATA8 与黄瓜 CsGATA8（*C. sativus*，XP_004142426.1）、西葫芦 CpGATA8（*C. pepo* subsp. *pepo*，XP_023552240.1）、南瓜 CmGATA8（*C. moschata*，XP_022957293.1）和川桑 MnGATA8（*M. notabilis*，XP_010092608.1）的氨基酸序列同源性分别为 87.04%、86.89%、86.32% 和 71.83%，均含有 Zinc Finger GATA Domain 保守结构域（图 5-37）。

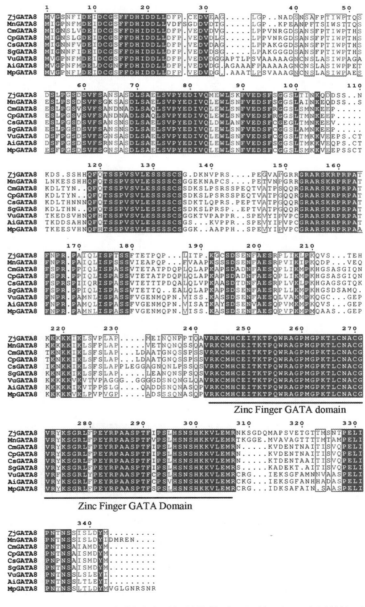

图 5-37　SgGATA8 氨基酸序列与其他物种同源转录因子序列的比对

MYB（v-MYB avian myeloblastosis viral oncogene homolog）是一类具有保守结合区 Myb 结构域的转录因子，其可参与应答外界环境和植物激素等刺激，并在植物次生代谢、花色素形成过程中起着重要作用（Stracke et al.，2001）。与其他物种同源转录因子氨基酸序列比对发现，SgMYB1 的氨基酸序列与苦瓜 McMYB1（M. charantia，XP_022147286.1）、黄瓜 CsMYB1（C. sativus，XP_011650774.2）、杨梅 MrMYB1（M. rubra，KAB1212259.1）和毛白杨 PtMYB1（P. tomentosa，ALN97016.1）的氨基酸序列同源性分别为 80.49%、79.45%、67.45% 和 65.61%，均含有 Myb_DNA_bind_6 domain 保守结构域（图 5-38）。

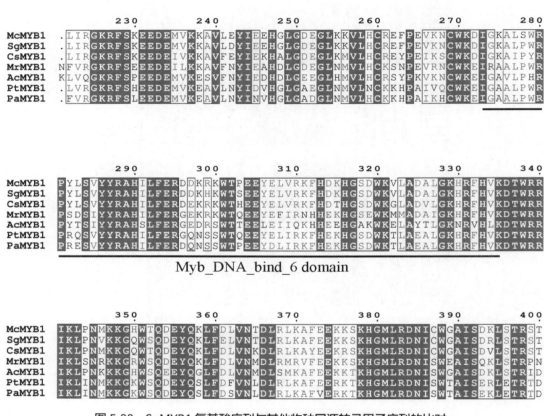

图 5-38　SgMYB1 氨基酸序列与其他物种同源转录因子序列的比对

bHLH（basic helic loop helic）是一类具有碱性氨基酸区域和 α 螺旋 - 环 -α 螺旋结构（HLH）的转录因子，其碱性区的 N 端由 15～20 个碱性氨基酸构成，负责结合 DNA，HLH 结构区由 40～50 个氨基酸组成，可参与蛋白间的互作（Toledo-ortiz，2003）。已报道的 bHLH 转录因子可参与植物生长发育、抗逆反应和次生代谢等过程（Nakata et al.，2013；Shang et al.，2014；刘文文和李文学，2013）。与 NCBI 中其他物种同源转录因子序列比对发现，SgbHLH92 与苦瓜 McbHLH92（M. charantia，XP_022138697.1）、南瓜 CmbHLH92-like（C. moschata，XP_022930317.1）、笋瓜 CmabHLH92-like（C. maxima，

XP_023000539.1）以及黄瓜 CsbHLH92（*C. sativus*，XP_011649165.2）的氨基酸序列同源性分别为 99.00%、96.00%、94.00% 和 94.00%，均含有 HLH domain 保守结构域（图 5-39）。

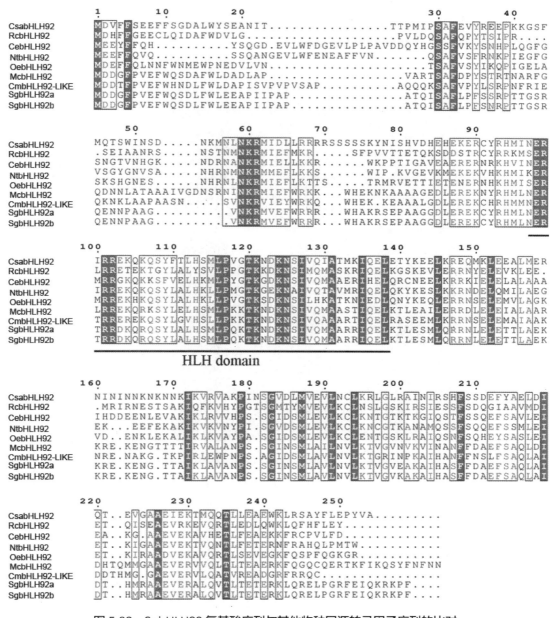

图 5-39　SgbHLH92 氨基酸序列与其他物种同源转录因子序列的比对

3）候选转录因子酵母单杂回复验证：由于前期 cDNA 质粒文库酵母单杂交筛选时，阳性克隆菌落 PCR 检测结果出现多条带，为了验证所获转录因子为与 *SgCS* 启动子片段作

用的转录因子，石宏武（2020）将候选转录因子全长重组构建入文库载体 pGADT7，与
SgCS 启动子片段诱饵质粒分别共转化 Y187 酵母菌株，在 120mM 3-AT 的 SD/-Leu/-Trp/-
His 三缺培养基上进行一对一回复验证，结果发现携带 5 个候选转录因子重组质粒菌株在
抗性缺失培养基上均能正常生长（图 5-40），从而表明 5 个候选转录因子在酵母单杂交试
验中均能与 *SgCS* 启动子片段诱饵质粒发生互作。

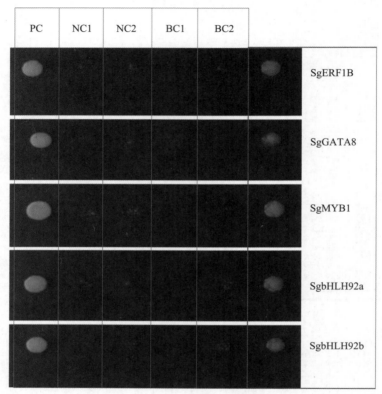

图 5-40　120mM 3-AT SD/-Leu/-Trp/-His 培养基酵母单杂交回复验证结果

注：PC 为阳性对照，NC1 和 NC2 为阴性对照，BC1 和 BC2 为背景对照，SgERF1B、SgGATA8、
SgMYB1、SgbHLH92a、SgbHLH92b 为候选转录因子。

为了进一步探讨转录因子与 *SgCS* 启动子的相互作用强度，石宏武（2020）将 SD/-
Leu/-Trp/-His 三缺培养基中 3-AT 浓度提高至 150mM，结果携带 *SgERF1B* 和 *SgGATA8* 基
因重组质粒菌株仍能够正常生长，而携带 *SgMYB1*、*SgbHLH92a* 和 *SgbHLH92b* 基因重组
质粒菌株生长均受到部分抑制（图 5-41），其中携带 *SgbHLH92a* 基因重组质粒菌株生长
受到抑制较低，携带 *SgMYB1* 和 *SgbHLH92b* 基因重组质粒菌株次之，表明这些基因编码
的转录因子与 *SgCS* 启动子相互作用，SgERF1B 与 SgGATA8 作用强烈，SgbHLH92a 作用
较为强烈，而 SgMYB1 和 SgbHLH92b 作用强度一般。

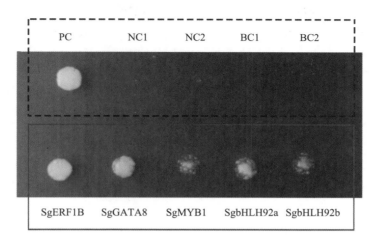

图 5-41 150mM 3-AT SD/-Leu/-Trp/-His 培养基检验候选转录因子与诱饵片段互作结果

注：PC 为阳性对照，NC1 和 NC2 为阴性对照，BC1 和 BC2 为背景对照，SgERF1B、SgGATA8、
SgMYB1、SgbHLH92a、SgbHLH92b 为候选转录因子。

4）候选转录因子亚细胞定位分析：预测分析显示，5 个候选转录因子由 0 ~ 2 个内含子和 1 ~ 3 个外显子组成（图 5-42），不存在跨膜区，且亚细胞定位于细胞核（表 5-12）。

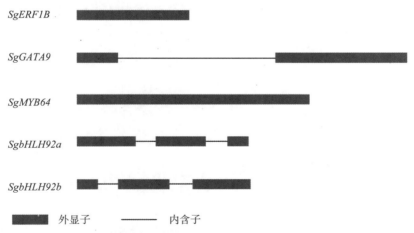

图 5-42 候选转录因子基因内含子和外显子结构图

表 5-12 候选转录因子基因序列特征

基因名称	开放阅读框长度 /bp	氨基酸残基数目 / 个	分子量 /kDa	理论等电点	亚细胞定位	跨膜结构
SgERF1B	672	223	24.582	5.11	细胞核	无
SgGATA8	1 029	342	37.247	5.86	细胞核	无

基因名称	开放阅读框长度 /bp	氨基酸残基数目 / 个	分子量 /kDa	理论等电点	亚细胞定位	跨膜结构
SgMYB1	1 395	464	54.208	8.98	细胞核	无
SgbHLH92a	750	249	28.589	9.77	细胞核	无
SgbHLH92b	750	249	28.615	9.97	细胞核	无

为了验证亚细胞定位预测结果，设计无缝克隆引物，以 pTOPO-Blunt-TFs 质粒为模板，PCR 扩增获得去除终止密码子且带同源臂的候选转录因子基因片段（图 5-43 A），无缝克隆到植物双元表达载体 pCAMBIA1302 中（图 5-43 B），与表达载体上的绿色荧光蛋白基因 *GFP* 连接成融合蛋白表达基因，转化农杆菌感受态 EHA105，获得携带重组亚细胞定位载体菌株（图 5-43 C）。

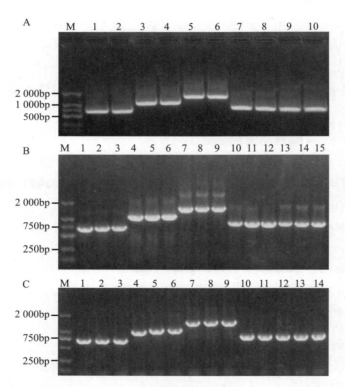

图 5-43 候选转录因子基因片段克隆和重组亚细胞定位载体及其转化菌株 PCR 结果

注：A 为 PCR 克隆转录因子基因片段，其中 1～2 为 *SgERF1B*、3～4 为 *SgGATA8*、5～6 为 *SgMYB1*、7～8 为 *SgbHLH92a*、9～10 为 *SgbHLH92b*。B 为 PCR 验证亚细胞定位载体，其中 1～3 为 pCAMBNIA1302-*SgERF1B*、4～6 为 pCAMBNIA1302-*SgGATA8*、7～9 为 pCAMBNIA1302-*SgMYB1*、10～12 为 pCAMBNIA1302-*SgbHLH92a*、13～15 为 pCAMBNIA1302-*SgbHLH92b*。C 为 PCR 验证农杆菌转化，其中 1～3 为 *SgERF1B*、4～6 为 *SgGATA8*、7～9 为 *SgMYB1*、10～12 为 *SgbHLH92a*、13～14 为 *SgbHLH92b*。

　　石宏武（2020）利用携带转录因子的亚细胞定位载体 pCAMBIA1302-*TFs-GFP* 的农杆菌制备成侵染液，瞬时侵染本生烟草真叶 48 小时后，剪下侵染部位，用 DAPI 荧光染色后压片，利用激光共聚焦显微镜，在相应的激发光波长下，观察了转录因子在组织细胞内的分布。由于 DAPI 能与核酸中 A、T 碱基相互结合，在 461nm 的激发波长下能发出蓝色荧光；转录因子基因与亚细胞定位载体上 *GFP* 基因融合表达蛋白，在 488nm 激发波长下发出绿色荧光，绿色荧光分布区域即代表转录因子的分布范围。结果观察发现（图 5-44），在 488nm 激发波长下，所有重组亚细胞定位载体在烟草叶片细胞中均发出明亮的绿色荧光，说明重组亚细胞定位载体均能正常表达；在 461nm 和 488nm 激发波长下，叠加观察蓝色荧光区域和绿色荧光区域能够完全重合，表明 5 个候选转录因子均定位于细胞核中，与生物信息学分析预测结果一致，也符合转录因子在细胞核中发挥基因表达调控功能的特性一致。

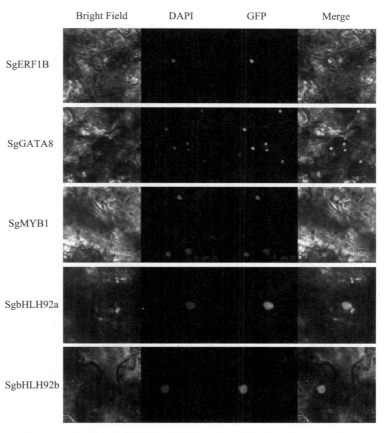

图 5-44　候选转录因子基因在烟草叶片表皮细胞中的亚细胞定位

注：Bright Field 为明场；DAPI 为细胞核蓝色荧光；GFP 为转录因子融合 GFP 表达蛋白；Merge 为场叠加后图。

5）候选转录因子在不同组织表达分析：qRT-PCR 检测 5 个候选转录因子基因在根、茎、叶、花和果实中表达量（图 5-45）发现，*SgERF1B*、*SgMYB1*、*SgbHLH92a* 和 *SgbHLH92b* 均在果实中表达量最高，其次为叶，*SgGATA8* 则在叶中表达量最高。*SgGATA8*、*SgbHLH92a* 和 *SgbHLH92b* 在根中的表达量相对其他组织器官都是最低的。*SgERF1B* 和 *SgMYB1* 在花中表达量则相对其他组织器官是最低的。总体上，候选转录因子主要在果实、叶、茎中表达。

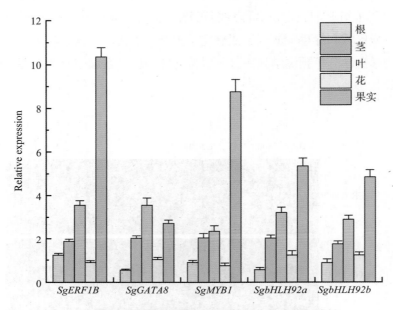

图 5-45　候选转录因子基因在不同组织中的表达量比较

6）候选转录因子基因表达沉默

A. 候选转录因子基因沉默载体构建：由于技术体系不够成熟高效，罗汉果通过遗传转化进行基因功能验证仍较困难。针对遗传转化有困难物种，目前常采用农杆菌瞬时侵染植株基因沉默或过表达方式进一步验证基因功能。常用烟草脆裂病毒 VIGS 基因沉默系统，通过将目的基因重组构建到 pTRV2 质粒载体，获取携带重组质粒的农杆菌，与携带 pTRV1 质粒载体的农杆菌一起，制成农杆菌侵染液，按比例混合共同侵染植株，瞬时表达形成小干扰 RNA 降解植株自身的 mRNA，从而下调植株内源基因的表达验证基因功能。石宏武（2020）PCR 扩增获取带同源臂的 5 个候选转录因子基因片段（图 5-46 A），将其无缝克隆到 pTRV2 载体中（图 5-46 B），转化农杆菌获得携带含候选转录因子基因重组质粒载体 pTRV2-*TFs* 的菌株（图 5-46 C），并制备侵染液 Ⅱ，与携带 pTRV1 质粒载体农杆菌制备的侵染液 Ⅰ，按 1∶1 浓度比例混合，通过注射果柄侵染罗汉果幼果进行了候选转录因子功能进一步验证。

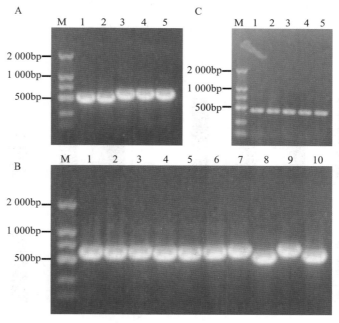

图 5-46 PCR 克隆及验证候选转录因子基因表达沉默载体

注：图 A 为 PCR 克隆转录因子特异性片段，其中 1 为 *SgERF1B*，2 为 *SgGATA8*，3 为 *SgMYB1*，4 为 *SgbHLH92a*，5 为 *SgbHLH92b*。图 B 为 PCR 验证基因表达沉默载体，其中 1～2 为 pTRV2-*SgERF1B*，3～4 为 pTRV2-*SgGATA8*，5～6 为 pTRV2-*SgMYB1*，7、9 为 pTRV2-*SgbHLH92a*，8、10 为 pTRV2-*SgbHLH92b*。图 C 为 PCR 验证农杆菌转化，其中 1 为转化 *SgERF1B* 菌株，2 为转化 *SgGATA8* 菌株，3 为转化 *SgMYB1* 菌株，4 为转化 *SgbHLH92a* 菌株，5 为转化 *SgbHLH92b* 菌株。

B. 候选转录因子基因瞬时沉默果实基因表达分析：以 *SgUBQ* 为内参，qRT-PCR 检测瞬时侵染处理后 0 小时、12 小时、24 小时、36 小时和 48 小时果实中八氢番茄红素基因 *SgPDS*，候选转录因子基因 *SgERF1B*、*SgGATA8*、*SgMYB1*、*SgbHLH92a*、*SgbHLH92b*，以及罗汉果苷代谢合成基因 *SgCS* 和 *SgCYP102801*、*SgCPR2*、*SgUGT94-289-3* 的表达量发现，*SgPDS* 摸索 VIGS 系统处理条件时，处理后 48 小时基因表达量为对照组 CK 的 0.31 倍（*P* < 0.01）；5 个候选转录因子表达不同程度被抑制，*SgERF1B*、*SgMYB1*、*SgbHLH92a* 和 *SgbHLH92b* 在处理后 48 小时表达量分别为对照组的 0.16 倍、0.53 倍、0.60 倍和 0.32 倍，*SgGATA8* 在处理后 36 小时表达量为对照组的 0.4 倍，而且 *SgERF1B* 和 *SgMYB1* 从处理后 24 小时表达量就出现了显著性降低（*P* < 0.01），这些表明 VIGS 系统侵染瞬时沉默罗汉果基因表达是可行的（图 5-47 A）；除 *SgCYP102801* 表达基本不受转录因子沉默影响外，其余罗汉果代谢合成途径基因 *SgCS*、*SgCPR2* 和 *SgUGT94-289-3* 表达不同程度受候选转录因子沉默影响，其中 *SgCS* 的表达受 *SgERF1B* 和 *SgGATA8* 沉默的影响较大，*SgERF1B* 沉默后 48 小时表达量仅为对照组的 0.58 倍，*SgGATA8* 沉默后 36 小时表达量仅为对照组的 0.6

倍，*SgCPR2* 和 *SgUGT94-289-3* 的表达受 *SgMYB1* 和 *SgGATA8* 沉默的显著影响，受 *SgbHLH92a* 和 *SgbHLH92b* 沉默的影响则较小（图 5-47 B）。

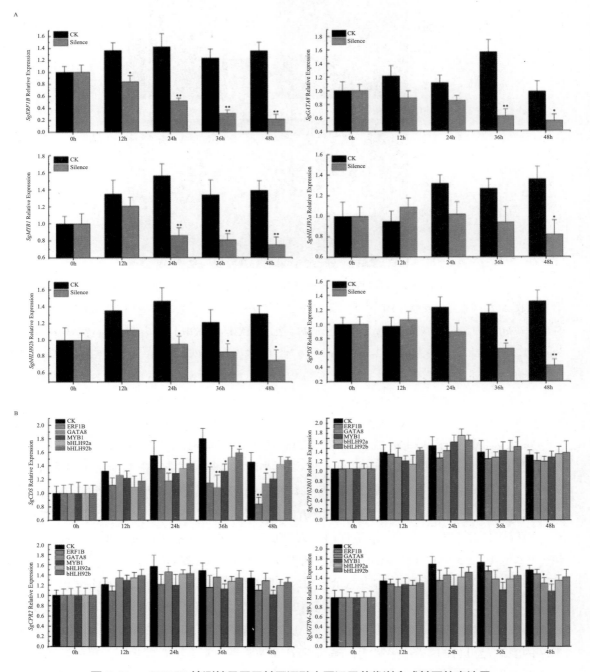

图 5-47　qRT-PCR 检测转录因子基因沉默中罗汉果苷代谢合成基因的表达量

注：图 A 为候选转录因子基因沉默后表达量，图 B 为罗汉果苷代谢合成途径相关基因表达量。* 表示 *P* < 0.05，** 表示 *P* < 0.01。

C. 候选转录因子基因瞬时沉默果实化学成分分析：GC-MS 和 LC-MS 检测侵染后 0 天、7 天、15 天果实葫芦二烯醇、角鲨烯、罗汉果苷Ⅱ E、罗汉果苷Ⅲ、罗汉果苷Ⅳ、罗汉果苷Ⅳ A、罗汉果苷Ⅴ、异罗汉果苷Ⅴ、氧化罗汉果苷Ⅴ、罗汉果苷Ⅵ和赛门苷Ⅰ含量发现，所有处理组果实中均未检测出罗汉果苷Ⅴ、异罗汉果苷Ⅴ、氧化罗汉果苷Ⅴ和罗汉果苷Ⅵ，仅在对照组中检出了罗汉果苷Ⅳ和罗汉果苷Ⅳ A；侵染后 15 天，*SgERF1B* 沉默组果实中角鲨烯、葫芦二烯醇、罗汉果苷Ⅱ E 和罗汉果苷Ⅲ含量分别为对照组的 2.16 倍、0.76 倍、0.84 和 0.8 倍，*SgGATA8* 沉默组果实中角鲨烯、葫芦二烯醇、罗汉果苷Ⅱ E 和罗汉果苷Ⅲ含量分别为对照组的 1.4 倍、0.9 倍、0.79 倍和 0.93 倍，*SgMYB1* 沉默组果实中罗汉果苷Ⅱ E 和罗汉果苷Ⅲ含量分别为对照组的 0.68 倍和 0.85 倍；*SgbHLH92a* 和 *SgbHLH92b* 沉默对罗汉果苷代谢合成途径中间产物积累影响较小（图 5-48）。

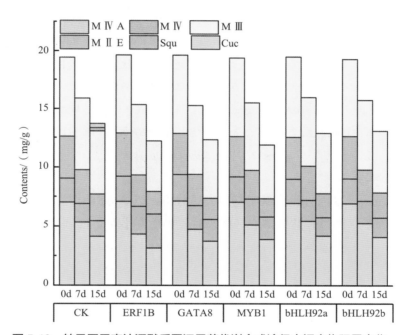

图 5-48　转录因子表达沉默后罗汉果苷代谢合成途径中间产物积累变化

注：M Ⅳ A、M Ⅳ、M Ⅲ和 M Ⅱ E 分别为罗汉果苷Ⅳ A、罗汉果苷Ⅳ、罗汉果苷Ⅲ和罗汉果苷Ⅱ E，Cuc 为葫芦二烯醇，Squ 为角鲨烯。

7）候选转录因子过表达验证

A. 候选转录因子基因过表达载体构建：石宏武（2020）设计无缝克隆引物，PCR 扩增获取带同源臂的候选转录因子基因全长（图 5-49 A），将其无缝克隆到植物双元质粒表达载体 pCAMBIA1391 中（图 5-49 B），重组质粒 pCAMBIA391-TFs 转化农杆菌（图 5-49 C）制备侵染液，注射果柄侵染罗汉果幼果采用瞬时过表达方式进一步验证了候选转录因子功能。

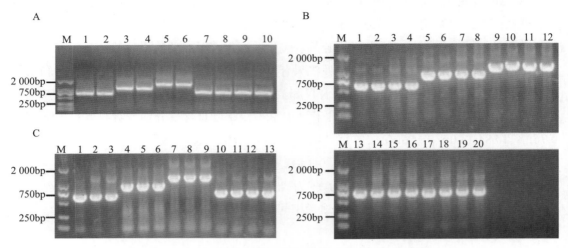

图 5-49　PCR 克隆及验证候选转录因子基因过表达载体

注：图 A 为 PCR 克隆转录因子基因全长，其中 1～2 为 *SgERF1B*，3～4 为 *SgGATA8*，5～6 为 *SgMYB1*，7～8 为 *SgbHLH92a*，9～10 为 *SgbHLH92b*。图 B 为 PCR 验证基因过表达载体，其中 1～4 为 pCAMBIA1391-*SgERF1B*，5～8 为 pCAMBIA1391-*SgGATA8*，9～12 为 pCAMBIA1391-*SgMYB1*，13～16 为 pCAMBIA1391-*SgbHLH92a*，17～20 为 pCAMBIA1391-*SgbHLH92b*。图 C 为 PCR 验证农杆菌转化，其中 1～3 为转化 *SgERF1B* 菌株，4～6 为转化 *SgGATA8* 菌株，7～9 为转化 *SgMYB1* 菌株，10～11 为转化 *SgbHLH92a* 菌株，12～13 为转化 *SgbHLH92b* 菌株。

　　B. 候选转录因子基因过表达果实基因表达分析：以 *SgUBQ* 作为内参，qRT-PCR 检测携带候选转录因子基因过表达载体农杆菌瞬时侵染后 0 小时、12 小时、24 小时、36 小时和 48 小时果实中候选转录因子基因 *SgERF1B*、*SgGATA8*、*SgMYB1*、*SgbHLH92a*、*SgbHLH92b*，以及罗汉果苷代谢合成基因 *SgCS*、*SgCYP102801*、*SgCPR2*、*SgUGT94-289-3* 表达量发现，除 *SgbHLH92b* 在侵染后并未出现显著性的过表达外，其余 4 个候选转录因子基因均有不同程度的过表达，*SgERF1B* 在侵染后 24 小时、48 小时表达量分别为对照组的 1.25 倍、1.48 倍（$P < 0.01$），*SgGATA8* 在侵染后 48 小时表达量为对照组的 1.12 倍，*SgMYB1* 在侵染后 12 小时、36 小时表达量分别为对照组的 1.14 倍、1.22 倍，*SgbHLH92a* 在侵染后 48 小时表达量为对照组的 1.09 倍（图 5-50 A）；进一步分析候选转录因子基因过表达对罗汉果苷代谢合成途径基因表达影响发现，*SgCS* 受 *SgERF1B*、*SgGATA8* 和 *SgMYB1* 基因过表达的影响较大，在携带 *SgERF1B* 基因农杆菌侵染后 36 小时表达量为对照的 1.58 倍（$P < 0.01$），在携带 *SgMYB1* 基因农杆菌侵染后 24 小时表达量为对照的 1.57 倍，在携带 *SgGATA8* 基因农杆菌侵染后 24 小时表达量为对照的 1.33 倍，*SgCPR2* 在携带 *SgMYB1* 基因农杆菌侵染后 36 小时表达量为对照组的 1.17 倍，*SgUGT94-289-3* 在携带 *SgERF1B* 和 *SgMYB1* 基因农杆菌侵染后 48 小时表达量分别为对照组的 1.17 倍和 1.15 倍（图

5-50 B）。但是，*SgERF1B*、*SgGATA8* 和 *SgMYB1* 基因过表达对 *SgCYP102801* 基因表达无显著性影响。此外，*SgbHLH92a* 和 *SgbHLH92b* 基因过表达对罗汉果苷代谢合成途径基因 *SgCS*、*SgCYP102801*、*SgCPR2*、*SgUGT94-289-3* 表达基本无影响，可能是二者并未达到过表达效果所致。石宏武（2020）试验出现一些基因过表达的效果不明显，可能是由于 pCAMBIA1391 双元表达载体不适合应用在罗汉果上瞬时转化。

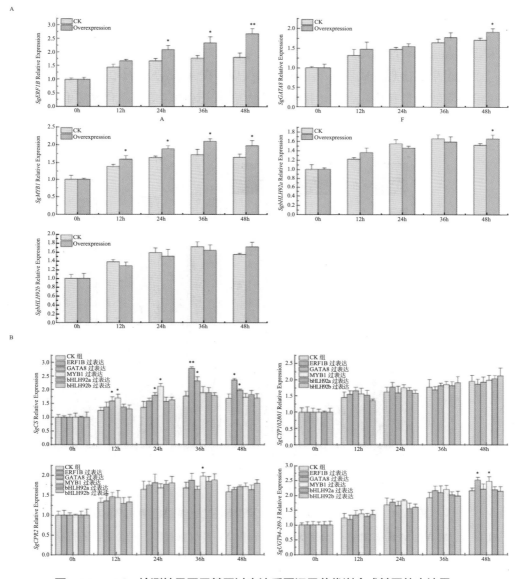

图 5-50　qPCR 检测转录因子基因过表达后罗汉果苷代谢合成基因的表达量

注：A 为候选转录因子基因过表达后表达量，B 为甜苷合成途径相关基因表达量。* 表示 $P < 0.05$，** 表示 $P < 0.01$。

C. 候选转录因子基因过表达果实化学成分分析：GC-MS 和 LC-MS 检测携带候选转录因子基因过表达载体农杆菌侵染后 0 天、7 天、15 天果实中葫芦二烯醇、角鲨烯、罗汉果苷ⅡE、罗汉果苷Ⅲ、罗汉果苷Ⅳ、罗汉果苷ⅣA、罗汉果苷Ⅴ、异罗汉果苷Ⅴ、氧化罗汉果苷Ⅴ、罗汉果苷Ⅵ和赛门苷含量（图 5-51）发现，侵染后 15 天，*SgERF1B* 基因过表达组果实葫芦二烯醇、角鲨烯含量分别是对照组的 1.29 倍、0.67 倍，罗汉果苷ⅡE 和罗汉果苷Ⅲ含量与对照组无显著差异；*SgGATA8* 基因过表达组果实葫芦二烯醇、角鲨烯含量分别是对照组的 1.12 倍、0.85 倍，罗汉果苷ⅡE 和罗汉果苷Ⅲ含量也与对照组无显著差异；*SgMYB1* 基因过表达组果实葫芦二烯醇含量是对照组的 0.58 倍，角鲨烯和罗汉果苷ⅡE、罗汉果苷Ⅲ含量与对照相比无明显变化。值得注意的是，在所有处理组中，只有 *SgMYB1* 基因过表达组果实出现合成罗汉果苷Ⅳ和罗汉果苷ⅣA。*SgbHLH92a* 和 *SgbHLH92b* 基因过表达组果实罗汉果苷代谢合成途径中间产物葫芦二烯醇、角鲨烯和罗汉果苷ⅡE、罗汉果苷Ⅲ、罗汉果苷Ⅳ、罗汉果苷ⅣA 含量与对照均无显著差异。

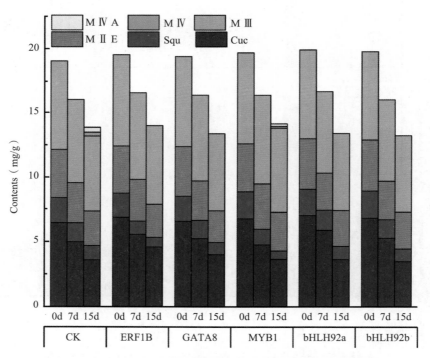

图 5-51　转录因子基因过表达后罗汉果甜苷合成途径中间产物积累

注：MⅣA、MⅣ、MⅢ和MⅡE 分别为罗汉果苷ⅣA、罗汉果苷Ⅳ、罗汉果苷Ⅲ和罗汉果苷ⅡE，
Cuc 为葫芦二烯醇，Squ 为角鲨烯。

8）候选转录因子原核表达与 EMSA 验证：酵母单杂交回复验证显示候选转录因子 SgERF1B 和 SgGATA8 与 *SgCS* 基因启动子片段作用强烈。石宏武（2020）通过原核表达获得 SgERF1B 和 SgGATA8 转录因子蛋白，并使用 JASPAR 软件预测了转录因子可能互作的启动子元件，设计 Biotin 标记探针，使用 EMSA 实验进一步对候选转录因子 SgERF1B 和 SgGATA8 与 *SgCS* 基因启动子上顺式元件的互作情况进行了验证。

A. 候选转录因子原核表达载体构建：设计无缝克隆引物，PCR 扩增获取带同源臂的候选转录因子基因 *SgERF1B* 和 *SgGATA8* 全长（图 5-52 A），无缝克隆到 pET28a（＋）原核表达载体（图 5-52 B），转化大肠埃希菌 BL21（DE3）获得携带重组质粒 pET28a（＋）-SgERF1B 和 pET28a（＋）-SgGATA8 原核表达菌株（图 5-52 C）。

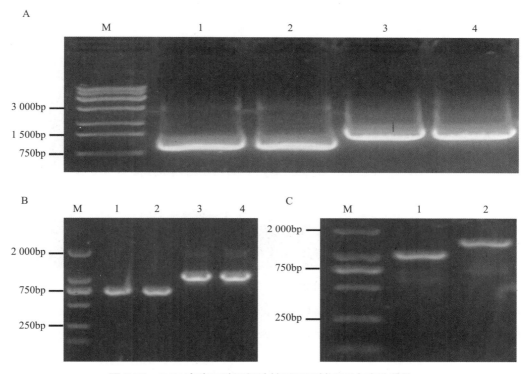

图 5-52　PCR 克隆及验证候选转录因子基因蛋白表达载体

注：图 A 为 PCR 克隆转录因子基因全长片段，其中 1～2 为 *SgERF1B*，3～4 为 *SgGATA8*。图 B 为 PCR 验证基因重组蛋白表达质粒载体，其中 1～2 为 pET28a（＋）-SgERF1B，3～4 为 pET28a（＋）-SgGATA8。图 C 为 PCR 验证原核表达菌 BL21（DE3）转化，其中 1 为转化 *SgERF1B* 菌株，2 为转化 *SgGATA8* 菌株。

B. 候选转录因子原核表达蛋白诱导及 SDS-PAGE 检测：构建好的原核表达菌株在 Kana 抗性 LB 培养液中培养至 OD600 为 0.6 左右时，加入终浓度为 1mM 的 IPTG，15℃、150rpm 诱导培养 12 小时后，收集并裂解诱导菌体，离心上清液过镍柱纯化，用 SDS-PAGE 电泳检测显示，两个转录因子原核表达 His 标签蛋白大小基本符合预期（图 5-53）。

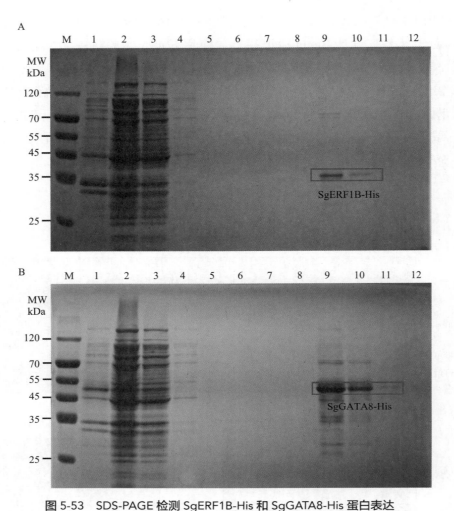

图 5-53　SDS-PAGE 检测 SgERF1B-His 和 SgGATA8-His 蛋白表达

注：图 A 为 SgERF1B-His 蛋白表达检测，图 B 为 SgGATA8-His 蛋白表达检测。其中，M 为蛋白分子量
Marker，1 为菌体破碎沉淀，2 为穿流液，3～6 为洗涤液，7～12 为洗脱液。

C. 候选转录因子原核表达蛋白 Western blot 检测：为进一步确定所表达的蛋白为所需的带 His 标签的 SgERF1B-His 和 SgGATA8-His 转录因子蛋白，采用 His 标签抗体鼠抗作为一抗，以及含有辣根过氧化酶 HRP 羊抗鼠作为二抗，Western blot 检测证明所获得的原核表达蛋白为所需的 SgERF1B-His 和 SgGATA8-His 目的蛋白（图 5-54）。

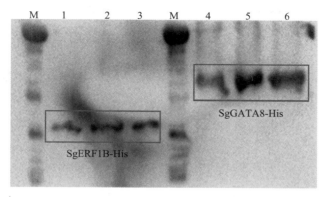

图 5-54　Western blot 检测 SgERF1B-His 和 SgGATA8-His

注：M 为蛋白分子量 Marker，1～3 为带 His 标签 SgERF1B 蛋白，4～6 为带 His 标签 SgGATA8 蛋白。

D. 候选转录因子与 *SgCS* 基因启动子互作 EMSA 检测：以拟南芥和烟草模式植物中的 ERF 和 GATA 转录因子作为参考，在线软件 JASPAR（http://jaspar.genereg.net/）预测候选转录因子 SgERF1B 和 SgGATA8 在 *SgCS* 基因启动子上的顺式作用元件表明，SgERF1B 和 SgGATA8 可能分别与 *SgCS* 启动子顺式作用元件 CGGCGGCGG 和 GGTGATC 相互作用（图 5-55、图 5-56）。这些预测的顺式作用元件，进一步通过人工合成相应的带有 Biotin 标记的 DNA 探针，用于 EMSA 实验进一步验证 SgERF1B 和 SgGATA8 在 *SgCS* 基因启动子上互作的顺式元件。

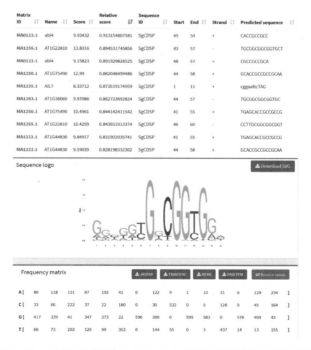

图 5-55　JASPAR 预测 SgERF1B 与启动子诱饵序列互作元件

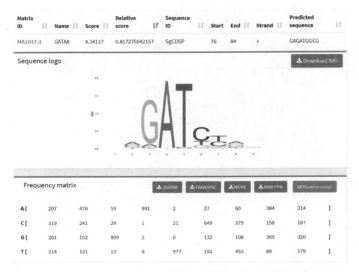

Matrix ID	Name	Score	Relative score	Sequence ID	Start	End	Strand	Predicted sequence
MA1017.1	GATA8	4.34117	0.817275042157	SgCDSP	76	84	+	GAGATGGCG

Sequence logo　　　　　　　　　　　　　　　　　　　　　⬇ Download SVG

Frequency matrix　　　⬇ JASPAR　⬇ TRANSFAC　⬇ MEME　⬇ RAW PFM　⇄ Reverse comp.

A [	207	476	59	991	2	27	60	384	314	]
C [	319	241	29	1	21	649	379	158	187	]
G [	261	152	899	2	0	132	108	369	320	]
T [	214	131	13	6	977	192	453	89	179	]

图 5-56　JASPAR 预测 SgGATA8 与启动子诱饵序列互作元件

　　利用纯化脱盐后经 Bradford 法测定浓度分别为 0.585mg/ml 和 0.878mg/ml 的 SgERF1B-His 和 SgGATA8-His 转录因子蛋白与人工合成 DNA 探针进行 EMSA 实验（图 5-57）。SgERF1B 与 DNA 探针结合反应实验（图 5-57 A）显示，SgERF1B 与启动子上预测元件探针结合反应后电泳出现迁移受阻现象（泳道 1），而与元件中关键部位突变探针结合反应后迁移受阻现象明显减弱（泳道 2）；SgERF1B 与未标记 biotin 串联启动子关键元件 CGGCGGCGG 探针（冷探针）结合反应后电泳无条带（泳道 3），与 biotin 标记串联启动子关键元件 CGGCGGCGG 探针结合反应后电泳出现明显阻滞迁移条带（泳道 4），以冷探针作为竞争性探针，与 biotin 标记串联启动子关键元件 CGGCGGCGG 探针结合反应后电泳阻滞条带变弱（泳道 5）。这些进一步证明了 SgERF1B 与启动子顺式作用元件 CGGCGGCGGC 存在相互作用。

　　SgGATA8 与 DNA 探针结合反应实验（图 5-57 B）显示，SgGATA8 能够与预测的 SgCS 基因启动子顺式作用元件 GGTGATC 相互作用。由于 GATA 类转录因子与植物 DNA 上的互作元件研究较少，使用突变的 biotin 标记探针进行结合反应时，发现仍存在较强的迁移阻滞现象。此外，在使用冷探针竞争标记探针结合目的蛋白时，阻滞迁移现象减弱较小。这些现象表明设计的 DNA 探针中很可能存在与 SgGATA8 结合的其他重要位点。这还需要后续进一步实验验证。

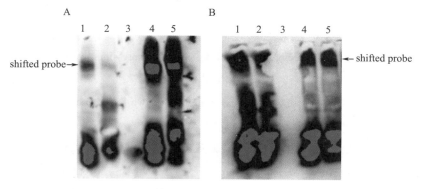

图 5-57　EMSA 检测 SgERF1B 和 SgGATA8 与探针互作

注：图 A 为 EMSA 检测 SgERF1B 与探针互作，图 B 为 EMSA 检测 SgGATA8 与探针互作。1 为转录因子蛋白与无突变有 Biotin 标记探针，2 为转录因子蛋白与有突变有 Biotin 标记探针，3 为转录因子蛋白与无 Biotin 标记的串联报道元件探针，4 为转录因子蛋白与有 Biotin 标记的串联报道元件探针，5 为转录因子蛋白与无 Biotin 标记串联报道元件探针和有 Biotin 标记串联报道元件探针。箭头代表迁移阻滞探针条带。

　　酵母表达体系培养成本低且发酵工艺成熟，通过筛选最优表达的酵母底盘菌，转化相应合成酶基因，并加入底物寻找酵母菌最适的培养条件，进而从酵母培养液中分离获得目标产物，已经成为工业上生物合成次生代谢产物的趋势。转录因子能够同时诱导一个或多个基因的协同表达，是除了寻找强启动子之外另一个可能大幅提高合成酶基因的表达及活性化合物产量的方法。罗汉果苷Ⅴ代谢合成途径重构酵母底盘菌株已获得，这些候选转录因子进一步鉴定后导入底盘菌株中将有望进一步提高相关产物的合成累积量。

　　此外，转录因子能不同强度地使基因在不同时空特异性表达，可以通过向植物中导入转录因子，提高植物的抗性，如在柠檬中异源表达枳（*Poncirus trifoliata*）bHLH 类转录因子 ICE1（inducer of CBF expression 1）能提高柠檬在寒冷温度下的耐受性；或改变植物的性状，如水稻中 bHLH 转录因子基因 *Kala4* 启动子区结构的改变使花青素合成酶基因的表达上调，花青素的沉淀导致稻米种皮颜色变黑，从而促进了黑色稻的产生。因此，这些候选转录因子进一步鉴定后也可以应用于罗汉果的性状改良和新品种的培育。

■ 参考文献

[1]　唐其 . 罗汉果转录组、表达谱的高通量测序及甜苷生物合成关键酶的克隆 [D]. 北京：北京协和医学院，2010.

[2]　李典鹏，陈月圆，潘争红，等 . 不同生长日龄罗汉果甙类成分变化研究 [J]. 广西植物，2004, 24(6): 546-549.

[3] 刘金磊, 李典鹏, 黄永林, 等. HPLC 法测定不同生长期罗汉果甙 Ⅱ E, Ⅲ, Ⅴ的含量 [J]. 广西植物, 2007, (4): 665-668.

[4] AUDIC S, CLAVERIE J M. The significance of digital gene expression profiles[J]. Genome Research, 1997, 7(10): 986-995.

[5] ZHAO H, WANG J, TANG Q, et al. Functional expression of two NADPH-cytochrome P450 reductases from *Siraitia grosvenorii*[J]. International Journal of Biological Macromolecules, 2018, 120: 1515-1524.

[6] ZHANG J S, DAI L H, YANG J G, et al. Oxidation of cucurbitadienol catalyzed by CYP87D18 in the biosynthesis of mogrosides from *Siraitia grosvenorii*. Plant Cell Physiol, 2016, 57(5): 1000-1007.

[7] ITKINA M, DAVIDOVICH-RIKANATIB R, COHENA S, et al. The biosynthetic pathway of the nonsugar, high-intensity sweetener mogroside V from *Siraitia grosvenorii*[J]. Proc Natl Acad Sci USA, 2016, 113(47): E7619-E7628.

[8] XIA M, HAN X, HE H, et al. Improved de novo genome assembly and analysis of the Chinese cucurbit *Siraitia grosvenorii*, also known as monk fruit or luo-han-guo[J]. Gigascience, 2018, 7(6): giy067. doi: 10.1093/gigascience/giy067.

[9] 赵欢, 莫长明, 唐其, 等. 罗汉果 *SgHMGR* 基因的克隆、分析及原核表达 [J]. 广西植物, 2015,(6): 796-801.

[10] ZHAO H, TANG Q, MO C, et al. Cloning and characterization of squalene synthase and cycloartenol synthase from *Siraitia grosvenorii*[J]. Acta Pharmaceutica Sinica B, 2017, 7(2): 215-222.

[11] 赵欢. 罗汉果角鲨烯环氧酶基因的克隆及表达分析 [J]. 中国中药杂志, 2018, 43(16): 3255-3262.

[12] DAI L H, LIU C, ZHU Y M, et al. Functional characterization of cucurbitadienol synthase and triterpene glycosyltransferase involved in biosynthesis of mogrosides from *Siraitia grosvenorii*[J]. Plant Cell Physiol, 2015, 56(6): 1172-1182.

[13] 邢爱佳, 马小军, 莫长明, 等. 罗汉果葡萄糖基转移酶基因的克隆及原核表达 [J]. 园艺学报, 2013, 40(6): 1195-1204.

[14] 莫长明, 马小军, 唐其, 等. 罗汉果葡萄糖基转移酶基因 *SgUGT4* 的克隆及表达研究 [J]. 园艺学报, 2015, 34(3): 523-534.

[15] ZHANG J S, DAI L H, YANG J G, et al. Oxidation of cucurbitadienol catalyzed by CYP87D18 in the biosynthesis of mogrosides from *Siraitia grosvenorii*[J]. Plant Cell Physiol, 2016, 57(5): 1000-1007.

[16] 石宏武. 罗汉果叶绿体基因组组装分析及调控葫芦二烯醇合酶基因的转录因子的研究 [D]. 北京 : 北京协和医学院, 2020.

[17] ZHANG K L, LUO Z L, GUO Y H, et al. Methyl jasmonate-induced accumulation of metabolites and transcriptional responses involved in triterpene biosynthesis in *Siraitia grosvenorii* fruit at different growing stages[J]. Acta Societatis Botanicorum Poloniae, 2016, 85(3): 3503.

[18] TANG Q, MA X, MO C, et al. An efficient approach to finding *Siraitia grosvenorii* triterpene biosynthetic

genes by RNA-seq and digital gene expression analysis[J]. Bmc Genomics, 2011, 12(1): 343-343.

[19]　NAKANO T. Genome-wide analysis of the ERF gene family in Arabidopsis and Rice [J]. Plant Physiology, 2006, 140(2): 411-432.

[20]　TEAKLE G R, MANFIELD I W, GRAHAM J F, et al. *Arabidopsis thaliana* GATA factors: organisation, expression and DNA-binding characteristics [J]. Plant Molecular Biology, 2002, 50(1): 43-56.

[21]　STRACKE R, WERBER M, WEISSHAAR B. The R2R3-MYB gene family in *Arabidopsis thaliana* [J]. Current Opinion in Plant Biology, 2001, 4(5): 447-456.

[22]　TOLEDO-ORTIZ G. The Arabidopsis basic/helix-loop-helix transcription factor family [J]. Plant Cell, 2003, 15(8): 1749-1770.

[23]　NAKATA M, MITSUDA N, HERDE M, et al. A bHLH-type transcription factor, ABA-INDUCIBLE BHLH-TYPE TRANSCRIPTION FACTOR/JA-ASSOCIATED MYC2-LIKE1, acts as a repressor to negatively regulate jasmonate signaling in Arabidopsis [J]. Plant Cell, 2013, 25(5): 1641-1656.

[24]　SHANG Y, MA Y S, ZHOU Y, et al. Biosynthesis, regulation, and domestication of bitterness in cucumber[J]. Science, 2014, 346(6213): 1084-1088.

[25]　刘文文, 李文学. 植物 bHLH 转录因子研究进展 [J]. 生物技术进展, 2013, 3(1): 7-11.

第六章

罗汉果遗传资源创新研究

第一节　罗汉果苷 V 合成生物学的初步研究

合成生物学是一门综合了基因组学、分子生物学和工程学等一系列方法和原理而形成的综合性交叉学科。21 世纪以来，合成生物学作为一门具有巨大潜力的综合性学科引起了人们的关注。合成生物学研究在包括经济、健康、能源、环境、材料等诸多领域都极具应用价值，其巨大潜力将对我们的生活质量以及我们所生活的这个世界产生深远的影响（凌焱等，2006）。如今，合成生物学已在医药领域发挥非常重要的作用（庄成乐等，2015）。国内外科学家先后在倍半萜类化合物青蒿素、二萜类化合物紫杉醇、丹参酮等重要药用活性成分合成生物学研究中取得较大进展（黄璐琦等，2014）。目前，青蒿酸和二氢青蒿酸的代谢合成途径已完全了解，从二氢青蒿酸到青蒿素的途径与机制也在近年被揭示。利用大肠埃希菌及酵母细胞合成青蒿素前体——青蒿酸的能力提高了 100 万倍，使得每一剂量的药品成本从 10 美元左右下降到了不到 1 美元。通过对代谢途径的不断改造和优化，还发展了化学修饰策略。目前，半合成青蒿素的产量已经达到工业化水平（冯娇等，2012；Martin *et al.*，2003；Ro *et al.*，2006；Paddon *et al.*，2013）。同时，三萜类化合物人参皂苷、齐墩果酸的合成生物学研究技术也逐渐成熟。

三萜皂苷是植物界中具有多种生物活性的一类重要的植物次生代谢产物，它广泛存在于自然界，尤以双子叶植物中分布最多，已从自然界中发现约 2 万种（Liby *et al.*，2007）。其可增强植物抗病虫害的能力，体外药理活性主要有抗炎、抗肿瘤、抗凝血、抗病毒、降低胆固醇、保肝等作用，有着相当可观的药用商业价值。由于三萜皂苷结构的复杂性，从植物中直接提取或通过化学合成间接获得变得较为困难，且在植物中含量较低，限制了其广泛应用。目前，提高药用植物中的三萜皂苷含量的方法有优化组织细胞培养条件、应用诱导子及发根培养体系等，但效果均不明显。因此，为了使三萜皂苷能得到更广泛的应用，近年来对其研究的重心转移到合成生物学（许晓双等，2014；陈莉等，2004；陈颖等，2012）。

一、罗汉果苷Ⅴ合成生物学研究概况

罗汉果苷Ⅴ是罗汉果中主要的生物活性物质，其甜度约为蔗糖的300倍，且低热、无毒，可作为蔗糖的替代品，是糖尿病和肥胖症患者的理想天然甜味剂。然而，罗汉果苷Ⅴ在植物中含量较低，从植物直接提取原料成本高。因此，通过合成生物学研究，实现罗汉果苷Ⅴ大规模异源生物合成生产是有效方法。唐其等（2011）克隆并发表大量罗汉果苷Ⅴ代谢合成途径关键酶基因后，罗汉果苷Ⅴ合成生物学研究的热情被点燃。其中，本研究组在大肠埃希菌、烟草中通过强启动子过表达和RNAi干扰首先验证了罗汉果葫芦二烯醇合酶基因SgCS功能，并用其构建酵母表达载体pYES2-SgCS转化酵母菌株IVF，获得产葫芦二烯醇的阳性工程菌株，成功打通了一条罗汉果葫芦二烯醇酵母发酵生物合成的新路，取得国家发明专利授权（马小军等，2014），为葫芦二烯醇大规模工业化生物合成生产以及罗汉果苷合成生物学研究奠定了重要基础。中国科学院天津工业生物技术研究所Dai等（2015）和Zhang等（2016）继续对罗汉果苷Ⅴ代谢合成关键酶基因深入挖掘，通过在酵母中异源表达，除同样鉴定了罗汉果葫芦二烯醇合酶基因SgCbQ功能外，还鉴定到1个催化合成11-氧葫芦二烯醇的细胞色素P450单加氧酶基因SgCYP87D17，以及1个糖基化罗汉果醇骨架合成罗汉果苷ⅠE的糖基转移酶基因SgUGT74AC1。以色列研究者Itkina等（2016）与美国可口可乐公司合作进行罗汉果基因组和转录组测序分析，筛选得到5个鲨烯环氧酶，1个葫芦二烯醇合酶，8个环氧化物水解酶，191个细胞色素P450加氧酶，131个糖基转移酶，通过在大肠埃希菌或酵母中异源表达，对其中约200个候选基因进行体外活性筛选，发现罗汉果葫芦二烯醇合酶既可以催化底物2,3-环氧化角鲨烯生成葫芦二烯醇，又能以2,3;22,23-双环氧化角鲨烯为底物合成24,25-环氧化葫芦二烯醇，找到了负责催化24,25-葫芦二烯醇转化成罗汉果醇的细胞色素P450加氧酶基因SgCYP102801，罗汉果醇转化成低糖苷罗汉果苷ⅡE的糖基转移酶基因SgUGT720-260-1，低糖苷转化成高糖苷分支糖基转移酶基因SgUGT94-289-3，完成了罗汉果苷Ⅴ代谢合成末端分支途径的验证。这些理论成果和功能基因，极大推动了大规模工业化发酵生产罗汉果苷Ⅴ研究的发展。为了大幅提高罗汉果葫芦二烯醇产率，尽早实现其大规模工业化发酵生产，本研究组罗祖良博士对基于酵母表达系统生物合成罗汉果葫芦二烯醇的发酵条件进行了优化提升。

二、基于酵母表达体系的葫芦二烯醇的合成生物学研究

1. 底盘酵母菌株筛选　酿酒酵母具有安全、培养方式简单、遗传背景清晰、基因操作成熟、次级代谢有限的优点，是优秀的细胞工厂。由于酿酒酵母的类异戊二烯途径能够提供萜类化合物的重要前体，因此以酿酒酵母为底盘细胞构建合成植物萜类化合物酵母工程细胞具有相对的优势。目前，多种基因型的酿酒酵母菌株被直接或改造后用于合成生物学中生产燃料、大宗化学品和天然产物。随着合成生物学技术在青蒿素、紫杉醇、丹参酮等（Ro et al.，2006；Dejong et al.，2006；Zhou et al.，2016）重要天然活性成分生物合成

研究中的应用，合成生物学用于中药资源可持续利用研究已受到广泛关注。然而，在研究酵母细胞工厂提高目标产物的策略方面，目前主要集中在生物合成途径改造，如通过过表达上游途径限速酶基因，提高合成底物的供应；或者通过下调以及敲除代谢旁路基因以减少支路对共同底物的消耗。而在底盘优势菌株筛选方面研究较少，文献中使用的出发菌株种类多样，且最终合成不同目标产物的产量差异较大。因此，罗祖良初步选择应用广泛、改造实例丰富的 4 种酵母菌株作为底盘菌，以菌株生长速率、产物耐受性及关键底物含量作为考察指标，筛选理想的菌株作底盘菌株以开展后续的研究，结果在相同培养条件下菌株生长速率差异不大；培养基中添加目标产物葫芦二烯醇后，细胞生长无明显变化，说明菌株对产物耐受良好或产物毒性较小；菌株内源底物角鲨烯含量测定发现，不同菌株底物含量差异较大，最大差异约为 5 倍，底盘菌株中底物的多少可能直接影响目标产物的含量。因此，应选择底物含量高的酵母菌株作为底盘菌株。

（1）酿酒酵母菌株生长速率比较：酵母菌株 S288c、BY4741、BY4742、INVSc1 在相同培养条件下摇床培养，并定时取样测定 OD_{600} 值，根据 OD_{600} 值绘制不同酵母菌株生长曲线图（图 6-1），从菌株生长曲线图可以看出，各菌株生长速率相近，菌株 B4742 生长速率优于其他菌株。

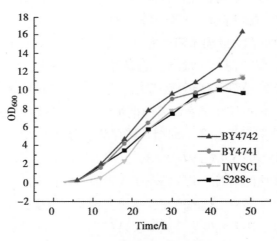

图 6-1　不同菌株生长曲线图

（2）菌株对外源萜类的耐受性：在工程酵母发酵过程中，部分代谢产物具有细胞毒性，随着产物的积累而抑制酵母菌株的正常生长，进而影响目标产物的产率。本实验在酵母培养基 YPD 中添加一定浓度的葫芦二烯醇，并分别接种酵母菌株 S288c、BY4741、BY4742、INVSc1 于该培养基中，在相同培养条件下摇床培养，定时取样测定 OD_{600} 值，根据 OD_{600} 值绘制菌株生长曲线图（图 6-2），从菌株生长曲线图可以看出，各菌株生长速率几乎不受目标产物的影响。

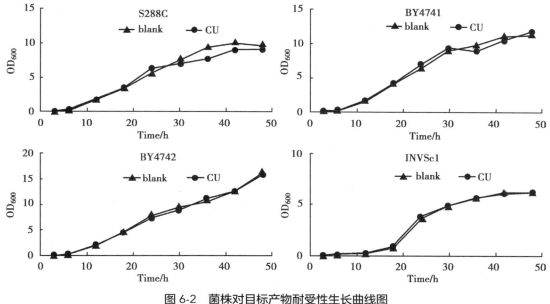

图 6-2　菌株对目标产物耐受性生长曲线图

注：blank 表示空白；CU 表示葫芦二烯醇。

（3）菌株内源角鲨烯含量分析：不同基因型酿酒酵母菌株接种于 YPD 培养基培养 72 小时，菌体碱裂后正己烷萃取化合物进行产物的 GC-MS 联用分析，以角鲨烯对照品作为对照，使用外标法分析菌株样品中关键底物角鲨烯含量，GC-MS 检测结果（图 6-3）显示，当前色谱条件下角鲨烯出峰时间为 14.73 分钟，且样品中目标峰不受杂峰干扰，可根据峰面积进行含量分析。含量测定结果表明，S288c、BY4742 菌株内源底物角鲨烯含量均较高，约为 50μg/L。故可选择作为出发菌株。

2. 同源葫芦二烯醇合成酶基因表达能力比较　在合成生物学高效表达研究策略中，高效的微生物底盘菌筛选及途径改造已成为常用方法。此外，通过密码子优化或筛选高效同源基因提高产物表达也成为关注的对象。植物中葫芦二烯醇合酶（cucubitadienol synthase，简称 CS）基因是葫芦二烯醇代谢合成的关键酶基因，可将开链的 2,3- 氧化鲨烯环化为葫芦二烯醇。值得注意的是，酵母中有合成葫芦二烯醇前体——2,3- 氧化鲨烯的全部酶系和底物，仅缺少 CS 基因。利用 DNA 重组技术将植物 CS 基因与载体拼接重组后转入酵母，使之正常表达产生葫芦二烯醇，是一条利用生物合成获得葫芦二烯醇的新途径。目前，国内外学者已经从葫芦科植物罗汉果（*Siraitia grosvenorii*）、西葫芦（*Cucurbita pepo*）、黄瓜（*Cucumis sativus*）、苦味西瓜（*Citrullus colocynthis*）等植物中成功克隆得到 CS 基因，并完成了基因功能验证。此外，上述 CS 基因分别来源葫芦科植物，与酿酒酵母均属于不同的生物种类，为使以上基因密码子符合酿酒酵母密码子偏好性，进行密码子优化可能是目标基因在酿酒酵母细胞内高效表达的方法。

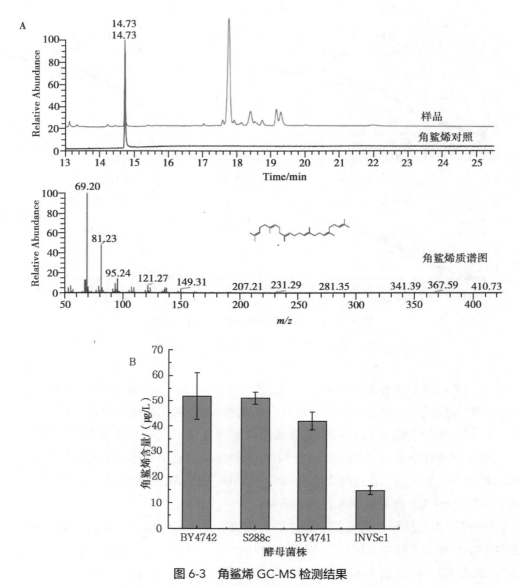

图 6-3　角鲨烯 GC-MS 检测结果

注：图 A 为角鲨烯气相色谱图和质谱图；图 B 为角鲨烯含量分析柱形图。

　　因此，罗祖良根据酿酒酵母的密码子偏好性进行设计并人工合成密码子优化后的同源 *CS* 基因，与载体拼接重组后转入酵母菌，筛选转化子培养后使用 GC-MS 分析比较转入同源 *CS* 基因重组菌株的产物，以期找到高效催化合成产物葫芦二烯醇的 *CS* 基因。研究发现，不同来源的葫芦二烯醇合酶对酿酒酵母合成葫芦二烯醇能力具有较大差异，以来自罗汉果的葫芦二烯醇合酶合成产物量最高。通过氨基酸序列比较发现，来源于不同植物的葫芦二烯醇合酶基因编码的蛋白序列部分氨基酸存在一定差异，这些差异可能影响到酶的催化活性和效率，从而导致它们合成葫芦二烯醇的量存在明显差异。这些结果说明了基于酿酒酵母系统生物合成葫芦二烯醇的可行性，为葫芦二烯醇生物合成奠定了基础。但是我们的研究还是初步的，目标产物葫芦二烯醇含量远低于工业化生产目标，后续研究仍需通过途径改造进一步提高葫芦二烯醇产量。

（1）重组质粒和工程菌株的构建：酿酒酵母含有合成葫芦二烯醇所必需的前体物供应链，理论上只需要导入葫芦二烯醇合酶即可实现葫芦二烯醇在酿酒酵母中的合成。为此，实验首先从酵母表达载体 pCEV-G4-Km 出发，将其酶切线性化后与 USER 片段连接得到重组质粒 pCEV-G4-Km-USER。其次，引物 PCR 扩增不同植物的同源 *CS* 基因全长，与重组质粒 pCEV-G4-Km-USER 一同酶切，用 T4 连接酶进行连接，获得了含有不同葫芦二烯醇合酶全长基因的重组质粒 pCEV-G4-Km-USER-*SgCS*、pCEV-G4-Km-USER-*CpCS*、pCEV-G4-Km-USER-*CsCS* 和 pCEV-G4-Km-USER-*CcCS*。

重组质粒 pCEV-G4-Km-USER-*SgCS*、pCEV-G4-Km-USER-*CpCS*、pCEV-G4-Km-USER-*CsCS*、pCEV-G4-Km-USER-*CcCS*，使用电击法转化酿酒酵母 BY4742 感受态细胞。然后，在 YPD（G418 抗性）平板上进行培养筛选得到含相应重组质粒的转化子。以转化子单菌落为模板，引物 PCR 扩增得到与阳性对照相同大小的特异性片段，说明表达不同植物来源 *CS* 基因的重组菌株构建成功（图 6-4），获得重组酵母菌株 BY4742-*SgCS*、BY4742-*CpCS*、BY4742-*CsCS*、BY4742-*CcCS*。

（2）重组菌株目标产物分析：表达不同植物来源 *CS* 基因重组酿酒酵母工程菌接种于 YPD 培养基上培养 72 小时，收集菌体碱裂后用正己烷萃取化合物进行产物的 GC-MS 分析。葫芦二烯醇 GC-MS 检测结果（图 6-5）显示：①当前色谱条件下，角鲨烯、麦角固醇和葫芦二烯醇等代谢产物色谱峰分离良好，与质谱联用可对目标代谢产物准确定性、定

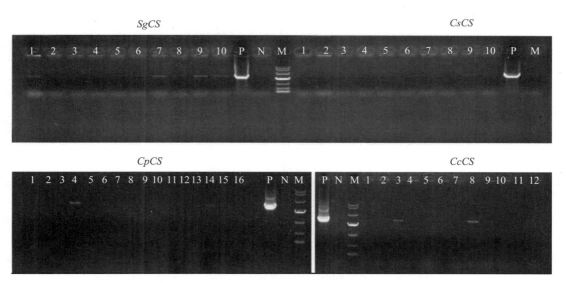

图 6-4　表达 *SgCS*、*CpCS*、*CsCS*、*CcCS* 基因重组菌株菌落 PCR 结果

注：P 为阳性对照；N 为阴性对照；M 为 DL10000 DNA 分子标记；数字代表各样品菌落。

量分析。②来源于罗汉果、西葫芦、黄瓜、药西瓜的葫芦二烯醇合酶基因 *SgCS*、*CpCS*、*CsCS*、*CcCS* 催化合成葫芦二烯醇的能力存在较大差异。其中，表达 *SgCS*、*CpCS*、*CcCS* 基因酵母菌株获得葫芦二烯醇的产量分别为 7.30mg/L、4.54mg/L、0.83mg/L，而表达 *CsCS* 基因酵母菌株未检测到葫芦二烯醇产物，表达 *SgCS* 基因酵母菌株产量最高，是表达 *CcCS* 基因酵母菌株产物的 8 倍。值得注意的是，与葫芦二烯醇合成路径竞争相同底物的酵母自身甾醇代谢途径的产物麦角固醇则始终保持较高水平，说明很大一部分底物角鲨烯流向了甾醇旁路。若通过沉默或干扰该路径而增加葫芦二烯醇合成路径的底物供应，或可以大幅提高目标产物葫芦二烯醇的含量。

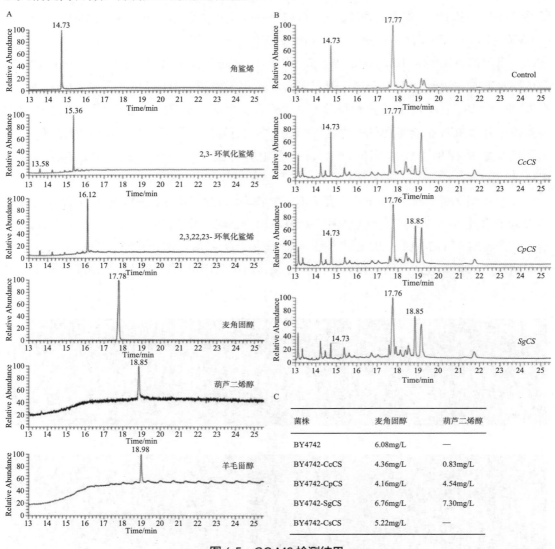

菌株	麦角固醇	葫芦二烯醇
BY4742	6.08mg/L	—
BY4742-CcCS	4.36mg/L	0.83mg/L
BY4742-CpCS	4.16mg/L	4.54mg/L
BY4742-SgCS	6.76mg/L	7.30mg/L
BY4742-CsCS	5.22mg/L	—

图 6-5　GC-MS 检测结果

注：图 A 为对照品 GC-MS 分析；图 B 为重组菌株 GC-MS 分析，control 为未转 CS 基因空白菌株；图 C
　　为重组菌株产物含量测定结果。

3. 转录因子 UPC2 对 *SgCS* 基因表达影响　　*UPC2* 是能调控酵母体内萜类水平的一个关键转录因子（一种锌指蛋白）基因。多个文献表明，该转录因子基因的过表达对于外源性萜类的生物合成有促进作用（Paddon *et al.*，2013）。*UPC2* 是酿酒酵母甾醇合成途径的重要调控基因，负责调控 ERG 系列基因的活性（White & Silver，2005）。张根林等（2015）在酿酒酵母合成 *β*- 香树脂醇研究中，过表达 *UPC2-1* 基因后发现 *β*- 香树脂醇合成途径中 *IDI*、*ERG20*、*ERG9*、*ERG1* 和 *bAS* 酶基因的转录水平均有提高。Keasling（Ro *et al.*，2006）研究组通过一系列的工程化步骤，以及过表达 UPC2 转录因子的活性等位基因 *UPC2-1* 来普遍提高甲羟戊酸途径的表达，最终使摇瓶培养青蒿二烯的产量达到 153mg/L。因此，罗祖良以酿酒酵母 S288c 基因组为模板克隆到 *UPC2* 基因，转化到重组酵母菌株 BY4742-*SgCS* 后，观察其对产物葫芦二烯醇积累的影响。结果表明，该转录因子基因的过表达对于外源性萜类的生物合成有促进作用。产物的增加可能与转录因子调节上游途径中合成酶基因表达，提高葫芦二烯醇上游底物有关。前期文献报道，转录因子 UPC2 对酿酒酵母的甾醇合成途径具有全局调控作用（Vik & Rine，2001），且在部分萜类的酿酒酵母生物合成中确实起到了促进作用，提高了萜类的合成水平，但过表达 *UPC2* 基因用于部分萜类生物合成时，并未起到预期的增强作用。因此，基于 UPC2 转录因子转录调控原理与途径转录调控过程有待进一步研究。

（1）重组质粒和工程菌株的构建：以酿酒酵母基因组为模板，使用 P184 和 P185 为扩增引物，PCR 得到目的基因 *UPC2*，其基因长度为 2 742bp。以 pCEV-G4-Km-USER-*SgCS* 为出发质粒，通过 USER 克隆构建了 pCEV-G4-Km-USER-*SgCS*-UPC2 重组质粒载体。

将重组质粒 pCEV-G4-Km-USER-*SgCS*-UPC2 电击法转化酿酒酵母 BY4742 感受态细胞。在 YPD（G418 抗性）平板上培养筛选得到 pCEV-G4-Km-USER-*SgCS*-UPC2 重组质粒转化子。以转化子单菌落为模板，引物 PCR 扩增得到与阳性对照相同大小的特异性片段，也说明表达 *UPC2* 基因的重组菌株构建成功（图 6-6），获得重组酵母菌株 BY4742-*SgCS*-UPC2。

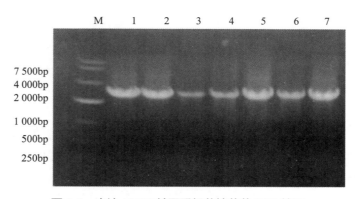

图 6-6　表达 *UPC2* 基因重组菌株菌落 PCR 结果

注：M 为 DL10000 DNA 分子标记；1 ~ 7 为阳性克隆菌株菌落。

（2）工程菌株目标产物分析：重组 BY4742-*SgCS-UPC2* 酵母工程菌株接种于 YPD 培养基上培养 72 小时后，收集菌体碱裂后正己烷萃取化合物进行产物的 GC-MS 检测（图6-7）发现，过表达 *UPC2* 基因可提高葫芦二烯醇产量，是 BY4742-*SgCS* 菌株产量的 3 倍，为 21.47mg/L。同时，甾醇代谢途径产物麦角甾醇亦有一定增加，从 6.08mg/L 增加到 8.91mg/L，但增加幅度不及葫芦二烯醇高。

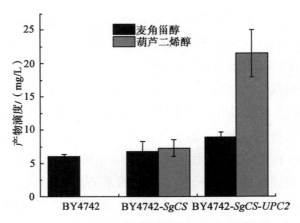

图 6-7　GC-MS 检测重组菌株产物含量柱形图

4. 重组菌株发酵工艺优化　作为常用的一种模式菌株，酿酒酵母培养条件普通，生长繁殖快，且用于表达基因工程产品时，发酵工艺简单，易于大规模生产，从而大大降低了生产成本。但要实现产品的产业化必须要有一套完整而成熟的发酵工艺。酿酒酵母发酵工艺优化的主要工作就是实现重组酿酒酵母高密度发酵的高效率。对高密度发酵过程中的各个发酵条件进行优化，找到影响高密度发酵的关键因素。影响酵母高密度发酵的因素非常多，如细胞生长所需的营养物质、发酵过程中生长抑制物的积累、培养温度、发酵液的pH、溶解氧浓度、补料方式及发酵液流变学特性等。此外，微生物本身的生理特性也会对高密度发酵过程造成影响。因此，有必要展开相关研究以期获得相应的发酵工艺优化条件，实验研究发现，发酵条件如培养温度、转速、发酵液 pH 和溶解氧浓度等因素对产物的积累有较大影响，而发酵培养基与菌株的生长情况和生物量密切相关。在没有补料发酵时，菌株在开始发酵后 24 小时内快速生长繁殖，之后生长缓慢。而发酵 24 小时后分批补料葡萄糖可以维持菌株生长，菌株生物量不断增加，说明补加葡萄糖为菌株生长提供了充足的碳源；同时，在补加葡萄糖的基础上添加无机盐有利于代谢物的积累。

（1）基础培养条件对发酵产物积累影响：前期酵母重组菌株 BY4742-*SgCS* 通过摇瓶培养，在菌体产物中检测到了目标产物葫芦二烯醇。但是发酵过程中，菌株生长及产物表达不仅受培养基的影响，还受发酵条件如转速、温度、发酵液 pH 及溶氧量等参数的影响。因此，采用正交试验考察转速、温度、发酵液 pH 及气流量 4 个因素对菌株生长及产物表达的影响，以确定重组酵母菌株的最佳发酵条件。在 YPD（含 G418）固体筛选培养平板中活化菌株 BY4742-*SgCS*；于相应的液体筛选培养基中制备发酵种子液（30℃，200rpm，16 小时），调 OD_{600} 值至 0.5OD 左右，取 10ml 接种于含 800ml YPD 培养基的发酵罐（1.5L）中。按 $L_9(3^4)$ 正交表设计 4 因素 3 水平正交试验条件（表 6-1）进行发酵，于 5 小时、15 小时、25 小时、40 小时、48 小时时分别取样测 OD_{600} 值，并绘制生长曲线（图 6-8）。从图中可以看出各条件下，酵母在前 24 小时内快速生长，且生长差异较大。24 小时后，生长缓慢，趋于平衡，各条件下 OD_{600} 值相差较小。

表 6-1　正交实验因素水平

水平	因素			
	A. 转速 /rpm	B. 温度 /℃	C. 气流量 /(L/h)	D. pH
1	200	27	30	5.0
2	300	30	50	6.0
3	400	33	70	7.0

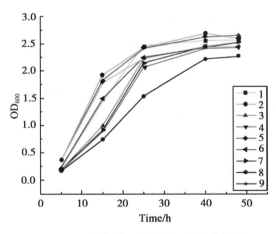

图 6-8　正交条件下重组酵母生长曲线图

菌体产物提取及 GC-MS 分析（表 6-2）表明，在 9 种发酵条件下，1 号试验条件下可提高产物滴度，最高可达 6.40mg/L，4 个因素对产物积累影响大小的顺序为：A>D>C>B，其中 B 因素影响最不显著。同一因素的三个水平比较得知：A1 > A2 > A3，B2 > B1 > B3，C2 > C3 > C1，D1 > D3 > D2。故应取 A 因素的第一水平、B 因素的第二水平、C 因素的第 2 水平、D 因素的第 1 水平。因此，最佳工艺条件选定为 A1B2C2D1，即以转速 200rpm、pH 5.0、空气流量 50L/h、温度 30℃条件进行发酵培养。

表 6-2　正交实验结果统计分析

试验号	A	B	C	D	滴度/(mg/L)
1	1	1	1	1	6.40
2	1	2	2	2	6.00
3	1	3	3	3	6.22
4	2	1	2	3	5.36
5	2	2	3	1	5.92
6	2	3	1	2	2.36
7	3	1	3	2	3.00
8	3	2	1	3	2.94
9	3	3	2	1	5.11
K1	18.61	14.75	11.71	17.43	—
K2	13.64	14.86	16.46	11.36	—
K3	11.05	13.69	15.13	14.51	—
R	7.56	1.07	4.75	6.08	—
S	9.85	0.28	4.01	6.16	—

（2）分批补料对发酵产物积累的影响：针对前期发酵工艺优化过程中葡萄糖的消耗规律，以及无机盐添加对酿酒酵母发酵水平有明显的促进作用，可增加目标产物发酵产率的报道（Dai *et al.*，2013）。采用正交试验筛选最佳发酵条件进行发酵罐培养工程菌株 BY4742-*SgCS*，根据酵母在前 24 小时内快速生长，而 24 小时后生长缓慢，趋于平衡实验结果，按表 6-3 设计分时段补加碳源葡萄糖及无机盐溶液实验，研究了补加葡萄糖及无机盐对葫芦二烯醇合成的影响。以补加灭菌水作为对照组，发酵 24 小时后进行首次补料，之后每隔 12 小时进行补料，实验最后一次补料结束后，继续发酵培养 24 小时，然后停止发酵。每次补料前取样测定菌株生物量及产物含量。

不同补料处理后酵母生物量分析发现，对照组酵母细胞生物量在发酵 24 小时后增长缓慢，36 小时内几乎没有增长，该结果与正交实验测定 OD_{600} 值结果相符，葡萄糖补料组和葡萄糖加无机盐补料组生物量明显增长，与补料前的 24 小时样品比较，生物量均增加 1 倍。产物葫芦二烯醇测定（图 6-9）发现，葡萄糖补料发酵可显著提高目标产物单位体积产量，最终产物滴度为 16mg/L，约为对照组的 2.8 倍。此外，在补加葡萄糖的同时添加无机盐溶液，可进一步提高产物约 25%，最终得到产物滴度为 20mg/L。

表 6-3 补料试验设计表

试验编号	补料组分	补料时间
1	灭菌水 50ml	24 小时,36 小时,48 小时,60 小时
2	葡萄糖(10g/L)	24 小时,36 小时,48 小时,60 小时
3	葡萄糖 + 无机盐(葡萄糖 10g/L,磷酸二氢钾 9g/L,硫酸镁 5.12g/L,硫酸钠 0.28g/L)。	24 小时,36 小时,48 小时,60 小时

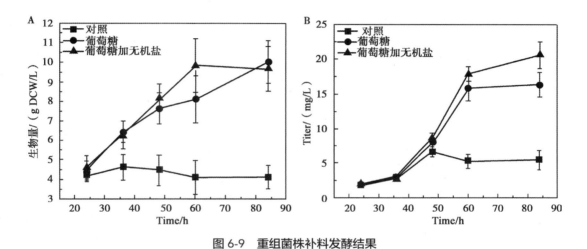

图 6-9 重组菌株补料发酵结果

注:图 A 为菌株生物量;图 B 为产物滴度。

5. 葫芦二烯醇的高效合成研究 运用合成生物学策略实现中药有效成分生物合成途径的异源重建及产物的生产,能够积极促进生物合成途径解析和利用,如丹参酮(Dai *et al.*,2012),吗啡(Hawkins & Smolke,2008)和人参皂苷等成分的生物合成途径的研究。在生产方面,Westfall 等(2012)团队耗时 10 年,将黄花蒿中青蒿酸的合成途径完全解析,并在酿酒酵母中完成了抗疟药物前体——青蒿酸的异源合成工作,青蒿酸的产量达 25g/L。为进一步推动葫芦烷型四环三萜生物合成途径解析及高效细胞工厂创建,李守连等(2017)首先从罗汉果中克隆到葫芦二烯醇合酶(CBS)基因,并将基因转入三萜底盘菌 WD-2091 中实现葫芦二烯醇生物合成途径的异源表达和发酵生产,产物经过 GC-MS 鉴定获得产量为 27.44mg/L 工程菌。再进一步调控工程菌中葫芦二烯醇合酶基因表达,最终成功获得葫芦二烯醇产量提高了 202.07%、达 82.89mg/L,高密度发酵达到 1 724.10mg/L 的酿酒酵母细胞工厂 313-SL-CB。葫芦二烯醇是葫芦烷型四环三萜罗汉果苷 V 和葫芦素等化合物的前体物质,该研究为推动葫芦烷型四环三萜生物合成途径解析及高效细胞工厂创建提供了基础。

（1）重组质粒和工程菌株的构建：在 *FPS*、*SQS*、*SQE* 基因及 MVA 途径均过表达调控的三萜工程菌株 WD-2091 基础上，将罗汉果葫芦二烯醇合酶基因（*SgCS*）与强启动子 *TEF1* 及终止子 CYC1 组成表达盒，插入高拷贝质粒 pRS425 的 Sac Ⅱ 位点中获得功能质粒 pRS425-*LEU2-PTEF1-CS*-TCYC1。功能质粒被进一步电击法转入 WD-2091 中获得工程菌 SL-425-CB。摇瓶发酵及产物 GC-MS 检测（图 6-10）显示，与出发菌株 WD-2091 比较，重组工程菌株 SL-425-CB 在 17.5 分钟出现与葫芦二烯醇标准品相同质谱图的新峰，其产量为 27.44mg/L。

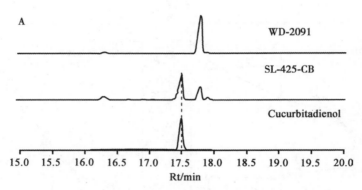

图 6-10　重组菌株 SL-425-CB 发酵产物 GC-MS 分析

注：Cucurbitadienol 为葫芦二烯醇对照品；WD-2091 为工程菌株 WD-2091 发酵产物；SL-425-CB 为工程菌株 SL-425-CB 发酵产物。

（2）葫芦二烯醇合成酶基因表达调控：研究发现代谢途径中各基因的协调性表达能有效降低代谢中间体的积累所导致的代谢负荷和细胞毒性，显著提高目的产物的产量。罗祖良将 *SgCS* 基因从含高拷贝复制元件 2micron 的 pRS425 质粒中换到含有低拷贝复制元件 CEN6/ARSH4 的 pRS313 质粒中，得到重组功能质粒 pRS313-*LEU2-PTEF1-CS*-TCYC1。功能质粒被电击转入底盘菌株 WD-2091 中获得重组工程菌株 313-SL-CB。313-SL-CB 与 425-SL-CB 经摇瓶发酵及 GC-MS 检测（图 6-11）发现，低拷贝质粒菌株 313-SL-CB 的葫芦二烯醇的产量（82.89mg/L）显著高于菌株 425-SL-CB（高拷贝，产量 27.44mg/L），提高了 202.07%。

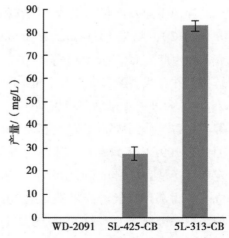

图 6-11　SL-313-CB 和 SL-425-CB 中葫芦二烯醇的产量

（3）高密度发酵提高葫芦二烯醇产量：高密度发酵技术与摇瓶发酵技术相比，可相应缩小生物反应器的体积和降低生物量分离的费用，缩短生产周期、减少设备投资，从而降低生产成本，达到提高生产效率的目的。利用高密度发酵技术，可以对环境因素（包括温度、pH、溶解氧、搅拌速率、通气量等）进行精确控制，从而在短时间内获得大量细胞和目标产物。为了进一步提高工程菌的产量，葫芦二烯醇高产菌株 313-SL-CB 经逐级活化转接到 5L 生物反应器中进行高密度发酵，结果表明工程菌株发酵 96 小时后生物量 OD_{600} 值能提高超 30 倍，达到 152.2OD，葫芦二烯醇和麦角固醇产量分别达到最高 1 697.30mg/L，317.80mg/L，其中葫芦二烯醇产量提高了 20.48 倍。另外，中间体鲨烯在 48 小时时达到最高值 887.80mg/L，在 96 小时下降到 668.83mg/L（图 6-12）。

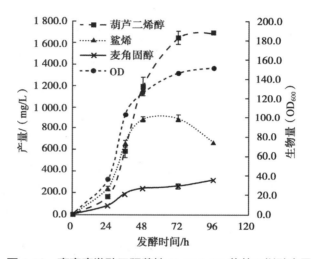

图 6-12　高密度发酵工程菌株 SL-313-CB 葫芦二烯醇产量

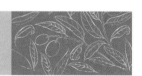

第二节　罗汉果苷 V 合成酶基因的遗传转化研究

植物遗传转化技术也称植物转基因技术，是应用 DNA 重组技术，有目的地将外源基因或 DNA 片段通过生物、物理或化学等手段导入受体植物基因组中，并使其在后代植株中得以稳定遗传和表达的一门技术，一方面可以用于体内基因功能鉴定研究，另一方面它能够在基因水平上实现遗传物质的重组，打破生物物种的种属界限，大大提高了育种工作的效率，为生物遗传改良或利用生物体作为生物反应器等提供了新的途径。

一、罗汉果遗传转化体系的构建

罗汉果产业面临品种退化、病虫害严重、有效成分含量低等问题，急需进行品种改良更新。然而，受携带优异基因遗传种质资源稀少限制，传统育种方法进行品种遗传改良工作逐渐进入技术瓶颈。基因工程育种有望成为打破瓶颈，加速罗汉果优良品种培育的新途径。基因工程育种技术主要由植物组织培养再生和外源基因遗传转化两部分技术组成。针对已有罗汉果植株组培再生与遗传转化技术体系还不够完善，限制了罗汉果基因功能鉴定和基因工程育种工作的开展。因此，本课题组曾雯雯（2015）进行了罗汉果 *SgCS* 基因遗传转化研究，以通过植株再生培养和遗传转化条件优化，建立成熟的罗汉果遗传转化体系，为罗汉果基因功能体内验证和基因工程育种提供良好的工作平台，同时获取了转化 *SgCS* 基因植株，为罗汉果优良品种培育提供育种材料，是罗汉果转基因育种技术的一项突破。

1. 罗汉果植株再生体系建立

（1）健壮无菌苗高效培养体系优化：健壮无菌苗快速繁殖是保证高质量遗传转化受体材料来源的重要保障。因此，在 MS 培养基基础上，曾雯雯调整细胞分裂素 6-BA 和生长素 IBA 添加浓度，筛选高效繁殖长势旺盛、叶片大而绿的健壮无菌苗的培养条件，结果发现随着浓度增加，6-BA 对植株生长先促进后抑制，而 IBA 则显现抑制效应，综合分析认为壮苗培养基添加激素最佳浓度为 0.3mg/L 的 6-BA 和 0.05mg/L 的 IBA（表 6-4）。

表 6-4　不同浓度 6-BA 和 IBA 配合使用对壮苗的影响

处理号	6-BA 浓度 /（mg/L）	IBA 浓度 /（mg/L）	株高 /cm	新增叶片数 /（张 / 株）	最大叶面积 /cm²
1（CK）	0	0	3.17g	1.17f	1.56f
2	0.05	0.05	5.03e	3.10e	3.43e
3	0.1	0.05	5.10e	3.23e	3.68de
4	0.2	0.05	5.17e	3.90d	3.96d
5	0.3	0.05	7.67a	4.90b	8.00a
6	0.4	0.05	6.07c	5.03b	5.58b
7	0.5	0.05	5.90cd	5.73a	5.76b
8	0.05	0.1	4.53f	3.00e	3.27e
9	0.1	0.1	4.70f	3.20e	3.44e
10	0.2	0.1	5.13e	3.30e	3.64de
11	0.3	0.1	6.87b	4.43c	6.01b
12	0.4	0.1	5.60d	4.47c	5.06c
13	0.5	0.1	5.67d	5.13b	5.00c

注：同列不同小写字母表示在 $P < 0.05$ 水平下差异显著，CK 为未加激素对照。下表同。

（2）植株再生体系优化：高效的植株再生体系是开展植物遗传转化工作的先决条件。农杆菌介导叶盘遗传转化法是植物遗传转化操作常用方法。因此，优化筛选最佳诱导和分化培养基，建立高效的罗汉果离体叶片植株再生体系，将为其后续遗传转化操作奠定坚实基础。

1）叶片愈伤组织诱导培养基优化筛选：添加不同浓度新型激素 TDZ 与 IBA 筛选叶片愈伤组织诱导最佳培养基（表 6-5）显示，二者配合使用能明显促进叶片愈伤组织的诱导，使愈伤组织由分化力差的白色、疏松、颗粒状结构转变为绿色、致密、团粒状结构；在 IBA 浓度一定时，随着浓度增加，TDZ 能缩短出愈时间，增加出愈率和愈伤组织大小，改善愈伤组织质量，直到高浓度（0.9mg/L）时才显示抑制效应；然而，在 TDZ 浓度一定时，随着浓度增加，IBA 对出愈时间影响不明显，对出愈率和愈伤组织大小、质量增加呈现抑制作用；处理 5 诱导效果最佳，出愈时间短至 12.7 天，出愈率高达 89.43%，愈伤组织平均大小 0.73cm，多为绿色、致密、团状结构，并且可见少许刺状芽点，有时不需转接至分化培养基就能直接分化出芽。综合分析，添加 0.7mg/L 的 TDZ 和 0.2mg/L 的 IBA 的 MS 培养基为罗汉果叶片愈伤组织诱导最佳培养基。

表 6-5　不同浓度 TDZ 与 IBA 配合使用对叶片愈伤诱导的影响

处理号	TDZ 浓度 /（mg/L）	IBA 浓度 /（mg/L）	出愈时间 /d	出愈率 /%	愈伤大小 /cm	愈伤组织状态
1（CK）	0	0	21.0a	9.26f	0.14g	白色、疏松、颗粒状
2	0.1	0.2	17.0b	20.32e	0.20f	淡绿、疏松、颗粒状
3	0.3	0.2	15.0c	41.78d	0.30e	淡绿、疏松、团粒状
4	0.5	0.2	14.0cde	72.13b	0.47c	绿色、致密、团状
5	0.7	0.2	12.7e	89.43a	0.73a	绿色、致密、团状
6	0.9	0.2	13.3de	71.48b	0.48c	淡绿、致密、团粒状
7	0.1	0.5	17.3b	19.81e	0.19f	白色、疏松、颗粒状
8	0.3	0.5	15.0c	41.48d	0.28e	黄绿、致密、颗粒状
9	0.5	0.5	14.3cd	53.24c	0.49c	淡色、致密、团粒状
10	0.7	0.5	13.0de	70.18b	0.60b	绿色、致密、团粒状
11	0.9	0.5	14.3cd	57.01c	0.41d	淡绿、疏松、团粒状

2）愈伤组织分化培养基优化筛选：优化诱导培养基（MS + TDZ 0.7mg/L + IBA 0.2mg/L + 蔗糖 25g/L + 琼脂 5g/L）培养的愈伤组织作为试验材料，在 MS 培养基中添加

不同浓度 6-BA 优化筛选愈伤组织分化培养基（表 6-6）显示，未加激素对照的愈伤组织分化成芽能力弱，分化率仅有 13.33%，平均芽数只有 0.28 个，添加 6-BA 对促进愈伤组织分化成芽作用十分明显；6-BA 浓度 0.5mg/L 时，愈伤组织分化能力强，长出许多丛生芽，分化率和芽数均达到最大值，分别为 73.33% 和 4.11 个，继续提高浓度，愈伤组织则会膨大由绿色、致密结构转变成白色、疏松结构，分化成芽能力减弱，分化率和芽数减少，显现一定的抑制作用。综合分析认为，添加 0.5mg/L 6-BA 的 MS 培养基为罗汉果愈伤组织分化的最佳培养基。

表 6-6   不同浓度 6-BA 对愈伤组织分化的影响

处理号	6-BA 浓度 /（mg/L）	接种数 / 块	分化总数 / 块	出芽总数 / 个	分化率 /%	平均芽数 /（个 / 块）
1（CK）	0.0	60	8	2	13.33c	0.28d
2	0.3	60	33	41	55.00b	1.25c
3	0.5	60	44	181	73.33a	4.11a
4	0.7	60	38	82	63.33b	2.15b
5	1.0	60	37	85	61.67b	2.30b

植株再生体系贯穿整个植物遗传转化过程，叶片和愈伤组织是常用遗传转化受体，叶片数量庞大且离体培养可产生愈伤组织，再有罗汉果实生后代群体严重分离，以子叶作为遗传转化受体存在材料不均一和优良转化植株筛选工作量大问题，因此建立高效的叶片植株再生体系对于罗汉果遗传转化具有重要意义。此外，外植体来源品种不同也影响植株再生体系的优劣。曾雯雯在总结前人研究结果的基础上，进一步探索外源激素对叶片植株再生的效应，优化建立了出愈时间 12.7 天、出愈率达 89.43%、分化率达 73.33%，平均芽数达 4.11 个的高效罗汉果叶片植株再生体系，与唐兴国等（2010）建立的叶片植株再生体系相比，保持出愈率、分化率和平均芽数同时，出愈时间缩短了约 15 天，可以大大提高罗汉果遗传转化工作的效率。

2. 罗汉果农杆菌介导遗传转化体系建立

（1）转化受体卡那霉素基础抗性测试：抗生素选择培养是遗传转化过程最后一个阶段，也是能否获得转化植株的重要阶段。植物不同种类、品种、部位对抗生素的敏感性不同，需要了解它们的特性来决定选择培养的抗生素浓度。为了利用抗生素筛选剔除非转化细胞及再生植株，减少成功转化细胞及植株鉴定工作量，植物遗传转化操作之前首先要进行抗生素敏感性试验（即抗生素基础抗性试验），以了解遗传转化受体植物对抗生素的敏感性。本研究罗汉果遗传转化所用质粒 pBI121 携带编码新霉素磷酸转移酶的 *npt-II* 抗性基因，能赋予成功转化的细胞及其再生植物在含有卡那霉素（Km）培养基上生长能力，因此罗汉果细胞及其再生植物抗生素基础抗性试验采用卡那霉素进行测试。叶片离体培养的愈伤组织在诱导和分化成芽两个阶段分别添加相同浓度 Km 进行测试的结果显示（表6-7），叶片和愈伤组织均对卡那霉素十分敏感，出愈率、分化率和平均芽数明显下降，死亡率增加。叶片和愈伤组织出愈率、分化率、平均芽数下降和死亡率增加幅度，10mg/L以下时较小，10mg/L 以上时则巨大，达到 15mg/L 时已几乎全部黄化死亡。以近半数死亡为标准，罗汉果遗传转化中抗性植株筛选的 Km 浓度采用 10mg/L 为宜，与高菊（2004）研究结果不完全一致，这可能与外植体的基因型、生长活力以及其他培养条件等不同有关。抗性植株抗生素筛选的方式有前期选择、后期选择和延迟选择三种（王关林等，2009；钱瑾，2006）。基于前期选择叶片选择培养 10 天左右就逐渐黄化死亡，无法分化获得转化体，后期选择则产生大量的再生植株，难以进行抗性筛选的试验结果，最终叶片遗传转化采用延迟选择的方法，即共培养后先脱菌 10 天，再转入有抗生素的筛选培养基中进行选择培养，取得了较好的效果。

表 6-7　不同浓度 Km 对罗汉果叶片离体培养的影响

处理号	Km 浓度 /（mg/L）	出愈率 /%	分化率 /%	平均芽数 /（个 / 株）	死亡率 /%
1（CK）	0	89.52a	70.09a	4.00a	0f
2	2	85.63b	58.43b	2.49b	10.78e
3	4	76.19c	32.94c	2.13c	11.35e
4	6	74.37c	35.73c	2.24c	14.27de
5	8	51.84d	25.70d	2.15c	11.01e
6	10	33.65e	17.94e	1.71d	17.94d
7	12	10.83f	0f	0e	48.57c
8	15	0g	0f	0e	81.11b
9	20	0g	0f	0e	100a
10	30	0g	0f	0e	100a
11	40	0g	0f	0e	100a
12	50	0g	0f	0e	100a

（2）转化受体头孢霉素除菌浓度筛选：转化受体清洗后仍会附着有农杆菌，需使用抗生素除菌，防治农杆菌迅速生长覆盖使受体缺氧，从而影响愈伤诱导与存活。植物及外植体种类不同选用的抑菌剂种类和浓度也有所不同。农杆菌共培养转化后叶片或愈伤组织头

孢霉素（Cef）除菌效应测试结果（表6-8）显示，Cef 对转化并清洗后叶片残留农杆菌的生长有明显的抑制作用，Cef 浓度达 200mg/L 时，叶片的污染率已大大降低，仅为对照组的 1/3，而且出愈率高达 80.83%；升至 300mg/L 时，叶片已无污染现象，出愈率下降小，仍达到 79.07%；此后浓度继续升高，叶片则显现受毒害现象，出愈率逐渐下降。因此认为，叶片遗传转化中适宜的 Cef 除菌浓度为 300mg/L，与朱英芝（2012）的研究结果一致。Cef 对转化后愈伤组织除菌效应与叶片的相似（表6-9），即浓度越高，污染率越低，不同的是要达到污染率大幅降低和无污染现象需要的浓度更高，分别为 400mg/L 和 600mg/L，适宜的 Cef 除菌浓度为 600mg/L。

表 6-8　叶片遗传转化中 Cef 的抑菌效应

处理号	Cef 浓度 /(mg/L)	污染率 /%	出愈率 /%	污染情况
1（CK）	0	100a	0e	＋＋＋
2	200	33.33b	80.83a	＋
3	300	0c	79.07a	－
4	400	0c	72.78b	－
5	500	0c	72.55b	－
6	600	0c	44.98c	－
7	800	0c	31.11d	－

注：污染情况等级分为五级：①＋＋＋＋：农杆菌菌体覆盖培养基表面；②＋＋＋：较多菌体包围外植体与培养基接触面；③＋＋：较少菌体附着在外植体表面；④＋：极少菌体；⑤－：无污染。下表同。

表 6-9　愈伤组织遗传转化中 Cef 的抑菌效应

处理号	Cef 浓度 /(mg/L)	污染率 /%	分化率 /%	污染情况
1（CK）	0	100a	3.70e	＋＋＋＋
2	200	75.56b	13.33d	＋＋＋
3	300	74.44b	38.89c	＋＋＋
4	400	38.89c	50.00b	＋＋
5	500	5.56d	61.11a	＋
6	600	0d	50.97b	－
7	800	0d	38.89c	－

（3）遗传转化体系参数优化筛选：罗汉果苷 V 合成关键酶基因 *SgCS* 与 *CaMV35S* 启动子驱动的 pBI121 质粒构建植物过表达重组质粒 pBI121-*35S-SgCS*，转化根癌农杆菌 GV3101。使用携带 pBI121-*35S-SgCS* 基因重组质粒农杆菌 GV3101，以无菌苗叶片及其诱导愈伤组织为受体，设计预培养时间（A）、菌液浓度（B）、侵染时间（C）、共培养时间（D）为因素，每个因素 4 个水平的 L_{16}（4^4）四因素四水平正交试验（表 6-10 ~ 表 6-12），进行遗传转化体系的适宜参数筛选。

表 6-10　正交试验设计的因素及水平

水平	因素			
	预培养时间 /d	菌液浓度（OD_{600} 值）	侵染时间 /min	共培养时间 /d
1	0	0.4	5	1
2	1	0.5	15	2
3	2	0.6	25	3
4	3	0.7	35	4

表 6-11　叶片遗传转化的正交试验设计表

处理号	预培养时间 /d	菌液浓度（OD_{600} 值）	侵染时间 /min	共培养时间 /d
YP_1	0	0.4	5	1
YP_2	0	0.5	15	4
YP_3	0	0.6	25	2
YP_4	0	0.7	35	3
YP_5	1	0.4	15	3
YP_6	1	0.5	5	2
YP_7	1	0.6	35	4
YP_8	1	0.7	25	1
YP_9	2	0.4	25	4
YP_{10}	2	0.5	35	1
YP_{11}	2	0.6	5	3
YP_{12}	2	0.7	15	2
YP_{13}	3	0.4	35	2

续表

处理号	预培养时间 /d	菌液浓度（OD_{600} 值）	侵染时间 /min	共培养时间 /d
YP_{14}	3	0.5	25	3
YP_{15}	3	0.6	15	1
YP_{16}	3	0.7	5	4

表 6-12 愈伤组织遗传转化的正交试验设计表

处理号	预培养时间 /d	菌液浓度（OD_{600} 值）	侵染时间 /min	共培养时间 /d
YS_1	0	0.4	5	1
YS_2	0	0.5	15	4
YS_3	0	0.6	25	2
YS_4	0	0.7	35	3
YS_5	1	0.4	15	3
YS_6	1	0.5	5	2
YS_7	1	0.6	35	4
YS_8	1	0.7	25	1
YS_9	2	0.4	25	4
YS_{10}	2	0.5	35	1
YS_{11}	2	0.6	5	3
YS_{12}	2	0.7	15	2
YS_{13}	3	0.4	35	2
YS_{14}	3	0.5	25	3
YS_{15}	3	0.6	15	1
YS_{16}	3	0.7	5	4

1）叶片遗传转化体系参数优化筛选：叶片遗传转化体系参数优化筛选结果（表 6-13）显示，菌液浓度和预培养、侵染、共培养时间四个因素的影响大小对于出愈率为：预培养时间＞菌液浓度＞共培养时间＞侵染时间，最优组合为菌液浓度 OD_{600}=0.4、预培养时间 1天、侵染时间 5 分钟、共培养时间 2 天（表 6-14）；分化率为：菌液浓度＞侵染时间＞共培养时间＞预培养时间，最优组合为菌液 OD_{600}=0.5、预培养时间 2 天、侵染时间 5 分钟、共培养时间 2 天（表 6-15）；死亡率为：共培养时间＞菌液浓度＞预培养时间＞侵染时间，

最优组合为菌液 OD$_{600}$=0.5、预培养时间 0 天、侵染时间 15 分钟、共培养时间 2 天（表 6-16）；平均芽数为：共培养时间 > 菌液浓度 > 预培养时间 > 侵染时间，最优组合为菌液浓度 OD$_{600}$=0.4、预培养时间 0 天、侵染时间 5 分钟、共培养时间 2 天（表 6-17）；转化率为：共培养时间 > 预培养时间 = 菌液浓度 = 侵染时间，最优组合为菌液 OD$_{600}$=0.6、预培养时间 2 天、侵染时间 5 分钟、共培养时间 3 天（表 6-18）。

综合各项指标在遗传转化中的重要性、水平优劣及因素主次等分析认为，叶片遗传转化体系参数的优选组合为 YP11：菌液浓度 OD$_{600}$=0.5、预培养时间 1 天，侵染时间 5 分钟，共培养时间 3 天。

表 6-13　叶片遗传转化的正交试验结果

处理号	出愈率 /%	分化率 /%	死亡率 /%	平均芽数 / 个	转化率 /%
YP$_1$	73.77	43.77	48.14	1.62	0
YP$_2$	47.30	38.40	45.86	1.33	0
YP$_3$	61.11	32.22	35.56	3.10	0
YP$_4$	43.89	10.00	53.89	0.68	0
YP$_5$	75.47	32.48	33.93	2.42	3.33
YP$_6$	61.48	51.11	31.30	0.80	0
YP$_7$	40.50	20.73	47.46	1.47	0
YP$_8$	54.65	15.21	73.15	1.18	0
YP$_9$	38.81	16.54	64.56	0.69	0
YP$_{10}$	42.22	41.11	42.22	2.19	0
YP$_{11}$	55.99	51.61	42.83	1.36	11.11
YP$_{12}$	40.00	37.78	46.67	2.03	0
YP$_{13}$	53.70	30.57	39.30	2.41	0
YP$_{14}$	28.89	24.17	63.33	1.19	0
YP$_{15}$	38.89	34.44	61.11	0.85	0
YP$_{16}$	33.31	4.85	88.33	3.50	0

表 6-14　出愈率的各因素统计表

水平	平均值 /%			
	预培养时间	菌液浓度	侵染时间	共培养时间
1	56.519a	60.438a	56.137a	52.383a
2	58.026a	44.974bc	50.416b	54.073a

续表

水平	平均值 /%			
	预培养时间	菌液浓度	侵染时间	共培养时间
3	44.255b	49.122b	45.865b	51.058a
4	38.696c	42.961c	45.078b	39.982b

注：小写字母代表新复极差检验 $\alpha=0.05$ 水平差异显著性。

表 6-15　分化率的各因素统计表

水平	平均值 /%			
	预培养时间	菌液浓度	侵染时间	共培养时间
1	31.098b	30.841b	37.836a	33.635b
2	29.885b	38.212a	35.776a	37.921a
3	36.762a	34.753ab	21.551b	29.079c
4	23.023c	16.961c	25.605b	20.133d

注：小写字母代表新复极差检验 $\alpha=0.05$ 水平差异显著性。

表 6-16　死亡率的各因素统计表

水平	平均值 /%			
	预培养时间	菌液浓度	侵染时间	共培养时间
1	45.861b	46.484b	52.649b	56.156b
2	46.460b	45.678b	46.892c	38.206d
3	49.070b	46.740b	59.150a	48.496c
4	63.019a	65.508a	45.719c	61.553a

注：小写字母代表新复极差检验 $\alpha=0.05$ 水平差异显著性。

表 6-17　平均芽数的各因素统计表

水平	平均值 / 个			
	预培养时间	菌液浓度	侵染时间	共培养时间
1	1.68a	1.79a	1.53a	1.46a
2	1.47a	1.38a	1.66a	2.08a
3	1.57a	1.69a	1.54a	1.41a
4	1.70a	1.56a	1.69a	1.46a

注：小写字母代表新复极差检验 $\alpha=0.05$ 水平差异显著性。

表 6-18　转化率的各因素统计表

水平	平均值 /%			
	预培养时间	菌液浓度	侵染时间	共培养时间
1	6.68E-17	0.28	0.93	4.17E-17
2	0.28	3.91E-17	0.28	4.17E-17
3	0.93	0.93	1.68E-17	1.20
4	3.70E-17	− 3.91E-17	1.68E-17	− 3.59E-17

2）愈伤组织遗传转化体系参数优化筛选：愈伤组织遗传转化体系参数优化筛选结果（表 6-19）显示，菌液浓度和预培养、侵染、共培养时间四个因素的影响大小对于分化率为：菌液浓度 > 侵染时间 > 共培养时间 > 预培养时间，最优组合为菌液浓度 $OD_{600}=0.4$、预培养时间 2 天、侵染时间 15 分钟、共培养时间 2 天（表 6-20）；死亡率为：共培养时间 > 菌液浓度 > 预培养时间 > 侵染时间，最优组合为菌液浓度 $OD_{600}=0.5$、预培养时间 1 天、侵染时间 15 分钟、共培养时间 1 天（表 6-21）；平均芽数为：预培养时间 > 侵染时间 > 共培养时间 > 菌液浓度，最优组合为菌液浓度 $OD_{600}=0.5$、预培养时间 2 天、侵染时间 25 分钟、共培养时间 2 天（表 6-22）。

同样综合各项指标在遗传转化中的重要性、水平优劣及因素主次等分析初步认为，愈伤组织遗传转化体系参数的优选组合为：预培养时间 2 天，菌液浓度 $OD_{600}=0.4$，侵染时间 15 分钟，共培养时间 1 天。但是，由于 PCR 抽样检测的 233 株再生抗性苗中未发现有转化体，因此该优选组合仍有待进一步实验优化完善。

表 6-19　愈伤组织遗传转化的正交试验结果

处理号	分化率 /%	死亡率 /%	平均芽数 / 个	转化率 /%
YS₁	52.12	35.16	0.70	0
YS₂	38.40	58.74	1.08	0
YS₃	32.22	35.56	2.25	0
YS₄	10.00	62.54	0.52	0
YS₅	43.53	39.39	1.71	0
YS₆	50.07	31.71	1.06	0
YS₇	22.20	71.81	1.24	0

续表

处理号	分化率 /%	死亡率 /%	平均芽数 / 个	转化率 /%
YS_8	14.99	51.77	1.38	0
YS_9	23.17	65.45	1.54	0
YS_{10}	41.11	38.89	2.43	0
YS_{11}	45.12	49.46	1.71	0
YS_{12}	35.56	50.00	1.73	0
YS_{13}	33.59	53.42	2.02	0
YS_{14}	18.89	63.33	1.60	0
YS_{15}	34.44	44.44	0.92	0
YS_{16}	3.00	97.00	1.00	0

表 6-20　分化率的各因素统计表

水平	平均值 /%			
	预培养时间	菌液浓度	侵染时间	共培养时间
1	33.186b	38.102a	37.578a	35.667a
2	32.698b	37.118a	37.984a	37.859a
3	36.240a	33.497b	22.319c	29.386b
4	22.481c	15.888c	26.724b	21.692c

注：小写字母代表新复极差检验 $\alpha=0.05$ 水平差异显著性。

表 6-21　死亡率的各因素统计表

水平	平均值 /%			
	预培养时间	菌液浓度	侵染时间	共培养时间
1	47.999c	48.356b	53.334b	42.565c
2	48.670c	48.169b	48.144c	42.673c
3	50.949b	50.318b	54.025b	53.683b
4	64.550a	65.326a	56.665a	73.248a

注：小写字母代表新复极差检验 $\alpha=0.05$ 水平差异显著性。

表 6-22　平均芽数的各因素统计表

水平	平均值 /%			
	预培养时间	菌液浓度	侵染时间	共培养时间
1	1.135b	1.491	1.118b	1.356b
2	1.349b	1.544	1.358ab	1.765a
3	1.852a	1.529	1.692a	1.384ab
4	1.385b	1.157	1.552a	1.215b

注：小写字母代表新复极差检验 $\alpha=0.05$ 水平差异显著性。

（4）转化植株的鉴定筛选

1）PCR 检测鉴定：叶片和愈伤组织遗传转化正交试验 32 个处理，共计获得 1 424 株再生抗性苗，为了防止内源 *SgCS* 基因干扰，分别在 pBI121 质粒载体和 *SgCS* 基因序列位置设计上下游引物，以非转基因野生型植株为阴性对照，pBI121-*35S*-*SgCS* 重组质粒为阳性对照，抽样 PCR 检测 457 株抗性苗（叶片再生抗性苗 224 株、愈伤组织再生抗性苗 233株），其中叶片遗传转化处理 YP_5 和 YP_{11} 分别获得 1 株和 2 株阳性植株，在 500bp 左右出现目标条带（图 6-13）。为了防止菌液污染导致假阳性的情况，继续剪取 3 株阳性植株叶片进行脱菌继代培养，采集继代培养苗新叶二次 PCR 检测显示，全部为阳性植株（图6-14）。

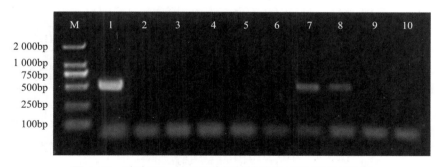

图 6-13　叶片 YP_{11} 处理再生抗性植株的 PCR 鉴定电泳图

注：M 为 DL2000 DNA 分子标记；1 为阳性对照；2 为阴性对照；3～10 为再生抗性植株。

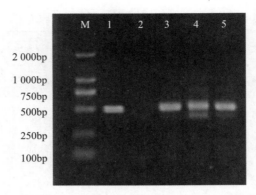

图 6-14 罗汉果遗传转化阳性植株继代苗的 PCR 鉴定电泳图

注：M 为 DL2000 DNA 分子标记；1 为阳性对照；2 为阴性对照；3～5 为阳性植株继代苗。

2）阳性植株测序验证：3 株阳性植株 PCR 扩增产物通过琼脂糖凝胶电泳切胶回收进行测序，获得长为 499bp 基因片段序列。在 NCBI 数据库中 Blast 同源性比对显示，PCR 产物基因片段序列与 pBI121-*35S-SgCS* 重组过表达质粒载体序列同源性 100%，其中，第 1～97 位碱基与 pBI121 质粒载体启动子序列正确匹配，第 98～499 位碱基与 SgCS 目标基因序列正确匹配（图 6-15），与预期扩增目标序列一致。由此证明，目标基因 Sg*CS* 已整合到罗汉果基因组中，本研究组通过上述遗传转化体系获得了转基 Sg*CS* 基因阳性植株。

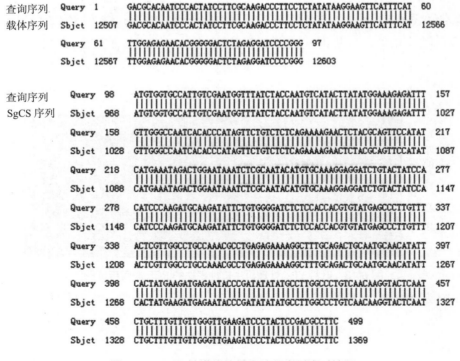

图 6-15 PCR 扩增目的基因片段序列比对结果

二、其他植物合成罗汉果苷 V 的研究

植物底盘作为多细胞生物在植物天然产物异源合成研究上具有天然的优势，通常在合成复杂天然产物时，只需要通过光合作用提供能量，CO_2 和水作为原料，就能够生产各种各样复杂的天然产物，避免了酵母和大肠埃希菌等微生物底盘发酵所必需的大量能量及氧气消耗，操作简便（邵洁等，2017），而且植物底盘可以突破细胞色素 P450 基因在大肠埃希菌或酿酒酵母中出现沉默或低表达等问题的限制。同时，植物细胞和植物天然产物合成环境相似，并且多细胞分区化及多种不同器官之间分工合作也为实现植物天然产物合成提供了更适合的合成环境（韩立敏等，2015）。因此，近年来研究人员对植物底盘生产天然产物研究产生了浓厚的兴趣，其主要的研究策略如图 6-16。通常，首先是基于基因组或转录组测序的基因全部信息挖掘，鉴定所有参与植物天然产物生物合成途径的关键酶基因，并解析植物天然产物的生物合成途径，再经植物底盘进行分析或生产植物天然产物。

目前植物底盘合成天然产物的研究已取得了许多重要的突破性进展。例如，营养强化作物的开发，如富含 β- 胡萝卜素的玉米（Zhu *et al.*，2008）、油菜（Shewmaker *et al.*，1999）、马铃薯（Diretto *et al.*，2007）、香蕉（Paul *et al.*，2017）和黄金大米（Ye *et al.*，2000；Paine *et al.*，2005）；含有黄酮类物质、甜菜碱、维生素 B$_1$、B$_2$ 和 B$_9$ 的水稻品种的培育（Shin *et al.*，2006；Tian *et al.*，2020；Strobbe *et al.*，2021；Tian *et al.*，2021；Blancquaert *et al.*，2015）；含有高含量花青素的"紫玉米"（Liu *et al.*，2018）、"紫番茄"（Butelli *et al.*，2008）和"紫晶米"（Zhu *et al.*，2017）的开发；保健功能型作物的开发，如含有人参皂苷元的大米及含有 L-DOPA 和虾青素的番茄（Breitel *et al.*，2021；Han *et al.*，2019；Huang *et al.*，2013）；一些具有显著的药理活性的次生代谢产物的异源生产，目前利用烟草、拟南芥和小立碗藓等模式植物作为植物底盘已经实现了紫杉醇、青蒿素、DHA 和不饱和脂肪酸等天然产物的异源合成（Li *et al.*，2019；Ikram *et al.*，2019；Farhi *et al.*，2011；Robert *et al.*，2005；Bates & Browse，2011），这为建立天然产物合成的"绿色无害的植物细胞工厂"提供了重要的研究方向。此外，最近的研究也发现，通过对同科植物辣椒和番茄的基因组比较分析发现，番茄基因组中存在辣椒素生物合成相关的全部基因信息，只是部分基因表达量低或者不表达，因此研究人员用基因编辑、启动子替换等方法启动番茄中辣椒素生物合成途径，从而获得"辣味番茄"（Naves *et al.*，2019）。这些研究和突破性进展对于利用植物底盘生产天然产物的研究都具有重要的指导意义。

总而言之，植物底盘更适于复杂的天然产物的异源合成，通常利用合成代谢工程将一个甚至多个参与生物合成途径的关键酶基因引入候选植物底盘从而获得天然产物的合成，这一方法不仅有助于开发更多功能型、复合型的营养强化品种，从而满足人们日常生活中的营养需求，改善世界范围内的营养不良问题，而且植物底盘的应用也能够对一些稀有植物资源具有保护作用，更是成为未来对植物细胞工厂开发的重要策略。

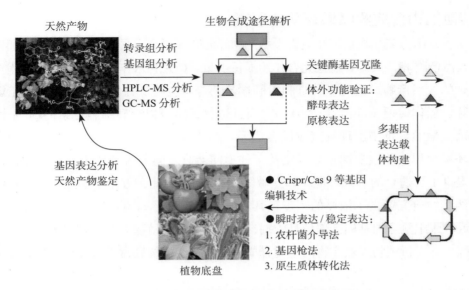

图 6-16   植物底盘异源合成天然产物的研究方法

自古以来，食物的"风味"是影响人类对食物选择的重要因素，"美味"不仅能够促进人体对营养物质的吸收，还能够提高营养素的利用率。而且食物风味的改善通常能够引导人类饮食，改变原有的饮食结构，促进人体健康。但是很长时间以来，传统的作物杂交育种技术在培育高产作物品种的同时，也造成了蔬菜、水果和粮食作物一些原有风味的丧失。因而随着分子生物学技术的快速发展，科研人员不断尝试在保证作物产量的前提下，利用植物转基因育种技术精准地改善作物的风味，通过同源或异源参与风味合成的关键酶基因的转化进行作物风味育种，这也逐渐成为了作物分子育种研究的热点之一。

植物各种性状和复杂天然产物的合成通常都是由多个基因共同决定并参与调控的，因而为了实现蔬菜品质育种目标，研究人员从单基因的转化逐渐转向多个基因转化。目前，多基因堆叠策略已取得了突破性的进展，如传统的杂交育种和连续转化、多载体共转化以及多基因载体组装策略等。但是前两种方法存在耗时耗力，试验周期很长，遗传不稳定等问题，不适用于更多基因的转化，而多基因载体组装策略能够将多个基因装载在一个双元载体的 T-DNA 区域，往往只需要通过一次农杆菌转化就可以将所有的目的基因整合到宿主植物基因组的一个染色体位点上遗传给下一代，操作简单快捷，是目前应用最广泛的多基因堆叠策略。

植物多基因组装的方法主要包括最新的超大片段 DNA 序列合成和超长 DNA 扩增新技术（Zhao *et al.*，2022）、Gibson assembly（Li *et al.*，2019）、TransGene Stacking II（TGS II）（Zhu *et al.*，2017）、多位点的 GATEWAY（Chen *et al.*，2006）与 In-Fusion（Park *et al.*，2015）及用于连接融合蛋白表达的元件——自剪切的 2A 多肽等，后者常用于营养强化植物品种或某些较难获得的活性成分的植物细胞工厂的开发。超大片段 DNA 扩增和体外大片段 DNA 从头合成的新技术突破了 PCR 扩增对于 DNA 片段大小和特异性等方面的局限性，更适用于基因克隆、功能分析、基因测序及基因变异分析研究，填补了目前 PCR 扩增超长大片段的空白，推动了现代分子生物学的发展。TGS II 是以 Cre/loxP 特异性重组为基础，经过多轮质粒整合，用 GATEWAY 酶切除供给载体骨架，完成多基因载体的构建，该系统可以完成标记基因的自动删除，这对于转基因育种研究具有广泛应用性。TGS II 是目前最简单高效的多基因组装系统，但是因专利保护限制了该系统的应用范围。GATEWAY、Gibson assembly 和 In-Fusion 都是应用较广泛的商用重组酶，操作简单，技术成熟稳定。其中 GATEWAY 利用特异性位点的重组将目的基因直接重组到 attB 和 attp 两个位点上，操作简单高效，广泛用于基因文库构建和基因表达分析（Marsischky & Labaer，2004；Alberti et al.，2007）。但是该方法拼接的 DNA 序列存在一个重复序列，可能对基因表达有一定影响。而 Gibson assembly 和 In-Fusion 都是基于重复序列的多基因拼接法，通过 20-40bp 的重叠序列将多个片段和线性载体连接成为一个片段，能够实现多个片段无缝拼接（Benoit et al.，2016；Gibson et al.，2009；李诗渊等，2017）。

此外，构建融合蛋白的方法也可以用于多基因表达载体的构建，如内部核糖体进入位点（Internal ribosomalentry sites，IRESs）（Wang & Marchisio，2021）和自剪切的 2A 多肽策略（He et al.，2020）等。IRESs 能够不依赖帽子结构介导核糖体表达蛋白，启动下游基因的表达。通常来说，IRESs 元件连接的两个基因独立表达成两个完整的目的蛋白，但是 IRESs 核苷酸序列较长，因此受载体容量的限制而导致目的基因表达水平不均衡，以及基因表达量较低等问题（张欢等，2013）。而 2A 多肽策略则更好地规避基因表达不均等问题，具有明显的应用优势。2A 多肽来源于病毒，是一段由 18～22 个氨基酸组成的短肽，能够诱导重组蛋白的自我剪切，剪切位置一般在 2A 多肽序列 C 末端甘氨酸 - 脯氨酸残基之间，目前常用的 2A 多肽包括手足口病毒 2A（Foot-and-mouth disease virus，F2A）多肽、马甲型鼻炎病毒 2A（Equine rhinitis A virus，E2A）多肽、猪捷申病毒 2A（Porcine teschovirus，P2A）多肽及明脉扁刺蛾病毒 2A（Thosea asigna virus，T2A）多肽。不同的 2A 多肽具有不同的剪切效率，目前剪切效率较好的是 P2A 多肽（Liu et al.，2017）。2A 多肽元件的应用可以减少重复序列对多基因载体的限制，实现多个基因的共表达，推动了多基因转化的作物育种研究进程。

罗汉果苷 V 是一种常用的高甜度的天然甜味剂，市场应用前景广阔。其生物合成途径中关键酶基因的挖掘为转基因改良罗汉果品质和改善其他作物风味育种研究提供了新颖的供体基因，但其难点在于需要转移多至 6 个罗汉果甜苷合成酶基因。廖晶晶（2022）基于 In-Fusion 技术和 P2A 多肽结合的多基因组装策略成功构建了携带罗汉果甜苷合成酶基因——SgSQE1、SgCS、SgEPH1、SgP450、SgUGT269-1 和 SgUGT289-3 的多基因表达载体，利用农杆菌转化法将其分别转入黄瓜、番茄、烟草和拟南芥等四种高等植物中，首次实现了罗汉果苷 V、赛门苷 I 及罗汉果苷 III 等甜味物质在黄瓜和番茄中的合成，不仅是甜味蔬菜品种改良的新模式，更为蔬菜甜味育种研究提供了新思路。此外，拟南芥和烟草中产生赛门苷Ⅰ、罗汉果苷Ⅲ和罗汉果苷Ⅱ-E等罗汉果苷，为多源罗汉果甜苷原料植物的开发研究奠定了理论基础。

1. 罗汉果甜苷合成多基因表达载体组装及转化测试

（1）强启动子的活性筛选：为了在多基因载体构建时引入不同的启动子，廖晶晶（2022）通过黄瓜和烟草瞬时表达试验进行筛选，结果表明拟南芥 *AtPD7* 和 *AtUBQ10* 启动子在黄瓜子叶中驱动基因表达的能力与 *CaMV 35S* 强启动子活性基本一致。说明这2个启动子能够在植物中作为强启动子驱动基因表达，适用于下一步的多基因载体构建。

1）启动子克隆及载体构建：以拟南芥 DNA 作为模板，根据 *AtUBQ10*（NCBI 登录号：NM_001084884）和 *AtPD7*（NCBI 登录号：NM_117599）启动子序列设计引物并通过 KOD One PCR master Mix 进行 PCR 扩增，凝胶电泳结果显示 *AtUBQ10* 启动子大小为 636bp，*AtPD7* 启动子序列大小为 345bp，与预期大小一致。纯化或切胶回收后的 PCR 产物进行克隆载体连接，直接转化 DH5α 大肠埃希菌，并 PCR 鉴定筛选含有目的片段的阳性克隆进行测序，将测序结果与原序列进行比对，结果显示序列完全一致，这些结果表明启动子克隆成功。通过 *Hind* Ⅲ 和 *Bam*H Ⅰ 限制性内切酶对 pBI121 载体质粒进行双酶切反应，并利用无缝克隆重组反应将 *AtUBQ10* 和 *AtPD7* 启动子连接到 PBI121 载体上，替换载体上原有的 *CaMV 35S* 启动子，构建 pBI121-*AtUBQ10*-GUS 和 pBI121-*AtPD7*-GUS 重组质粒，转化到 DH5α 大肠埃希菌，并 PCR 鉴定筛选含有目的启动子重组质粒的阳性克隆，将电泳条带正确的阳性克隆菌液进行测序鉴定，根据测序结果确定 pBI121-*AtUBQ10*-GUS 和 pBI121-*AtPD7*-GUS 表达载体构建成功，其载体图谱见图 6-17 b。进一步，提取构建成功的重组质粒 pBI121-*AtUBQ10*-GUS 和 pBI121-*AtPD7*-GUS，转化到农杆菌 GV3101，并利用菌液 PCR 筛选含有重组质粒的阳性克隆，最终获得携带重组质粒 pBI121-*AtUBQ10*-GUS 和 pBI121-*AtPD7*-GUS 的遗传转化农杆菌工程菌株。

2）启动子活性分析：廖晶晶（2022）以 PBI121-35S-GUS 质粒载体作为阳性对照，侵染液作为阴性对照，将携带重组质粒 pBI121-*AtUBQ10*-GUS 和 pBI121-*AtPD7*-GUS 农杆菌注射转化侵染后 1 天、3 天、5 天和 7天的黄瓜子叶和 24 小时的烟草叶片进行 GUS 组织染色分析。由图 6-17 a 和 c 可知，黄瓜和烟草阴性对照未被染色，并且 *AtUBQ10* 和 *AtPD7* 启动子驱动 GUS 基因表达的试验处理与 *CaMV 35S* 强启动子驱动 GUS 基因表达的阳性对照的染色强度相差不大，这说明，*AtUBQ10* 和 *AtPD7* 启动子在黄瓜和烟草植株中驱动的 GUS 基因表达活性都很强，与 *CaMV 35S* 强启动子驱动基因表达能力基本一致，因此可以用于后续的多基因表达载体构建。另外，研究发现黄瓜子叶在侵染后 5 天时，GUS 染色颜色最深，表明侵染后 5 天为基因表达最高的时期，对后续黄瓜瞬时表达试验的取样时期选择具有重要的参考价值。

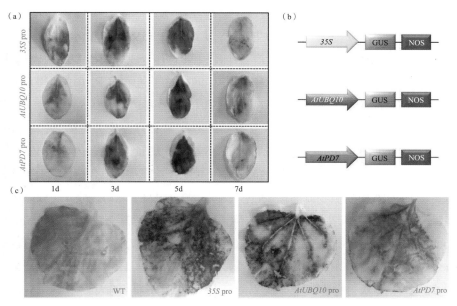

图 6-17 候选启动子的克隆和活性分析

（a）：黄瓜瞬时表达子叶的 GUS 染色分析；（b）：不同启动子的重组质粒图谱；（c）：烟草瞬时表达叶片的 GUS 染色分析；野生型烟草作为阴性对照；*35S* pro: *CaMV 35S* 启动子；*AtUBQ10* pro: *AtUBQ10* 启动子；*AtPD7* pro: *AtPD7* 启动子。

（2）多基因表达载体构建

1）单基因表达载体的构建：根据已知基因序列利用 CE Design 软件设计 *SgSQE1*、*SgCS*、*SgEPH2*、*SgP450*、*SgUGT269-1* 及 *SgUGT289-3* 的全长克隆引物，以罗汉果 cDNA 为模板，PCR 扩增克隆获得 6 个罗汉果甜苷合成关键酶基因的全长序列，并由生物公司直接合成 MAS 终止子（mannopine synthase）和 HSP 终止子（heat shock protein 18.2），利用 ClonExpress II One Step Cloning Kit 将 *AtUBQ10*、*AtPD7* 启动子，*SgSQE1*、*SgCS*、*SgEPH2*、*SgP450*、*SgUGT269-1*、*SgUGT289-3* 合成酶基因，以及 MAS、HSP 终止子分别组合构建到双元质粒 PBI121 上，从而获得 *PD7:SgSQE1*:Thsp、*35S:SgCS*:Tnos、*35S:SgEPH2*:Tnos、*35S:SgP450*:Tnos、*UBQ:SgUGT269-1*: Tmas 和 *35S:SgUGT289-3*:Tnos 单基因表达盒，其载体构建见图 6-18。

2）双基因表达载体的组装：为了将两个基因的表达区域构建到一个载体上，分别 PCR 扩增单基因表达盒的表达区域序列，包括启动子、目的基因及终止子。利用 ClonExpress MultiS One Step Cloning Kit 将纯化后 *PD7:SgSQE1*:Thsp、*35S:SgCS*:Tnos，*UBQ:SgUGT269-1*:Tmas、*35S:SgUGT289-3*:Tnos 四个单基因表达盒片段分别两两连接成为 2 个双基因表达盒，PCR 扩增和测序鉴定结果显示，*PD7:SgSQE1*:Thsp::*35S:SgCS*:Tnos 和 *UBQ:SgUGT269-1*:Tmas::*35S:SgUGT289-3*:Tnos 双基因表达盒均成功构建在一个载体 pCAMBIA1300 上，其载体构建见图 6-18。

3）三基因表达载体的组装：利用 ClonExpress MultiS One Step Cloning Kit 将单基因表

达盒 *35S*:*SgEPH2*:Tnos 和双基因表达盒 *PD7*:*SgSQE1*:Thsp::*35S*:*SgCS*:Tnos 的表达区域同源重组连接到载体 pCAMBIA1300 上成为含有 3 个罗汉果甜苷合成关键酶基因的表达载体 *PD7*:*SgSQE1*:Thsp::*35S*:*SgCS*:Tnos:::*35S*:*SgEPH2*:Tnos。同样地，利用 PCR 扩增获得双基因表达盒 *UBQ*:*SgUGT269-1*:Tmas::*35S*:*SgUGT289-3*:Tnos 和单基因表达盒 *35S*:*SgP450*:Tnos 的表达区域片段并利用同源重组原理将其构建成含有 3 个罗汉果甜苷合成关键酶基因的表达载体 *UBQ*:*SgUGT269-1*:Tmas::*35S*:*SgUGT289-3*:Tnos:::*35S*:*SgP450*:Tnos，其载体构建见图 6-18。

4）六基因终载体的组装：廖晶晶（2022）利用无缝克隆原理设计引物，由于 P2A 序列较短可以将其序列添加到引物 5' 端，通过 PCR 扩增将 P2A 多肽序列引入载体中，但是引物序列比较长，PCR 扩增后应注意排除非特异性序列影响。将 *UBQ*:*SgUGT269-1*:Tmas::*35S*:*SgUGT289-3*:Tnos:::*35S*:*SgP450*（6.1kb）和 *SgSQE1*:Thsp::*35S*:*SgCS*:Tnos:::*35S*:*SgEPH2*:Tnos（6.5kb）两个大片段融合在一起，其载体结构见图 6-18。载体 PCR 鉴定电泳结果见图 6-19，最终获得含有 6 个罗汉果甜苷合成关键酶基因的大载体（21.5kb）U22p-SCE，并将其转入农杆菌 GV3101，28℃培养 2～3 天后挑取单克隆加入含有抗生素的 YEB 培养基中震荡培养 2 天，利用菌液 PCR 筛选含有重组质粒的阳性克隆，向凝胶电泳条带大小与各目的基因大小一致的菌液中加入 50% 甘油混匀后置于 −80℃保存备用。

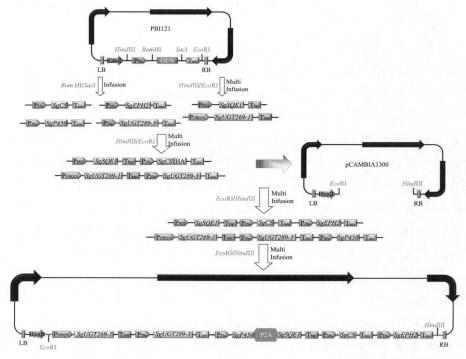

图 6-18   罗汉果苷合成酶基因基于 In-Fusion 和 P2A 多肽结合的多基因组装策略流程图

注：P2A 多肽的氨基酸序列为 GSGATNFSLLKQAGDVEENPGP；*Bam* Ⅲ/*Sac*I 和 *Hind* Ⅲ/*Eco*RI 为所用的两个双酶切位点；pCAMBIA1300 为质粒载体。

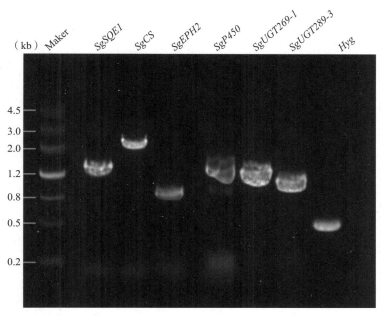

图 6-19 多基因载体 U22p-SCE 上 *SgSQE1*（1 587bp）、*SgCS*（2 280bp）、*SgEPH2*（951bp）、*SgP450*
（1 421bp）、*SgUGT269-1*（1 253bp）、*SgUGT289-3*（1 026bp）**及 Hyg（392bp）的 PCR 鉴定图**
注：DNA Maker 为 4.5kb；左侧数字为 Maker 的特异性条带大小。

5）U22p-SCE 多基因载体的适用性分析：为了利用黄瓜子叶瞬时表达试验分析是否有
罗汉果甜苷产物产生确定所构建的多基因载体在植物中的适用性，通过农杆菌浸润法将多
基因载体 U22p-SCE 转入黄瓜子叶中。根据之前试验的结果，在侵染后第 5 天对黄瓜子叶
进行取样，并通过 LC-MS 分析是否有罗汉果甜苷化合物的合成。如图 6-20 a 所示，
HPLC-MS/MS 总离子流图显示转化瞬时表达多基因表达载体 U22p-SCE 的黄瓜子叶的提
取物在保留时间 11.62min 和 13.41min 分别有一个信号峰，与罗汉果苷ⅡE 和罗汉果苷Ⅲ
标准品的保留时间一致，并且图 6-20 b 的提取离子流图进一步验证了瞬时表达 U22p-SCE
的黄瓜子叶中积累了少量的罗汉果苷ⅡE 和罗汉果苷Ⅲ，虽然未发现赛门苷Ⅰ和罗汉果苷
Ⅴ等甜苷化合物的合成。这可能是由于瞬时表达反应时间短，不稳定性，底物积累量不足
导致后续产物的缺失，也可能是多基因载体含有多个基因表达盒，载体序列较长，抑制了
多个基因的表达，从而引起产物的减少。因此，需要进一步植物遗传转化的应用确定是否
有罗汉果甜苷产物生成，黄瓜瞬时表达结果初步说明了这个多基因载体在植物遗传转化中
的适用性，为进一步进行植株遗传转化试验奠定了基础。

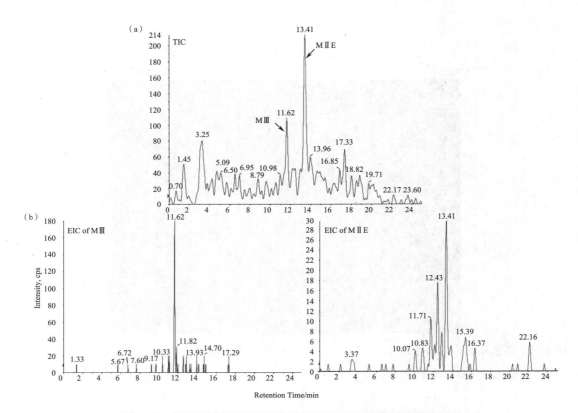

图 6-20　瞬时表达黄瓜子叶中罗汉果苷 Ⅱ E 和罗汉果苷 Ⅲ 的积累

（a）：瞬时表达黄瓜子叶中罗汉果苷 Ⅱ E 和罗汉果苷 Ⅲ 的总离子流图；（b）：瞬时表达黄瓜子叶中罗汉果苷 Ⅱ E 和罗汉果苷 Ⅲ 的提取离子流图；黑色箭头指向罗汉果苷 Ⅱ E 和罗汉果苷 Ⅲ 色谱峰。

（3）多基因表达载体构建成功的关键点

1）多基因组装策略的选择：从技术上来说，一个合适的多基因载体组装策略是研究能否成功的关键。为了实现 6 个基因的组装，将 TGS Ⅱ、GATEWAY 重组系统、Gibson Assembly、In-Fusion 和 P2A 多肽等目前应用较多的植物多基因载体组装工具进行了比较筛选。首先，TGS Ⅱ 系统是基于 Cre/loxP 重组系统、归巢内切酶和 GATEWAY 重组系统相结合开发的高效多基因载体构建系统，能够实现多个基因的同时转化及表达，组装效率高，操作简单，可以实现多达 4 ~ 8 个基因的组装并同时转化进入植物（Zhu *et al.*，2019；Fang *et al.*，2018），适用于复杂的代谢途径在异源宿主中的重塑。但是由于专利等问题限制了该策略在研究中的应用。那么常见的商用酶就成了首选策略，如 GATEWAY 重组系统是一种用于多基因载体构建的商业用重组酶，但是该方法更适用于小片段的拼接，但是罗汉果甜苷合成关键酶基因表达盒的表达区域序列较长（Chen *et al.*，2006）。而与 Gibson Assembly 相比，In-Fusion 在将多个 DNA 片段插入线性载体中具有明显优势，Gibson Assembly 方法通常可应用于 20.5kb 的质粒，更适用于多个小片段的连接。而 In-

Fusion 技术可使用高达 46kb 的质粒。显然，In-Fusion 技术是更合适的技术手段。虽然目前没有证据表明多基因载体装载转基因数目的极限，但是一个载体同时装载 6 个以上（含6 个）转基因的研究仍旧比较少。而且，研究表明随着转基因数目的不断增多，植物表达载体通常会出现基因沉默或选择性表达的现象（Liu et al.，2013；Ghareeb et al.，2016）。因此，多基因载体的装载方案设计时，应尽量避免冗余序列的加入。因而为了减少多基因载体上重复序列的不利影响，在多基因载体构建过程中引入了自剪切 2A 多肽元件（16 到20 个氨基酸）。在翻译过程中，2A 多肽能够形成一个阻隔结构，使得被 2A 多肽连接的两端形成两个不同的蛋白，将一个融合蛋白"切开"，从而分别行使自己的功能，这极大地规避了多基因表达时蛋白活性不高或下游基因表达量低等缺点。不同的 2A 肽序列的剪切效率具有显著的差异，其中 P2A 效率是最高的。而且廖晶晶（2022）研究在 2A 多肽序列的 N 端加上了甘氨酸 - 丝氨酸 - 甘氨酸序列能够明显提高剪切效率。

2）植物表达载体及启动子的选择：植物表达载体的选择也是试验成功的关键影响因素之一，一般植物表达载体都在 12～18kb 范围内，而 pCAMBIA1300 载体线性化后仅有8 900bp，更适用于多个基因的组装。而且，为了避免重复的启动子序列可能会导致基因沉默现象的出现，廖晶晶（2022）研究利用植物瞬时表达技术及 GUS 组织染色分析直观地观察不同候选启动子驱动基因表达的效率，理论上来说，黄瓜基因的启动子应该是最佳的选择，但是实际上，黄瓜 Actin 基因启动子在黄瓜子叶中未能成功驱动 GUS 基因的表达。最终通过筛选获得具有强启动表达的拟南芥 AtUBQ10 和 AtSCPL30 基因的启动子AtPD7，它们在之前的烟草研究中也具有较强的启动基因表达的能力（Norris et al.，1993；Jiang et al.，2018），但是这是首次用于黄瓜植株，并且通过 GUS 染色直观地发现其具有较强的活性，与强启动子 CaMV 35S 活性基本一致，为进一步多基因载体构建奠定了基础。

3）多基因组装方案的选择：目前，利用 In-Fusion 装载多基因的研究仍旧比较少，因而在多基因载体构建过程中存在许多的不稳定因素，在实际操作过程中需要不断调整具体的组装方案。首先，利用 In-Fusion 酶将 6 个罗汉果甜苷合成酶单基因表达盒的表达区域同时连入一个载体上，这需要将 6 个 3 000bp 左右的片段同时连接在一个线性化的载体上，这对酶的效率要求较高，就现有的技术来说，基本上是难以实现的。但是将两个单基因表达盒连接在一起较为容易，因而，3 个双基因表达盒构建成功。在这种情况下，利用3 个双基因表达盒连接成为一个载体就成为了首选方案，但是由于相同启动子和终止子序列的限制，扩增获得的片段重复序列较多，重组困难。多次尝试无果后，廖晶晶（2022）改变方案，将双基因表达盒和单基因表达盒连接成为三基因表达盒，再连接成为一个大载体，但是由于每个基因表达盒片段较长，两个大片段的组装比较困难，常常会出现只能插入一个大片段的现象。而且，最终连接的两个片段的大小高达 6 000bp，这也是廖晶晶（2022）研究的一个难点，其原本想保留所有启动子和终止子，但尝试多次都无法获得阳性克隆，因而调整了构建方案，将自剪切的 2A 多肽引入，以减少重复序列的限制。

综上，廖晶晶（2022）首次用 In-Fusion 和 2A 多肽结合的多基因载体构建策略实现了 6 个罗汉果基因载体的组装。该策略具有简单易行的特点，其应用为多基因载体构建提供了新思路。

2. 黄瓜／番茄／烟草／拟南芥的遗传转化及转基因株系鉴定   廖晶晶（2022）利用农杆菌转化法将植物多基因表达载体 U22p-SCE 分别转化到黄瓜、番茄、烟草和拟南芥 4 种高等植物中，通过潮霉素抗性筛选获得抗性植株。进一步利用 PCR 鉴定抗性植株中所有罗汉果甜苷合成酶基因的整合情况，通过筛选鉴定出 1 株黄瓜阳性植株 U1；4 株 Micro-Tom 番茄阳性植株（S8、S10、S14 和 S17）；7 株烟草阳性植株（N16、N22、N30、N32、N45、N46 和 N47）；7 株拟南芥阳性植株（AA3、AA5、AA6、AA7、AU7、AU10 和 AU11）。通过实时荧光定量 PCR 分析阳性植株中罗汉果甜苷合成关键酶基因的相对表达水平，发现阳性植株中目的基因的表达量都比较高。表明基于 In-Fusion 和 P2A 多肽结合的多基因载体组装策略能够将多个基因连接在一个 T-DNA 区域并整合到异源宿主基因组上，该策略在未来对各种目标产物或候选植物可能有较为广泛的适应性。

（1）潮霉素抗性筛选转基因植株

1）黄瓜转基因植株的筛选：为了改善黄瓜风味特性，廖晶晶（2022）利用基于 In-Fusion 和自裂解 2A 肽为基础的基因堆叠策略获得的多基因表达载体 U22p-SCE，通过农杆菌对黄瓜叶片外植体进行了遗传转化分析（图 6-21）。由于潮霉素浓度过高会抑制再生芽的生长，一般会出现萎黄甚至死亡的现象，但是如果抗生素浓度过低又导致转基因植株假阳性过高。因而试验先用低浓度的潮霉素（5mg/L）来筛选转化的植物，再用高浓度（8mg/L）的潮霉素筛选外植体。将农杆菌侵染后的黄瓜子叶和子叶节培养在筛选分化培养基上，子叶节出芽率高于子叶出芽率，基本上所有的子叶节基部都能够长出抗性芽，而大部分子叶都不能够出现再生抗性芽，逐渐变黄萎蔫。一般来说，从绿色健康的外植体上生长出来的不定芽均可以继续培养，选择 2～3cm 的不定芽在含有潮霉素（10mg/L）的生根培养基中进行培养，抗性植株会继续生根，发育成完整的黄瓜再生植株。黄瓜的再生率并不高，通常来说，一批侵染约 500 个子叶节，能够产生抗性芽的大约有 490 个左右，但是在生长过程中会逐渐萎黄，不再长大，能够转移到生根培养基的抗性芽约有 199 个左右。其中最终能够生根成为再生植株的仅有 30～40 株。驯化移苗后能够健康成活的植株就仅剩 10～20 株。根据抗性植株鉴定结果发现。黄瓜的转化阳性率为 0.067%，虽然转化阳性率较低，但这也是首次实现了 6 个罗汉果甜苷合成酶基因在黄瓜植株中同时转化和表达的研究。

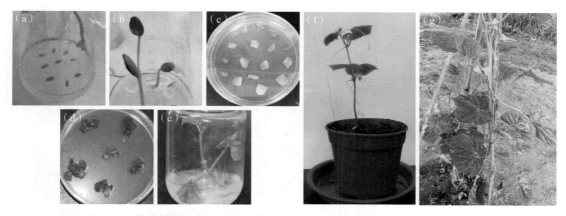

图 6-21 携带植物多基因表达载体 U22p-SCE 的农杆菌遗传转化黄瓜流程图
（a）：黄瓜种子播种；（b）：幼苗；（c）：外植体；（d）：分化筛选培养；（e）：生根培养；（f, g）：再生植株的培养。

2）番茄转基因植株的获得：同样，为了改善番茄的风味，产生复合型口味的番茄新种质，通过携带 U22p-SCE 载体农杆菌介导转化将罗汉果甜苷合成酶基因导入番茄中。由于 Micro-Tom 品种的番茄转化操作简便，生长周期相对短，因而选用 Micro-Tom 番茄作为转化材料。以叶片、子叶和下胚轴作为外植体，其中叶片的出芽率最高，并且番茄外植体对潮霉素特别的敏感，具有明显抑制愈伤组织和不定芽生长的作用，往往容易出现黄化甚至褐化现象，严重的甚至会直接萎蔫死亡。而且由于多基因载体较大，转化效率有一定的影响，经过多轮潮霉素抗性筛选，最终获得 20 株抗性植株。

3）烟草转基因植株的培养：为了探索罗汉果甜苷合成的原料植物的开发利用，使用烟草和拟南芥作为候选的植物生物工厂，并尝试将多基因载体 U22p-SCE 分别转入烟草和拟南芥植株中。烟草遗传转化体系较为稳定，出苗率高，周期短。通常来说，利用含有多基因载体农杆菌转化后的烟草外植体在选择培养基（MS ＋ 3% 蔗糖 ＋ 0.7% 琼脂 ＋ 1mg/L 6-BA ＋ 0.2mg/L 萘乙酸 ＋ 400mg/L 头孢霉素 ＋ 7mg/L 潮霉素）上可以分化出丛生苗，再经过含抗生素生根培养基（MS ＋ 3% 蔗糖 ＋ 0.7% 琼脂 ＋ 0.2mg/L 萘乙酸 ＋ 400mg/L 头孢霉素 ＋ 7mg/L 潮霉素）的筛选作用获得抗性植株。烟草外植体的筛选需要注意抗生素的浓度，过高的抗生素浓度会导致白化苗的产生，不能够正常生长。头孢霉素浓度过高也会抑制烟草生根，因而为了能够获得健壮的烟草再生植株，生根培养基中的头孢霉素浓度低于选择培养基，而且最终经过筛选获得 16 株抗性植株以备进一步鉴定，其遗传转化的大致流程图如图 6-22 所示。

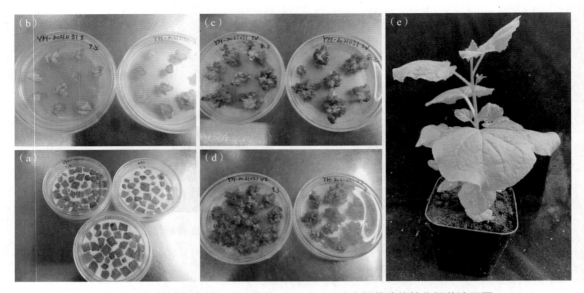

图 6-22　携带植物多基因表达载体 U22p-SCE 的农杆菌遗传转化烟草流程图

（a）：共培养；（b）：分化筛选；（c）：产生不定芽；（d）：产生再生苗；（e）：再生植株的培养。

　　4）拟南芥转基因植株的培养：拟南芥的蘸花法（Zhang *et al.*，2006）是目前使用最广泛的转化方法，该方法操作简单，在侵染时，应注意选择花蕾期作为侵染的最佳时期，通常侵染时应加入表面活性剂 Silwet-77 从而提高转化率。T0 代种子播种在含抗生素的培养基（1/2MS + 30mg/L 潮霉素）上筛选抗性植株（图 6-23），由于多基因载体较大，不易转化成功，虽然 T0 代种子出苗率很高，但是生根率比较低，多数拟南芥种子未能获得再生植株，而且染菌现象也比较明显。通过多批次筛选培养，最后获得了 11 株抗性植株。

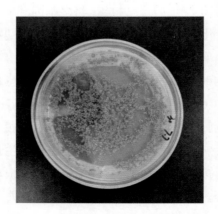

图 6-23　拟南芥 T0 代种子潮霉素筛选

　　（2）转基因抗性植株的 PCR 检测：利用 PCR 鉴定黄瓜、番茄、烟草和拟南芥抗性植株中罗汉果甜苷合成酶基因 *SgSQE1*、*SgCS*、*SgEPH2*、*SgP450*、*SgUGT269-1*、*SgUGT289-3*

和抗性筛选基因 *Hyg* 整合情况，琼脂糖凝胶电泳结果显示，部分抗性植株出现基因丢失现象，未能检测出所有目的基因的特异性条带，黄瓜一共获得 1 株阳性植株 U1（图 6-24 a），其 PCR 的检测结果如图 6-24 b，在黄瓜植株的叶片和果实中都检测到了 6 个目的基因及潮霉素筛选基因 *Hyg*；同样地，Micro-Tom 番茄一共获得 4 株阳性植株，包括 S8、S10、S14 和 S17（图 6-25 a），其 PCR 的检测结果如图 6-25 b；利用 PCR 检测 6 个罗汉果甜苷合成酶基因结果显示共有 7 株转基因烟草能够同时鉴定出 6 个基因的阳性植株（N16、N22、N30、N32、N45、N46 和 N47）（图 6-26 a）；而拟南芥的 T0 代植株一共获得 7 株阳性植株，分别为 AA3、AA5、AA6、AA7、AU7、AU10 和 AU11（图 6-27 d）。

3. 转基因植株中罗汉果甜苷合成酶基因表达水平的分析

（1）黄瓜转基因植株中罗汉果甜苷合成酶基因表达水平的分析：利用实时荧光定量 PCR（qRT-PCR）对黄瓜、番茄和烟草阳性植株中 *SgSQE1*、*SgCS*、*SgEPH2*、*SgP450*、*SgUGT269-1* 和 *SgUGT289-3* 基因的表达水平进行分析，同时转基因拟南芥中罗汉果甜苷合成酶基因的表达水平用反转录 PCR（RT-PCR）检测。由图 6-24 c 可知，与黄瓜野生型对照相比，在黄瓜转基因植株 U1 的果实和叶片中 *SgCS*、*SgEPH2*、*SgP450*、*SgUGT269-1* 和 *SgUGT289-3* 基因的表达水平都很高，最高的都达到了上万倍。而 *SgSQE1* 基因的表达量也比对照高出 100 倍左右。转基因黄瓜中罗汉果甜苷合成酶基因具有较高的表达量，表明该多基因载体组装策略能够同时将此 6 个基因转入转基因黄瓜植株中并且具有较高的表达水平。

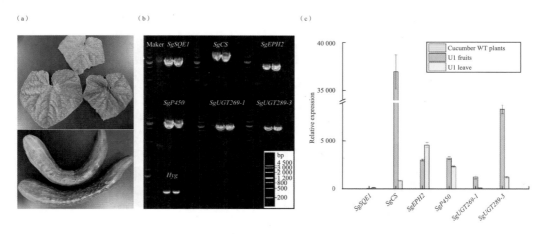

图 6-24　黄瓜转基因植株 U1 的鉴定

（a）：黄瓜转基因植株 U1 的叶片和果实；（b）：黄瓜转基因植株 U1 的 PCR 检测；电泳条带从左至右分别为 Maker、WT、U1 果实和 U1 叶片，右下角为 Maker 条带分子量大小（4.5kb）；（c）：黄瓜转基因植株 U1 的 qRT-PCR 分析；*Csactin* 为内参基因；黄瓜野生植株设为 1；数据用平均值 ± 标准差表示，每个样品三次重复。

（2）番茄转基因植株中罗汉果甜苷合成酶基因表达水平的分析：为了进一步鉴定番茄阳性植株中罗汉果甜苷合成酶基因的表达情况，利用 qRT-PCR 分析对 4 株阳性植株 S8、S10、S14 和 S17（图 6-25 c）进行分析筛选。其中，S8 株系中 *SgP450* 基因，S14 株系中 *SgCS* 和 *SgUGT289-3* 基因和 S17 株系中 *SgEPH2*、*SgP450* 和 *SgUGT269-1* 基因的表达水平相对较低外，其他所有株系的所有罗汉果甜苷合成酶基因均具有较高的表达水平（图 6-25 c）。并且在野生型番茄植株中未检测到目的基因的表达，表明在转基因番茄株系中同时表达了 6 个罗汉果甜苷合成酶基因。结果显示罗汉果甜苷合成酶基因已经成功转入转基因番茄植株中并且具有较高的基因表达水平。

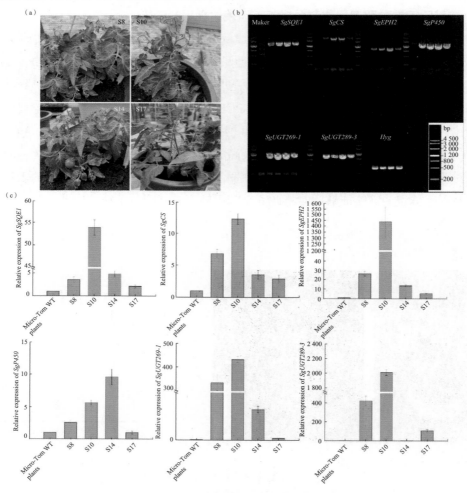

图 6-25　番茄转基因株系的鉴定

（a）：番茄转基因株系 S8、S10、S14 和 S17；（b）：番茄转基因株系的 PCR 检测；电泳条带从左至右分别为 Maker、WT、S8、S10、S14 和 S17，右下角为 Maker 条带分子量大小（4.5kb）；（c）：番茄转基因株系的 qRT-PCR 分析；*Leactin* 为内参基因；番茄野生植株设为 1；数据用平均值 ± 标准差表示，每个样品三次重复。

（3）烟草和拟南芥转基因植株中罗汉果甜苷合成酶基因表达水平的分析：同样，为了进一步鉴定烟草和拟南芥转基因植株中罗汉果甜苷合成酶基因的表达情况，qRT-PCR 分析烟草转基因植株中罗汉果甜苷合成酶基因的相对表达水平。与野生型烟草相比，所有罗汉果甜苷合成酶基因在转基因烟草株系中都具有超级高的表达量（图 6-26 b）。而由于拟南芥转基因植株较小，因而在检测罗汉果甜苷合成酶基因的表达水平时采用了 RT-PCR 分析，根据凝胶电泳图 6-27 c 分析可知，虽然不同拟南芥转基因株系的罗汉果甜苷合成酶基因表达水平有差异，但是基本上所有拟南芥转基因株系中所有罗汉果甜苷合成酶基因基本都能够表达。这些结果已经表明，罗汉果甜苷合成酶基因在烟草和拟南芥中均成功表达。这些结果说明基于 In-Fusion 和 P2A 多肽的基因组装策略具有广泛的适用性，具有应用于多种高等植物的可能性。

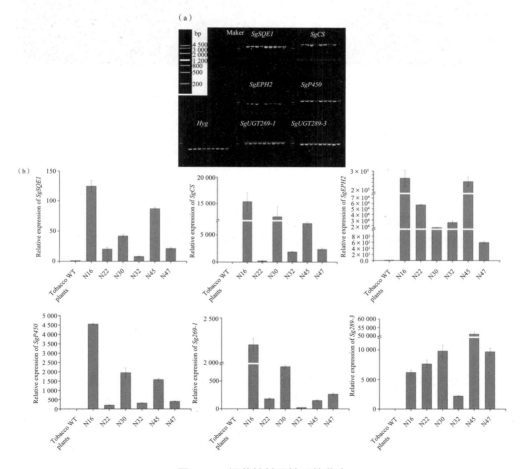

图 6-26　烟草转基因株系的鉴定

（a）：烟草转基因株系的 PCR 检测；电泳条带从左至右分别为 Maker、WT、N16、N22、N30、N31、N32、

N45、N46、N47 和 N48，左上角为 Maker 条带分子量大小（4.5kb）；（b）：烟草转基因株系的 qRT-PCR 分析；

Nbactin 为内参基因；烟草野生植株设为 1；数据用平均值 ± 标准差表示，每个样品三次重复。

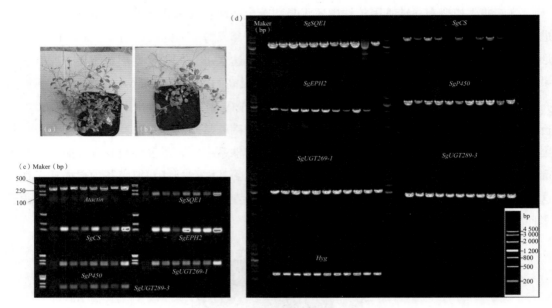

图6-27　拟南芥转基因株系的鉴定

（a，b）：拟南芥转基因植株和WT植株；（c）：拟南芥转基因株系的RT-PCR检测；电泳条带从左至右
分别为Maker、WT、AA3、AA5、AA6、AA7、AU7、AU10和AU11；*Atactin*为内参基因；（d）：拟南
　芥转基因株系的PCR分析；电泳条带从左至右分别为Maker、WT、AA3、AA5、AA6、AA7、AU6、
　　　AU7、AU8、AU10、AU11、AU12和AU13，右下角为Maker条带分子量大小（4.5kb）。

4. 黄瓜／番茄／烟草／拟南芥转基因株系中罗汉果苷的鉴定与分析

（1）黄瓜转基因株系中罗汉果苷的分析：在PCR鉴定和qRT-PCR分析的基础上，利用HPLC-MS/MS测定黄瓜转基因株系中罗汉果苷的成分和含量。理论上说，罗汉果醇、罗汉果苷ⅠA-1、罗汉果苷ⅡE、罗汉果苷Ⅲ、赛门苷Ⅰ和罗汉果苷Ⅴ标准品的检测保留时间分别为4.01、19.38、13.88、12.03、10.14和8.37分钟（图6-28 a）。测定结果发现，仅在转基因黄瓜果实中发现甜苷罗汉果苷Ⅴ的积累（图6-28 a），其平均含量约为587.0ng·g^{-1}FW，野生型黄瓜植株中未发现任何罗汉果苷化合物（图6-28 a）。而且转基因黄瓜果实和叶片中均检测到了罗汉果醇、罗汉果苷ⅠA-1、罗汉果苷ⅡE、罗汉果苷Ⅲ和甜苷赛门苷Ⅰ（图6-28 a），其含量如图6-28 b所示，转基因黄瓜果实中罗汉果醇、罗汉果苷ⅠA-1、罗汉果苷ⅡE、罗汉果苷Ⅲ、赛门苷Ⅰ的平均含量分别为36.89、58.0、74.3、615.0和113ng·g^{-1}FW，而叶片中的罗汉果醇、罗汉果苷ⅠA-1、罗汉果苷Ⅱ-E、罗汉果苷Ⅲ、赛门苷Ⅰ的平均含量分别为12.91、73.19、70.33、734.0和85.51ng·g^{-1}FW。这些结果表明含有罗汉果甜苷合成酶基因的多基因载体在黄瓜转基因株系的正常表达，并催化底物2,3-氧化鲨烯合成了甜苷罗汉果苷Ⅴ。转基因黄瓜植株中实现了甜苷罗汉果苷Ⅴ合成途径从头重构，成功培育出了含有罗汉果苷Ⅴ的"甜黄瓜"转基因株系。而且在黄瓜叶片中检测到甜苷罗汉果苷Ⅲ、赛门苷Ⅰ的合成，未来可以应用黄瓜叶片等植物废弃物提取罗汉果甜苷化合物，具有开发成为合成罗汉果甜苷生物工厂的潜力。

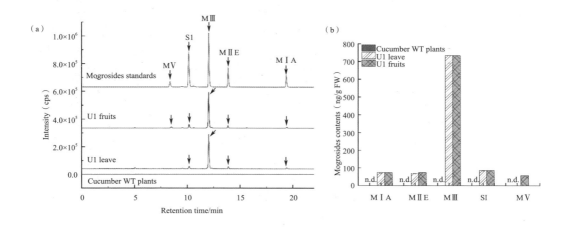

图 6-28　转基因黄瓜 U1 中罗汉果苷的分析

（a）转基因黄瓜株系 U1 中罗汉果苷的 HPLC-MS/MS 分析。（b）转基因黄瓜植株中罗汉果苷含量分析。n.d. 表示未检出。数据用平均值 ± 标准差表示，每个样品三次重复。黑色箭头指向罗汉果苷化合物的色谱峰。

（2）番茄转基因株系中罗汉果苷的分析：HPLC-MS/MS 测定分析了 4 株番茄转基因株系中是否存在罗汉果苷的积累。根据 HPLC 的提取离子色谱图（EIC）表明，仅在番茄转基因株系 S10 中检测到少量的罗汉果苷Ⅲ，其保留时间与罗汉果苷Ⅲ标准品一致，而在野生型番茄植株中均未检测到任何罗汉果苷的合成（图 6-29 a）。定量分析表明，S10 番茄转基因株系中罗汉果苷Ⅲ的平均含量为 25.92ng·g^{-1}FW（图 6-30 a）。另外，如图 6-31 a 和 b 所示，番茄转基因株系 S8 和 S17 发现了较少量的罗汉果醇的积累。虽然番茄转基因株系中只发现罗汉果苷Ⅲ和罗汉果醇，而未检测到终产物甜苷罗汉果苷 V 的存在，但是这为培育复合型口味的"甜味番茄"转基因株系奠定了基础。结果表明基于 In-Fusion 和 P2A 多肽结合的多基因组装策略将 6 个罗汉果甜苷合成酶基因整合到了番茄转基因株系中，并且在以 2,3- 氧化鲨烯为底物的基础上成功合成了罗汉果苷Ⅲ。

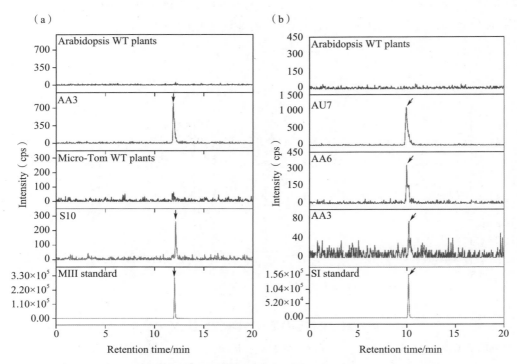

图 6-29 番茄和拟南芥转基因株系中罗汉果苷的 HPLC/MS-MS 分析

（a）：番茄和拟南芥转基因株系中罗汉果苷Ⅲ的 HPLC/MS-MS 分析；（b）：拟南芥转基因株系中甜苷赛门苷Ⅰ的 HPLC/MS-MS 分析；黑色箭头指向罗汉果苷Ⅲ和甜苷赛门苷Ⅰ的色谱峰。

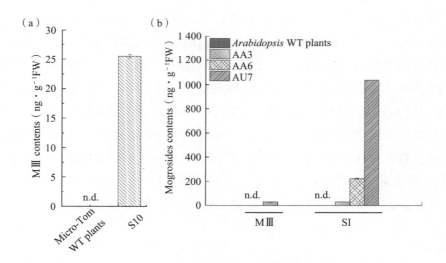

图 6-30 番茄和拟南芥转基因株系中罗汉果苷的积累分析

（a）：番茄转基因植株中罗汉果苷Ⅲ含量分析；（b）：拟南芥转基因株系 AA3、AA6 和 AU7 中罗汉果苷含量分析；n.d. 表示未检出；数据用平均值 ± 标准差表示，每个样品三次重复。

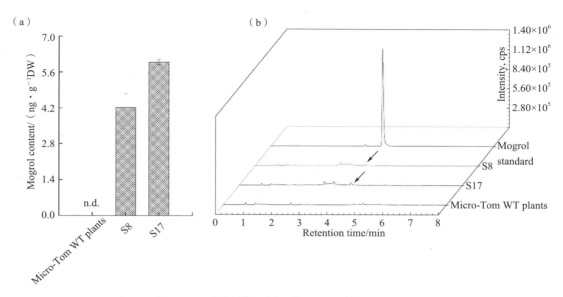

图 6-31　番茄转基因株系中罗汉果醇的积累分析

（a）：番茄转基因株系 S8 和 S17 中罗汉果醇含量分析；（b）：番茄转基因株系 S8 和 S17 中罗汉果醇的鉴定；黑色箭头指示的是罗汉果醇的 HPLC 峰；n.d. 表示未检出；数据用平均值 ± 标准差表示，每个样品三次重复。

（3）烟草和拟南芥转基因株系中罗汉果苷的分析：同样地，为了实现罗汉果甜苷的异源合成，廖晶晶（2022）还将多基因载体 U22p-SCE 转化烟草和拟南芥植株。PCR 鉴定和 qRT-PCR 分析发现 6 个罗汉果甜苷合成酶基因在烟草和拟南芥植株中整合并表达，并且 HPLC-MS/MS 分析结果表明，转基因烟草叶片中积累了大量的罗汉果苷ⅡE 和少量的罗汉果苷Ⅲ（图 6-32 a），其罗汉果苷ⅡE 的平均含量约为 5μg·g⁻¹FW，而罗汉果苷Ⅲ的平均含量约为 250ng·g⁻¹FW（图 6-32 b 和图 6-32 c）。同时令人惊喜的是，拟南芥转基因株系中发现了罗汉果苷Ⅲ和甜苷赛门苷Ⅰ的积累（图 6-29 a 和图 6-29 b），其保留时间与罗汉果苷Ⅲ和赛门苷Ⅰ标准品的保留时间完全一致。但是不同转基因株系中赛门苷Ⅰ的含量差异较大。在 AA3、AA6 和 AU7 转基因系中，赛门苷Ⅰ的平均含量分别为 29.65、224.57 和 1 036.96ng·g⁻¹FW（图 6-30 b）。同时 AA3 转基因株系中发现罗汉果苷Ⅲ的积累（图 6-29 a），平均含量约为 202.75ng·g⁻¹FW（图 6-30 b）。虽然在烟草和拟南芥转基因株系中均未发现终产物甜苷罗汉果苷Ⅴ的合成，但是赛门苷Ⅰ在拟南芥转基因株系中的异源合成为赛门苷Ⅰ的异源合成研究提供了可能性，同时，其他罗汉果苷成分的合成也为未来甜苷罗汉果苷Ⅴ的异源生产奠定了理论基础，为开发多源罗汉果甜苷原料植物提供了新思路。

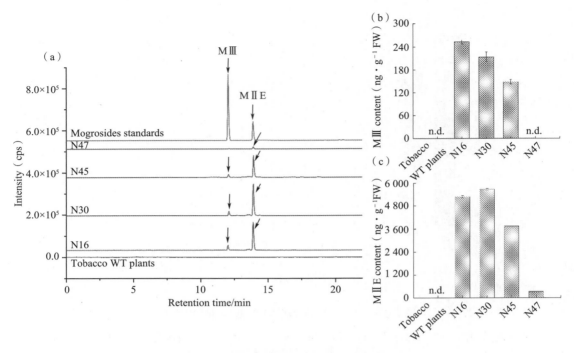

图 6-32　烟草转基因株系中罗汉果苷的分析

（a）：烟草转基因株系中罗汉果Ⅲ和罗汉果苷ⅡE的 HPLC/MS-MS 分析；（b）：烟草转基因株系中罗汉果苷Ⅲ的积累分析；（c）：烟草转基因株系中罗汉果苷ⅡE的积累分析；n.d. 表示未检出；数据用平均值 ± 标准差表示，每个样品三次重复；黑色箭头指向罗汉果苷Ⅲ和罗汉果苷ⅡE的色谱峰。

　　理论上，只要含有充足的 2,3- 氧化鲨烯的植物都可以作为罗汉果甜苷生物合成的宿主，因而廖晶晶（2022）基于 In-Fusion 和 P2A 多肽结合基因组装策略构建的多基因载体在植物转基因育种中具有广泛的应用范围，为改善蔬菜风味，实现甜味水果型蔬菜品种创新奠定了坚实的基础。

　　5. 罗汉果甜苷合成酶基因异源转化植物的改进方向　廖晶晶（2022）基于 In-Fusion 和 P2A 多肽的多基因组装策略，首次成功构建获得含有角鲨烯环氧化物酶基因（*SgSQE1*）、葫芦二烯醇合成酶基因（*SgCS*）、环氧化物水解酶基因（*SgEPH2*）、细胞色素 P450 单氧酶基因（*SgP450*）和 UDP- 葡糖基转移酶基因（*SgUGT269-1* 和 *SgUGT289-3*）的大载体 U22p-SCE（约为 22kb），其 T-DNA 区域大约为 12.9kb，利用农杆菌转化法将 U22p-SCE 载体转化到高等植物——黄瓜、番茄、烟草和拟南芥植株中，通过潮霉素抗生素筛选抗性植株、PCR 鉴定和 qRT-PCR 分析获得转基因株系，培育出了含有甜苷罗汉果苷Ⅴ的"甜黄瓜"和含有甜苷赛门苷Ⅰ的"甜拟南芥"转基因株系，并利用番茄和烟草实现罗汉果苷的异源合成。本研究应用的基于 In-Fusion 和 P2A 多肽结合的多基因组装策略，构建方法简便，适用范围广，具有应用于多基因调控的作物育种的潜力。廖晶晶

（2022）的研究不仅改变了鲜食蔬菜甜味育种的传统模式，由传统的提高糖含量模式向引入非糖非蛋白甜味物质的新模式转变，还为进一步开发多源罗汉果甜苷原料植物奠定了基础。其获得的经验和存在的问题如下：

（1）首次开发并应用了基于 In-fusion 和 P2A 多肽的多基因组装策略，实现了 6 个罗汉果甜苷合成酶基因在黄瓜、番茄、烟草和拟南芥转基因株系的整合和共同表达。未来可以在廖晶晶（2022）研究的基础上，开发更多不同类型的强启动子或特异性启动子，减少重复序列对载体中基因表达的影响。

（2）廖晶晶（2022）研究所用的多基因载体通常含有多个基因表达盒，因而插入的 T-DNA 片段过长影响了转基因的转化率，并出现部分基因丢失的问题。而且黄瓜转化多基因载体后的转基因植株阳性率很低，未来可以尝试利用 P2A 多肽将 6 个基因连成 3 个融合蛋白，用 3 个不同的启动子驱动 6 个基因的表达，在减少重复序列的同时还能够减少 T-DNA 插入片段大小。

（3）廖晶晶（2022）利用多基因载体的转化成功培育出的含甜苷罗汉果苷 V 的甜黄瓜和含甜苷赛门苷 I 的甜拟南芥转基因株系，并在番茄和烟草中分别合成了罗汉果苷 III 和罗汉果苷 II E 等罗汉果苷化合物。虽然转基因株系中的 6 个外源基因的表达水平较高，但是仅在黄瓜果实中发现了甜苷罗汉果苷 V 的合成，可能的原因有：①与 T-DNA 插入的位点有关；②与底物浓度过低有关；③与其他蛋白互作抑制罗汉果甜苷生物合成酶功能有关；④与不同罗汉果甜苷合成酶的细胞定位位置的不同有关；⑤与因遗传背景差异而缺乏适宜的辅因子有关。因此，未来可以考虑通过进一步深入分析未获得终产物甜苷罗汉果苷 V 的原因，针对不同的影响因素制定不同的解决方案，从而实现甜苷罗汉果苷 V 的合成。

（4）廖晶晶（2022）通过转基因育种改善了黄瓜的风味，为蔬菜和水果等重要经济作物的风味育种研究奠定了基础，同时也为培育创新型的甜味蔬菜新品种提供了新途径。未来可以对转基因植株进行全基因组测序确定多基因载体的整合是否会导致其他基因序列突变，还可以结合代谢组分析黄瓜植株中的主要的活性成分的变化以确保没有未知的有害成分生成或对原有活性成分有不良影响。另外，廖晶晶（2022）发现可能是由于甜味的影响导致转基因植株虫害现象更严重，基本没有完整的果实成熟，虫咬严重，因而未来可以考虑在转基因植株中引入抗虫基因，在改良黄瓜风味的同时，也可以保证产量。

参考文献

[1]　凌焱, 段海清, 陈惠鹏. 合成生物学 [J]. 军事医学科学院院刊, 2006, 30(6): 572-574.

[2]　庄成乐, 黄卫人, 蔡志明. 合成生物学在医学及肿瘤治疗应用的研究前景 [J]. 医学综述, 2015, 21(7): 1203-1205.

[3] 黄璐琦, 高伟, 周雍进. 合成生物学在中药资源可持续利用研究中的应用 [J]. 药学学报, 2014, 49(1): 37-43.

[4] 冯娇, 何珣, 陈怡露. 合成生物学在医药领域中的应用 [J]. 东南大学学报医学版, 2012, 31(2): 220-224.

[5] MARTIN V J J, PITERA D J, WITHERS S T, et al. Engineering a mevalonate pathway in *Escherichia coli* for production of terpenoids[J]. Nature Biotechnology, 2003, 21(7): 796-802.

[6] RO D K, PARADISE E M, OUELLET M, et al. Production of the antimalarial drug precursor artemisinic acid in engineered yeast[J]. Nature, 2006, 440(7086): 940-943.

[7] PADDON C J, WESTFALL P J, PITERA D J, et al. High-level semi-synthetic production of the potent antimalarial artemisinin[J]. Nature, 2013, 496(7446): 528-532.

[8] LIBY K T, YORE M M, SPORN M B. Triterpenoids and rexinoids as multifunctional agents for the prevention and treatment of cancer[J]. Nature Reviews Cancer, 2007, 7(5): 357-369.

[9] 许晓双, 张福生, 秦雪梅. 三萜皂苷生物合成途径及关键酶的研究进展 [J]. 世界科学技术 - 中医药现代化, 2014,16(11): 2440-2448.

[10] 陈莉, 吴耀生. 三萜皂苷生物合成途径及相关酶 [J]. 现代药物与临床, 2004, 19(4): 156-161.

[11] 陈颖, 孙海燕, 曹银萍. 三萜皂苷生物合成途径研究进展 [J]. 中国野生植物资源, 2012, 31(6): 15-17.

[12] 马小军, 赵欢, 唐其. 一种罗汉果 SgCS 基因的突变体及其用途: 201410245775.5 [P/OL]. 2014-06-04.

[13] DEJONG J M, LIU Y, BOLLON A P, et al. Genetic engineering of taxol biosynthetic genes in *Saccharomyces cerevisiae*[J]. Biotechnology and Bioengineering, 2006, 93(2): 212-224.

[14] ZHOU Y J, GAO W, RONG Q, et al. Modular pathway engineering of diterpenoid synthases and the mevalonic acid pathway for miltiradiene production[J]. Journal of the American Chemical Society, 2016, 134(6): 3234-3241.

[15] WHITE T C, SILVER P M. Regulation of sterol metabolism in *Candida albicans* by the UPC2 gene[J]. Biochemical Society Transactions, 2005, 33(5): 1215-1218.

[16] 张根林. 酿酒酵母中 β- 香树脂醇合成途径的构建与调控 [D]. 北京: 北京理工大学, 2015.

[17] VIK A, RINE J. Upc2p and Ecm22p, dual regulators of sterol biosynthesis in *Saccharomyces cerevisiae*[J]. Molecular and Cellular Biology, 2001, 21(19): 6395-6405.

[18] DAI Z, LIU Y, ZHANG X, et al. Metabolic engineering of *Saccharomyces cerevisiae* for production of ginsenosides[J]. Metabolic Engineering, 2013, 20(5): 146-156.

[19] DAI Z, LIU Y, HUANG L, et al. Production of miltiradiene by metabolically engineered *Saccharomyces cerevisiae*[J]. Biotechnology & Bioengineering, 2012, 109(11): 2845-2853.

[20] HAWKINS K M, SMOLKE C D. Production of benzylisoquinoline alkaloids in *Saccharomyces cerevisiae*[J]. Nature Chemical Biology, 2008, 4(9): 564-573.

[21] WESTFALL P J, PITERA D J, LENIHAN J R, et al. Production of amorphadiene in yeast, and its

conversion to dihydroartemisinic acid, precursor to the antimalarial agent artemisinin[J]. Proceedings of the National Academy of Sciences, 2012, 109(3): E111-E118.

[22] 李守连, 王冬, 刘怡, 等. 葫芦二烯醇的异源高效合成研究 [J]. 中国中药杂志, 2017, 42(17): 3326-3331.

[23] 曾雯雯. 罗汉果遗传转化体系的建立与 CS 基因的转化研究 [D]. 南宁 : 广西大学, 2015.

[24] 宋鹏飞, 唐兴国, 周全, 等. 罗汉果叶片离体再生快繁技术 [J]. 江苏农业科学, 2010,(3): 70-72.

[25] 高菊. 罗汉果的组织培养与农杆菌介导遗传转化体系的建立研究 [D]. 南宁 : 广西大学, 2004.

[26] 王关林, 方宏筠. 植物基因工程 [M]. 北京 : 科学出版社, 2009, 435.

[27] 钱瑾. 紫花苜蓿高频再生体系的建立及农杆菌介导的木霉几丁质酶基因转化的研究 [D]. 兰州 : 甘肃农业大学, 2006.

[28] 朱英芝. 小西葫芦黄化花叶病毒罗汉果分离株及转基因罗汉果的研究 [D]. 南宁 : 广西大学, 2012.

[29] 邵洁, 李建华, 王凯博, 等. 植物底盘 : 天然产物合成生物学研究的新热点 [J]. 生物加工过程. 2017, 15 (5): 8.

[30] 韩立敏, 周宏骏. 植物天然产物的异源合成研究进展 [J]. 陕西农业科学. 2015, 61(6): 10.

[31] ZHU C, NAQVI S, BREITENBACH J, et al. Combinatorial genetic transformation generates a library of metabolic phenotypes for the carotenoid pathway in maize[J]. Proc Natl Acad Sci USA, 2008, 105 (47): 18232-18237.

[32] SHEWMAKER C K, SHEEHY J A, DALEY M, et al. Seed-specific overexpression of phytoene synthase: increase in carotenoids and other metabolic effects[J]. Plant J, 1999, 20 (4): 401-412X.

[33] DIRETTO G, AL-BABILI S, TAVAZZA R, et al. Metabolic engineering of potato carotenoid content through tuber-specific overexpression of a bacterial mini-pathway[J]. PLoS One, 2007, 2 (4): e350.

[34] PAUL J Y, KHANNA H, KLEIDON J, et al. Golden bananas in the field: elevated fruit pro-vitamin A from the expression of a single banana transgene[J]. Plant Biotechnol J, 2017, 15 (4): 520-532.

[35] YE X, AL-BABILI S, KLOTI A, et al. Engineering the provitamin A (beta-carotene) biosynthetic pathway into (carotenoid-free) rice endosperm[J]. Science, 2000, 287 (5451): 303-305.

[36] PAINE J A, SHIPTON C A, CHAGGAR S, et al. Improving the nutritional value of Golden Rice through increased pro-vitamin A content[J]. Nat Biotechnol, 2005, 23 (4): 482-487.

[37] SHIN Y M, PARK H J, YIM S D, et al. Transgenic rice lines expressing maize C1 and R-S regulatory genes produce various flavonoids in the endosperm[J]. Plant Biotechnol J, 2006, 4 (3): 303-315.

[38] TIAN Y S, FU X Y, YANG Z Q, et al. Metabolic engineering of rice endosperm for betanin biosynthesis[J]. New Phytol, 2020, 225 (5): 1915-1922.

[39] STROBBE S, VERSTRAETE J, STOVE C, et al. Metabolic engineering of rice endosperm towards higher vitamin B1 accumulation[J]. Plant Biotechnol J, 2021, 19 (6): 1253-1267.

[40] TIAN Y S, XU J, WANG B, et al. Riboflavin fortification of rice endosperm by metabolic engineering[J].

Plant Biotechnol J, 2021, 19 (8): 1483-1485.

[41] BLANCQUAERT D, DAELE J V, STROBBE S, et al. Improving folate (vitamin B9) stability in biofortified rice through metabolic engineering[J]. Nat Biotechnol, 2015, 33 (10): 1076-1078.

[42] LIU X, YANG W, MU B, et al. Engineering of 'Purple Embryo Maize' with a multigene expression system derived from a bidirectional promoter and self-cleaving 2A peptides[J]. Plant Biotechnol J, 2018, 16 (6): 1107-1109.

[43] BUTELLI E, TITTA L, GIORGIO M, et al. Enrichment of tomato fruit with health-promoting anthocyanins by expression of select transcription factors[J]. Nat Biotechnol, 2008, 26 (11): 1301-1308.

[44] ZHU Q, YU S, ZENG D, et al. Development of "Purple Endosperm Rice" by engineering anthocyanin biosynthesis in the endosperm with a high-efficiency transgene stacking system[J]. Mol Plant, 2017, 10 (7): 918-929.

[45] BREITEL D, BRETT P, A LSEEKH S, et al. Metabolic engineering of tomato fruit enriched in L-DOPA[J]. Metab Eng, 2021, 65 (3): 185-196.

[46] HAN J Y, BAEK S H, JO H J, et al. Genetically modified rice produces ginsenoside aglycone (protopanaxadiol)[J]. Planta, 2019, 250 (4): 1103-1110.

[47] HUANG J C, ZHONG Y J, LIU J, et al. Metabolic engineering of tomato for high-yield production of astaxanthin[J]. Metab Eng, 2013, 17 (02): 59-67.

[48] LI J, MUTANDA I, WANG K, et al. Chloroplastic metabolic engineering coupled with isoprenoid pool enhancement for committed taxanes biosynthesis in *Nicotiana benthamiana*[J]. Nat Commun, 2019, 10 (1): 4850.

[49] IKRAM N K K, KASHKOOLI A B, PERAMUNA A, et al. Insights into heterologous biosynthesis of arteannuin B and artemisinin in *Physcomitrella patens*[J]. Molecules, 2019, 24 (21): 3822.

[50] FARHI M, MARHEVKA E, BEN-ARI J, et al. Generation of the potent anti-malarial drug artemisinin in tobacco[J]. Nat Biotechnol, 2011, 29 (12): 1072-1074.

[51] ROBERT S S, SINGH S P, ZHOU X R, et al. Metabolic engineering of *Arabidopsis* to produce nutritionally important DHA in seed oil[J]. Funct Plant Biol, 2005, 32 (6): 473-479.

[52] BATES P D, BROWSE J. The pathway of triacylglycerol synthesis through phosphatidylcholine in *Arabidopsis* produces a bottleneck for the accumulation of unusual fatty acids in transgenic seeds[J]. Plant J, 2011, 68 (3): 387-99.

[53] NAVES E R, SILVA L D V, SULPICE R, et al. Capsaicinoids: pungency beyond *Capsicum*[J]. Trends Plant Sci, 2019, 24 (2): 109-120.

[54] ZHAO Z, XIE X, LIU W, et al. STI PCR: An efficient method for amplification and de novo synthesis of long DNA sequences[J]. Mol Plant, 2022, 15 (12): 1-10.

[55] CHEN Q J, ZHOU H M, CHEN J, et al. A Gateway-based platform for multigene plant transformation[J].

Plant Mol Biol. 2006, 62 (6): 927-936.

[56]　PARK J, THROOP A L, LABAER J. Site-specific recombinational cloning using gateway and in-fusion cloning schemes[J]. Curr Protoc Mol Biol, 2015, 110 (1): 3.20.1-3.20.23.

[57]　MARSISCHKY G, LABAER J. Many paths to many clones: a comparative look at high-throughput cloning methods[J]. Genome Res, 2004, 14 (10B): 2020-2028.

[58]　ALBERTI S, GITLER A D, LINDQUIST S. A suite of Gateway cloning vectors for high-throughput genetic analysis in *Saccharomyces cerevisiae*[J]. Yeast, 2007, 24 (10): 913-919.

[59]　BENOIT R M, OSTERMEIER C, GEISER M, et al. Seamless insert-plasmid assembly at high efficiency and low cost[J]. PLoS One, 2016, 11 (4): e0153158.

[60]　GIBSON D G, YOUNG L, CHUANG R Y, et al. Enzymatic assembly of DNA molecules up to several hundred kilobases[J]. Nat Methods, 2009, 6 (5): 343-345.

[61]　李诗渊, 赵国屏, 王金. 合成生物学技术的研究进展——DNA 合成、组装与基因组编辑 [J]. 生物工程学报, 2017, 33 (3): 18.

[62]　WANG X, MARCHISIO M A. Synthetic polycistronic sequences in eukaryotes[J]. Synth Syst Biotechnol, 2021, 6 (4): 254-261.

[63]　HE Y, ZHANG T, SUN H, et al. A reporter for noninvasively monitoring gene expression and plant transformation[J]. Hortic Res, 2020, 7 (1): 152.

[64]　张欢, 黄思超, 蔡绍晖. 基于 2A 肽策略构建多基因表达载体的研究进展 [J]. 中国生物工程杂志, 2013, 33 (1): 5.

[65]　LIU Z, CHEN O, WALL J B J, et al. Systematic comparison of 2A peptides for cloning multi-genes in a polycistronic vector[J]. Sci Rep, 2017, 7 (1): 2193.

[66]　ZHU Q, WANG B, TAN J, et al. Plant synthetic metabolic engineering for enhancing crop nutritional quality[J]. Plant Commun, 2019, 1 (1): 100017.

[67]　FANG X, MAO Y, CHEN X. Engineering purple rice for human health[J]. Sci China Life Sci, 2018, 61 (3): 365-367.

[68]　LIU W, YUAN J S, STEWART C N J R. Advanced genetic tools for plant biotechnology[J]. Nat Rev Genet, 2013, 14 (11): 781-793.

[69]　GHAREEB H, LAUKAMM S, LIPKA V. Colorful-circuit: a platform for rapid multigene assembly, delivery, and expression in plants[J]. Front Plant Sci, 2016, 7 (339): 246.

[70]　NORRIS S R, MEYER S E, CALLIS J. The intron of *Arabidopsis thaliana* polyubiquitin genes is conserved in location and is a quantitative determinant of chimeric gene expression[J]. Plant Mol Biol, 1993, 21 (5): 895-906.

[71]　JIANG P, ZHANG K, DING Z, et al. Characterization of a strong and constitutive promoter from the *Arabidopsis* serine carboxypeptidase-like gene *AtSCPL30* as a potential tool for crop transgenic breeding[J].

BMC Biotechnol, 2018, 18 (1): 59.

[72] ZHANG X, HENRIQUES R, LIN S S, et al. *Agrobacterium*-mediated transformation of *Arabidopsis thaliana* using the floral dip method[J]. Nat Protoc, 2006, 1 (2): 641-646.

第七章

药用植物分子遗传育种展望

所谓分子育种就是将分子生物学技术应用于育种中，在分子水平上进行育种，它是常规育种的一个新发展。常规育种注重表型选择，而分子育种强调基因型选择。分子育种离不开常规育种，它也同样以优异表型为育种目标，并建立起基因型和表现型之间的联系，通过基因型来选择表现型。药用植物育种是改善药材品质的重要途径。多年来，人们通过系统选育、杂交育种、多倍体育种等常规育种方法，已培育出了人参、西洋参、地黄、丹参、罗汉果、菘蓝、柴胡、桔梗、枸杞、厚朴等许多中药材新品种。但是，由于药用植物种类多、生长周期长、杂合度高、育种目标特殊等原因，使得药用植物育种的总体水平较低，育种效率不高。分子育种具有快速、高效、准确等特点，是未来药用植物育种学的发展方向。为此，本章首先对药用植物分子遗传学，以及植物分子育种学的三个主要研究方向——分子辅助育种、基因工程育种和分子设计育种的基本概念、技术方法及研究现状进行简要叙述，同时探讨药用植物分子育种存在的问题并展望其应用前景，并进一步提出罗汉果分子育种研究方向，以期引起同行关注，促使更多的科技工作者投入到药用植物以及罗汉果分子育种工作中来。

第一节　分子遗传学研究

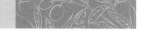

陈士林教授定义药用植物分子遗传学主要是从分子功能以及表达调控等层面研究药用植物的基因及其分子遗传特性，为药用植物资源的开发利用提供基础理论方法支撑，它包括药用植物遗传资源、药用植物结构基因组、药用植物功能基因组和药用植物分子遗传学方法四个方面的研究（陈士林等，2019）。

一、药用植物遗传资源

药用植物遗传资源是指具有实用或潜在实用价值的任何含有遗传功能的材料，包括药用植物（真菌）种子种苗等活体材料、药用部位（药材）、组织及细胞培养材料、核酸DNA 等遗传材料和基因组及基因相关信息。药用植物遗传资源保存形式主要包括活体植物库、种子库、组织细胞库、核酸 DNA 库、基因库和蛋白库等（图 7-1）。活体植物库分为自然保护区、药用植物园和品种资源圃等。中国第三次中药资源普查植物药资源有11 118 种及种下单元。截至 2019 年，中国医学科学院药用植物研究所联合全国 18 个植物园保存了 262 个科的 12 125 棵 / 丛活体植物；国家中药种质资源库和国家药用植物种质资源库保存了 42 112 份种子；国家中药基因实体库收集了 123 种 3 735 个批次药材及 DNA实体，同时保存了人参、三七、西洋参、黄花蒿、甘草、红豆杉、银杏、冬虫夏草、金银花、丹参等重要药用植物的基因组以及转录组数据；华中康农中草药种质资源苗圃库繁育了以湖北地区为核心辐射华中地区的 100 余种药用植物优良品种，包括紫苏、黄花蒿、半夏、麦冬、木瓜、黄精、葛根等；少数大品种建立了单品种苗圃库，如云南文山三七苗圃库收集保存了 10 700 余份种质材料，吉林靖宇县人参苗圃库收集保存了超过 2 000 份种质材料，广西融安青蒿苗圃库收集保存了 1 488 份种质材料；中药材 DNA 条形码数据库是全球最大的药用植物 DNA 条形码分子身份证数据库，包含以 ITS2 为主，*psb* A-*trn* H 为辅的 100 万余条 DNA 分子序列，涵盖 95% 以上中国、日本、韩国、印度、欧盟和美国等药典收载的药用植物品种，可以通过 DNA 序列比对快速地检测药用植物所属的种。截至2021 年，云南药用植物基因组学数据库（Medicinal plants multi-omics database，MPOD）收录了铁皮石斛、玛卡、辣木等 160 个物种基因组、228 个转录组和 85 个典型化合物生物合成途径数据（He *et al.*，2022）；药用植物基因组综合数据库（TCM medicinal plant genome database，TCMPG）也收集了 160 个物种基因组和 225 种中草药（Meng *et al.*，2022）。药用植物遗传资源的收集、保存和评价为其分子遗传学研究提供了必需的基础遗传材料，但是目前专业分工合作欠缺而重复收集、种下生态类型种质收集不够系统、种质信息记录不够系统全面等问题仍有待解决。这些问题将会严重影响药用植物遗传资源后续的研究及开发利用，尤其对于珍稀濒危药用植物。例如，不规范的种质收集过后，野生种质资源丧失殆尽，很可能没有了再次重复采集种质和数据的补救机会。种质资源与来源信息缺乏将会严重阻碍利用 GWAS 分析物种自然选择进化与道地性形成机制的研究。

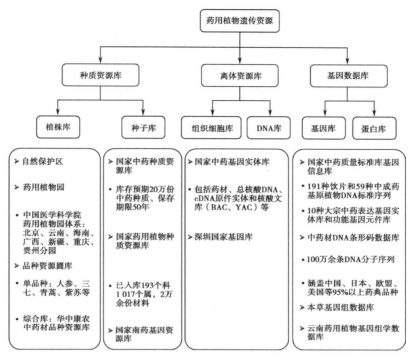

图 7-1　药用植物遗传资源类别

二、药用植物结构基因组

　　基因组研究包括结构基因组学和功能基因组学。结构基因组学以全基因组测序为代表。基因组图谱、遗传连锁图谱、物理图谱和转录图谱是分子设计育种的蓝图。采用第一代 DNA 双脱氧核苷酸末端终止法与化学降解法测序技术完成了拟南芥、水稻、杨树等（Tabata *et al.*，2000；Goff *et al.*，2002；Tuskan *et al.*，2006）模式植物基因组测序。伴随第二代高通量、低成本的 454、Solexa 和 SOLiD 测序技术的广泛应用，黄瓜、玉米、大豆等（Huang *et al.*，2009；Feuillet&Eversole *et al.*，2009）众多粮食、园艺和油料作物基因组测序也相继完成（刘蓉蓉，2011）。NCBI 数据库中已收录超过 150 种植物的基因组数据。药用植物则受遗传背景不清、杂合度高、重复序列多等因素限制，基因组测序起步晚，研究远不及农作物。2010 年才完成首个药用植物蓖麻基因组测序，随后相继完成了大麻和灵芝基因组测序。近年随着读长更长（可达 10kb 以上）的第三代 PacBio 单分子实时测序技术和 Nanopore 纳米孔单分子测序技术成熟推出，缓解了第二代测序技术海量数据拼接难、高 GC 含量区域无法跨越和高度重复片段无法准确测定等问题，再结合使用 Bionano 光学图谱或 HiC 染色体构象捕获等技术辅助组装，可获得从端粒到端粒的高质量物种基因组，将高通量的二代测序技术和长读长的三代测序技术优势互补结合，首个高杂合、高重复序列木本药用植物杜仲的基因组精细图完成构建。伴随着药用植物基因组测序工作飞速发展，越来越多的药用植物基因组信息已可被获得。目前，已有包括铁皮石斛、丹参、红花、玛卡、银杏、罗汉果、甘草、薄荷、灯盏花、博落回、三七、薯蓣、人参、天麻、穿心莲、菊花、黄花蒿、卷柏、罂粟等重要药用植物在内的几十种药用植物的全基因组被报道（图 7-2）。Chen 等（2012）率先完成染色体水平灵芝 *Ganoderma lucidum* 基因组精细图谱，成为最早被测序的模式药用真菌。Shen 等（2018）利用高杂合度的黄花蒿品系沪蒿 1 号组装出 1.74Gb 大小的基因组，预测鉴定出 63 226 个基因，发现基因组存在大量重复序列和大量基因家族发生了扩张，其中萜类合酶基因家族扩张显著，是此前已测序植物中最高的物种。罂粟 *Papaver somniferum* 基因组测序发现，其基因组在 780 万年前经过了一次全基因组加倍事件，在 1.1 亿年前发生基因组片段加倍，15 个与那可丁和吗啡类生物碱合成相关的基因在 11 号染色体上形成超级基因簇（Guo *et al.*，2018）。这些药用植物全基因组测序分析极大地推动了药用植物分子遗传学研究，所获高质量的基因组信息为药用天然产物生物合成和分子育种研究提供了坚实的基础。后续可遴选有代表性的药用植物实施大规模基因组测序计划，进一步夯实了药用植物分子遗传学基础。

凭借信息多、成本较低、简单高效等优点，简化基因组测序也获蓬勃发展，包括 RAD-seq、GBS 和 SLAF-seq 等技术，已被用于众多植物的复杂性状连锁标记开发（Gamble, 2016; Mhora *et al.*, 2016; Ye *et al.*, 2016）、高密度遗传图谱构建（Wu *et al.*, 2014; Velmurugan *et al.*, 2016; Ma *et al.*, 2015）、QTL 精细定位（Lin *et al.*, 2015; Li *et al.*, 2014; Zhao *et al.*, 2016）、群体遗传结构与多样性分析（Peng *et al.*, 2016; Xiong *et al.*, 2016）等研究。

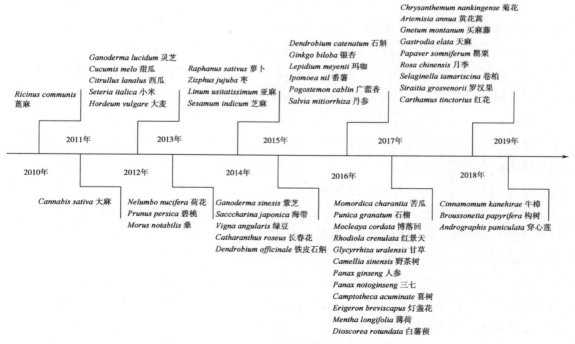

图 7-2　2010—2019 年发表的药用植物基因组

三、药用植物功能基因组

药用植物功能基因组从基因功能以及表达调控等层面解析药用植物的功能基因以及分子遗传特性，是药用植物分子遗传学研究的核心。药用植物功能基因组重点关注的是药用天然产物合成和逆境耐受、抗病虫等栽培特性相关的基因及其遗传控制途径。药用天然产物甲羟戊酸（MVA）、磷酸甲基赤藓糖醇（MEP）、莽草酸（shinimate pathway）和丙二酸（malonic acid pathway）等共用途径已解析得比较清楚，不清楚的主要是目标药用天然产物自有的分支途径。栽培特性则多是克隆鉴定性状功能基因，少从整体途径上解析性状产生机制，多数性状的控制途径也仍不是很清楚。药用植物转录组（transcriptome）是从整体水平对生物体中基因表达情况以及调控规律进行研究，除了可获取药用植物的基因组遗传信息，开发分子标记，更可以用于药用天然产物合成以及栽培特性关键基因发掘和控制途径解析。由于通量高、成本低而且可不依赖参考基因组，药用植物转录组研究发展迅速，先后进行了青蒿、丹参、西洋参、红豆杉、三七、柴胡、红花、金银花、地黄、人参等超过40种药用植物的研究（王尧龙等，2015），且在药用天然产物紫杉醇、大麻素、人参皂苷、丹参酮、长春碱、天麻素、红景天苷、红花黄酮等关键酶基因鉴定（Luo $et~al.$，2011；Huang $et~al.$，2012；Yang $et~al.$，2012）（表 7-1），以及长春碱、罗汉果苷的生物合成代谢途径解析（Van $et~al.$，2013；Itkin $et~al.$，2016）等方面取得了长足进步。其中，葫芦二烯醇、罗汉果醇、罗汉果苷、紫穗槐二烯、青蒿酸、紫杉烯、大麻萜酚酸、四氢大麻酚、大麻二酚、次丹参酮二烯、丹参二烯、β- 香树脂醇、甘草次酸、达玛烯二醇、原人参二醇、人参皂苷 Rh$_2$、柚皮素、黄芩素、牛心果碱、文多灵碱、异胡豆苷、灯盏乙素、大黄素、天麻素、白藜芦醇、红景天苷等多种生物活性物质已能在酿酒酵母（$Saccharomyces~cerevisiae$）和大肠埃希菌（$Escherichia~coli$）中生物合成（陈士林等，2019）。尽管药用天然产物基因克隆鉴定以及代谢合成途径解析研究有了长足进步，但是由于拟南芥、水稻和烟草等模式植物缺乏部分相关药用天然产物代谢合成前体物质，而大量药用植物又尚没有完善的遗传转化体系，这就使得很多功能基因组的工作难以在原植物中开展，制约了药用植物基因功能研究的进程。虽然药用天然产物种类繁多、结构复杂，但是大多数由药用植物中乙酸、氨基酸、莽草酸等少数前体经过几条主要代谢途径代谢合成。因此，可以遴选几个代表性物种建立药用植物模式物种的分子遗传研究平台，加速药用植物分子遗传学研究。

由于药用天然产物代谢合成调控途径是药用植物分子遗传学领域的研究重点，所以可以按照药用天然产物次生代谢合成途径或产物种类建立模式物种研究平台，如丹参因富含二萜醌类化合物，可开发成萜类次生代谢产物研究模式物种；长春花因富含长春碱，可开发成生物碱类次生代谢产物模式物种。其中建立模式药用植物的突变体库平台是药用植物模式物种功能基因研究平台建设的最主要内容。突变体库是开展药用植物遗传研究的重要材料。由于基因测序成本已不再高不可攀，随着全基因组研究的大量开展，依赖自发突变已不能满足药用植物基因功能研究的需要，突变体库的构建是最直接、高效地开展基因功能挖掘的必要材料，同时对药用植物的品种选育和品质改良也具有重要的意义。通过借鉴水稻、拟南芥等模式植物构建药用植物模式物种的自然突变体库、理化诱变突变体库、插入突变体库，将大大加速药用植物基因功能和性状遗传机制的研究。功能基因组学以转录组、蛋白组、代谢组等研究为代表。药用植物蛋白质组学（proteomics）是一种药用植物或一种细胞的全套蛋白质的鉴定、定量分析、功能、修饰以及相互作用的一门科学，但因测序成本高，全谱蛋白质组学研究较少，多数为差异蛋白质组学研究。药用植物代谢组学（metabolomics）是对限定条件下药用植物体所有代谢产物的定性、定量分析，解析基因或者环境等因素对药用植物代谢的影响，受限于天然产物数据库不够完善，能注释鉴定出的天然产物数量偏少，非靶向代谢组学研究也较少，通常靶向代谢组学研究居多。大力开展药用植物天然产物分离鉴定研究，丰富天然产物数据库，是药用植物代谢组学广泛应用迫切需要解决的问题。

表 7-1　已克隆的药用成分代谢合成途径酶基因

功能成分	中文名称	基因缩写	GenBank	参考文献
紫杉醇	紫穗槐 -4, 11 二烯 P450 单加氧酶	*TcCYP71AV1*	DQ315671	[1]
	青蒿醛 $\Delta^{11(13)}$ 双键还原酶	*TcDBR2*	Q9FEW9	[1]
	细胞色素 b5	*TcCYB5*	JQ582841	[1]
	紫杉烯合酶	*TcTS*	U48796	
	紫杉烯醇 5α- 乙酰氧化基转移酶	*TcTAT*	AF190130	[1]
	紫杉烷 2α- 苯甲酰基转移酶	*TcTBT*	AF297618	[1]
	10β- 去乙酰巴卡亭Ⅲ乙酰氧基转移酶	*TcDBAT*	AF193765	[1]
大麻素	香叶基焦磷酸橄榄油香叶基转移酶	*CsPT4*	BK010648	[1]
	THAC 合酶	*CsTHCAS*	AB057805	[1]
	CBDA 合酶	*CsCBDAS*	AB292682	[1]
人参皂苷	达玛二烯合酶	*PgDDS*	ACZ71036.1	[1]
	原人参二醇合酶	*PgPPDS*	JN604536	[1]
	UDP- 糖基转移酶	*PgUGTPg1*，*PgUGTPg45*，*PgUGTPg29*	AIE12479.1，AKA44586，AKA44579	[1]

续表

功能成分	中文名称	基因缩写	GenBank	参考文献
丹参酮	柯巴基焦磷酸合酶	*SmCPS,SmKSL*	EU003997,JN8311201,JN8311141,JN8311211,JN8311151,EF635966,JN8311191	[1]
	细胞色素 P450	*SmCYP16AH1,SmCYP76AH3,SmCYP76AK1*	JX422213,KR140168,KR140169	[1]
长春碱	香叶醇 -10- 脱氢酶	*CrG10H*	AJ251269.1	[1]
	裂环马钱子苷合酶	*CrSLS*	L1008.1	[1]
	色氨酸脱羧酶	*CrTDC*	CAA47898	[1]
	异胡豆苷合酶	*CrSTR*	X53602.1	[1]
	异胡豆 *β-d-* 葡糖苷酶	*CrSGD*	AF112888.1	[1]
天麻素	羧酸还原酶	*CrCAR*	AY4956976.1	[1]
	磷酸泛酰巯基乙胺基转移酶	*GeSfp*	WP-015715234.1	[1]
红景天苷	红景天糖基转移酶	*SrUGT73B6*	AY547304	[1]
	尿苷二磷酸葡萄糖基转移酶	*SrRrT8GT,SrRrT4GT*	EU567325,AAS55083	[1]
罗汉果苷	鲨烯环氧酶	*SgSQE*		[54]
	葫芦二烯醇合酶	*SgCS*		[54]
	环氧水解酶	*SgEPH*		[54]
	细胞色素 P450 加氧酶	*SgCYP87D18,SgCYP102801*		[54]
	细胞色素 P450 还原酶	*SgCPR1,SgCPR2*		[55]
	葡萄糖基转移酶	*SgUGT720-269-1,SgUGT94-289-3*		[54]

四、药用植物分子遗传学方法

分子遗传学是遗传学的分支学科，主要在分子水平上研究基因的功能、表达及相互作用等问题。药用植物分子遗传学也是分子遗传学的分支学科，其研究方法包括基因组研究方法、基因功能研究方法、遗传修饰技术和分子育种技术（图 7-3）。药用植物基因组研究方法包括高通量测序、遗传连锁图谱和物理图谱。药用植物基因功能研究方法包括同源克隆、图位克隆、突变体遗传分析和全基因组关联分析、基因表达模式分析、大肠埃希菌表达系统、酵母表达系统和植物细胞瞬时表达系统。遗传修饰技术包括组织培养、基因转化技术、基因修饰技术和基因表达调节技术。分子育种技术包括分子辅助育种、基因工程育种、分子设计育种。药用植物分子遗传学侧重于基础理论研究，为分子标记鉴定、天然产物代谢合成和分子育种等药用植物资源的开发利用提供理论基础和方法支撑。药用植物分子育种学则属于药用植物分子遗传学应用基础研究的一个分支方向。二者虽然在研究对象、内容和方法上有交叉重叠，但是研究的侧重点有所不同。首先，前者偏重遗传机制、遗传规律的基础理论研究，而后者偏重于育种实际操作的应用研究。其次，药用植物分子遗传学通常关注物种及种以上分类群的共性问题，涉及物种分子进化及分子鉴定、同源基因功能、共同代谢途径等。药用植物种类繁多，混伪品严重影响药材质量和用药安全。药材基源物种鉴定是中药产业关键环节。DNA 条形码可以实现药材及混伪品的基源物种鉴定。药用植物分子育种学则注重种下品种特异性问题，例如品种特异性状分子标记鉴定、等位基因变异、关键代谢合成酶基因的突变、主效基因与微效基因检测等。药用植物分子遗传学是药用植物分子育种学的重要基础理论。

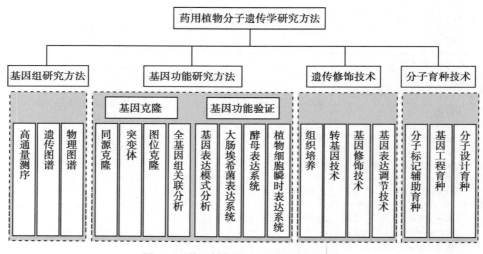

图 7-3 药用植物分子遗传学研究方法

第二节 分子辅助育种

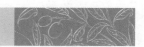

分子辅助育种也叫分子标记辅助育种，是分子育种研究和应用最多的一个方向。分子辅助育种的原理是把与待研究的表现型刻划在 DNA 遗传图谱上，通过 DNA 检测就可以快速、简便地进行选择。开展分子辅助育种通常包含遗传图谱构建、数量性状位点（QTL）定位、性状关联分析和优良种质筛选四个相互联系又有一定独立性的研究内容。

一、遗传连锁作图

遗传连锁图谱构建包括三步：①选择建立适宜的遗传作图群体；②选择合适类型的遗传标记，筛选多态性标记，检测遗传作图群体个体或家系基因型；③确立遗传标记连锁群、排列顺序和距离并绘制图谱（黄昆，2008）。选择合适的遗传作图群体是成功、高效构建完整、高密度遗传图谱及定位 QTL 的关键。植物用于遗传作图群体按遗传稳定性可分为 F_2、F_3、F_4、BC_1、三交等暂时性分离群体和 RIL、DH、IF_2 等永久性分离群体。每类作图群体各有优缺点（李灿东，2014），会影响遗传连锁作图效率和精度。这些群体都已被广泛用于自花授粉植物的遗传连锁作图。然而，自交不亲和、近交退化、生长周期长的异花授粉植物，较难获取纯合株系，通常以杂交 F_1（Yamamoto et al.，2002）、F_2 和回交群体作为遗传作图群体（Hurme et al.，2000），并结合拟测交策略（Grattapaglia & Sederoff，1994）构建遗传连锁图谱。因此，遗传连锁作图时应结合具体情况选择不同类型的分离群体。遗传连锁图谱的分辨率和精度，很大程度还取决于群体的大小。群体越大精度越高，但工作量与费用大大增加。遗传连锁框架图谱构建可采用大群体中的随机小群体（150 个单株或家系），需要精细定位某一连锁区域时，通常扩大到 1 000 个以上单株的群体。

遗传连锁作图主要分子标记有 RFLP、SSR、RAPD、STS、SSCP、EST、ISSR、AFLP、SNP、SRAP 等。每种分子标记各有优缺点，例如 SSR 具有多态性丰富、覆盖整个基因组和共显性、稳定可靠等优点，但引物开发需要已知序列、成本高（Litt & Luty，1989）；RAPD 需要 DNA 量少、多态性高于 RFLP、实验操作简单，但不能区分显性纯合和杂合基因型，结果重复性差，不适合品种水平分析（Williams et al.，1990）；SRAP 具有简单、可靠、通量较高、编码区片段比例较高、共显性等特点，能很好定位基因组中开放阅读框（Li & Quiros，2001）；AFLP 可靠、高效，但为显性标记、引物需要标记，技术与设备要求高，标记分布不均匀（Vos et al.，1995）。SNP 是在基因组中分布较 SSR 标记广泛，共显性或显性、稳定性高、基因内部 SNP 可能直接影响表型、易于自动化（Lai et al.，1998）。遗传连锁作图时，应针对特定物种，根据具体情况，从标记多态性、显性、稳定性和实验操作难易度、费用比等多方面综合考虑。

遗传连锁作图包括遗传标记分离、连锁关系、排序分析和遗传距离估算等步骤，开发有 MAPMAKER/EXP、Joinmap、CarthaGene 等（Lander et al.，1987；Stam，1993；de Givry et al.，2005）多种作图软件。这些软件在数据准备难易、可视化程度和功能等方面存在较大不同。其中，广泛使用的有 MAPMAKER/EXP 3.0、Joinmap 4.0 等软件。MAPMAKER/EXP 3.0 适用于 BC_1、F_2、RIL 等群体遗传连锁图谱构建及复合性状基因定位。Joinmap 4.0 适用于 BC_1、F_2、RIL、DH 等群体遗传连锁图谱构建及整合。

遗传连锁图谱还难于直接在育种中发挥作用，主要用于 QTL 定位、基因克隆、性状遗传分析和基因组比较研究，其饱和度直接影响到 QTL 定位的精确性。因此，构建高密度遗传连锁图谱对 QTL 定位十分必要。遗传连锁图谱上标记平均间隔，连锁框架图谱要求不大于 20cM；主效基因定位要求在 10～20cM 或更小；QTL 定位要求在 10cM 以下；基因克隆要求目标区域在 1cM 以下（阮成江等，2003）。现有遗传连锁图谱多数是由不同群体、标记、研究者、实验条件下所构建的，饱和度不够高。多标记多群体作图增加标记位点和图谱整合是增加遗传连锁图谱饱和度的有效途径。在具备共有标记可用条件下，可直接采用"锚定标记策略"，将不同遗传连锁图谱整合成一张公共图谱、一致性图谱。这不仅可以增加图谱的饱和度，还可以扩展图谱的应用范围。在无共有标记可用条件下，可先用以往的作图群体开发共有分子标记再进行图谱整合。分子遗传连锁图谱虽然发展很快，但是若不与形态、同工酶、细胞学等常规标记结合起来，其在育种中应用价值有限制。因此，必须借助 FISH 等技术将分子遗传连锁图谱与经典遗传图谱、细胞遗传图谱整合成一张综合遗传图谱。这不仅是重要农艺性状准确定位需要，也是图位克隆分离目的基因的需要。

二、QTL 定位作图

QTL 定位作图的原理与常规育种中通过表现型三点测验估算交换值来确定基因顺序的原理是一样的，只是表现型换成了"虚拟基因"QTL。其步骤包括：①构建遗传连锁图谱；②检测与记录分离群体中个体的遗传标记基因型和数量性状表型值；③应用适宜统计方法和软件，确定 QTL 在连锁群或染色体上位置，估算 QTL 遗传效应参数，并绘制图谱。为了提高作图精度、效率以及更好估算 QTL 效应，QTL 定位作图统计方法不断发展。最初 QTL 定位作图广泛使用的是单标记分析法（Sax，1923），但其存在无法确切估算 QTL 位置、低估 QTL 遗传效应、需求个体数量多等诸多问题。因此，Lander 和 Bostein（1989）以一元回归分析与极大似然法为基础，借助于完整分子连锁图，提出了区间作图法，其具有近无偏估计 QTL 位置与效应、所需个体数量较少等优势，伴随相应软件 Mapmaker/QTL 推出而被广泛应用，但也存在一次仅能检验两个标记，无法检测上位性和基因型与环境互作等不足。Zeng（1994）进一步将多元回归分析与极大似然法结合，整合其他遗传标记控制遗传背景效应，提出了复合区间作图法，其保持了区间作图法的优点，同时提高了作图精度和效率，但仍存在无法分析上位性和基因型与环境互作，多个连锁 QTL 遗传方差估计困难等缺点。针对上述定位作图方法不足，Kao 等（1999）引入 Cockerham 模型，多区间上多个 QTL 同时检测，突破了回归方法的局限，提出多区间复合作图法，改进了 QTL 定位作图的精确度和有效性，其还可估计 QTL 间上位性、个体基因型值与数量性状遗传力，但如何确定合适临界值缺乏理论支持。针对无法分析复杂遗传现象及环境作用基因效应，影响重要农艺性状精细定位与遗传效应分析问题，朱军等（1999）又提出了基于混合线性模型的复合区间作图法。该方法可分析 QTL 上位性各项遗传主效应及其与环境互作效应进行 QTL 定位，但效应检测灵敏度有限。QTL 定位作图统计分析复杂，依靠计算机来完成非常必要，开发推出有 Mapmaker/QTL、QTL Cartographer、QTLMAPPER、IciMapping、QTLnetwork 等（Lander & Botstein，1989；

Basten et al., 1994；Wang et al., 1999；Yang et al., 2007；Yang et al., 2008）多种软件。

　　QTL 定位的重要目标是为分子辅助育种提供选择标记和分离克隆 QTL 上的基因。目前 QTL 定位群体多为 F_2、BC_1 等初级定位群体，遗传背景较复杂、重组率有限和田间实验无法重复，影响 QTL 定位的准确性和稳定性，大多数 QTL 定位精度不高、在 10～30cM（Flint-Garcia et al., 2005）。这一精度无法区分所定位 QTL 是单个基因还是数个 QTL 连锁的多基因组成，无法满足基因分离克隆需要。通常情况下，10～30cM 区域基因组很可能包含控制同一性状、效应相反的几个 QTL。这会影响性状改良时在这一区域的遗传获得量和育种值。因此，要进一步理解 QTL 遗传结构和分离克隆 QTL，QTL 精细定位十分重要。为了提高基于 QTL 精细定位效果，必须构建近等位基因系、回交近交群体和单片段代换系等永久性次级定位群体，开展多年多点重复实验，消除群体内遗传背景和环境的干扰。这些群体的株系，除目标性状外，遗传背景基本一致，遗传背景干扰效应被降低至最小，可极大提高 QTL 定位的精度，有助于通过染色体登录和步移法实现 QTL 的克隆。

三、关联分析作图

　　关联分析作图也称连锁不平衡作图，是一种以连锁不平衡为基础，鉴定某一群体内目标性状与遗传标记或候选基因关系的分析方法（Flint-Garcia et al., 2003）。关联分析作图有四个步骤（金亮等，2009）：①种质材料的选择（尽可能包括物种全部表型和遗传变异），其中核心种质是进行连锁不平衡作图最佳选择；②运用基因组范围内独立遗传标记（SSR、SNP 或 AFLP）和 STRUCTURE 软件分析群体结构；③目标性状选择及其表型鉴定；④全基因组扫描或候选基因关联分析。相比遗传连锁分析，关联分析作图具有三个优点：①一般以现有自然群体和人工群体为材料，无须专门构建作图群体；②可同时检测作图群体一个座位上的多个等位基因；③可定位数量性状基因座位甚至单个基因本身，精度高（Flint-Garcia et al., 2005；Flint-Garcia et al., 2003）。遗传连锁作图定位的 QTL 与目标基因常相距 1cM 以上，分子辅助育种中易发生目标基因丢失或连锁累赘，而关联分析作图鉴定的标记可达单个基因水平，可极大提高辅助选择的准确性和育种效率。关联分析作图最初用于人类遗传疾病研究，2001 年才首次引入到植物遗传研究中，发现了玉米 Dwarf8 基因与花期相关的 SSR 多态性位点（Thornsberry et al., 2001）。关联分析作图包括标记水平的全基因组途径和序列水平的候选基因途径两种基本方法，可用于功能基因验证、功能性标记开发和数量性状 QTL 定位等研究。其中，由于作图群体获取相对容易，随着基因测序技术和数据计算能力的提升，基因组关联分析（genome wide association study，GWAS）研究取得突出进展，过去十年中研究达 1 000 多项，成为许多物种基因型和表型相关性研究的常用策略工具。除了拟南芥、水稻、玉米等模式植物之外，GWAS 还被广泛用于大豆、芝麻、甜瓜等多种植物的研究，取得了丰富的研究成果。在产量方面，

Subedi 等（2019）鉴定出与水稻产量和适应性显著相关的基因组区域；Ren 等（2019）和 Tao 等（2019）分别在拟南芥和高粱中鉴定到调控籽粒大小的基因和 QTL 位点。在营养品质方面，Lee 等（2019）鉴定到大豆蛋白、豆油以及几种必需氨基酸含量相关 QTL 位点；Zheng 等（2019）揭示了水稻叶片花青素代谢合成的决定基因（*OsC1*、*OsRb*、*OsDFR*）、调控网络和驯化过程。在抗病虫害方面，Rubio 等（2018）揭示了一个参与拟南芥和芜菁花叶病毒互作的位点；Wen 等（2019）在菜豆中鉴定出根结线虫抗性位点。在抗逆境方面，Dossa 等（2019）在 400 个芝麻地方种和栽培种中鉴定了 10 个抗旱相关 QTL 位点，Do 等（2019）鉴定到大豆耐盐性新位点，Wang 等（2019）鉴定到拟南芥热响应基因 *SAUR26*。此外，在株型、开花期、成熟期、果实着色等方面，Yano 等（2019）分析鉴定到一个水稻株型相关基因，Wu 等（2018）揭示了 *FT* 和 *FLC* 基因调控全球不同开花生态型油菜形成的 SNP 位点，Elsadr 等（2019）鉴定了 3 个桃果实发育与成熟期显著相关的 SNP 位点，Oren 等（2019）鉴定到甜瓜和西瓜果实着色相关多等位基因 *APRR2*，Sekhon 等（2019）揭示了玉米衰老相关的新基因和调控网络，Baison 等（2019）鉴定了一个挪威云杉木材形成相关的新位点，Chen 等（2019）鉴定到水稻一般配合力和特殊配合力相关的 QTL 位点。

虽然关联分析作图是挖掘优异等位基因的有效途径，但本身也具有局限性。关联分析作图的效果很大程度上取决于群体中连锁不平衡强弱和分布，对低频率、上位性、多效性、可塑性复杂位点的检测能力弱（Liu *et al.*，2019）。连锁不平衡程度和分布影响因素主要是突变和重组，此外，还有群体结构、群体大小、遗传漂变等（Rafalski & Morgante，2004）。在种质多态性不足够多时，关联分析作图存在统计能力降低，不如遗传连锁作图问题（王荣焕等，2007）。另外，遗传连锁作图更适合于全基因组的 QTL 扫描，关联分析作图则可对特定 QTL 进行更精细定位，二者进行 QTL 定位作图时是互补的，可先用遗传连锁作图进行初步定位，再用关联分析作图进行精细定位（王荣焕等，2007）。据此，Yu 等（2008）提出了将遗传连锁作图和关联分析作图相结合的巢式关联分析作图。大规模表型性状准确鉴定是 GWAS 研究的关键点与难点，随着微 - 计算机断层扫描 -RGB 彩色成像系统（micro-CT-RGB）等（Wu *et al.*，2019）高通量表型评价技术发展，以及代谢组高通量内含物精确测定技术发展，GWAS 也将应用更为广泛。Tieman 等（2017）利用 GWAS 与代谢组结合的 mGWAS 分析揭示了现代商业番茄品种风味丧失的原因。目前，关联分析作图主要集中在研究基因序列变异，转录后修饰与表型变异关联分析作图是未来发展的新方向（Rafalski，2010）。Wang 等（2021）利用 GWAS 与转录组测序结合的 eGWAS 分析揭示了启动子区顺式作用元件 SNP 突变决定 *SAUR26* 基因表达变异导致拟南芥适应不同温度表型变异的分子机制。Zhu 等（2018）则利用基因组、转录组和代谢组多组学结合关联分析方法揭示了人工驯化培育大果、红色、抗病番茄品种时如何改变其内在风味品质物质的遗传机制。

四、分子辅助选择应用

分子辅助育种方法分前景选择和背景选择，在携带目标基因单株选择、回交转育材料选择与评估和数量性状改良等方面有广泛应用。Izadi-Darbandi 和 Yazdi-Samadi（2012）针对高分子麦谷蛋白位点 Glu-1，开发 DNA 标记进行辅助选择，获得了具有不同面包加工品质的伊朗普通小麦品种。Tanweer 等（2015）通过分子辅助前景选择法，将根据遗传连锁图谱图位克隆的稻瘟病抗性基因 *Pi-b* 和 *Pi-kh*（Wang *et al.*，1999；Sharma *et al.*，2005）聚合到马来西亚主栽水稻品种 MR219 中，获得了具强稻瘟病抗性的纯合植株，分子辅助背景选择评估显示 95% 遗传背景与 MR219 一致，既提高了瘟病抗性又保持了品种原有优良性状，在保持 MR219 在农户中的高使用率和产量方面发挥了重要作用。Sureshkumar 等（2014）根据遗传连锁图谱上与低植酸 lpa2-2 等位基因紧密连锁标记，通过 SSR 标记辅助选择，回交培育出低植酸玉米品种。Lohithaswa 等（2015）在玉米 F₂ 群体中，鉴定出了 3 个具有高遗传力的高粱霜霉病抗性 QTL，并通过分子辅助选择成功渗入到 8 个易感玉米品系中。Knoll 和 Ejeta（2008）利用 QTL 辅助选择进行了高粱早期耐冷性筛选。Gao 等（2015）根据图位克隆的性别决定基因 *ACS7*、*WIP1* 和抗枯萎病基因 *Fom-2*，设计分子标记进行辅助选择，筛选出了雌性抗枯萎病甜瓜品种。Zhang 等（2016）通过全基因组关联分析作图，证明大豆产量性状由许多微效位点控制，并利用鉴定的 SNP 标记和位点进行大豆产量的辅助选择，准确率达到 0.75～0.87。

此外，陈伟等（2011）采用混合分离群体分析法（bulked segregant analysis，BSA）快速筛选出了 2 个油酸含量相关和 4 个亚麻酸含量相关的 SSR 标记，用于分子辅助选择育种，获得了遗传背景与回交亲本基本一致的高油酸和低亚麻酸植株。虽然抗病分子辅助育种取得了明显进展，但是抗虫、品质改良、抗逆等分子辅助育种进展缓慢。这是由于现有遗传连锁图谱和 QTL 定位结果多源于一个或几个亲本组合，使得图谱饱和度和 QTL 稳定性低，不宜推广到更广泛的种质范围，多数还难于应用于分子辅助育种实践，尚需在育种亲本和种质群体中验证。虽然已构建长春花、石斛、柴胡、罗汉果、丹参等（Shokeen *et al.*，2011；Feng *et al.*，2013；Zhan *et al.*，2010；Liu *et al.*，2011；宗成堃等，2015）数种药用植物遗传连锁图谱，但这些遗传连锁图谱均是采用单个 F₁ 或 F₂ 等非永久性分离群体构建，因而图谱饱和度和精度也较低，标记间平均距离都多在 10.0cM 以上，性状紧密连锁标记缺乏，尚未见应用于分子辅助育种研究的报道。Anbessa 等（2009）采用 SSR 分子标记构建鹰嘴豆遗传连锁图谱，定位到 5 个分布在不同品种资源的白叶枯病抗性相关 QTL，聚合到同一基因型中有望增强品种白叶枯病抗性。

简化基因组测序技术可快速、高效构建高密度遗传连锁图谱和筛选性状相关标记，为解决图谱饱和度与精度较低问题提供了良好解决途径。例如，Zhang 等（2014）和刘甜（2016）分别利用 RAD-se、SLAF-seq 构建了黄连花和丹参高密度遗传连锁图谱，标记间平均距离可达 0.7cM。Lu 等（2018）利用 SLAF-seq 构建石斛遗传图谱，定位到 5 个多糖含量相关 QTL，其中 19 个 SNP 有 8 个位于 4 个基因区。董林林等（2017）采用 RAD-seq 快速筛选出苗乡抗七 1 号的 12 个特异性 SNP 位点，其中一个位点与三七抗根腐病显著相关，作为分子标记辅助选择三七抗根腐病品种，有效地缩短了育种年限。Graham 等（2010）对两个青蒿素含量差异大的亲本构建 F_1 群体测序，在 LG1、LG4 和 LG93 三条染色体上鉴定了 3 个青蒿素含量相关的主效 QTL，最高贡献率达到 38%。利用这些 QTL 作为分子标记，在杂合度下降的 F_2 群体中筛选出含量高于 F_1 群体的单株，预示杂种优势退化群体中仍可获得更高青蒿素含量的优良单株。沈奇等（2017）对紫苏利用全基因组测序获得了大量的 SNP 突变，筛选 30 个非同义突变 SNP 作为分子标记，结合系统选育法培育出中研肥苏 1 号，与对照组相比，中研肥苏 1 号紫苏籽亩产量增加 27.07%，含油量增加 9.39%。

第三节　基因工程育种

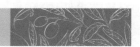

　　基因工程育种是通过基因工程手段将一种或几种外源基因转移至某种植物，使其有效表达出相应的产物的一种分子育种方法。基因工程育种的基本原理与常规杂交育种有相似之处：杂交是将整条基因链（染色体）转移，而基因转移是选取最有用的一小段基因转移，因此转基因比杂交具有更高的选择性。

一、转基因育种技术

　　转基因育种技术有农杆菌介导法、基因枪介导法、花粉管通道法、聚乙二醇介导法和电穿孔法等，其中农杆菌介导法、基因枪介导法和花粉管通道法为植物转基因育种最常用方法。农杆菌和基因枪介导法具有明显优势互补性，还融合发展出了农杆枪、粒子轰击农杆菌和菌体微弹轰击转基因育种方法（耿立召等，2005）。自从农杆菌介导法、基因枪介导法和花粉管通道法（Shaw *et al.*, 1983; Klein *et al.*, 1987; Hess, 1980）创立以来，至今三者在农作物和园艺作物抗病、抗虫、抗逆等转基因育种中均取得了丰硕成果。利用农杆菌介导法，Bytebier 等（1987）首次成功转化单子叶植物获得石刁柏抗卡那霉素植株；Hiei 等（1994）首次成功转化禾本科植物水稻。农杆菌介导法具有转化频率高、插入片段大且确切、遗传表达稳定、技术与设备简单等优点，从而成为植物转基因育种应用最广泛的方法。基因枪介导法也因具有受体材料来源广泛（单子叶植物、双子叶植物）等优点，成为植物转基因育种应用第二多的方法。花粉管通道法因不受植物种类限制、操作简单、易普及推广，得到了一定程度的应用，最突出的成果就是培育出了推广面积最大的转基因抗虫棉品种。与农作物和园艺作物相比，药用植物转基因育种落后，主要是在农杆菌介导遗传转化体系方面有一些研究。发根农杆菌 Ri 质粒转化合成次生代谢产物的研究较多，但是受再生或遗传转化体系缺乏限制，根癌农杆菌 Ti 质粒转化获取转基因植株的研究较少，仅有罂粟、青蒿、黄连、丹参、枸杞和罗汉果等数种植物。Frick 等（2007）农杆菌介导转化将罂粟中苄基异喹啉生物碱分支点中间体上的关键酶基因 *cyp80b3* 过表达，育成了乳胶中生物碱总量提高 450% 的转基因植株。Desgagne 等（2012）VIGS 抑制乌头碱 *N*- 甲基转移酶基因表达，也能够得到罂粟碱显著提高的转基因植株。Inui 等（2012）农杆菌介导转化过表达 3- 羟基 -*N*- 甲基氯氨酸 -4-*O*- 甲基转移酶基因 *4'OMT* 生长 4 个月植株叶和根黄连素含量分别增加 2.7 倍和 2.0 倍。Yan 等（2017）农杆菌介导转化过表达 *AaHD1* 增加青蒿腺毛密度而不伤害植株生长。Shen 等（2018）将青蒿素合成途径上 *HMGR*、*FPS* 和 *DBR2* 三个青蒿素合成关键酶基因，经过精确设计农杆菌介导转化到同一植株中过表达，则使青蒿素含量最多的提高达 3 倍以上。罗青等（2001）利用农杆菌将对蚜虫表现明显抗性的雪花莲外源凝集素酶基因 *GNA34* 转化至枸杞细胞，获得了完整的抗蚜虫转基因枸杞植株。Chen 等（2009）利用农杆菌将拟南芥 *ATHK1* 基因导入枸杞离体叶片，并使其成功表达，转基因枸杞表现出抗盐、抗旱特性。Wu 等（2014）农杆菌介导转化过表达丹参 *SmLEA* 基因增强丹参抗盐和抗旱性。Wei 等（2016）遗传转化拟南芥 *CBF1/DREB1B* 基因增强了丹参抗旱性，且未延缓植株生长。化文平等（2016）农杆菌介导转化获得丹参乙烯响应因子 *SmORA1* 的 RNA 干扰植株，表明其参与了丹参抗病性和丹参酮代谢合成调控。曾雯雯（2015）利用农杆菌介导法获得导入葫芦二烯醇合酶基因罗汉果植株。基因枪介导法也只有白术和野甘草（毛碧增等，2008；Yashodahara & Sadanandam，2016）等少量药用植物研究报道。在药用植物花粉管通道法转基因育种方面，Yu 等（2018）通过花粉管通道法将与低温诱导启动子连接的胆碱氧化酶（Cod A）基因转化进不耐低温的睡莲，获得的转基因睡莲耐低温性明显提升，能够将种植范围从之前的最北的北纬 24.3 度向北推移了 6 个纬度，扩大了睡莲可种植环境范围。

二、基因编辑育种技术

农杆菌介导法、基因枪介导法和花粉管通道法三种转基因育种技术，外源基因都是随机整合到宿主基因组中去，转基因效果预见性不强，存在基因沉默和出现非预期变异问题。基因编辑技术具有靶向突变、删除、插入、替换目的基因（Ceasar *et al.*，2016）和可获得不含外源基因的非转基因植株（Zhang *et al.*，2016）等优点，能很好弥补三种常规转基因育种方法存在的问题。它们相互结合已成为一种全新的、强有力的分子育种方法，正在迅猛发展。

Kim 等（1996）将 ZFP（zinc finger protein）特异识别 DNA 序列的锌指结构与核酸内切酶 FokI 的非特异性切割结构域人工串联重组融合，形成具有 DNA 切割功能的新嵌合体融合锌指核酸酶（zinc finger nuclease，ZFN），创立了第一代基因编辑技术 ZFN。此后，经众多科学家不断改进，ZFN 技术发展成为最成熟的基因编辑技术。Kay 等（2007）发现黄单胞菌分泌注入到植物细胞中的转录激活子类效应因子（transcription activator-like effector，TALE）可以特异性识别、结合和激活宿主植物特定基因表达。Christian 等

（2010）将 TALE 特异性识别结合 DNA 的重复序列中央结构域与 FokI 的催化切割结构域进行串联融合，得到了能打断 DNA 双链的人工重组转录激活子类效应因子核酸酶（transcription activator-like effector nuclease，TALEN），发展出了第二代基因编辑技术 TALEN。丹麦的 Barrangou 等（2007）首次证实成簇规律间隔短回文重复序列及其位点附近相关基因（clustered regularly interspaced short palindromic repeat/ associated，CRISPR/ CAS）是细菌的获得性免疫防御系统，用于特异性识别并降解清除外源核酸，以抵御病毒和质粒入侵。Jinek 等（2012）发现在 crRNA 和 tracrRNA 互补双链 RNA 引导下，CRISPR/CAS9 系统能定向打断 DNA 双链，并提出在设计精妙的单链 RNA 引导下，该系统可用于基因编辑。Cong 等（2013）成功应用 CRISPR/CAS9 系统对哺乳动物基因组进行多重基因编辑，开发出第三代基因编辑技术 CRISPR/CAS9。Zetsche 等（2015）又发现了具有内切酶更易进入组织细胞、产生黏性末端、目标位点选择更灵活的全新 CRISPR/CAS 基因编辑系统 CRISPR/Cpf1。

ZFN 技术原理为，人工设计重组合成 ZFN，导入到细胞中，通过锌指结构靶向特异性的 DNA 位点并结合，然后利用 FokI 核酸酶切割结构域剪切特定位点 DNA，最后借助细胞内固有同源重组或非同源末端连接途径修复 DNA 缺口（Qi et al., 2013），完成特定 DNA 序列的碱基突变、删除、插入和替换等编辑工作。除通过 TALE 重复序列中央结构域识别并结合特定 DNA 外，TALEN 其他技术原理与 ZFN 技术类似。CRISPR/CAS9 技术原理为，人工设计合成与特异 DNA 位点具有同源性的单链向导 RNA（a singal guide RNA，sgRNA），并构建 sgRNA 和 CAS9 蛋白质粒载体，通过体外表达后注入或遗传转化宿主细胞体内表达的方式，使 sgRNA 和 CAS9 蛋白得以在细胞内结合形成特异识别切割复合体，然后切割复合体在 sgRNA 同源互补结合引导下靶向特异 DNA 位点，在 CAS9 蛋白作用下进行 DNA 双链剪切，最后也是借助细胞内固有同源重组或非同源末端连接途径修复 DNA 缺口，完成特定 DNA 序列的碱基突变、删除、插入和替换等编辑。CRISPR/ Cpf1 技术与 CRISPR/CAS9 技术原理类似，不同的是所使用的核酸内切酶不一样。通过农杆菌和基因枪介导法，ZFN、TALEN 和 CRISPR/CAS 技术都已被用于烟草、水稻、小麦、番茄、葡萄、甘蓝、苹果、甜橙等众多作物产量、抗病、抗除草剂、营养品质、雄性不育、开花基因靶向突变、删除、插入和替换研究（Townsend et al., 2009；Shan et al., 2014；Wang et al., 2014；Zhou et al., 2016；Pan et al., 2016；Ren et al., 2016；Sun et al., 2013；Peer et al., 2015；Jia & Wang, 2014）。三者应用范围有较大重复，但三者又各有技术特点和适用范围。ZFN 和 TALEN 技术，针对不同靶 DNA 序列，需要重新设计合成新核酸酶，实验烦琐、成本高。CRISPR/CAS 系统基因编辑技术仅需设计合成一个能够结合目标序列的短片段 sgRNA，实验简单方便，但也存在脱靶率突出、目标序列下游附近必须存在 PAM 保守序列和敲入 / 替换效率低问题。

由于应用潜力巨大，CRISPR/CAS 系统基因编辑技术正在被不断完善和衍化升级。

Zhang 等（2017）将水稻 tRNAGlu 序列融合到 U3 启动子与 sgRNA 之间，在保持 eSpCas9（1.0）、eSpCas9（1.1）和 SpCas9-HF1 活性水平同时，改善了它们编辑的特异性。标准 CRISPER/Cas9 方法通常校正单个核苷酸的效率很低，并且会在目标位置频繁引入随机插入／缺失基因（统称为 Indels）。为了提高修正点突变的效率，同时减少插入／缺失的频率，Komor 等（2016）通过修改 Cas9 蛋白，让它不再切割 DNA 双链，但仍能结合到目标 DNA 序列，同时融合人源胞嘧啶脱氨酶（APOBEC1），开发出直接将胞嘧啶（C）转换成尿嘧啶（U）的单碱基编辑系统。在 APOBEC1-nCas9-UGI 碱基编辑系统降低脱靶效应的同时，实现了对拟南芥和水稻基因内含子 5′ 端 GT 或 3′ 端 AG 中的碱基 G 精确编辑（Li et al.，2019）。Zong 等（2018）通过 nCas9 融合人源胞嘧啶脱氨酶（APOBEC3A）升级 C 至 T 替换的单碱基编辑系统，实现在小麦、水稻和马铃薯基因组中高效地单碱基定点突变。由于 APOBEC1 具有 TC 偏好性，对 GC 编辑效率很低，Ren 等（2018）又引入人源 AID 胞嘧啶脱氨酶，开发了对 TC、AC、GC 和 CC 具有同样编辑效率的 rBE5 和 rBE9 升级版碱基编辑系统，实现对水稻多个靶基因的高效定点编辑，大大扩展了单碱基编辑技术在植物上的应用。我们通常擅长让基因失活，但要修复已丢失的蛋白质功能则更具挑战性。Abudayyeh 等（2017）证实 Cas13a 能特异性结合使 RNA 失去活性，从而设计 PspCas13b 突变体与 ADAR2 蛋白组合，构建了将腺嘌呤核苷（A）替换成次黄嘌呤核苷（I）的单碱基编辑系统 "REPAIR"，可高效地修复 RNA 的单个核苷，实现关键氨基酸的改变，因其不会改变 DNA 信息而更为安全，为基础研究和临床治疗提供了一个新的工具。

与 CRISPR/Cas9 不同，CRISPR/Cpf1 能识别富含胸腺嘧啶 "TTTV" 的 PAM 序列，因此可实现对基因 5′ 和 3′ 端 UTR 区进行编辑。CRISPR/Cpf1 系统的发展进一步扩大了基因组编辑技术的应用范围。同源重组修复（homology-directed DNA repair，HDR）实现目的基因替换和基因定点插入创制作物新种质是基因组编辑研究的重要课题之一。植物细胞内 HDR 发生频率低，这在很大程度上阻碍了利用 CRISPR/Cas 系统对作物基因进行精确编辑，因而目前基因编辑领域比较高效的是基因敲除编辑。CRISPR/Cpf1 产生的 DNA 双链切口（double strand breaks，DSBs）具有 5′ 突出端，其交错切割模式可能促进修复模板与基因组 DNA 的配对并使之插入基因组中。Li 等（2018）在同源修复模板存在时，利用 Cpf1 合成依赖性修复（synthesis dependent strand annealing，SDSA）机制，将水稻野生型 ALS 基因通过同源重组，进行等位基因替换，突变 ALS 基因携带有两个突变的氨基酸位点，从而赋予水稻植株除草剂抗性。Miki 等（2018）将二代转化策略与 CRISPR/Cas9 系统结合，使得在高等植物基因组中精准无赘地敲入或替换短至数个、长至上千碱基的 DNA 序列片段成为可能，且实现对拟南芥去甲基化酶基因 ROS1 和 DME 进行四个外源大片段敲入测试。该技术大大推动了高等植物基因编辑领域的发展，为植物育种的生产和科学研究提供了新思路和新技术。

CRISPR/CAS 基因编辑系统除了在编辑准确性、编辑 DNA 范围和插入／替换效率方面得到改进外，在基因编辑效率、遗传转化方式、突变体筛选效率和非转外源基因植株获取方面也被不断改进。Tang 等（2019）基于 Ribozyme（RZ）、tRNA、Csy4 ribonuclease（Csy4）构建了 STU-CRISPR 2.0 植物基因组编辑系统，其中 STU-Cas9-tRNA 系统在编辑水稻基因组 6 个位点时，47.4% 的 T_0 植株在 6 个位点均可检测 NHEJ 编辑事件的发生，尤其有 10.5% 的 T_0 植株在 6 个位点均为双等位基因 NHEJ 编辑类型。为了抵御病原菌入侵，生物普遍具有抑制 RNA 翻译或降解 RNA 的外源基因沉默机制（Bosher & Labouesse，2000），这可能会降低 CRISPR/Cas9 系统编辑效率。然而，CRISPR/Cas9 系统编辑效率改进通常集中在提高 sgRNA 及 Cas9 的转录水平上，对转录后调控的研究则鲜有报道。Mao 等（2018）将可抑制植物 RNA 沉默途径的病毒抑制子 p19 蛋白引入 CRISPR/Cas9 系统，发现与 P19 共表达可显著提高 CRISPR/Cas9 系统的编辑效率，同时 sgRNA 及 Cas9 的转录水平也有所提高。CRISPR/Cas9 系统在医疗健康领域应用的关键是将 DNA 编辑组件有效递送至特定的靶细胞。病毒转运 CRISPR/Cas9 组件存在有安全隐患、运量有限和降低编辑效率问题。Lee 等（2017）将 CRISPR/Cas9 组件附于单个纳米金粒子周围包裹在保护性聚合物内，有效递送至各种不同细胞中，建立了一种有效的纳米颗粒而非病毒递送的 CRISPR/Cas9 基因组编辑方法。针对基因编辑突变解读需要大规模测序分析，低频、嵌合以及复杂突变难以解析，耗费大量测序费用和分析时间问题。Liu 等（2019）开发了一款基于二代测序的基因编辑突变鉴定工具 Hi-TOM，对六倍体小麦、人类细胞和水稻样品测试发现具有极高的灵敏度与准确性。该突变体鉴定方法具有便捷、高效、灵敏和低成本等优点，为普通实验室提供了一个简单、经济、高效的基因编辑突变鉴定策略。转基因片段清除是 CRISPR 编辑作物品种获取监管批准进行商业应用的先决条件。品种中转基因片段的存在，其基因编辑元件势必增加脱靶效应的风险，使得表型稳定性成为一个问题，也难以确定突变是上一代遗传还是当代新产生的。Chen 等（2018）和 He 等（2018）分别通过在植物细胞中瞬时表达 Cas9、sgRNA 和整合 *BARNASE* 自杀基因、*CMS2* 败育基因，建立起快速、高效定向诱变获取无外源基因片段的基因编辑突变植株的新技术，极大减少了分离非转基因突变体所需的时间和劳力，尤其有助于加速童期长的多年生植物和杂合的一年生植物非转基因突变体的分离进程，并且还可以防止由花粉或种子飘散而引起的转基因漂移，为作物改良提供了有效的工具。但是，避免基因编辑嵌合体产生的相关研究鲜有报道。

基因编辑技术在解决后代筛选费力、生长周期长和多基因同时改良等育种难题方面也展现出了良好应用前景。5′ 端 UTR 上游的开放阅读框（upstream open reading fragment，uORF）通常能够抑制 5′ 端 UTR 下游的主开放阅读框（primary open reading fragment，pORF）的翻译。uORF 在动植物中广泛存在，但是其功能研究与遗传操作还缺乏高效和精细的方法。Zhang 等（2018）利用 CRISPR/Cas9 对拟南芥和生菜 4 个基因 uORF 进行编辑，发现能够显著提高目标基因 pORF 的 mRNA 的翻译水平。其中，突变维生素 C 合成途径关键酶基因 *GGP*（GDP-L-galactose phosphorylase）上游的 uORF，使生菜叶片维生素 C 含量提高了约 150%。作物抗逆性改良常是通过杂交将野生品种抗逆基因引入栽培品种中，多代杂交筛选稳定性状需要大量时间及劳动成本。Li 等（2018）对耐逆性好野生醋栗番茄 *Solanum pimpinellifolium* 生育期、产量及营养品质性状基因的编码区及调控区定向编辑，在保持抗盐碱和疮痂病优良特性的同时，改良了其产量及品质性状，使野生植物品种从头人工驯化获得高产高抗作物的周期大幅缩短。Xing 等（2018）建立了草莓简单快速鉴定靶点是否工作及是否高效和多靶点同时编辑体系，成功获得三靶点同时编辑的植株。Rodrɪguez-Leal 等（2017）对番茄产量性状果实大小、分枝结构和植株形态相关基因 *SlCLV3*、*SlWUS* 和 *SlSP* 的启动子进行编辑诱变，创建出不同的突变组合，从而微调基因表达而不是删除基因或钝化其编码蛋白质的能力，可灵活地改善番茄的产量性状，达到使番茄增产的目的。

第四节　分子设计育种

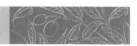

分子设计育种是一种基于全基因组测序基础上的前沿分子育种方法，是对育种程序中的诸多因素进行模拟、筛选和优化，提出最佳目标基因型以及实现目标基因型的亲本选配和后代选择策略，以提高作物育种中的预见性和育种效率，实现从传统的"经验育种"到定向、高效的"精确育种"的转化。

一、分子设计育种进展

荷兰科学家 Peleman 和 van der Voort（2003）首次提出分子设计育种概念。分子设计育种是以生物信息学为平台，以基因组学、蛋白组学和种质信息等相关数据为基础，综合育种过程中所有学科的有用信息，根据作物育种目标和生长环境，在计算机上虚拟设计筛选出最佳目标基因型和育种方案，然后据此开展作物育种实验的分子育种方法。分子设计育种是一种从传统"经验式"到"定向、高效、精准"转变的育种方法，也是一个结合分子生物学、生物信息学、计算机科学、遗传学、育种学、栽培学、植物保护学、土壤学、生态学、生物统计学等多学科的系统工程。分子设计育种主要包括 3 个步骤（王建康等，2011）：①寻找目标性状基因（或生产品种的原材料），即通过遗传群体构建、多态性标记筛选、遗传连锁图谱构建、数量性状表型鉴定等研究，鉴定目标性状基因及基因关系；②寻找目标品种（或设计品种原型），即根据不同生态环境条件，利用已经鉴定出的各种重要育种性状的基因信息（染色体上基因位置、基因遗传效应、基因到性状的表达和生化途径、基因间互作、基因与背景环境互作等），模拟预测各种可能基因型的表型、从中选择符合特定育种目标的基因型品种；③寻找育种途径，即设计目标基因型品种选育途径（或制定生产品种的育种方案）。分子设计育种一经提出，国内外均意识到其将会成为未来作物育种的发展方向，纷纷开始布局研究，在前期研究积累信息多的作物取得了一些进展。"全球水稻分子育种计划"项目已开始实施。美国已投资建立了4个小麦分子育种实验室。我国在水稻、大豆、小麦、油菜和植物花色等领域也启动了分子设计育种计划（孙立洋等，2010）。分子设计育种需要重要性状 QTL 或基因定位与克隆、基因型到性状表型控制机制、生物信息学数据库、品种预测模型及模拟工具、分子辅助育种、基因工程育种、遗传群体培育与创新等研究基础做铺垫。受这些基础研究缺乏限制，分子设计育种仍面临着一些巨大挑战，基本还处于性状遗传解析、实验室建立、数据库构建、设计育种理论和技术体系建立等前期工作的准备当中。但是，随着相关支撑条件不断完善和分子生物学技术快速发展，分子设计育种必将在提高育种效率、准确性和降低育种成本方面发挥重要作用，从而成为解决传统育种瓶颈的唯一途径。

二、植物分子育种的发展趋势

为更好地了解研究发展趋势和最新进展，按 5 年为一个时间段，对 1992 年至 2016 年共 25 年间，植物分子辅助育种、基因工程育种和分子设计育种相关研究论文数进行了统计，结果如图 7-4 和表 7-2 所示。图 7-4 显示，随着时间发展，该三大植物分子育种研究方向论文数均逐年增长。其中，分子辅助育种和分子设计育种研究增长迅速，尤其是分子设计育种研究，基因工程育种研究则在 2002—2006 年大幅增长后，增幅放缓。这可能与其受到社会反转基因呼声影响有关。分子辅助育种的遗传连锁作图、QTL 定位作图研究稳步发展，关联分析作图研究出现爆发式增长，分子辅助选择进展则相对缓慢；基因工程育种以农杆菌介导转化研究为主，其次为基因枪介导转化研究，CRISP/CAS 基因编辑研究则因其简单易行特点被推崇也出现爆发式增长；分子设计育种的转录组测序研究因其廉价高效的特点而呈井喷式增长，全基因组测序因测序成本大幅降低也快速增长，蛋白组测序研究也稳步增加，品种分子设计研究开始起步（表 7-2），并在材料平台、设计软件开发和目标品种模拟设计方面取得了一些实质性进展，根据设计方案培育出了满足在 UK 环境下生长目标的品种（Dai *et al.*，2016；Faux *et al.*，2016；Ma *et al.*，2015）。

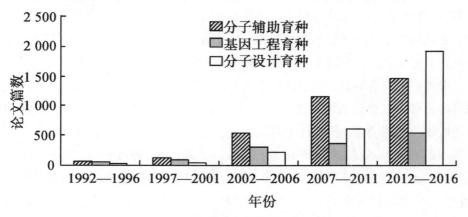

图 7-4　三大育种研究方向每五年论文数

表 7-2　三大育种研究方向主要领域每五年论文数

研究方向		1992—1996 年/篇	1997—2001 年/篇	2002—2006 年/篇	2007—2011 年/篇	2012—2016 年/篇	总数/篇
分子辅助育种	遗传连锁作图	39	86	264	495	443	1 327
	QTL 定位作图	7	22	209	426	590	1 254
	关联分析作图	4	2	17	165	350	538
	分子辅助选择	2	9	52	67	83	213
基因工程育种	花粉管通道法	2	8	24	26	14	74
	农杆菌介导法	16	34	188	255	214	707
	基因枪介导法	26	40	83	57	65	271
	ZFN 技术	0	0	3	16	38	57
	TALEN 技术	0	0	0	0	54	54
	CRISP/CAS 技术	0	0	0	0	158	158
分子设计育种	全基因组测序	1	10	47	125	201	384
	转录组测序	0	2	29	214	1 432	1 677
	蛋白组测序	0	13	130	247	254	644
	品种分子设计	0	0	3	13	27	43

三、药用植物分子育种存在的问题与展望

1. 提高药效是药用植物分子育种的主要目标　提高药效在药材中体现为提高有效成分含量的育种研究，这是药用植物分子育种的主要目标，也是药用植物育种的基本要求。药用植物分子育种的对象只能选择有效成分明确尤其以单体成分为用途的药用植物，例如开展青蒿（青蒿素）、红豆杉（紫杉醇）、银杏（银杏内酯 B）、蛇足石杉（石杉碱甲）、穿心莲（穿心莲乙素）、人参（人参皂苷 Rd、Rh_2、Rg_3）、罗汉果（罗汉果苷 V、异罗汉果苷 V、赛门苷 I）等分子育种研究，对于有效成分不确定以及不以单一中药成分为生产目标的药材不能盲目开展育种工作。基因组、转录组和代谢组分析已成为次生代谢产物合成关键酶基因鉴定和代谢途径解析的有效策略，如 Ithin 等（2013）鉴定了土豆和番茄中参与甾体糖苷生物碱代谢合成的 10 个关键酶基因；Zhu 等（2019）揭示 MYB31 基因启动子区 1 个 W-box 元件（TTGAC）发生插入缺失或 SNP 变异是导致极高含量品种辣椒素合成积累量提高 10～20 倍的原因。Frusciante 等（2014）解析了藏红花中藏红花素代谢合成分支代谢途径第一步关键酶基因；Itkin 等（2016）解析了罗汉果中罗汉果苷 I～VI的完整代谢合成途径。基因编辑技术是进行基因功能鉴定和新品种培育的有力工具。采用 TALEN 技术，Müller 等（2015）通过基因靶向敲出鉴定了参与拟南芥次生代谢产物植保

素 Camalexin 代谢合成关键酶基因 *CYP71A12*。采用 CRISPR-Cas 9 技术，Jiang 等（2017）靶向抑制 *FAD2* 基因表达，显著增加了异源六倍体亚麻荠的油酸含量；Alagoz 等（2016）精确地靶向敲除药用植物罂粟生物碱代谢关键酶基因 *4′OMT2*，使其发生 1 ~ 4 个碱基的 InDel 突变，实现对生物碱代谢途径的平衡调控，有效降低了生物碱的含量。药用植物有效成分含量为多基因控制的数量性状，育种难度大。有效成分明确的药用植物可将基因组、转录组、遗传转化、基因编辑和代谢组等技术有机结合，进行有效成分与毒性成分基因挖掘、功能鉴定和代谢途径解析，以及增加青蒿、红豆杉、蛇足石杉等有效成分含量低的药用植物药效，或减少半夏、附子、一点红等有毒药用植物毒性的育种研究。种群内有效成分存在严重分离的，还可采用拟测交或 BSA 策略，充分发挥新一代基因测序技术强大的分析能力，进行 SLAF、GBS 等简化基因组测序和遗传连锁、QTL 定位、GWAS 关联分析作图研究，快速鉴定与有效成分含量紧密连锁的分子标记和 QTL，借助分子辅助选择技术提高良种筛选和纯种培育的效率，加快育种进程。当然，品种培育试验与生产应用过程应符合现行《农业转基因生物安全管理条例》和《农业转基因生物安全评价管理办法》要求，进行受体植物、基因操作和转基因植物及产品安全性（遗传稳定性、环境安全性、食用安全性）评价。转基因植物及产品食用安全性评价，除了规定的毒理学评价、致敏性评价、关键成分分析和全食品安全性评价外，还必须进行用药安全性评价。随着转基因技术在药用植物育种中应用的增加，是否需要制定出专门针对药材转基因应用的管理规定，应认真、慎重讨论。

2. 挖掘和创造优良农艺性状也是药用植物的分子育种目标 在确保药材药效的前题下，改善农艺性状也是药用植物育种的目标。种子繁育种苗混杂、产量低而种植无效益、产量低而药材价格过高、病虫多而药材农残严重和种植采收劳力成本高是中药材产业面临的突出问题。优异农艺性状关系到药材的产量与质量，包括更高的生物产量、更好的抗病、抗虫、抗逆性状和特殊农艺性状等。这些性状多为复杂的数量性状，且药用植物种类繁多，大多数刚完成从野生到家种的转变，性状遗传规律认识不足，种质缺乏且杂合度高，还存在生长周期长与自交不亲和问题。药用植物育种仅采用系统选育和杂交选育方法进行良种选育将收效甚微，需要借助分子辅助选择等技术来提高育种效率和加速育种进程。半夏、三七等种群内农艺性状存在严重分离的药用植物也可采用拟测交或 BSA 策略，应用遗传连锁分析进行初步作图和 QTL 定位，再利用 SLAF、GBS 简化基因组和 GWAS 全基因组测序分析进行精细作图和 QTL 定位，快速获得与产量、抗病、抗虫、抗逆、性别、根形、花期等性状连锁的分子标记和 QTL，借助分子辅助育种技术筛选优良种质、培育纯种和开展聚合育种研究，即将各种优异性状基因和 QTL 逐步集中于某个单一品种是药用植物育种更高的要求。采用 CRISPR-Cas 9 技术，Shi 等（2017）靶向突变玉米乙烯反应负调控基因 *ARGOS8*，使玉米开花期受胁迫条件下的产量每英亩增加了 136.08kg（1 英亩 ≈ 4 047m²）。Wang 等（2016）靶向突变稻瘟病侵染效应因子基因

OsERF922，增强了水稻稻瘟病抗性，且农艺性状与野生型无显著差异。因此，种质严重缺乏的珍稀濒危药用植物，还可运用基因编辑技术进行种质创新和新品种的培育。

3. 药用植物常规育种研究是分子育种的基础　强大的常规育种研究基础，能更有效、更精准地应用分子育种技术。如果没有常规育种提供的遗传群体材料和性状信息作为基础，分子育种就成为无源之水。与农作物相比，药用植物的常规育种研究基础薄弱，突出表现在种质全面收集保存、种质系统评价鉴定、性状遗传规律分析、核心种质构建、遗传材料分离纯化、种质创新等研究工作不足，以致优异突变体、高纯度品系、重组自交系、近等位基因系、回交近交群体和单片段代换系等遗传群体材料缺乏。因此，必须加强这些周期长、基础薄弱的常规育种研究的持续积累。

4. 充分利用最新分子生物学等技术为分子育种服务　新品种培育如何确保药材疗效是中药领域广泛关注的问题，也是药用植物育种面临的巨大挑战。分子设计育种是一种综合了多学科、多层次信息的高效、精准、预见性强的育种技术。除了目标性状发生变异外，其他性状保持不变是分子设计育种要达到的目标。因此，分子设计育种可很好地适应药用植物新品种培育过程中确保药材疗效的要求。全基因组测序、控制性状 QTL 或基因的定位与克隆鉴定、基因型到性状表型控制机制、基因与环境互作效应、分子辅助选择技术、基因组编辑技术、种质资源培育与创新等研究是分子设计育种的必要基础。药用植物虽然在遗传图谱构建、基因组测序、次生代谢产物基因挖掘与鉴定、种质收集与评价等方面取得了一定进展，但是这些分子设计育种必要基础研究积累仍相当薄弱。因此，应该选择如灵芝、丹参、罗汉果等已完成全基因组测序、前期研究积累较多的药用植物，制订中长期育种计划，借助基因组、转录组、蛋白组、翻译组、小 RNA 组、表观遗传组、遗传转化、基因编辑、定向进化（directed evolution）、云计算、人工智能等日新月异的分子生物学、合成生物学（synthetic biology，SynBio）和计算机与信息学理念与技术，尽快建立借助人工智能和合成生物学理念与方法在分子水平进行智慧品种设计与培育的药用植物育种技术体系，开创新分支学科"药用植物智能合成生物学分子设计育种学"。这些新技术的应用必将为药用植物种质创新与品种培育带来重大突破，尤其是 SynBio 潜力巨大。2018 年底，冷泉港实验室召开"SynBio 助力农业革新"专题会议，评估了 SynBio 推动另一场农业绿色革命的发展机遇和所需资源，认为目前聚焦调控个别基因改良作物性状的方式可能潜力有限，应该借助 SynBio 的理念及工具，从整体上设计重构性状代谢调控途径才能更好地实现作物性状改良的飞跃，并且 SynBio 如果应用于培育"智慧植物"，将更有利于农业生态圈的绿色可持续发展（Wurtzel *et al.*，2019）。例如，South 等（2019）设计重构光呼吸途径，使烟草生物量提高了 40% 以上。药用植物合成生物学分子设计育种设计什么，由于其主要目标是提高药材疗效，因此核心应该是药效成分的代谢合成途径设计重构。药用植物合成生物学分子设计育种学这一领域研究发展成功，还将有可能反过来为农作物育种的发展提供重要借鉴。

第五节　罗汉果分子育种

面对后代群体占地广（图7-5）、优良抗源种质缺乏和罗汉果苷V含量提升进入平台期等众多育种困境，罗汉果可结合自身特点充分借助分子辅助育种、基因工程育种和分子设计育种三大植物分子育种技术来突破育种瓶颈和提升育种效率。

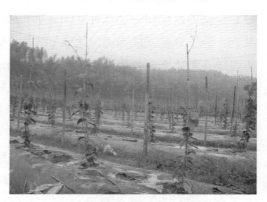

图7-5　罗汉果新品种杂交选育基地种植的后代群体

一、罗汉果分子辅助育种

大多数被子植物是雌雄同株，产生两性花。产生单性花被子植物仅占约10%。其中雌雄异株的被子植物占约5%。罗汉果就是一种雌雄异株的植物，有性繁殖后代群体雌株数量通常比雄株数量少很多，雌雄比例约为3：7。现蕾前，雌雄株表型非常相似，尚未发现可辨别性别的明显表型特征。杂交育种过程中，雌雄株只能同时大田种植进行优株筛选，导致雄株浪费大量土地、资金和人力，限制了杂交群体的种植数量，严重影响育种效率。虽然已从表型、同工酶和DNA分子标记方面（陶莉等，2005；李惠敏等，2007；秦新民等，2007）对罗汉果性别进行了不少探索，但由于罗汉果性别控制位点、功能基因以及遗传模式仍不清楚，尚未建立有效的罗汉果性别鉴定方法。被子植物雌雄异株进化被认为需要至少两个突变，一个隐性突变导致雄性不育，一个显性突变功能性获得雌性抑制因子。罗汉果同科植物黄瓜和甜瓜性别的遗传调控已有较深入研究。二者性别发育均受激素乙烯调控，单性花产生及雌雄异株出现被认为是由 *CsACS11/CmACS11*、*CsACS2/CmACS7* 和 *CsWIP1/CmWIP1* 三个遗传位点的等位基因组合决定（Boualem *et al.*，2015）。此外，黄瓜性别也受赤霉素及其调控基因 *CsMYB1*（Zhang *et al.*，2014）影响。被子植物雌雄异株独立进行了多次进化。尽管罗汉果雌雄异株遗传调控模式可能与黄瓜和甜瓜的不一致，但是仍很可能是由少数主效遗传位点基因调控决定。构建适宜的遗传群体，基于全基因组参考序列，QTL定位分析罗汉果性别遗传控制位点，并结合基因表达分析鉴定出性别决定基因，了解其在后代群体中遗传分离控制模式，将有望开发出有效的罗汉果性别鉴定分子标记，进行罗汉果苗期性别辅助选择，及时剔除罗汉果雄株，大幅降低育种成本及提高良种选育效率。

AVG、$AgNO_3$ 等乙烯合成及信号转导抑制剂处理青皮果雌雄株现蕾茎尖，雄株的单性花无明显变化，但是雌株的单性花均可被诱导成两性花（图7-6），表明罗汉果性别也受激素乙烯调控。乙烯利处理青皮果雌雄株现蕾茎尖，雌株茎尖发生衰老死亡，雄株茎尖则能恢复正常生长且花无明显变化（图 7-7），因此雌株比雄株对乙烯反应更敏感，显示雄株乙烯信号途径基因可能出现了变异。利用青皮果雌株、雄株及其 F₁ 后代群体，以 Xia 等（2018）发表的基因组作为参考，采用 BSA 基因组重测序分析策略，检测到了一些 QTL 位点。其中 3 号拟染色体（NewChr3）上 28 660 426 ~ 29 270 876bp 附近区域通过不同统计分析方法均能被检测到（图 7-8）。该区域包含乙烯响应因子基因 *AIL6* 和 *EIL1-Like* 等乙烯信号转导途径基因。其中，*EIL1-Like* 在雌株现蕾茎尖的茎、叶、花高表达，而在雄株现蕾茎尖的茎、叶、花均几乎无表达（图 7-9）。此外，乙烯利处理可诱导雌株现蕾茎尖的茎、叶、花中 *EIL1-Like* 基因上调，而雄株现蕾茎尖的茎、叶、花中 *EIL1-Like* 基因仍均几乎无表达（图 7-10）。因此，NewChr3 上 28.66 ~ 29.27Mb 位点和 *EIL1-Like* 基因很可能与罗汉果性别及其雌雄株对乙烯反应敏感性差异相关，若进一步验证其基因功能后，将有望开发成一个罗汉果性别鉴定标记。黄瓜除了受 *CsACS11*、*CsACS2* 和 *CsWIP1* 基因调控，乙烯合成基因 *CsACS1* 复制、*CsACO2* 变异或信号转导基因 *CsERF110* 变异（Knopf & Trebitsh，2006；Chen *et al.*，2016；Tao *et al.*，2018）也会导致性别转变，不同性型品种控制性别基因位点不完全一致。虽然罗汉果雌雄株通常分别产生单性雌花或雄花，但是栽培和育种过程中也发现一些植株少数枝条出现性别转变或突变成两性花（图 7-11）。罗汉果性别遗传位点控制数量，不同品种间遗传控制位点是否完全一致，转录后调控是否参与性别决定等问题，有待对更多品种进行性别决定研究才能解答。这些问题关乎能否建立一种具有通用性罗汉果性别鉴定分子标记。

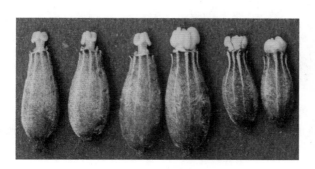

图 7-6　AVG 诱导雌花转变成两性花

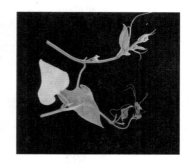

图 7-7　雌雄株对乙烯利反应敏感性差异

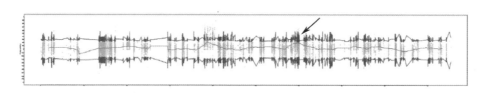

图 7-8　BSA 基因组重测序初步定位的性别 QTL 位点（箭头指示候选区域）

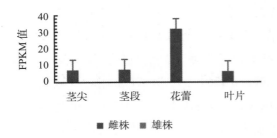

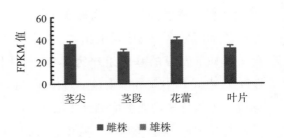

图 7-9　雌雄株 *EIL1-Like* 表达差异　　图 7-10　乙烯诱导雌雄株 *EIL1-Like* 表达差异

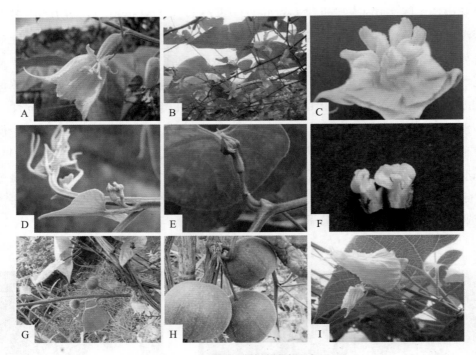

图 7-11　雌雄株花性转变现象

A～C：雌花突变成两性花；D～F：雌花突变成雄花；G～H：雄花突变成两性花；I：雄花突变成雌花。

罗汉果雌雄异株、异花授粉，种质的杂合度较高，达 1.5%，且近交可能出现明显的衰退现象，培育纯系的周期长、难度大。有幸的是，罗汉果组培和扦插繁殖技术成熟，杂交育种过程中，优良品种回交选育是一个理想选择。筛选开花、花序分枝、果形等存在主效基因性状的分子标记，利用分子标记对回交后代进行前景、背景辅助选择将可有效加速优良品种选育进程，尤其在优良雄株品种选育方面。雄株无果实性状作为评价参考，分子标记辅助选择可有效提升优株选择的准确性和加快其遗传背景与回交亲一致的速度。此外，罗汉果种质亲缘关系信息缺乏，长期不加选择人工授粉又加剧了种质的混杂，分子标记辅助选择在降低亲本选择盲目性方面也将发挥重要作用。

二、罗汉果基因工程育种

果实原料占罗汉果苷加工成本的 70% 左右，果实中罗汉果苷含量低导致罗汉果苷直接提取加工成本过高，这制约着罗汉果甜味剂产业潜能的释放与壮大。种植过程中，罗汉果病毒病和线虫病流行，严重影响罗汉果种植产量、效益和产品食用安全。因此，罗汉果苷提取加工成本高和病虫害防治是产业急需解决的问题。绿色、优质、高产良种培育是解决这些问题的理想途径。罗汉果雌雄异株，自然传粉困难，野生资源更新能力弱、呈零星分布。由于生态环境破坏和过度采挖，野生种已非常稀少。野外发现的种质可能不少为栽培种遗留后代。种植过程中，传统扦插与种薯苗带病毒病和线虫病严重，脱毒健康组培苗则可大幅提高产量和效益，得到迅速推广应用。单一青皮果优良品种组培苗大面积种植，加之种质资源保护长期未被重视，未采取及时有效的措施进行收集保存，使得栽培种质也大部分流失。罗汉果种质的遗传多样性遭到严重破坏，优异种质十分匮乏。栽培品种罗汉果甜苷含量可达干果重的 1.8% 左右，已很接近罗汉果种质甜苷的最高含量，除少数尚未被利用的野生种质可能还具有一些挖掘潜力外，利用现有种质大幅提高甜苷含量降低提取加工成本潜力有限。罗汉果种质中也未发现可供育种利用的病毒病和线虫病抗源。培育甜苷含量和病毒病、线虫病抗性大幅改进的罗汉果新品种，种质诱变创新和先进育种技术利用是必然选择。罗汉果基因工程育种的子叶和叶盘农杆菌转基因技术体系已建立。但是子叶转化存在后代群体优株选育工作量大问题，叶盘转化则存在愈伤组织质量不佳转化效率低问题，且二者还均面临转基因食品安全性问题。基因编辑育种具有简洁、高效、定向获取不含外源基因新品种的特点，培育出的品种在美国等国不视为转基因食品，经基因编辑的蘑菇和三文鱼产品已批准上市销售，是植物基因工程育种当前研究热点和未来发展方向。针对罗汉果传统转基因育种技术体系后代群体非转基因优株选择工作量大、遗传转化效率低和转基因食品安全性问题，应持续进行叶盘诱导植株再生体系优化，农杆菌遗传转化参数筛选，外源基因不整合到基因组、携带促高效转化与植株再生基因、具有直观简易筛选标记的基因编辑质粒载体设计构建研究，从而建立一种高效、定向、不导入外源基因的罗汉果基因编辑技术，以突破罗汉果育种种质限制瓶颈，同时加速新品种培育、种质创新和分子标记开发速度。尤其，我们可利用建立的基因编辑技术编辑罗汉果苷代谢合成途径相关基因培育超高含量新品种。基因编辑培育超高含量新品种首先需要了解关键酶基因的功能元件和编码酶的催化特性及活性位点，以提供基因精确编辑的靶点。

虽然罗汉果苷 V 合成途径代谢酶的基因功能已被鉴定验证，但是这些代谢酶的理化活性及催化特性等研究较少。罗汉果苷 V 合成途径代谢酶活性位点和催化机制的解析，除了可以指导罗汉果苷 V 高效发酵合成之外，还可以为罗汉果苷 V 超高含量品种培育过程中代谢酶的设计改造提供重要理论指导。SgCS 属于氧化鲨烯环化酶（OSCs）大家族的成员之一，OSC 催化的环化作用是以 2,3- 氧化鲨烯为底物经过一系列的质子化、环化、重排和去质子化作用完成的。然而，由于分子结构较大且属于膜蛋白，晶体结构获得困难，

OSCs 目前只有来自人、牛和酵母的羊毛甾醇合酶被纯化获得晶体结构，其他酶通过三维晶体结构研究活性位点及催化机制的工作仍无法开展，从而阻碍了这些酶进一步的改进及应用。同源建模是根据模板蛋白，预测目标蛋白的三维结构。对于尚未或者无法获得实验晶体结构的蛋白，同源建模无疑是一种重要而有效的辅助手段。近年来，越来越多的研究者利用已解析的晶体结构为模板，结合生物化学、有机化学和计算机辅助设计等开展 OSCs 催化活性的研究，以深入理解 OSCs 的催化环化 / 重排反应机制，活性功能氨基酸残基以及产物多样性。乔晶等（2019）以罗汉果苷 V 代谢合成途径关键酶葫芦二烯醇合酶（SgCS）为对象，采用同源建模及分子对接计算机软件模拟预测 SgCS 三维结构和活性中心，以及其催化底物 2,3- 氧化鲨烯环化的机制，为该酶的改造应用及其代谢调控奠定基础，其研究进展如下。

1. SgCS 酶活性位点及催化机制预测

（1）酶结构同源建模

1）模板选择：PDB 数据库中搜寻发现，与 SgCS 酶序列具有最优打分的前 4 位的模板蛋白分别为：1W6J、1W6K、2SQC 和 3SQC。SgCS 酶与 4 个模板蛋白的序列比对，模板覆盖率为 69% ~ 86%，序列一致性在 28% ~ 47%（表 7-3）。任何一对氨基酸序列长度大于 80 个残基的蛋白质，如果二者的序列同源性超过 30%，则可认为它们具有相似的三维结构，即蛋白质的基本折叠相同（Gunasekaran & Nussinov，2007）。得分最高的 1W6J 与 SgCS 酶同源性达 47%，因此可以其作为模板，进行 SgCS 酶同源建模分析。

表 7-3　SgCS 与同源性蛋白模板序列比对结果

目的蛋白	模板蛋白	总分	E- 值	一致性	覆盖率	分辨率 /Å
SgCS	1W6J	590	0.0	47%	86%	2.20
	1W6K	589	0.0	47%	86%	2.10
	2SQC	222	4e-27	28%	69%	2.00
	3SQC	218	1e-26	28%	69%	2.80

2）模型评价：Ramachandran plot（图 7-12）显示，SgCS 模型中 90.4% 的氨基酸位于允许区，9.1% 的氨基酸残基位于最大允许区域，只有 0.5% 的氨基酸残基位于扭转角的禁止区域。同时，99.5% 的蛋白质残基的二面角都在合理的范围之内，符合立体化学能量规则。Verify 3D 检测（图 7-13）显示，SgCS 模型通过了其检测，其中 89.41% 氨基酸残基的 Verify score 平均值大于 0.2，表明所建立蛋白模型的质量较好。

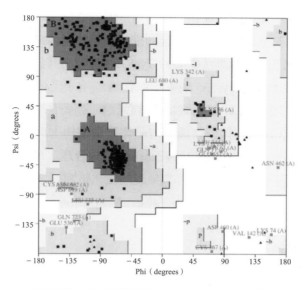

图 7-12 SgCS 酶的 Ramachandran plot 图

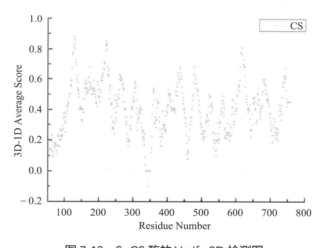

图 7-13 SgCS 酶的 Verify-3D 检测图

（2）酶活性位点分析：目标蛋白与模板蛋白晶体结构叠合比对分析能更好地了解酶活性中心结构。同源建模获得的 SgCS 酶结构模型与 1W6J 晶体结构的叠合比对分析（图 7-14）显示，二者间的 RMSD 为 0.376Å；SgCS 酶的 Asp486、Cys487、Cys565 残基分别与晶体模板蛋白活性中心的 Asp455、Cys456、Cys533 残基相互重合，而且两个 Cys456、Cys533 残基负责向 Asp486 残基提供氢质子，而 Asp486 残基负责与底物的环氧结合，进而催化整个反应，表明这三个氨基酸残基为 SgCS 酶活性中心潜在的活性位点；SgCS 酶的 Trp258、Trp260、Trp419、Phe475、Trp613 残基也分别与晶体模板蛋白的 Trp230、Trp232、Trp387、Phe444、Trp581 残基相互重合，由于酶结合空腔通常含有较多 Trp、Phe

等疏水氨基酸，使得疏水性小分子配体能够与这些氨基酸的苯环、吲哚环、咪唑环形成较强的疏水作用，因此这些氨基酸残基可能起到进一步稳定配体结合到酶活性空腔的作用。此外，我们进一步发现 SgCS 酶活性中心的 Tyr535 残基上的羟基氢原子能够与 His260 的氮原子形成氢键，去质子化的 Tyr535 残基可以作为氢质子受体接受氢原子，据此我们推测 Tyr535 残基可能参与夺走 2,3- 氧化鲨烯 C-8 位上的氢原子，从而导致 2,3- 氧化鲨烯被催化为葫芦二烯醇。SgCS 酶结构模型能够与晶体蛋白结构如此好的相互重合，尤其是催化位点的关键残基，进一步表明了同源建模所得酶结构合理，可用于后续的分子对接计算探索 SgCS 酶催化 2,3- 氧化鲨烯生成葫芦二烯醇的催化机制。

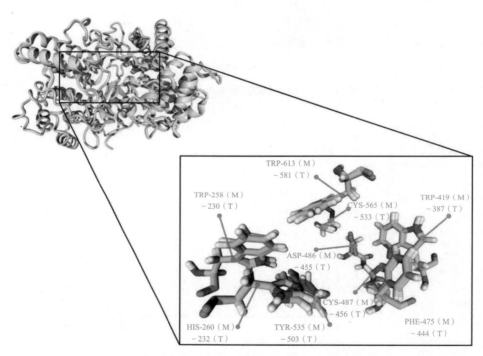

图 7-14　同源建模 SgCS 酶与晶体蛋白 1W6J 的叠合图示

注：蛋白显示为条带状模型，黄色为 SgCS 酶，灰色为晶体蛋白。催化位点的残基显示为棍棒模型。残基序号后括号中的 M 代表同源建模所得模型，T 代表同源建模所用的模板。

（3）酶催化机制分析：SgCS 酶催化 2,3- 氧化鲨烯转化过程中，C-4 和 C-8 间会形成双键，进而生成产物葫芦二烯醇。乔晶等（2019）推测，2,3- 氧化鲨烯先环化形成 C-20 碳正离子中间体，接着 C-20 碳正离子中间体再经过碳正离子迁移后形成 C-4 碳正离子中间体，最后 C-4 碳正离子中间体 C-8 位上的氢被结合位点附近的残基夺走，进而 C-4 与 C-8 形成双键。为了探索这一 SgCS 酶催化 2,3- 氧化鲨烯反应的机制。将同源建模所得 SgCS 酶结构和 2,3- 氧化鲨烯分子进行分子对接分析，结果显示（图 7-15 A），2,3- 氧化鲨烯分子能够结合到 SgCS 酶的活性空腔，最低结合自由能为 -10.86kcal/mol；其环氧与 SgCS 酶的 Asp486 羧酸氢原子可形成一个氢键，键长为 1.6Å；其疏水链与 SgCS 酶结合空腔中的 Trp220、His260、Phe475、Trp613、Phe729 残基间可形成疏水作用；其 C-8 位上的氢原子与 Tyr535 的羟基氧原子间距离为 4.1Å（图 7-15 C 红色虚线所示）。加上 SgCS 酶活性中心的 Tyr535 残基上的羟基氢原子能够与 His260 的氮原子形成氢键，去质子化的 Tyr535 残基可以作为氢质子受体接受氢原子。据此，我们推测 Tyr535 残基可能参与夺走 2,3-氧化鲨烯 C-8 上的氢原子，从而导致 2,3-氧化鲨烯被催化为葫芦二烯醇。为了进一步确定 Tyr535 和 His260 参与催化葫芦二烯醇 C-4 与 C-8 间双键形成的可能性。C-4 正离子中间体与 SgCS 酶也进行了分子对接分析，结果显示（图 7-15 B），C-4 正离子中间体的羟基可与 SgCS 酶的 Asp486 形成一个氢键，键长 2.0Å；其能够与 His260、Trp413、Phe475、Trp613、Phe729 残基形成疏水作用。虽然这两种相互作用与 2,3-氧化鲨烯和 SgCS 酶间的对接结果类似，但是 C-4 正离子中间体 C-8 上的氢原子与 Tyr535 羟基氧原子间的距离比 2,3-氧化鲨烯和 SgCS 酶间对接结果明显减小，变为 3.3Å（图 7-15 D 红色虚线所示）。这表明 C-4 正离子中间体 C-8 上的氢原子可能在向 Tyr535 转移，进一步显示 Tyr535 参与了葫芦二烯醇 C-4 与 C-8 间双键形成。

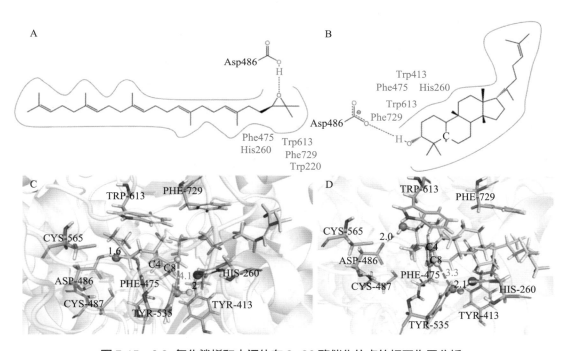

图 7-15　2,3-氧化鲨烯和中间体在 SgCS 酶催化位点的相互作用分析

注：图 A 和图 C 为 2,3-氧化鲨烯与残基相互作用模式的二维和三维分析；图 B 和图 D 为中间体与残基相互作用模式二维和三维分析。绿色曲线以及绿色残基为形成疏水作用残基，黑色虚线为氢键。三维作用模式中，蛋白显示为透明灰色条带状模型，相互作用残基为青色棍棒模型，配体为黄色球棍模型，黄色虚线为氢键作用。

根据上述对接结果，结合相关 2,3- 氧化鲨烯参与的催化反应机制，乔晶等（2019）推测 SgCS 酶对 2,3- 氧化鲨烯的催化机制主要分三步完成（图 7-16）：第一步，首先 2,3- 氧化鲨烯上的环氧基夺取 Asp486 上的氢质子后断裂，接着由于碳正离子 -π 电子作用（cationic-π interaction）引起四个环的环化反应形成 C-20 正离子中间体；第二步，C-20 正离子中间体经过一系列碳正离子重排，形成 C-4 正离子中间体；第三步，被去质子化的 Tyr535 夺取 C-4 正离子中间体 C-8 上的氢质子，进而 C-4 与 C-8 原子形成双键。

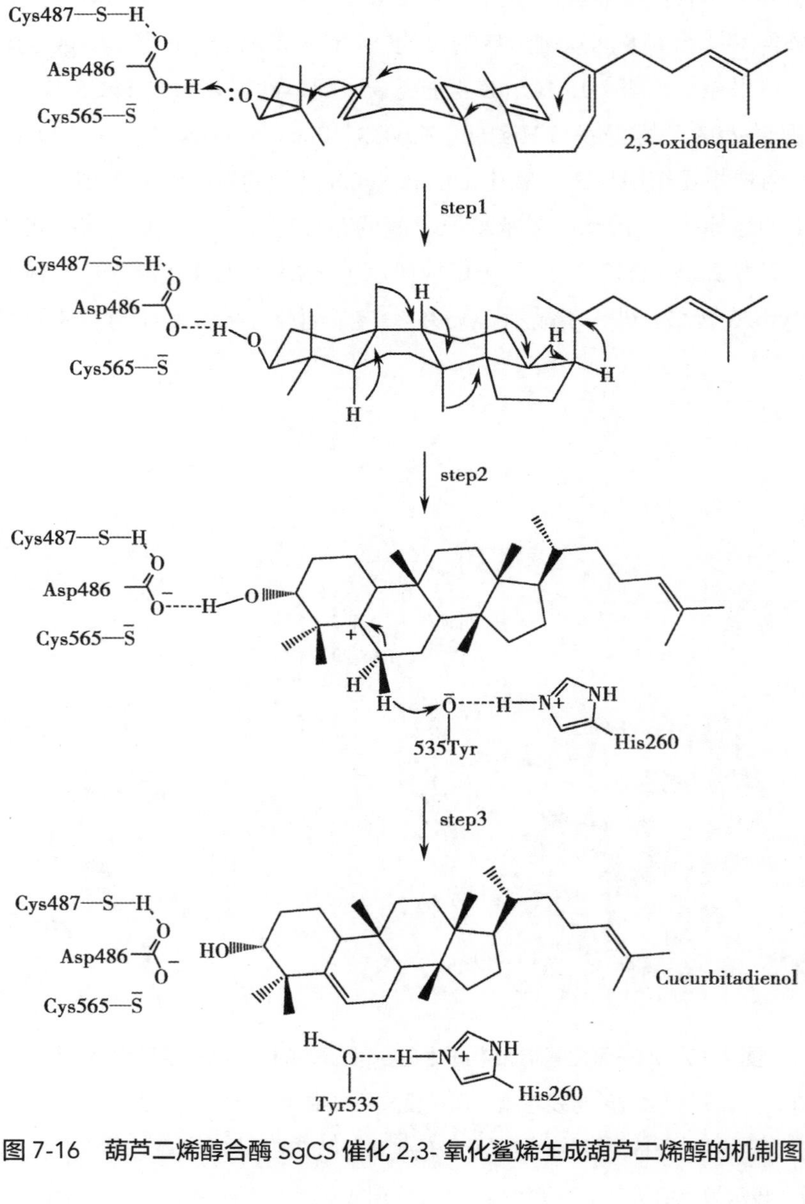

图 7-16　葫芦二烯醇合酶 SgCS 催化 2,3- 氧化鲨烯生成葫芦二烯醇的机制图

2. 酶活性位点及催化机制突变验证 OSC 催化的环化作用是经过一系列的质子化、环化、重排和去质子化作用完成的。2,3- 氧化鲨烯在环化过程中分别会产生"椅 - 椅 - 椅"（C-C-C）和"椅 - 船 - 椅"（C-B-C）这两种构象，三萜类化合物主要通过"C-C-C"构象形成，而甾醇类物质主要通过"C-B-C"构象形成（焉雅涛等，2015）。在近半世纪以来，该类酶的催化机制是生物化学及化学家公认的最具挑战性的生化反应之一。酶蛋白点突变技术已广泛地应用于蛋白质改造及结构 - 功能关系研究中，是研究催化机制与合成药物分子的新工具（陶苏丹等，2007）。通过同源建模和分子对接找到影响催化作用的活性位点氨基酸残基，可很好地指导突变研究。如通过定点突变实验对 β-AS 活性位点氨基酸进行鉴别后，在该酶催化机制、骨架形成的必须结构单位等研究方面取得了显著进展，同时还获得了几十种具有药用潜力的目标化合物（Hoshino，2017）。因此，乔晶等（2019）根据 SgCS 同源建模和分子对接预测的 5 个活性位点，通过单位点突变、单位点饱和突变及双位点联合突变技术，对 SgCS 关键活性位点进行定向改造，在获得多样性结构产物的同时，进一步揭示环化产物产生的催化机制。

（1）酶活性位点在保守结构域中位置分析：OSC 家族蛋白存在 QXXXXXW、DCTAE 和 MWCHCR 三类高度保守的序列。罗汉果 SgCS 和已知功能的黄瓜 CsCS、西葫芦 CpCS、药西瓜 CcCS 氨基酸序列同源性比对显示，CS 酶类同源性较高，4 个不同物种的 CS 氨基酸序列同源性可达 92%，均含有 OSC 家族共有的 QXXXXXW、DCTAE 和 MWCHCR 保守序列。QXXXXXW 保守序列在 CS 氨基酸序列中存在重复，该区域为芳香族氨基酸，可以使肽链在二级结构上形成转角结构，而其具负电性的特征则决定其可以与环化反应中间体碳正离子发生相互作用，而起到稳定碳正离子的作用，被认为与稳定蛋白质结构与功能相关（图 7-17 单划线表示）（Poralla et al.，1994）。DCTAE 保守序列与底物结合密切相关，故也被认为是环化反应起始的重要保守序列（Abe et al.，1993）。计算机建模预测的 SgCS 关键活性位点 D486（Asp486）和 C487（Cys487）即为该保守序列中的两个氨基酸位点（图 7-17 方框表示）。MWCHCR 保守序列中的 H（His）氨基酸残基被认为与阳离子中间体的稳定性密切相关（Corey et al.，1997）。计算机建模预测的 SgCS 关键活性位点 H260（His260）即为该保守序列中的一个氨基酸位点（图 7-17 双划线表示），提示该位点可能与环化反应的终止有关。然而，计算机建模预测的 SgCS 关键活性位点 C565（Cys565）与 Y535（Tyr535）则在此三个保守序列之外（图 7-17 星号表示），因此，推测这两个关键活性位点可能与保守序列中的氨基酸相互作用共同决定产物的生成。

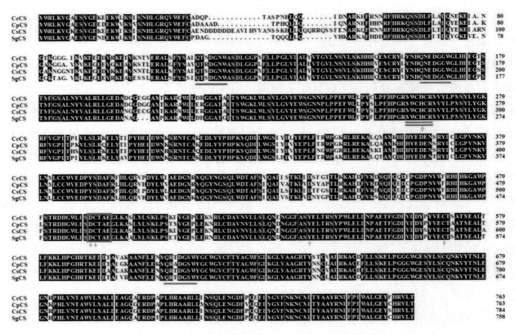

图 7-17　葫芦科四种植物 CS 基因的氨基酸序列比对

GenBank 登陆号：药西瓜 CcCS（KM821405），西葫芦 CpCS（AB116238），黄瓜 CsCS（AIT72030），

罗汉果 SgCS（HQ128567）。DCTAE 保守序列用红色框表示，QXXXXXW 保守序列用单划线表示，

MWCHCR 保守序列用双划线表示。建模的五个关键氨基酸（Asp486、Cys487、Cys565、Tyr535 和

His260）用星号表示。

（2）酶关键活性位点功能定向点突变分析

1）DCTAE 保守序列位点突变及产物分析：Corey（1997）于 1997 年对酿酒酵母羊毛甾醇合酶（LAS）DCTAE 保守序列中的 D456 位点在环化反应中的作用予以了研究，表明该氨基酸可作为环氧乙烷亲电活化的质子供体而引发反应的起始。SgCS 的 D486 对应于 LAS 的 D456 位点，乔晶等（2019）首先对该位点设计了三个突变体（D486N、D486E、D486A）来证明此氨基酸残基的功能。图 7-18 c 显示，486 位单个氨基酸的改变均使该酶产生葫芦二烯醇的功能完全丧失（化合物峰 2）。由此乔晶等（2019）推测，Asp486 可作为质子供体引发葫芦二烯醇成环的反应。此外，乔晶等（2019）发现了 D486A 和 D486N 两个突变体酶在 19～26 分钟产生了明显的新化合物峰，依次编号为化合物 3～7，而 D486E 则在 4 分钟左右出现了编号为化合物 1 的新化合物峰。结合 ^{1}H-NMR、^{13}CAPT、HSQC、HMBC 和 ESIMS，我们对保留时间为 19.86 分钟、20.71 分钟、22.52 分钟和 25.52 分钟的化合物峰 3、峰 4、峰 5 和峰 7 进行了解析，结果分别被鉴定为大戟二烯醇 Euphol、二氢羊毛甾醇 Dihydrolanosterol、二羟基大戟二烯醇 Dihydroxyeuphol 和二氢甘遂醇 Tirucallenol，均为羊毛甾醇型四环三萜骨架。而化合物 1 和化合物 6 则因为含量太低最

终没能获得精确结构。

人的羊毛甾醇合酶 LAS 的晶体结构于 2004 年被 Thoma 等人解析（2004），基于晶体结构的分析表明人 LAS 的 DCTAE 保守序列中的 D455 通过与另外两个 Cys 之间的氢键作用而增加酸性。同源建模结果显示 SgCS 中与之叠合的氨基酸为 C487 和 C565 残基。为了证明 C487 与 C565 在 SgCS 中是否也存在此功能，我们随后在该两个位点共设计了 6 个单位点突变体（C487M、C487R、C487A、C565M、C565R 和 C565A）。结果显示，都突变成丙氨酸 A 后，C565A 产生葫芦二烯醇的含量约为野生型的 35%，而 C487A 则仅为野生型的 20%（图 7-18 a），说明 C487 与 D486 之间的作用明显强于 C565 与 D486 之间的作用。6 个突变体的产物谱见图 7-18 b，当此两个位点半胱氨酸 Cys 被突变为 Met 和 Ala 时，在葫芦二烯醇含量明显降低的同时，都产生了化合物 3 ~ 7 的峰。而当 Cys 被突变为 Arg 时，二者则均产生化合物峰 1。说明 C487 与 C565 可以通过与 D486 产生相互作用而影响产物生成。

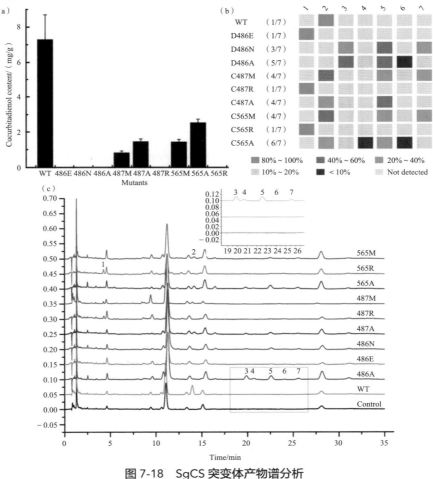

图 7-18　SgCS 突变体产物谱分析

（a）SgCS 突变体葫芦二烯醇含量分析；（b）SgCS 突变体产物谱分析；（c）SgCS 突变体 UPLC 色谱图。

Control：空载体；WT：SgCS 野生基因型酶。

2）MWCHCR 保守序列位点突变及产物分析：同源建模显示，Y535 和 MWCHCR 保守序列中的 H260 协同作用终止反应的继续进行。SgCS 的 H260 和 Y535 分别和已经报道功能的羊毛甾醇合酶 Erg7 的 H234 和 Y510 相对应（Wu & Griffin，2002；Wu et al.，2005；Wu et al.，2006）。在 Erg7 中，该两个位点已被认为与羊毛甾醇 C-10 中间体的形成及最终产物结构相关。为了验证 SgCS 中此两个位点功能，我们首先对 Y535 设计了 3个突变体（Y535L、Y535A 和 Y535W）。Y535L 在产生少量原产物葫芦二烯醇的同时，特异性地生成了化合物 1。然而，Y535A 和 Y535W 两种突变体则产生了化合物 3～7 的峰。另外，由于氨基酸残基 W 在所有的氨基酸中有着最大的空间体积，Y535W 产生化合物 3～7 的含量明显高于 Y535A，而且由于 3～7 均为羊毛甾醇型四环三萜的结构，我们同时还分析了酵母产物中羊毛甾醇的含量（RT=15.51min），结果表明 Y535W 产生羊毛甾醇的含量也明显高于 Y535A（图 7-19）。以上结果表明，Y535 替换成其他氨基酸残基后会因为空间结构大小的关系改变产物种类。

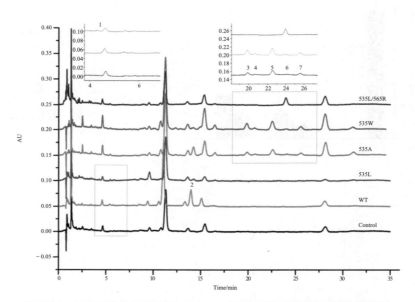

图 7-19   Y535 单位点突变及 Y535L/C565R 双位点联合突变的色谱图

Control：空白对照；WT：野生基因型酶。

接着，为了获得更多的氧化鲨烯环化产物，乔晶等（2019）对 H260 位置进行了定点饱和突变，产物谱如表 7-4 所示。结果表明，所有的突变体都可以产生化合物 5 和化合物 7。然而，当该位置被酸性氨基酸（Asp、Glu）、芳香族氨基酸（Phe、Trp、Tyr）以及羟基氨基酸（Ser、Thr）替代时，原产物葫芦二烯醇的功能均被破坏。并且，被羟基氨基酸替代后，H260S 和 H260T 产生了相同的产物谱——化合物 1、化合物 5 和化合物 7。产物峰 4 在 260 位突变体中较少出现，只有 H260A，H260R 和 H260Y 三种突变体可以产生少量的化合物 4。以上结果表明，H260 是 SgCS 催化 2,3- 氧化鲨烯重要的关键氨基酸残基，此位点定点突变可以明显改变产物谱的种类和比例，但是，没有任何一种突变体可以产生特异性的某一种化合物。

表 7-4　SgCS 的 H260 位定点饱和突变的酵母表达产物谱

氨基酸替换	产物谱						
	1	2	3	4	5	6	7
Ala（A）		18	19	5	37	5	16
Cys（C）		43			24		32
Asp（D）			20		59		21
Glu（E）			43		34		23
Phe（F）					53		47
Gly（G）		10	18		52		20
Ile（I）		24	36		23		17
Lys（K）					58	9	33
Leu（L）		11	32		31	4	21
Met（M）		43	29		17		11
Asn（N）		48	9		32	2	8
Pro（P）		15	21		22	18	24
Gln（Q）		71	3		17		9
Arg（R）			20	6	49	4	22
Ser（S）	8				56		36
Thr（T）	10				55		35
Val（V）		25			40	13	22
Trp（W）					46	24	30
Tyr（Y）				20	52		28

以上结果均表明，同源建模预测的 5 个 SgCS 酶关键氨基酸位点均对产物的生成具有非常重要的作用。为了获得更多的骨架以及更特定、专一的产物谱，乔晶等（2019）尝试了 5 个位点组合的双位点联合突变，随机将该 5 个位点的某两处突变成 AA 后，发现产物谱与单位点突变并没有明显差异。然而，在 Y535L/C565R 的双位点联合突变中，我们发

现，该突变体产生了特异的化合物峰 6（图 7-19）。该结果提示我们，通过多位点联合突变可以绿色、高效、定向的获得所需目标产物。

（3）催化产物结构解析及产生机制的解释：SgCS 酶单位点定点突变产生的新化合物的可能形成机制如图 7-20：化合物 4 首先以"椅-船-椅-椅"（C-B-C-C）构象方式，在 C-D 环形成过程中通过反式构象（CH₃-14 和 H-13），产生 6/6/6/5 的甾醇阳离子的中间体；随后通过氢键迁移（H-9 迁移至 C-8，H-13 迁移至 C-17 和 H-17 迁移至 C-20）和甲基迁移（CH₃-8 迁移至 C-14 和 CH₃-14 迁移至 C-13）最终生成了产物二氢羊毛甾醇 dihydrolanosterol。化合物 3 和化合物 7 则首先以"椅-椅-椅"（C-C-C）构象方式环化形成 A/B/C 环，继而再分别通过椅式和船式构象形成 D 环；成环后不同氢键和甲基进行迁移最终形成了大戟二烯醇 euphol 和二氢甘遂醇 tirucallenol。化合物 5 二羟基大戟二烯醇 dihydroxyeuphol 则是由化合物 3 经加氢反应形成。

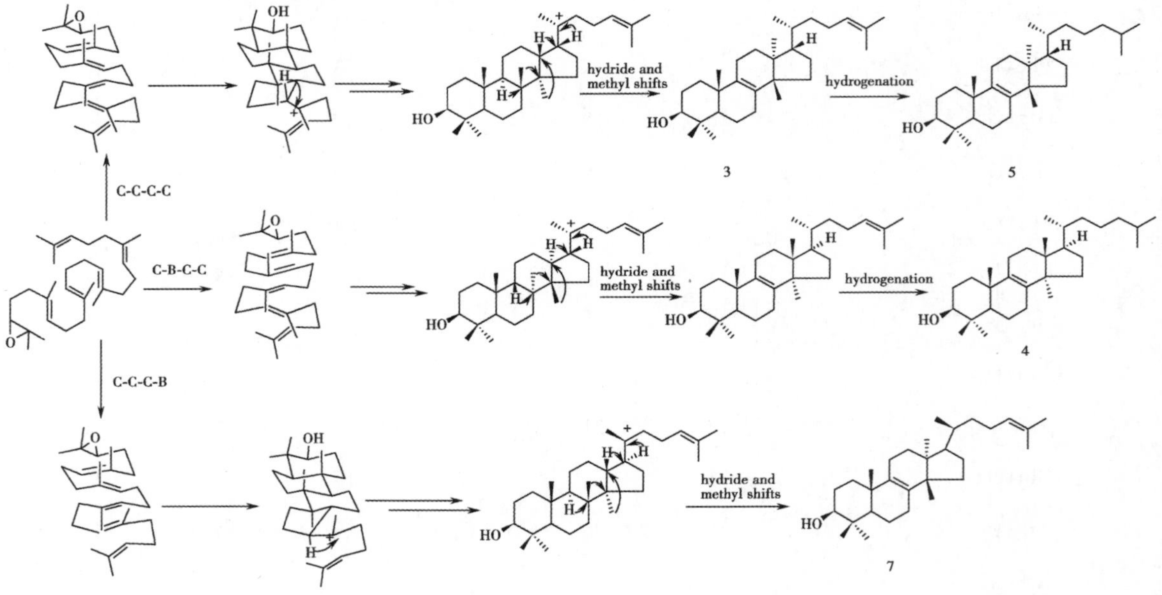

图 7-20　氧化鲨烯环化酶环化底物生成产物的过程推测

随着生物信息学的快速发展及其在生物学研究中的突出作用，蛋白质同源建模技术已经成为一种可靠性高且被广泛认可的蛋白结构预测技术。乔晶等（2019）所用的葫芦二烯醇合酶基因 *SgCS* 的编码区能够编码 759 个氨基酸，在 PDB 数据库中搜索发现蛋白 1W6J 与 SgCS 的氨基酸序列同源性高达 47%，符合蛋白同源建模的条件，可以以此为模板对 SgCS 的三维结构模型进行预测。通过同源建模和分子对接技术，对 SgCS 酶催化 2,3- 氧化鲨烯生成葫芦二烯醇的机制进行了探讨。结果表明，Asp486、Cys487、Cys565、Tyr535、His260 是 SgCS 酶上关键的催化位点，其中位于活性空腔顶部的 Asp486、Cys487、Cys565 通过质子化 2,3- 氧化鲨烯上的环氧基来激活催化反应，而位于活性口袋底部的 Tyr535、His260 则通过对底物去质子化形成产物来终止反应。此外，活性空腔内存在大量的疏水氨基酸，则通过疏水作用稳定反应物、中间体结合在活性空腔。据此推测 SgCS 酶催化机制为：Asp486 质子化 2,3- 氧化鲨烯引发四个环化反应形成 C-20 正离子中间体，然后中间体经过一系列的碳正离子重排形成 C-4 正离子中间体，最后通过 His260 与 Tyr535 去质子化使得 C-4 与 C-8 原子间形成双键，最终生成葫芦二烯醇。

通过 SgCS 关键位点（Asp486、Cys487、Cys565 和 Tyr535）单位点突变及 His260 定点饱和突变，获得了原产物葫芦烷型骨架葫芦二烯醇以外的 4 种羊毛甾醇型骨架 euphol、dihydrolanosterol、dihydroxyeuphol 和 tirucallenol，说明 SgCS 关键位点的改变可以引起底物环化过程中 "C-B-C" 构象和 "C-C-C" 构象的转变，此外，此 4 种羊毛甾醇生物合成的功能基因均尚未被解析，故本工作也为通过其他 OSCs 的理性设计改造（合理设计改造）获得目标产物提供了新途径。在单位点突变基础上，通过 Y535L/C565R 双位点联合突变，专一地获得了另外一种化合物 6。与化学催化相比，OSCs 的生物催化过程由于酶和底物间精确的匹配而使反应更加容易控制。在 SgCS 关键位点理性设计方面，我们认为后续还可以通过更多的双位点联合突变和定点饱和突变来获得更多具有经济价值和治疗潜力的三萜和甾醇骨架。本研究中，来自葫芦科植物罗汉果的 SgCS 通过关键位点改变，使底物在环化过程中发生了 "C-C-C" 和 "C-B-C" 构象的转变，为迄今为止报道的第一个产生此类转变的 OSCs 酶。此外，由于新产生的骨架均为羊毛甾醇的结构类似物，提示 SgCS 关键位点的改造可能对植物甾醇代谢途径具有重要的调控作用。

在漫长的自然进化的过程中，植物产生了丰富多样的化合物以及相应的功能酶来适应自然和人工的选择。通过定点突变技术改造酶来改变底物谱、产物谱以及酶活等，则大大加速了这一过程。本研究通过 SgCS 关键位点单位点的改变，极大的扩宽了该酶的产物谱、增加了产物多样性。然而，在改变产物特异性和立体空间选择性的过程中有很多影响因素，定向的获得专一性的产物仍是目前难以解决的一个问题。在环化过程中，配体周围的氨基酸残基和 C 正离子中间体通过 Cation–pi 相互作用影响产物的最终生成（Wendt *et al.*，1999；Lodeiro *et al.*，2005；Kushiro *et al.*，2000；Schulz-Gasch & Stahl，2003）。在对 SgCS 的研究中，我们发现了非常值得注意的两个氨基酸残基——Cys565 和 Tyr535，二者共同作用可以产生专一的产物谱。这一结果为 OSCs 通过定点突变产生特异产物增加了有力证据，通过更多的多位点联合突变找寻产物特异性生成的规律，对氧化鲨烯环化机制的进一步阐明也具有非常重要的意义。基于同源建模、分子对接模拟的催化关键位定点突变是获得多样性产物的一个有力工具，但我们发现，对 SgCS 的 5 个关键位点的改变在形成新化合物的同时，无一不降低了原产物葫芦二烯醇的含量。据此推测，SgCS 与产物结构多样性相关的位点与决定酶催化活性的位点无关，后者应存在于此 5 个关键位点以外。

3. 天然高活性 SgCS 酶基因的发掘　SNP 多态性位点分析是找出基因序列单个核苷酸差异位点的最简单有效的工具。SNP 是指在基因组水平上由单个核苷酸的变异所引起的

DNA 序列多态性。由于利用同源建模、分子对接方法找寻到的关键位点无法提高 SgCS 的酶活性，根据同一地区栽培罗汉果品种之间罗汉果苷含量差异巨大的现象，我们推测可能是由于不同品种功能酶催化活性差异所致，对有效成分代谢合成功能酶基因 SNP 分析有可能揭示药用植物有效成分含量变化的遗传机制。此假说已经在甘草和刺五加等多种药用植物上被证实（刘颖等，2012；邢朝斌等，2012），如研究发现刺五加鲨烯环氧化酶（SQE）基因存在 9 处 SNP，其中有 6 处 SNP 位点与总皂苷高含量品种组显著相关。SNP 标记研究已广泛应用于玉米、小麦、大豆等农作物的遗传育种中，药用植物在此方面应用目前则较少，且罗汉果迄今为止还未见报道。因此，乔晶、廖晶晶等通过分析不同品种罗汉果 SgCS 基因的多态性位点，找到和含量相关的有效 SNP 多态性位点，为对该酶活性进行合理设计改造提供基础，同时也为罗汉果的分子设计育种和分子辅助育种提供重要的借鉴意义或分子标记。

乔晶、廖晶晶等首先通过 HPLC-MS/MS 和 GC-MS 对 15 个罗汉果品种中 21 种罗汉果苷和 2 种前体物质角鲨烯、葫芦二烯醇进行了检测。结果表明各成分含量在不同品种间差异巨大，S2 和 E1 两个品种可以作为优质种质用于分子育种的改良。此外，如果可以通过提高 SgCS 酶活性增加前体葫芦二烯醇的生产，则有可能产生更多的罗汉果苷 V（M V）。通过 SNP 位点以及 NCBI 上传的序列分析，共发现了 2 处错义突变，4 种野生基因型（50R573L、50C573L、50R573Q 和 50C573Q）。然而对单个位点和含量进行关联性分析并未找到相关性，推测这可能与植物次生代谢时刻处于动态变化有关。酵母中存在 SgCS 酶的底物，无进一步催化合成其产物葫芦二烯醇的能力，因此通过将此 4 种野生基因型导入酵母中，消除背景差异，同时解决目标产物被进一步利用的难题，在体内体外来检测此 4 种野生基因型酶的活性差异，从而找到和催化活性相关的潜在位点。

（1）不同品种罗汉果苷及其前体物质测定

1）罗汉果苷含量测定：15 个罗汉果品种成熟果实中 21 种罗汉果苷的含量用 HPLC-MS/MS 检测发现，不同品种间各罗汉果苷含量和总苷含量差异非常大，成熟果实中总罗汉果苷含量范围为 7.77～19.97mg/g（图 7-21）。其中，含 5 个糖基侧链的 M V 为最主要的成分，平均含量约为 M Ⅱ、M Ⅲ、M Ⅳ和 M Ⅵ的 63.86 倍、15.86 倍、5.05 倍和 11.26 倍。大部分品种中都未检测到 M Ⅱ A₁ 和 M Ⅲ。其余几种低糖苷 M Ⅲ、M Ⅲ E、M Ⅲ A₁ 和 M Ⅲ A₂ 的平均含量分别为 0.10mg/g、0.62mg/g、0.06mg/g 和 0.15mg/g。前人关于罗汉果的研究表明，成熟果实中主要含 M V，而未成熟果实中则主要为低糖苷 M Ⅱ E 和 M Ⅲ，当授粉 70 天之后 M Ⅱ E 和 M Ⅲ 的含量迅速下降，而 M V 含量则急剧上升（Zhang et al.，2012；Lu et al.，2012）。

作为历版《中国药典》规定的含量检测项，同时也是罗汉果的主要甜味成分，M V 是所有罗汉果苷中最主要的成分。检测发现，不同品种的 M V 占 21 种罗汉果苷总含量的 45.23%～63.58%，这与前期 Luo 等（2016）占比 49.29%～66.96% 的报道一致。15 个品种中 M Ⅴ 的变异范围为 4.86 ～ 13.49mg/g，除 S10 品种外，均达到了《中国药典》规定的 5mg/g 的标准。此外，11-E-M Ⅴ 和 M Ⅳ E 是含量居于第二和第三的成分，平均值分别为 2.67mg/g 和 1.12mg/g。

　　M Ⅴ 代谢合成途径已被完整解析（Itkin *et al.*，2016），M Ⅱ E、M Ⅲ X、M Ⅳ A 和 SI 均为 M Ⅴ 合成的前体物质。M Ⅱ E 在 E2、E3、E5 和 E12 品种中被检测到，M Ⅲ X 因为未获得标准品而无法进行定量分析，M Ⅳ A 的含量变异范围为 0.16 ～ 1.80mg/g，平均值为 0.73mg/g。而作为甜度最高的赛门苷 SI，其含量平均值为 0.81mg/g，变异范围为 0.26 ～ 1.21mg/g，在罗汉果苷中含量居于第五。以上结果均表明不同品种间各罗汉果苷含量差异巨大。

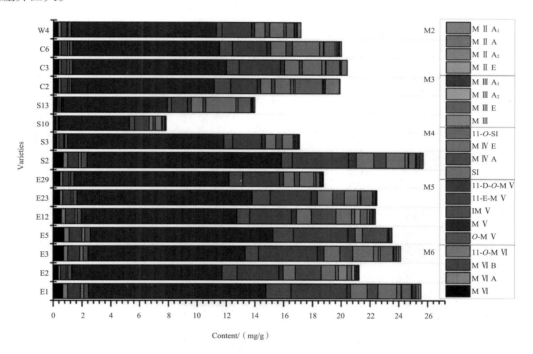

图 7-21　15 个品种中 21 种罗汉果苷含量柱形图

M Ⅱ A₁、M Ⅱ A、M Ⅱ A₂、M Ⅱ E 分别代表罗汉果苷Ⅱ A₁、苷Ⅱ A、苷Ⅱ A₂、苷Ⅱ E；M Ⅲ A₁、M Ⅲ A₂、M Ⅲ E、M Ⅲ 分别代表罗汉果苷Ⅲ A₁、苷Ⅲ A₂、苷Ⅲ E、苷Ⅲ；11-O-SI 代表 11-*O*- 赛门苷Ⅰ；M Ⅳ E、M Ⅳ A 分别代表罗汉果苷Ⅳ E、苷Ⅳ A；SI 代表赛门苷Ⅰ；11-D-*O*-M Ⅴ代表 11-D-*O*- 罗汉果苷Ⅴ；11-E-M Ⅴ代表 11-E- 罗汉果苷Ⅴ；IM Ⅴ代表异罗汉果苷Ⅴ；M Ⅴ代表罗汉果苷Ⅴ；*O*-M Ⅴ代表 *O*- 罗汉果苷Ⅴ；11-*O*-M Ⅵ代表 11-*O*- 罗汉果苷Ⅵ；M Ⅵ B、M Ⅵ A 分别代表罗汉果苷Ⅵ B、苷Ⅵ A；M Ⅵ代表罗汉果苷Ⅵ。

　　为了对 15 个品种通过化学成分予以分类，利用 21 种罗汉果苷含量进行热图分析结果（hierarchical clustering analysis，HCA）显示，15 个品种根据含量可以被分为 4 个组。其中，S10 和 S13 被归为组Ⅰ，S2、E23 和 E5 聚类成组Ⅱ，E1 单独聚为组Ⅳ（图 7-22），组Ⅲ包括其余的 C2、C3、C6、W4、S3、E29、E3、E12 和 E2 共 9 个品种。这个结果与图 7-21 中罗汉果苷含量的高低与比例在不同品种间的分布基本一致，说明按罗汉果苷含量通过热图对不同品种聚类的结果可靠。结合以上分析，我们推测四组品种的质量顺序如下：cluster Ⅲ > cluster Ⅱ > cluster Ⅳ > cluster Ⅰ。罗汉果总苷的含量在 S2 和 E1 中差异不明显，而罗汉果苷Ⅴ在 S2 和 E1 中却存在着显著性差异（$P < 0.05$）。故 S2 和 E1 可以作为优良种质用于分子育种的改良。

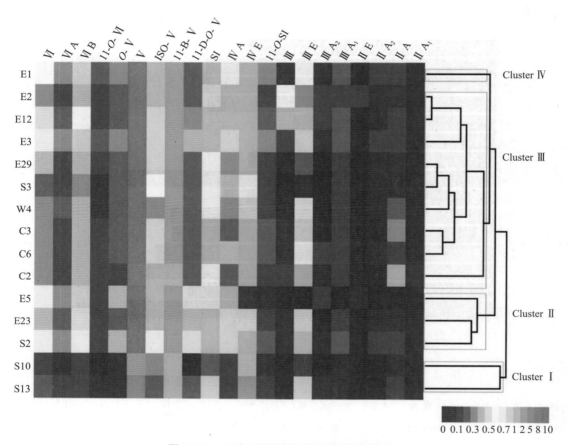

图 7-22　15 个品种罗汉果苷含量的热图分析

2）角鲨烯与葫芦二烯醇含量测定：GC-MS 分析罗汉果苷前体物质角鲨烯和葫芦二烯醇的含量结果显示，二者含量在不同品种间均差异显著（角鲨烯 $P < 0.05$；葫芦二烯醇 $P < 0.01$）。如 C2 品种中角鲨烯含量为 1.24mg/g，而 E3 品种则仅含有 0.03mg/g（图 7-23 a），含量差异达到 40 倍之多，葫芦二烯醇含量变异范围也在 0.17 ～ 1.80mg/g 之间（图 7-23 b）。

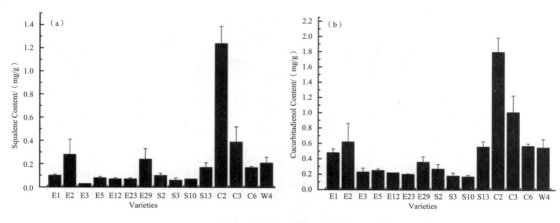

图 7-23　15 个不同罗汉果品种角鲨烯和葫芦二烯醇的含量

（a）Squalene：角鲨烯；（b）Cucurbitadienol：葫芦二烯醇。

上述结果表明 15 个罗汉果品种 23 种定量分析成分的含量变异范围均很大。角鲨烯和葫芦二烯醇的变异系数远大于 M Ⅴ，M Ⅴ的变异系数为 21.12%，而角鲨烯和葫芦二烯醇的变异系数则达到 135.03% 和 86.03%。鉴于成熟果实中 M Ⅱ、M Ⅲ和 M Ⅳ含量均很低、并无堆积，而且葫芦二烯醇和罗汉果醇从幼果到成熟果含量均也很低，表明催化低糖苷和高糖苷形成的 UGTs 并不是 M Ⅴ代谢合成途径中的限速酶，因而催化 M Ⅴ代谢合成前体物质氧化鲨烯生成相应产物葫芦二烯醇和罗汉果醇的 SgCS 和 SgCYP450 可能为限速酶。所以我们推测通过提高 SgCS 和 SgCYP450 酶的活性可能是一个提高终产物 M Ⅴ含量的有效途径，于是我们从品种中发掘自然进化产生的高催化活性的 SgCS，以期通过其增加葫芦二烯醇的产量，进而促进低糖苷 M Ⅱ、M Ⅲ和 M Ⅳ的合成，最终获得高含量的 M Ⅴ。

（2）*SgCS* 基因 SNP 位点分析及基因分型

1）*SgCS* 基因序列信息：对 15 个品种 *SgCS* 基因的 PCR 产物进行测序，结果进行人工校对及拼接，并与 NCBI 上传的外显子序列（GenBank accession number：HQ128567）进行比对后，发现该基因共存在 16 个外显子，15 个内含子，外显子序列长度为 2 280bp，而内含子因为存在着碱基插入缺失的现象，长度存在着一定差异，约为 5 936bp。

2）*SgCS* 基因 SNP 位点分析及基因分型：截取 ORF 后，对 15 个品种 *SgCS* 基因 SNP 位点进行了分析。经 DNAMAN 比对发现，15 个品种中 *SgCS* 基因共存在 4 个 SNP 位点，无插入 / 缺失（InDels）现象。其中 84 号和 148 号位点为转换（A-G，C-T），而 618 和 1962 两个位点则为颠换（A-T，A-C）。在所有 4 个 SNP 位点中，只有 148 位 SNP 位点引起了精氨酸（Arg，R）和半胱氨酸（Cys，C）之间的错义突变，其余 3 处均为同义突变。此外，通过与 GenBank 上传的序列信息比对发现，在 1 718bp 处该 15 个品种 *SgCS* 基因均与上传 GenBank 的序列存在差异，且此处为错义突变（图 7-24）。至此，基于这 2 个错义突变共挖掘出 4 个 *SgCS* 的野生基因型——50R573L、50C573L、50R573Q 和 50C573Q（图 7-25）。

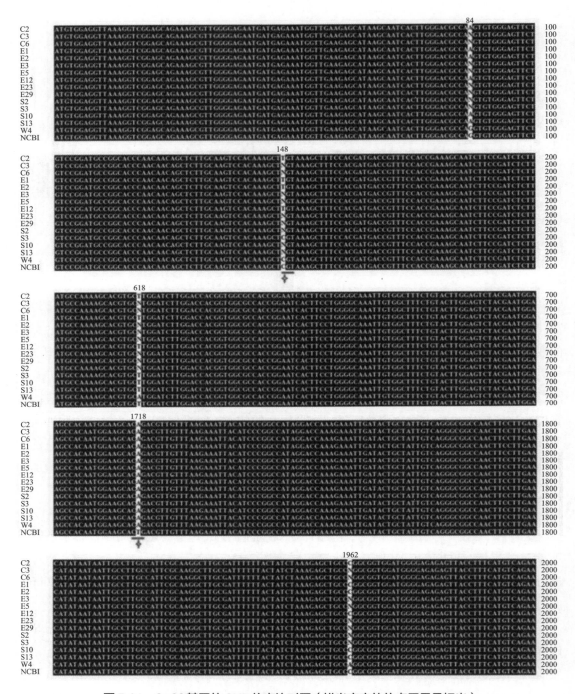

图 7-24　*SgCS* 基因的 SNP 位点比对图（错义突变的位点用星号标出）

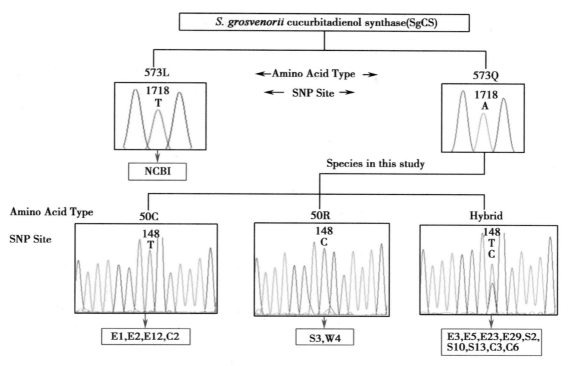

图 7-25　基于错义突变的 *SgCS* **野生基因型**

注：基于两处错义突变共可以划分为 4 种野生基因型（50R573L、50C573L、50R573Q 和 50C573Q），50
和 573 表示氨基酸的序列位置，R、C、L 和 Q 分别代表该处的氨基酸——精氨酸 Arg、半胱氨酸 Cys、
亮氨酸 Leu、谷氨酰胺 Gln。

3）SNP 位点与有效成分含量相关性分析：SNP 位点与植物成分含量、抗病、抗逆等
性状间存在显著相关性的研究已有很多。然而，我们用卡方检验分析 SNP 位点与高、低
葫芦二烯醇含量组的相关性发现，这些 SNP 位点与葫芦二烯醇含量间并无明显相关性。
一个可能的原因是这些次生代谢产物共享同一个代谢途径且处于动态变化中（Qiao *et al.*,
2017），植物体内葫芦二烯醇的含量不仅取决于其代谢合成酶 SgCS 的活性，也与下游以
葫芦二烯醇为底物的 SgCYP450 等酶的催化活性相关。

（3）高活性 SgCS 突变体酶筛选及其酶学性质分析：同一栽培条件下的不同罗汉果品
种，其果实间罗汉果苷 V 含量存在显著差异，变异范围为 4.86～13.49mg/g。由于所有样
品都栽培于一致的环境且采用无差别的管理，推测不同品种果实中罗汉果苷含量存在如此
显著的差异必定是由遗传变异导致，而对活性成分的功能基因的研究是揭示某一活性成分
含量变异机制最直接的方法。根据遗传学的基本理论——基因变异可导致基因表达的变异
和酶活性的变异，从而导致活性成分含量变异的分子生物学中心法则，活性成分功能基因
序列的差异（SNP）对活性成分含量的变异有着更直接的调控作用。

然而，SNP 位点与含量相关性分析时受到诸多因素影响，故我们把不同的 *SgCS* 野生

型基因直接导入酵母表达菌株体内，消除背景差异，以此来分析其催化生成葫芦二烯醇产物的酶活性。此外，由于 OSCs 膜结构的特殊性导致体外分离纯化困难，目前虽然在该类酶的基因克隆、功能鉴定及表达分析方面取得了显著成果，但是 OSCs 的体外活性研究鲜有报道，而且 SgCS 的酶学性质迄今也未见报道。因此我们建立了 SgCS 体外催化的反应体系，体内体外共同验证 4 个野生型突变体的酶活性，找出与酶活性相关的位点，同时进一步利用定点突变技术对该位点进行饱和突变，以期找到一种能使催化活性高于野生型的人工突变体酶。

本研究中，乔晶、廖晶晶把 4 种野生基因型导入到酵母表达菌株，并建立了体外酶促反应的体系，体内体外共同验证了四种野生基因型的催化效率，并找到了一个活性相关位点。通过酵母体内葫芦二烯醇含量分析及体外动力学参数测定，发现 50R573L 基因型酶显示出了最优的催化性质，酶活性约为 10.24nmol/（min·mg）。继而在 50R573L 的基础上，对 50 号位点进行定点饱和突变，发现了一个能使催化效率提高 33.5% 的人工突变体酶 50K573L。此突变体酶的发现同时也弥补了前期利用同源建模所寻找到的催化活性位点中未发现增强酶活位点的不足，但是 15 个罗汉果品种中仅获得 1 个与酶活性相关的有效 SNP 位点。通过反应条件优化，发现在最适反应条件下，50K573L 突变体酶的酶活为 10.24nmol/（min·mg），仅为已经报道的野生型 β- 香树脂醇合酶（β-AS）的十分之一（Hoshino，2017），并且随着温度和 pH 的改变，酶活力大幅度下降。故通过检测 SgCS 基因的更多有效催化活性位点，对不同基因型的酶进行体内及体外酶促反应，同时采用定点突变技术提高酶活力、扩大催化阈值，改善该酶的动力学性质是获得高活性的生物合成酶的新方法。

1）不同野生基因型 SgCS 基因在酵母体内表达产物分析：为了检测 SgCS 四种野生基因型酶（50R573L、50C573L、50R573Q 和 50C573Q）的活性，在野生基因型 50R573L 的酵母密码子优化型的基础上，采用定点突变获得了 50C573L、50R573Q 和 50C573Q 其余三种野生基因型突变体。将密码子优化后 SgCS 基因重组质粒和作为阴性对照的空质粒 pCEV-G4-Km 均转化入酵母表达菌株 BY4742，采用完全一致的培养条件进行摇菌。GC-MS 分析产物葫芦二烯醇的含量发现，在 50R573Q 和 50C573Q 两种基因型的发酵产物中只检测到很少量的葫芦二烯醇产物（0.015mg/g 和 0.022mg/g），而 50R573L 和 50C573L 两种基因型的发酵产物获得了较高产量的葫芦二烯醇产物，产量分别达到 0.365mg/g 和 0.300mg/g。同时，与葫芦二烯醇产量最高的基因型 50R573L 相比，50C573Q 基因型堆积了约 3.7 倍的前体物质角鲨烯（图 7-26 A、B）。另外，尽管 50R573Q 和 50C573Q 两个基因型葫芦二烯醇产量很低，但是也未见其他新型产物峰的出现。这些结果表明，罗汉果品种中不同基因型 SgCS 存在活性差异，其在酵母体内表达时对产物含量影响较大。

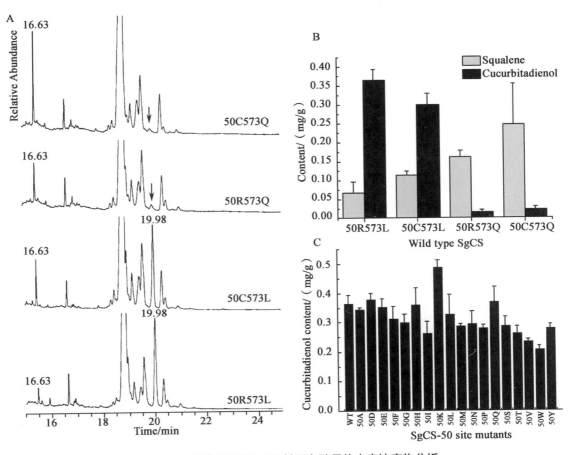

图 7-26 不同基因型 SgCS 基因在酵母体内表达产物分析

图 A：4 种野生基因型表达产物 GC-MS 图谱，角鲨烯和葫芦二烯醇的保留时间分别为 16.63min 和
19.98min；图 B：4 种野生基因型表达产物中角鲨烯和葫芦二烯醇含量分析；图 C：在 50R573L 基因型
基础上进行的 50 号位点饱和突变体基因表达产物中葫芦二烯醇含量分析。

2）不同野生基因型 SgCS 体外酶促反应动力学性质

A. 酶促反应体系验证：通过缺失酶促反应体系中的主要组分，如重组蛋白、底物、
Triton X-100 对 SgCS 体外催化反应进行验证。表 7-5 的实验结果表明，仅在第 2 组反应中
能检测到酶促反应产物葫芦二烯醇，当底物、有活性的酶或者膜蛋白稳定剂缺少任一组分
时，催化反应都不能发生；此外，我们发现，把底物溶解于 DMSO 中时，也未检测到产
物葫芦二烯醇。所以此 SgCS 体外催化反应体系的两个关键点为，底物需溶解于乙二醇单
甲醚中，且需 0.1% Triton X-100 膜蛋白稳定剂的存在。

表 7-5　SgCS 酶活验证反应体系比较

反应组号	微粒体反应成分			环化产物
	微粒体（200μl）	底物（1mg/ml 乙二醇单甲醚溶解）	0.1% Ttiron X-100 磷酸盐缓冲液	
1	+	+	−	−
2	+	+	+	+
3	+	−	+	−
4		+	+	
5	+	DMSO 溶解	+	−

B. 酶促反应最佳时间：根据底物氧化鲨烯转化率，检测了 6 小时以内酶促反应的最佳反应时间。底物的转化率在 60 分钟内呈直线上升的趋势（图 7-27），故此时间可作为最适反应温度和 pH 研究的条件。

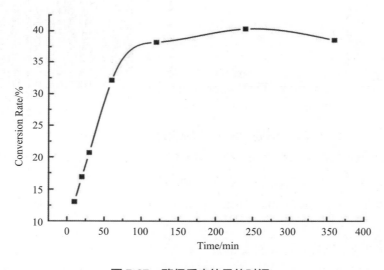

图 7-27　酶促反应的最佳时间

C. 酶促反应最适温度：温度是影响酶促反应的重要因素之一。一般而言，随着温度的升高，反应速度会迅速加快，然而过高的温度也会引起酶的不可逆性失活。所以寻找最佳反应温度，以达到产物转化率和反应速率平衡点至关重要。通过考察不同反应温度对氧化鲨烯环化的影响，发现在 37℃时 SgCS 的活性最佳，当反应温度超过 37℃时，酶活力下降得非常迅速，而反应温度在 4℃时，底物依然发生了少量转化（图 7-28），故为了防止酶活性下降，酶活测定的所有实验均宜微粒体现提现用。

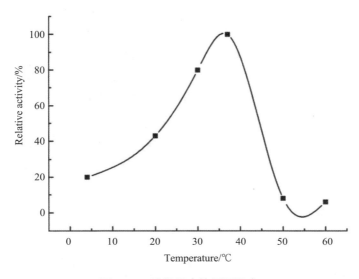

图 7-28　酶促反应的最适温度

D. 酶促反应最佳 pH：pH 是影响酶促反应的另外一个重要因素，为了确定反应的最佳 pH，检测了 37℃条件下反应 60 分钟产物葫芦二烯醇的生成量。图 7-29 可以看出反应最佳 pH 为 7.4，在 pH7.0 和 7.4 时，产物生成量相对较高，而随着 pH 的继续升高，酶的活性下降非常迅速，所以 SgCS 酶的最适 pH 范围较小。

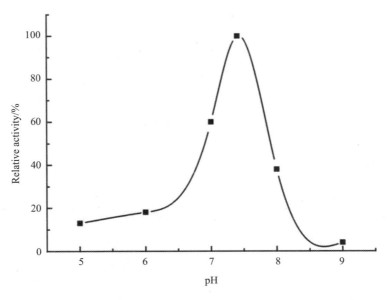

图 7-29　酶促反应的最适 pH

E. 酶促反应动力学性质：由于膜蛋白稳定剂的存在，萃取时酶和底物会分布在两相系统中而使环化酶的 K_m 检测困难（Hoshino，2017；Lodeiro et al.，2005）。检测 K_m 值一个比较重要的前提是底物要足够过量，目前有报道的环化酶的 K_m 一般在 25～125μM（Lodeiro et al.，2005），如老鼠中羊毛甾醇合酶的 K_m 为 55μM（Kusano et al.，1991），绿玉树 β- 香树脂醇合酶 K_m 为 33.8μM（Hoshino，2017），大豆中环化酶的 K_m 在 25～50μM 之间（Abe et al.，1989），故本实验中采用了远高于 K_m 的底物浓度 250μM 来使结果更加可靠。通过在最适反应条件下，对上述 4 种野生基因型 SgCS 进行了体外酶活的测定（表7-6），50R573Q 和 50C573Q 由于酶活太低而无法检测，50R573L 显示出了最高的活性，50C573L 的酶活约为 50R573L 的 80%，此结果与在酵母体内含量测定结果一致。说明基于酵母体内表达后产物含量的测定是评价酶活性的一种可靠且简单有效的方式。

表7-6　4 种野生基因型 SgCS 酶促反应动力学参数

	K_m/μM	K_{cat}/min^{-1}	K_{cat}/K_m/（min^{-1}μM^{-1}）	酶促反应速度 /（nmol min^{-1}mg^{-1}）	相对活性 /%
50R573L	0.29	0.88	2.98	10.24	100
50C573L	0.32	0.77	2.41	8.28	80.8
50R573Q	ND	ND	ND	ND	-
50C573Q	ND	ND	ND	ND	-

ND：未检测。

3）野生基因型 50R573L 酶活相关 SNP 位点饱和突变分析：SgCS 由于 50 号位点 R 和 C 两种基因型产生了酶活的差异，而 573 号位点为 Q 时催化葫芦二烯醇合成活性则几乎消失，50R573L 则是我们目前发现的最优质的野生基因型 SgCS。故我们决定以 573L 基因型为基础，对 50 号位点进行定点饱和突变，以期产生较优质野生基因型活性更高的人工突变体酶。通过定点饱和突变，我们获得了除 50R 和 50C 以外的另外 18 种突变体酶，分析其在酵母中催化合成葫芦二烯醇含量可知，除了 50D573L、50Q573L 和 50K573L 基因型突变体酶外，其余突变体酶催化合成葫芦二烯醇的含量均较 50R573L 野生基因型酶低。与 50R573L 野生基因型酶相比，50A573L、50E573L、50H573L 突变体酶催化合成葫芦二烯醇的含量略为有所下降，但差异不显著。50W573L 基因型为活性下降最明显的突变体酶，约为原酶活性的 56%，而 50K573L 基因型则较野生优质基因型酶的活性增加了 33.5%（图 7-26 c），即约为野生型 50C573L 活性的 1.63 倍。此结果表明 50 号位点氨基酸的差异显著影响了酶的催化活性。

上述结果表明，罗汉果苷 V 含量仍具有进一步大幅提升可能，SgCS 基因在罗汉果苷

V体内合成积累过程中发挥重要作用，而且其编码酶的多个活性位点已知，因此接下来可在 S2 和 E1 等优质种质基础上，通过基因编辑手段提高 *SgCS* 基因编码酶的催化活性，以期增加葫芦二烯醇的产量，提高低糖苷 M Ⅱ、M Ⅲ 和 M Ⅳ 的合成量，最终获得高罗汉果苷 V 含量品种。此外，罗汉果也应该在拟南芥和水稻等模式植物广泛应用的化学诱变技术上，建立罗汉果突变体库，可为罗汉果育种和基因功能鉴定提供理想材料。

三、罗汉果分子设计育种

分子设计育种技术体系创建是一个系统工程。罗汉果是一种区域性很强的作物，分子设计育种工作基础薄弱，尚无法有效进行分子设计育种。然而，分子设计育种属于植物育种领域的前沿研究，是未来植物育种技术发展的方向。罗汉果分子设计育种不应驻足不前，需要规划设计先行，在规划设计的指导下，遵循先自有基础后共有基础的原则，有意识地加强相关基础工作积累，未来才能站在其他作物分子设计育种领域基础上快速发展。

分子设计育种第一步是寻找目标基因。随着测序技术的进步，全基因组测序成本正快速、大幅降低。基于全基因组序列信息寻找目标基因解析性状控制途径，已成为一种更简洁、高效的方法。2016 年，Itkin 等采用二代测序平台 Illumina Hiseq 2500，首次测序发表了罗汉果基因组。该基因组由 15.5Gb 的 Reads 组装而成，大小为 420Mb，覆盖度 36.9×，包含 12 772 个 Scaffolds，Scaffolds N50 为 100kb，结合诱导单性结实 15 天、34 天、55 天、77 天、90 天、103 天果实和根、茎、叶的转录组 RNA-seq 测序，注释到与甜瓜基因组数据库同源基因 43 856 个。以该基因组作为参考，罗汉果苷代谢合成途径已被完整解析。但是，Illumina Solexa 和 Roche 454 等二代测序技术平均读长较短，测序过程中核酸序列被打断成小片段，测序结果需要进行拼接组装，会出现序列拼接错误、不完整和质量低问题，不适合杂合度高、重复序列多以及倍性高等物种复杂基因组的测序；RNA-seq 测序时，全长基因比例也低，无法分析可变剪切事件，还会丢失一些遗传信息。罗汉果基因组杂合度较高，达 1.5%（唐其等，2015），因而该基因组组装的 Contig 比较短（Contig N50 为 34.2kb）而且没有完整的注释。这些将导致罗汉果 RNA-seq 测序和基因功能挖掘面临困难。近年，平均读长更长（可达 10～20kb）的三代单分子实时测序技术 PacBio SMRT 和 Oxford Nanopor 成熟兴起，二代测序技术平均读长短的问题得到巨大改善。2018 年，Xia 等采用 Pacbio RSII 和 Illumina HiSeq X-Ten 测序平台，通过 31Gb（73.8×）三代测序 Reads 组装和 50Gb 以上二代测序 Reads 辅助矫正相结合的方法，发表了一个更高质量的罗汉果全基因组框架图谱。最终组装的基因组大小约 469.5Mb，Contig N50 为 432.4kb，质量比原基因组有 12.6 倍改进，同时结合雌雄株、果实旁叶片和 F_1 代 3 天、F_2 代 3 天果实 RNA-seq 二代测序，注释到了 237.3Mb 重复序列和 30 565 个蛋白编码基因。然而，罗汉果二倍体染色体核型 $2n=2x=28$，Xia 等最终组装的基因组则包括 4 128 个 Contigs，仍未达到染色体水平。罗汉果全基因组序列是进行其分子设计育种研究的蓝图。这仍会影响罗汉果性状基因定位、基因挖掘、基因编辑和品种设计等分子育种研究。利用 BioNano 光学图谱和高通量测序染色体构象捕获技术（high-throughput chromosome conformation capture，Hi-C）等物理图谱技术，进一步提升罗汉果基因组质量至染色体水平是一项重要研究工作。另外，已测序发表的罗汉果基因组关注的都是雌株。以 Xia 等发表的基因组作为参考，进行雌雄株 BSA 重测序分析时发现，雌株基因组的覆盖度可达96.82%，而雄株基因组的覆盖度仅为 88.93%，表明雌雄株间基因组存在较大差异，因此获取罗汉果雄株染色体水平全基因组序列信息也是非常必要的，尤其对于罗汉果性别基因挖掘及调控机制的解析。来自 89 个国家和地区，代表了全球 78 万份水稻种质资源约 95% 遗传多样性的 3 000 份水稻核心种质泛基因组重测序研究，发现了 1.2 万个全长新基因和数千个不完整的新基因（Wang *et al.*，2018）。新发现的 1.2 万个全长基因在水稻参考基因组序列日本晴基因组中并不存在。这预示着仅测序个别品种全基因组可能也会遗漏大量罗汉果物种基因信息，因此构建罗汉果核心种质，进行罗汉果泛基因组重测序研究，建立罗汉果物种完整的基因集数据库，是罗汉果更精确进行分子设计育种的最底层基础。除了罗汉果苷代谢合成途径结构基因被解析外，很多育种目标性状的遗传调控机制仍不清楚。培育适宜的遗传群体，发掘产量、抗性等性状基因并解析其遗传调控机制也是绿色、优质、高产罗汉果分子设计育种当前急需大力开展的一项关键基础工作。

分子设计育种第二步是结合基因与环境信息模拟预测目标品种。这一步即使有了基因组和性状遗传控制途径信息，仍需要基因与基因、基因与蛋白、基因与代谢、基因与表型、基因与环境等遗传调控网络信息作为重要的模拟预测依据。虽然罗汉果苷代谢合成途径结构基因已被解析，但是罗汉果苷合成、产量和抗性的体内遗传调控网络研究仍未得到足够重视。基于启动子和转录因子等调节基因，开展罗汉果药材道地性形成机制研究，将能很好地了解罗汉果苷代谢合成的遗传调控网络。此外，罗汉果种质评价、品种区域试验过程中，除了例行系统全面观测表型外，还可进一步拓展观测内容，有意识地采集转录组、蛋白组、代谢组和生态环境等数据信息。这些将会为罗汉果分子设计育种提供丰富的基础数据、关键实例和理论依据。

设计出了目标基因型品种，分子设计育种第三步就是设计育种途径。育种途径设计就是针对目标基因型品种，进行育种材料、育种方法和育种流程等要素优化筛选，优选出简洁、高效、可行的最佳育种方案。一个优秀的骨干亲本对育种的效率和成效有重要影响。罗汉果育种工作积累有限，许多优良性状还分散在不同种质中，有必要通过杂交、回交育种将多个优良性状聚合到一些遗传背景优良的品种形成骨干亲本，建立罗汉果分子设计育种材料平台。罗汉果种质资源较匮乏，建立高效、可行的变异诱变方法进行种质创新也必不可少，如目前分子育种研究热点基因编辑技术和广为应用的化学诱变技术。罗汉果苷代谢合成途径已解析，其中某些关键合成酶的活性位点也取得了积极进展，关键酶的蛋白晶体结构也正在被逐一解析或被计算机同源建模，如多功能分支糖基化葡萄糖基转移酶

SgUGT94-289-3（图 7-30）。展望未来，分子设计育种技术将在培育"超级罗汉果"方面大显身手，让传统育种方法望尘莫及。在对罗汉果苷合成酶的逐一研究之后，将每一步活性最高的酶集中起来，基于染色体水平罗汉果全基因组序列信息，通过基因编辑技术可以将高效酶基因聚合于同一个品种，形成罗汉果苷含量远超现有品种的新品种（图 7-31）。除了合成酶基因以外，转录因子、增强子、启动子、活化子等因素同样也存在甄别、筛选和聚合的研究设计工作。应学习和借助重要农作物分子设计育种开发的先进设计软件和目标品种模拟设计方法，探索和创建罗汉果分子设计育种技术体系。

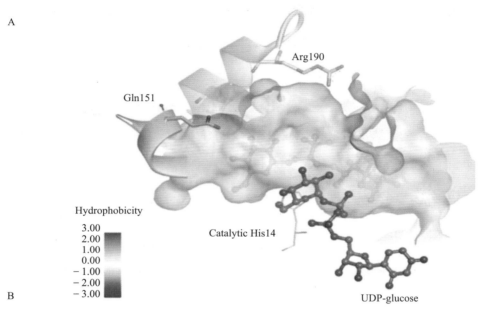

图 7-30 罗汉果分支糖基化酶 SgUGT94-289-3 建模及序列比对

A：SgUGT94-289-3 的对接模型，其中糖基化罗汉果苷存在于底物袋中，以阴影线显示。该模型在 His14（简笔画）后面显示了一个深口袋，可以轻松容纳一个或两个葡萄糖基。口袋是由两个螺旋（黄色）创建，形成了适合葡萄糖结合的极性界面。Glu193 位于充满罗汉果苷的空间后面。UDP- 葡萄糖供体分子表示为棒和球模型。B：UGT94 分支酶包含三个特征性极性残基（蓝色显示）区域的序列比对。

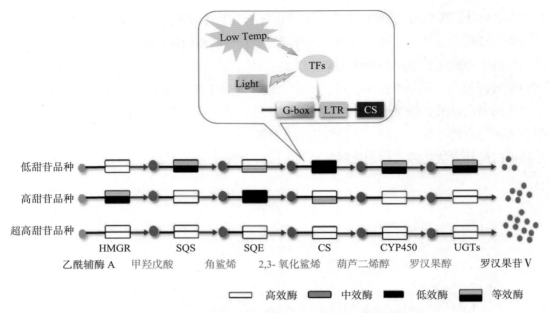

图 7-31　聚合高效酶的分子设计育种示意图

参考文献

[1]　陈士林, 吴问广, 王彩霞, 等. 药用植物分子遗传学研究 [J]. 中国中药杂志, 2019, 44(12): 2421-2432.

[2]　HE S M, YANG L, YE S, et al. MPOD: Applications of integrated multi-omics database for medicinal plants[J]. Plant Biotechnology Journal, 2022, 20: 797-799.

[3]　MENG F B, TANG Q, CHU T Z, et al. TCMPG: an integrative database for traditional Chinese medicine plant genomes[J]. Horticulture Research, 2022, 9: uhac060.

[4]　TABATA S, KANEKO T, NAKAMURA Y, et al. Sequence and analysis of chromosome 5 of the plant *Arabidopsis thaliana*[J]. Nature, 2000, 408(6814): 823-825.

[5]　GOFF S A, RICKE D, LAN T H, et al. A draft sequence of the rice genome (*Oryza sativa* L. ssp. *japonica*) [J]. Science, 2002, 296(5565): 92-94.

[6]　TUSKAN G A, DIFAZIO S, JANSSON S, et al. The genome of black cottonwood, *Populus trichocarpa* (Torr. & Gray) [J]. Science, 2006, 313(5793): 1596-1604.

[7]　HUANG S, LI R, ZHANG Z, et al. The genome of the cucumber, *Cucumis sativus* L.[J]. Nat Genet, 2009, 41(12): 1275-1281.

[8]　FEUILLET C, EVERSOLE K. Solving the maize[J]. Science, 2009, 326(5956): 1071-1072.

[9]　SCHMUTZ J, CANNON S B, SCHLUETER J. Genome sequence of the palaeopolyploid soybean[J]. Nature, 2010, 463(7278): 178-183.

[10] 刘蓉蓉 . 高等植物基因组测序回顾与展望 [J]. 生物技术通报 , 2011(5): 11-14.

[11] CHEN S L, XU J, LIU C, et al. Genome sequence of the model medicinal mushroom *Ganoderma lucidum*[J]. Nat Commun, 2012, 3: 913.

[12] SHEN Q, ZHANG L D, LIAO Z H, et al. The genome of *Artemisia annua* provides insight into the evolution of asteraceae family and artemisinin biosynthesis[J]. Mol Plant, 2018, 11(6): 776-788.

[13] GUO L, WINZER T, YANG X, et al. The opium poppy genome and morphinan production[J]. Science, 2018, 362 (6412): 343-347.

[14] GAMBLE T. Using RAD-seq to recognize sex-specific markers and sex chromosome systems[J]. Mol Ecol, 2016, 25(10): 2114.

[15] MHORA T T, ERNEST E G, WISSER R J, et al. Genotyping-by-sequencing to predict resistance to lima bean downy mildew in a diversity panel[J]. Phytopathology, 2016, 106(10): 1152-1158.

[16] YE Y, CAI M, JU Y, et al. Identification and validation of SNP markers linked to dwarf traits using SLAF-Seq technology in *Lagerstroemia*[J]. PLoS ONE, 2016, 11(7): e0158970.

[17] WU K, LIU H, YANG M, et al. High-density genetic map construction and QTLs analysis of grain yield-related traits in sesame (*Sesamum indicum* L.) based on RAD-Seq techonology[J]. BMC Plant Biol, 2014, 14(1): 274.

[18] VELMURUGAN J, MOLLISON E, BARTH S, et al. An ultra-high density genetic linkage map of perennial ryegrass (*Lolium perenne*) using genotyping by sequencing (GBS) based on a reference shotgun genome assembly[J] Ann Bot, 2016, 118(1): 71-87.

[19] MA J Q, HUANG L, MA C L, et al. Large-scale SNP discovery and genotyping for constructing a high-density genetic map of tea plant using specific-locus amplified fragment sequencing (SLAF-seq) [J]. PLoS ONE, 2015, 10(6): e0128798.

[20] LIN M, CAI S, WANG S, et al. Genotyping-by-sequencing (GBS) identified SNP tightly linked to QTL for pre-harvest sprouting resistance[J]. Theor Appl Genet, 2015, 128(7): 1385-1395.

[21] LI B, TIAN L, ZHANG J, et al. Construction of a high-density genetic map based on large-scale markers developed by specific length amplified fragment sequencing (SLAF-seq) and its application to QTL analysis for isoflavone content in *Glycine max*[J]. BMC Genomics, 2014, 15(1): 1086.

[22] ZHAO X, HUANG L, ZHANG X, et al. Construction of high-density genetic linkage map and identification of flowering-time QTLs in orchardgrass using SSRs and SLAF-seq[J]. Sci Rep, 2016, 6: 29345.

[23] PENG Y, HU Y, MAO B, et al. Genetic analysis for rice grain quality traits in the YVB stable variant line using RAD-seq[J]. Mol Genet Genomics, 2016, 291(1): 297-307.

[24] XIONG H, SHI A, MOU B, et al. Genetic diversity and population structure of cowpea (*Vigna unguiculata* L. Walp) [J]. PLoS ONE, 2016, 11(8): e0160941.

[25]　王尧龙，黄璐琦，袁媛，等. 药用植物转录组研究进展 [J]. 中国中药杂志，2015, 40(11): 2055-2061.

[26]　LUO H, SUN C, SUN Y, et al. Analysis of the transcriptome of *Panax notoginseng* root uncovers putative triterpene saponin-biosynthetic genes and genetic markers[J]. BMC Genomics, 2011, 12(Suppl 5): S5.

[27]　HUANG L L, YANG X, SUN P, et al. The first Illumina-based de novo transcriptome sequencing and analysis of safflower flower[J]. PLoS ONE, 2012, 7(6): e38653.

[28]　YANG L, DING G, LIN H, et al. Transcriptome analysis of medicinal plant *Salvia miltiorrhize* and identification of genes related to tanshinone biosynthesis[J]. PLoS ONE, 2013, 8 (11): e80464.

[29]　VAN MOERKERCKE A, FABRIS M, POLLIER J, et al. CathaCyc, a metabolic pathway database built from *Catharanthus roseus* RNASeq data[J]. Plant Cell Physiol, 2013, 54(5): 673-685.

[30]　ITKIN M, DAVIDOVICH-RIKANATI R, COHEN S, et al. The biosynthetic pathway of the nonsugar, high-intensity sweetener mogroside Ⅴ from *Siraitia grosvenorii*[J]. Proc Natl Acad Sci USA, 2016, 113(47): E7619-E7628.

[31]　TEOH K H, POLICHUK D R, REED D W, et al. *Artemisia annua* L. (Asteraceae) trichome-specific cDNAs reveal CYP71AV1, a cytochrome P450 with a key role in the biosynthesis of the antimalarial sesquiterpene lactone artemisinin[J]. FEBS Lett, 2006, 580 (5): 1411-1416.

[32]　ZHANG Y, TEOH K H, REED D W, et al. The molecular cloning of artemisinic aldehyde Δ11(13) reductase and its role in glandular trichome-dependent biosynthesis of artemisinin in *Artemisia annua*[J]. J Biol Chem, 2008, 283 (31): 21501-21508.

[33]　PADDON C J, WESTFALL P J, PITERA D J, et al. High－level semisynthetic production of the potent antimalarial artemisinin[J]. Nature, 2013, 496 (7446): 528-532.

[34]　WALKER K, SCHOENDORF A, CROTEAU R. Molecular cloning of a taxa-4(20)，11(12)-dien-5 alpha-ol-O-acetyl transferase cDNA from Taxus and functional expression in *Escherichia coli*[J]. Arch Biochem Biophys, 2000, 374 (2): 371-380.

[35]　WALKER K, CROTEAU R. Molecular cloning of a 10-deacetylbaccatin Ⅲ-10-O-acetyl transferase cDNA from Taxus and functional expression in *Escherichia coli*[J]. Proc Natl Acad Sci USA, 2000, 97 (2): 583-587.

[36]　LUO X, REITER M A, D'ESPAUX L, et al. Complete biosynthesis of cannabinoids and their unnatural analogues in yeast[J]. Nature, 2019, 567 (7746): 123-126.

[37]　ZIRPEL B, STEHLE F, KAYSER O. Production of Δ9-tetrahydrocannabinolic acid from cannabigerolic acid by whole cells of Pichia (Komagataella) pastoris expressing Δ9-tetrahydrocannabinolic acid synthase from *Cannabis sativa* L[J]. Biotechnol Lett, 2015, 37 (9): 1869-1875.

[38]　TAURA F, SIRIKANTARAMAS S, SHOYAMA Y, et al. Cannabidiolic-acid synthase, the chemotype-determining enzyme in the fiber-type *Cannabis sativa*[J]. FEBS Lett, 2007, 581 (16): 2929-2934.

[39]　DAI Z B, LIU Y, ZHANG X A, et al. Metabolic engineering of *Saccharomyces cerevisiae* for production of

ginsenosides[J]. Metab Eng, 2013, 20: 146-156.

[40] HAN J Y, KIM H J, KWON Y S, et al. The Cyt P450 enzyme CYP716A47 catalyzes the formation of protopanaxadiol from dammarenediol- II during ginsenoside biosynthesis in *Panax ginseng*[J]. Plant Cell Physiol, 2011, 52 (12) : 2062-2073.

[41] YAN X, FAN Y, WEI W, et al. Production of bioactive ginsenoside compound K in metabolically engineered yeast[J]. Cell Res, 2014, 24 (6) : 770-773.

[42] XU Z C, LUO H M, JI A J, et al. Global identification of the full-length transcripts and alternative splicing related to phenolic acid biosynthetic genes in *Salvia miltiorrhiza*[J]. Front Plant Sci, 2016, 7: 100.

[43] GUO J, ZHOU Y J, HILLWIGC M L, et al. CYP76AH1 catalyzes turnover of miltiradiene in tanshinones biosynthesis and enables heterologous production of ferruginol in yeasts[J]. Proc Natl Acad Sci USA, 2013, 110 (29): 12108-12113.

[44] GUO J, MA X H, CAI Y, et al. Cytochrome P450 promiscuity leads to a bifurcating biosynthetic pathway for tanshinones[J]. New Phytol, 2016, 210 (2): 525-534.

[45] COLLU G, UNVER N, PELTENBURG-LOOMAN A M, et al. Geraniol 10-hydroxylase, a cytochrome P450 enzyme involved in terpenoid indole alkaloid biosynthesis[J]. FEBS Lett, 2001, 508 (2): 215-220.

[46] IRMLER S, SCHRODER G, ST-PIERRE B, et al. Indole alkaloid biosynthesis in *Catharanthus roseus*: new enzyme activities and identification of cytochrome P450CYP72A1 as secologanin synthase[J]. Plant J, 2000, 24 (6): 797-804.

[47] LUCA V, DE MARINEAU C, BRISSON N, et al. Molecular cloning and analysis of cDNA encoding a plant tryptophan decarboxylase: comparison with animal dopa decarboxylases[J]. Proc Natl Acad Sci USA, 1989, 86 (8): 2582-2586.

[48] MCKNIGHT T D, ROESSNER C A, DEVAGUPTA R, et al. Nucleotide sequence of a cDNA encoding the vacuolar protein strictosidine synthase from *Catharanthus roseus*[J]. Nucleic Acids Res, 1990, 18(16): 4939.

[49] GEERLINGS A, IBAEZ M M, MEMELINK J, et al. Molecular cloning and analysis of strictosidine beta-D-glucosidase, an enzyme in terpenoid indole alkaloid biosynthesis in *Catharanthus roseus*[J]. J Bio Chem, 2000, 275 (5): 3051-3056.

[50] AIMIN H, TAO L, LACY D, et al. Nocardia sp. carboxylic acid reductase: cloning, expression, and characterization of a new aldehyde oxidoreductase family[J]. Appl Environ Microbiol, 2004, 70(3): 1874-1881.

[51] NAKANO M M, CORBELL N, BESSON J, et al. Isolation and characterization of sfp: a gene that functions in the production of the lipopeptide biosurfactant, surfactin, in *Bacillus subtilis*[J]. Mol Gen Genet, 1992, 232 (2): 313-321.

[52] BAI Y F, BI H P, ZHUANG Y B, et al. Production of salidroside in metabolically engineered *Escherichia*

coli[J]. Sci Rep, 2014, 4: 6640.

[53] TORRENS-SPENCE M P, PLUSKAL T, LI F S, et al. Complete pathway elucidation and heterologous reconstitution of rhodiola salidroside biosynthesis[J]. Mol Plant, 2018, 11 (1): 205-2017.

[54] ZHAO H, WANG J, TANG Q, et al. Functional expression of two NADPH-cytochrome P450 reductases from *Siraitia grosvenorii*[J]. Int J Biol Macromol, 2018, 120(Pt B): 1515-1524.

[55] 黄昆 . 大豆遗传图谱的构建 [J]. 现代农业科技 , 2008, (7): 121-130.

[56] 李灿东 . 大豆 QTL 作图群体与定位方法研究进展 [J]. 大豆科技 , 2014, (3): 20-22.

[57] YAMAMOTO T, KIMURA T, SHODA M, et al. Genetic linkage maps constructed by using an interspecific cross between Japanese and European pears[J]. Theor Appl Genet, 2002, 106(1): 9-18.

[58] HURME P, SILLANP M J, ARJAS E, et al. Genetic basis of climatic adaptation in scots pine by bayesian quantitative trait locus analysis[J]. Genetic, 2000, 156(3): 1309-1322.

[59] GRATTAPAGLIA D, SEDEROFF R. Genetic linkage maps of *Eucalyptus grandis* and *Eucalyptus urophylla* using a pseudo-testcross: mapping strategy and RAPD markers[J]. Genetics, 1994, 137(4): 1121-1137.

[60] LITT M, LUTY J A. A hypervariable microsatellite revealed by in vitro amplification of a dinucleotide repeat within the cardiac muscle actin gene[J]. Am J Hum Genet, 1989, 44(3): 397-401.

[61] WILLIAMS J G, KUBELIK A R, et al. DNA polymorphisms amplified by arbitrary primers are useful as genetic markers[J]. Nucleic Acids Res, 1990, 18(22): 6531-6535.

[62] LI G, QUIROS C F. Sequence-related amplified polymorphism(SRAP), a new marker system based on a simple PCR reaction: its application to mapping and gene tagging in *Brassica*[J]. Thero Appl Genet, 2001, 103(2): 455-461.

[63] VOS P, HOGERS R, BLEEKER M, et al. AFLP: a new technique for DNA fingerprinting[J]. Nucleic Acids Res, 1995, 23 (21): 4407-4414.

[64] LAI E, RILEY J, PURVIS L, et al. A 4-Mb high-density single nucleotide polymorphism-based map around human APOE[J]. Genomics, 1998, 54(1): 31-38.

[65] LANDER E S, GREEN P, BRAHAMSON J, et al. Mapmaker: an interactive computer package for constructing primary genetic linkage maps of experimental and natural populations[J]. Genomics, 1987, 1(2): 174-181.

[66] STAM P. Construction of integrated genetic linkage maps by means of a new computer package: joinmap[J]. Plant J, 1993, 3(5): 739-744.

[67] DE GIVRY S, BOUCHEZ M, CHABRIER P, et al. Carhta gene: multipopulation integrated genetic and radiation hybrid mapping[J]. Bioinformatics, 2005, 21(8): 1703-1704.

[68] 阮成江 , 何祯详 , 钦佩 . 我国农作物 QTL 定位研究的现状和进展 [J]. 植物学通报 , 2003, 20(1): 10-20.

[69] SAX K. The Association of size differences with seed-coat pattern and pigmentation in *Phaseolus*

vulgrais[J]. Genetics, 1923, 8(6): 552-560.

[70]　LANDER E S, BOTSTEIN D. Mapping mendelian factors underlying quantitative traits using RFLP linkage maps[J]. Genetics, 1989, 121(1): 185-199.

[71]　ZENG Z B. Precision mapping of quantitative trait loci[J]. Genetics, 1994, 136(4): 1457-1468.

[72]　KAO C H, ZENG Z B, TEASDALE R D. Multiple interval mapping for quantitative trait loci[J]. Genetics, 1999, 152(3): 1203-1216.

[73]　朱军 . 运用混合线性模型定位复杂数量性状基因的方法 [J]. 浙江大学学报 : 自然科学版 , 1999, 33(3): 327-335.

[74]　BASTEN C J, WEIR B S, ZENG Z B. Zmap-a QTL cartographer in: Smith C, Gavor JS, Benkel B, Chesnais J, Fairfull W, Gibson JP, Kennedy BW, Burnside EB, cds. Proccedings of the 5th world congress on genetics applied to livestock production: computing strategies and software [J]. Guelph Ontario Canada, 1994, 22: 65-66.

[75]　WANG D L, ZHU J, LI Z K, et al. Mapping QTLs with epistatic effects and QTL × environment interactions by mixed linear model approaches[J]. Theor Appl Genet, 1999, 99(7): 1255-1264.

[76]　YANG J, ZHU J, WILLIANS R W. Mapping the genetic architecture of complex traits in experimental population[J]. Bioinformatics, 2007, 23(12): 1527-1536.

[77]　YANG J, HU C C, HU H, et al. QTLNetwork: mapping and visualizing genetic architecture of complex traits in experimental population[J]. Bioinformatics, 2008, 24(5): 721-723.

[78]　FLINT-GARCIA S A, THUILLET A C, YU J, et al. Maize association population: a high-resolution platform for quantitative trait locus dissection[J]. Plant J, 2005, 44(6): 1054-1064.

[79]　FLINT-GARCIA S A, THORNSBERRY J M, BUCKLER E S. Structure of linkage disequilibrium in plants[J]. Annu Rev Plant Biol, 2003, 54(4): 357-374.

[80]　金亮 , 包劲松 . 植物性状 - 标记关联分析研究进展 [J]. 分子植物育种 , 2009, 7(6): 1048-1063.

[81]　THORNSBERRY J M, GOODMAN M M, DOEBLEY J, et al. *Dwarf8* polymorphisms associate with variation in flowering time[J]. Nat Genet, 2001, 28(3): 286-289.

[82]　SUBEDI S R, SANDHU N, SINGH V K, et al. Genome-wide association study reveals significant genomic regions for improving yield, adaptability of rice under dry direct seeded cultivation condition[J]. BMC Genomics, 2019, 20: 471.

[83]　REN D, WANG X C, YANG M, et al. A new regulator of seed size control in *Arabidopsis* identified by a genome-wide association study[J]. New Phytol, 2019, 222(2): 895-906.

[84]　TAO Y F, ZHAO X R, WANG X M, et al. Large-scale GWAS in sorghum reveals common genetic control of grain size among cereals[J]. Plant Biotechnology Journal, 2019, 18(4):1093-1105.

[85]　LEE S, VAN K, SUNG M, et al. Genome-wide association study of seed protein, oil and amino acid contents in soybean from maturity groups I to IV[J]. Theoretical and Applied Genetics, 2019, 132:1639-

1659.

[86] ZHENG J, WU H, ZHU H B, et al. Determining factors, regulation system, and domestication of anthocyanin biosynthesis in rice leaves[J]. New Phytol, 2019, 223(2): 705-721.

[87] RUBIO B, COSSON P, CABALLERO M, et al. Genome-wide association study reveals new loci involved in *Arabidopsis thaliana* and *Turnip mosaic virus* (TuMV) interactions in the field[J]. New Phytol, 2019, 221(4): 2026-2038.

[88] WEN L, CHANG H X, BROWN P J, et al. Genome-wide association and genomic prediction identifies soybean cyst nematode resistance in common bean including a syntenic region to soybean Rhg1 locus[J]. Hortic Res, 2019, 6: 9.

[89] DOSSA K, LI D, ZHOU R, et al. The genetic basis of drought tolerance in the high oil crop *Sesamum indicum*[J]. Plant Biotechnol J, 2019, 17(9): 1788-1803.

[90] DO T D, VUONG T D, DUNN D, et al. Identification of new loci for salt tolerance in soybean by high-resolution genome-wide association mapping[J]. BMC Genomics, 2019, 20(1): 318.

[91] WANG Z, YANG L, LIU Z, et al. Natural variations of growth thermo-responsiveness determined by SAUR26/27/28 proteins in *Arabidopsis thaliana*[J]. New Phytol, 2019, 224(1): 291-305.

[92] YANO K, MORINAKA Y, WANG F, et al. GWAS with principal component analysis identifies a gene comprehensively controlling rice architecture[J]. Proc Natl Acad Sci USA, 2019, 116(42): 21262-21267.

[93] WU D, LIANG Z, YAN T, et al. Whole-genome resequencing of a worldwide collection of rapeseed accessions reveals the geneticbasis of ecotype divergence[J]. Mol Plant, 2019, 12(1): 30-43.

[94] ELSADR H, SHERIF S, BANKS T, et al. Refining the genomic region containing a major locus controlling fruit maturity in peach[J]. Sci Rep, 2019, 9(1): 7522.

[95] OREN E, TZURI G, VEXLER L, et al. The multi-allelic *APRR2* gene is associated with fruit pigment accumulation in melon and watermelon[J]. J Exp Bot, 2019, 70(15): 3781-3794.

[96] SEKHON R S, SASKI C, KUMAR R, et al. Integrated genome-scale analysis identifies novel genes andnetworks underlying senescence in maize[J]. Plant Cell, 2019, 31(9): 1968-1989.

[97] BAISON J, VIDALIS A, ZHOU L H, et al. Genome-wide association study identified novel candidate loci affecting wood formation in *Norway spruce*[J]. The Plant Journal, 2019, 100: 83-100.

[98] CHEN J X, ZHOU H, XIE W B, et al. Genome-wide association analyses reveal the genetic basis of combining ability in rice[J]. Plant Biotechnology Journal, 2019, 17: 2211-2222.

[99] LIU H J, YAN J B. Crop genome-wide association study: a harvest of biological relevance[J]. The Plant Journal, 2019, 97: 8-18.

[100] RAFALSKI A, MORGANTE M. Corn and humans: recombination and linkage disequilibrium in two genomes of similar size[J]. Trends Genetics, 2004, 20(2): 103-111.

[101] 王荣焕, 王天宇, 黎裕. 关联分析在作物种质资源分子评价中的应用 [J]. 植物遗传资源学报, 2007,

8(3): 366-372.

[102] YU J, HOLLAND J B, MEMULLEN M D, et al. Genetic design and statistical power of nested association mapping in maize[J]. Genetics, 2008, 178(1): 539-551.

[103] WU D, GUO Z L, YE J L, et al. Combining high-throughput micro-CT-RGB phenotyping and genome-wide association study to dissect the genetic architecture of tiller growth in rice[J]. Journal of Experimental Botany, 2019, 70(2): 545-561.

[104] TIEMAN D, ZHU G T, RESENDE M F R, et al. A chemical genetic roadmap to improved tomato flavor[J]. Science, 2017, 355(6323): 391-394.

[105] RAFALSKI J A. Association genetics in crop improvement[J]. Curr Opin Plant Biol, 2010, 13(2): 1-7.

[106] WANG Z X, YANG L Y, WU D X, et al. Polymorphisms in cis-elements confer *SAUR26* gene expression difference for thermo-response natural variation in *Arabidopsis*[J]. New Phytologist, 2021, 229: 2751-2764.

[107] ZHU G T, WANG S C, HUANG Z J, et al. Rewiring of the fruit metabolome in tomato breeding[J]. Cell, 2018, 172: 249-261.

[108] IZADI-DARBANDI A, YAZDI-SAMADI B. Marker-assisted selection of high molecular weight glutenin alleles related to bread-making quality in Iranian common wheat (*Triticum aestivum* L.) [J]. J Genet, 2012, 91(2): 193-198.

[109] TANWEER F A, RAFII M Y, SIJAM K, et al. Introgression of blast resistance genes (Putative Pi-b and Pi-kh) into elite rice cultivar MR219 through marker-assisted selection[J]. Front Plant Sci, 2015, 6(32): 1002.

[110] WANG Z X, YANO M, YAMANOUCHI U, et al. The *Pib* gene for rice blast resistance belongs to the nucleotide binding and leucine-rich repeat class of plant disease resistance genes[J]. Plant J, 1999, 19(1): 55-64.

[111] SHARMA T R, MADHAV M S, SINGH B K, et al. High-resolution mapping, cloning and molecular characterization of the Pi-k (h) gene of rice, which confers resistance to *Magnaporthe grisea*[J]. Mol Genet Genomics, 2005, 274(6): 569-578.

[112] SURESHKUMAR S, TAMILKUMAR P, SENTHIL N, et al. Marker assisted selection of low phytic acid trait in maize (*Zea mays* L.) [J]. Hereditas, 2014, 151(1): 20-27.

[113] LOHITHASWA H C, JYOTHI K, SUNIL KUMAR K R, et al. Identification and introgression of QTLs implicated in resistance to sorghum downy mildew (*Peronosclerospora sorghi* (Weston and Uppal) C. G. Shaw) in maize through marker-assisted selection[J]. J Genet, 2015, 94(4): 741-748.

[114] KNOLL J, EJETA G. Marker-assisted selection for early-season cold tolerance in sorghum: QTL validation across populations and environments[J]. Theor Appl Genet, 2008, 116(4): 541-553.

[115] GAO P, LIU S, ZHU Q L, et al. Marker-assisted selection of Fusarium wilt-resistant and gynoecious melon (*Cucumis melo* L.) [J]. Genet Mol Res, 2015, 14(4): 16255-16264.

[116] ZHANG J, SONG Q, CREGAN P B, et al. Genome-wide association study, genomic prediction and

marker-assisted selection for seed weight in soybean (*Glycine max*) [J]. Theor Appl Genet, 2016, 129(1): 117-130.

[117] 陈伟, 范楚川, 钦洁, 等. 分子标记辅助选择改良甘蓝型油菜种子油酸和亚麻酸含量 [J]. 分子植物育种, 2011, 9(2): 190-197.

[118] SHOKEEN B, CHOUDHARY S, SETHY N K, et al. Development of SSR and gene-targeted markers for construction of a framework linkage map of *Catharanthus roseus*[J]. Ann Bot, 2011, 108(2): 321-336.

[119] FENG S, ZHAO H, LU J, et al. Preliminary genetic linkage maps of Chinese herb *Dendrobium nobile* and *D. moniliforme*[J]. J Genet, 2013, 92(2): 205-212.

[120] ZHAN Q Q, SUI C, WEI J H, et al. Construction of genetic linkage map of *Bupleurum chinense* DC. using ISSR and SSR markers[J]. Acta Pharmaceutica Sin, 2010, 45(4): 517-523.

[121] LIU L, MA X, WEI J, et al. The first genetic linkage map of Luohanguo(*Siraitia grosvenorii*) based on ISSR and SRAP markers[J]. Genome, 2011, 54(1): 19-25.

[122] 宗成堃, 宋振巧, 陈海梅, 等. 利用 SSR、SRAP 和 ISSR 分子标记构建首张丹参遗传连锁图谱 [J]. 药学学报, 2015, 50(3): 360-366.

[123] ANBESSA Y, TARAN B, WARKENTIN T D, et al. Genetic analyses and conservation of QTL for ascochyta blight resistance in chickpea(*Cicer arietinum* L.) [J]. Theor Appl Genet, 2009, 119 (4): 757-765.

[124] ZHANG Q, LI L, VANBUREN R, et al. Optimization of linkage mapping strategy and construction of a high-density American lotus linkage map[J]. BMC Genomics, 2014,15(1): 372.

[125] 刘甜. 利用 SLAF-seq：技术构建高密度丹参连锁图谱 [D]. 泰安：山东农业大学, 2016: 1-49.

[126] LU J, LIU Y, XU J, et al. High-density genetic map construction and stem total polysaccharide content-related QTL exploration for chinese endemic *Dendrobium*(Orchidaceae) [J]. Front Plant Sci, 2018, 9: 398.

[127] 董林林, 陈中坚, 王勇, 等. 药用植物 DNA 标记辅助育种（一）：三七抗病品种选育研究 [J]. 中国中药杂志, 2017, 42(1): 56-62.

[128] GRAHAM I A, BESSER K, BLUMER S, et al. The genetic map of *Artemisia annua* L. identifies loci affecting yield of the antimalarial drug artemisinin[J]. Science, 2010, 327 (5963): 328-331.

[129] 沈奇, 张栋, 孙伟, 等. 药用植物 DNA 标记辅助育种（Ⅱ）丰产紫苏新品种 SNP 辅助鉴定及育种研究 [J]. 中国中药杂志, 2017, 42(9): 1668-1672.

[130] 耿立召, 刘传亮, 李付广. 农杆菌介导法与基因枪轰击法结合在植物遗传转化上的应用 [J]. 西北植物学报, 2005, (1): 205-210.

[131] SHAW C H, LEEMANS J, SHAW C H, et al. A general method for the transfer of cloned genes to plant cells[J]. Gene, 1983, 23(3): 315-330.

[132] KLEIN R M, WOLF E D, WU R, et al. High-velocity microprojectiles for delivering nucleic acids into living cells[J]. Biotechnology, 1987, 24(6117): 384-386.

[133] HESS D. Investigation on the intra-and interspecific transfer of anthocyanin genes using pollen as

vectors[J]. Zeitschrift Fuer Pflanzenphyxiologie, 1980, 98(4): 321-337.

[134] BYTEBIER B, DEBOECK F, DE GREVE H, et al. T-DNA organization in tumor cultures and transgenic plants of the monocotyledon *Asparagus officinalis*[J]. Proc Natl Acad Sci USA, 1987, 84(15): 5345-5349.

[135] HIEI Y, OHTA S, KOMARI T, et al. Efficient transformation of rice(*Oryza sativa* L.) mediated by *Agrobacterium* and sequence analysis of the boundaries of the T-DNA[J]. Plant J, 1994, 6(2): 271-282.

[136] FRICK S, KRAMELL R, KUTCHAN T M. Metabolic engineering with a morphine biosynthetic P450 in opium poppy surpasses breeding[J]. Metab Eng, 2007, 9 (2): 169-176.

[137] DESGAGNE-PENIX I, FACCHINI P J. Systematic silencing of benzylisoquinoline alkaloid biosynthetic genes reveals the major route to papaverine in opium poppy[J]. Plant J, 2012, 72 (2): 331-344.

[138] INUI T, KAWANO N, SHITAN N, et al. Improvement of benzylisoquinoline alkaloid productivity by overexpression of 3'-hydroxy-nmethylcoclaurine 4'-o-methyltransferase in transgenic *Coptis japonica* plants[J]. Biol Pharm Bull, 2012, 35 (5): 650-659.

[139] YAN T, CHEN M, SHEN Q, et al. HOMEODOMAIN PROTEIN 1 is required for jasmonate-mediated glandular trichome initiation in *Artemisia annua*[J]. New Phytol, 2017, 213 (3): 1145-1155.

[140] 罗青, 曲玲, 曹有龙, 等. 抗蚜虫转基因枸杞的初步研究 [J]. 宁夏农林科技, 2001, (1): 1-3.

[141] CHEN N, LIU Y, LIU X, et al. Enhanced tolerance to water deficit and salinitystress in transgenic *Lycium barbarum* L. plants ectopically expressing ATHK1, an *Arabidopsis thaliana* histidine kinase gene[J]. Plant Mol Biol Rep, 2009, 27 (3): 321-333.

[142] WU Y, LIU C, KUANG J, et al. Overexpression of *SmLEA* enhances salt and drought tolerance in *Escherichia coli* and *Salvia miltiorrhiza*[J]. Protoplasma, 2014, 251 (5): 1191-1199.

[143] WEI T, DENG K, GAO Y, et al. *Arabidopsis* DREB1B in transgenic *Salvia miltiorrhiza* increased tolerance to drought stress without stunting growth[J]. Plant Physiol Biochem, 2016, 104: 17-28.

[144] 化文平, 刘文超, 王喆之, 等. 干涉丹参 SmORA1 对植物抗病和丹参酮类次生代谢的影响 [J]. 中国农业科学, 2016, 49(3): 491-502.

[145] 曾雯雯. 罗汉果遗传转化体系的建立与 CS 基因的转化研究 [D]. 南宁: 广西大学, 2015: 1-63.

[146] 毛碧增, 孙丽, 刘雪辉. 基因枪转化双价防卫基因获得抗立枯病白术 [J]. 中草药, 2008, 39(1): 99-102.

[147] YASHODAHARA V, SADANANDAM A. Biolistic transformation of *Scoparia dulcis* L[J]. Physiol Mol Biol Plants, 2016, 22(1): 61-68.

[148] YU C, QIAO G, QIU W, et al. Molecular breeding of water lily: engineering cold stress tolerance into tropical water lily[J]. Hort Res, 2018, 5: 73.

[149] CEASAR S A, RAJIAN V, PRYKHOZHIJ S V, et al. Insert, remove or replace: a highly advanced genome editing system using CRISPR/Cas9[J]. Biochim Biophys Acta, 2016, 1863(9): 2333-2344.

[150] ZHANG Y, LIANG Z, ZONG Y, et al. Efficient and transgene-free genome editing in wheat through transient expression of CRISPR/Cas9 DNA or RNA[J]. Nat Commun, 2016, 7: 12617.

[151] KIM Y G, CHA J, CHANDRASEGARAN S. Hybrid restriction enzymes: zinc finger fusions to Fok Ⅰ cleavage domain[J]. Proc Natl Acad Sci USA, 1996, 93(3): 1156-1160.

[152] KAY S, HAHN S, MAROIS E, et al. A bacterial effector acts as a plant transcription factor and induces a cell size regulator[J]. Science, 2007, 318(5850): 648-651.

[153] CHRISTIAN M, CERMAK T, DOYLE E L, et al. Targeting DNA double-strand breaks with TAL effector nucleases[J]. Genetics, 2010, 186(2): 757-761.

[154] BARRANGOU R, FREMAUX C, DEVEAU H, et al. CRISPR provides acquired resistance against viruses in prokaryotes[J]. Science, 2007, 315(5819): 1709-1712.

[155] JINEK M, CHYLINSKI K, FONFARA I, et al. A programmable dual-RNA-guided DNA endonuclease in adaptive bacterial immunity[J]. Science, 2012, 337(6096): 816-821.

[156] CONG L, RAN F A, COX D, et al. Multiplex genome engineering using CRISPR/Cas systems[J]. Science, 2013, 339 (6121): 819-823.

[157] ZETSCHE B, GOOTENBERG J S, ABUDAYYEH O O, et al. Cpf1 is a single RNA-guided endonuclease of a class 2 CRISPR-Cas system[J]. Cell, 2015, 163(3): 759-771.

[158] QI Y, ZHANG Y, ZHANG F, et al. Increasing frequencies of sitespecific mutagenesis and gene targeting in *Arabidopsis* by manipulating DNA repair pathways[J]. Genome Res, 2013, 23 (3): 547-554.

[159] TOWNSEND J A, WRIGHT D A, WINFREY R J, et al. High frequency modification of plant genes using engineered zinc finger nucleases[J]. Nature, 2009, 459(7245): 442-445.

[160] SHAN Q, WANG Y, LI J, et al. Genome editing in rice and wheat using the CRISPR/Cas system[J]. Nat Protoc, 2014, 9(10): 2395-2410.

[161] WANG Y, CHENG X, SHAN Q, et al. Simultaneous editing of three homoeoalleles in hexaploid bread wheat confers heritable resistance to powdery mildew[J]. Nat Biotechnol, 2014, 32 (9): 947-951.

[162] ZHOU H, HE M, LI J, et al. Development of commercial thermosensitive genic male sterile rice accelerates hybrid rice breeding using the CRISPR/Cas9-mediated TMS5 editing system[J]. Sci Rep, 2016, 6: 37395.

[163] PAN C, YE L, QIN L, et al. CRISPR/Cas9-mediated efficient and heritable targeted mutagenesis in tomato plants in the first and later generations[J]. Sci Rep, 2016, 6: 24765.

[164] REN C, LIU X, ZHANG Z, et al. CRISPR/Cas9-mediated efficient targeted mutagenesis in Chardonnay (*Vitis vinifera* L.) [J]. Sci Rep, 2016, 6: 32289.

[165] SUN Z, LI N, HUANG G, et al. Site-specific gene targeting using transcription activator-like effector (TALE)-based nuclease in *Brassica oleracea*[J]. J Intergr Plant Biol, 2013, 55 (11): 1092-1103.

[166] PEER R, RIVLIN G, GOLOBOVITCH S, et al. Targeted mutagenesis using zinc-finger nucleases in perennial fruit trees[J]. Planta, 2015, 241(4): 941-951.

[167] JIA H, WANG N. Targeted genome editing of sweet orange using Cas9/sgRNA[J]. PLoS ONE, 2014, 9(4): e93806.

[168] ZHANG D, ZHANG H, LI T, et al. Perfectly matched 20-nucleotide guide RNA sequences enable robust genome editing using high-fidelity SpCas9 nucleases[J]. Genome Biol, 2017, 18(1): 191.

[169] KOMOR A C, KIM Y B, PACKER M S, et al. Programmable editing of a target base in genomic DNA without double-stranded DNA cleavage[J]. Nature, 2016, 533(7603): 420-424.

[170] LI Z, XIONG X, WANG F, et al. Gene disruption through base editing-induced messenger RNA missplicing in plants[J]. New Phytol, 2019, 222(2): 1139-1148.

[171] ZONG Y, SONG Q, LI C, et al. Efficient C-to-T base editing in plants using a fusion of nCas9 and human APOBEC3A[J]. Nat Biotechnol, 2018, doi: 10.1038/nbt.4261.

[172] REN B, YAN F, KUANG Y, et al. Improved base editor for efficiently inducing genetic variations in rice with CRISPR/Cas9-guided hyperactive hAID mutant[J]. Mol Plant, 2018, 11(4): 623-626.

[173] ABUDAYYEH O O, GOOTENBERG J S, ESSLETZBICHLER P, et al. RNA targeting with CRISPR–Cas13[J]. Nature, 2017, 550(7675): 280-284.

[174] LI S Y, LI J Y, ZHANG J H, et al. Synthesis-dependent repair of Cpf1-induced double-strand DNA breaks enables targeted gene replacement in rice[J]. J Exp Bot, 2018, 69(20): 4715-4721.

[175] MIKI D, ZHANG W, ZENG W, et al. CRISPR/Cas9-mediated gene targeting in *Arabidopsis* using sequential transformation[J]. Nat Commun, 2018, 9(1): 1967.

[176] TANG X, REN Q, YANG L, et al. Single transcript unit CRISPR 2.0 systems for robust Cas9 and Cas12a mediated plant genome editing[J]. Plant Biotechnol J, 2019, 17(7): 1431-1445.

[177] BOSHER J M, LABOUESSE M. RNA interference: genetic wand and genetic watchdog[J]. Nat Cell Biol, 2000, 2(2): E31-E36.

[178] MAO Y, YANG X, ZHOU Y, et al. Manipulating plant RNA-silencing pathways to improve the gene editing efficiency of CRISPR/Cas9 systems[J]. Genome Biol, 2018, 19(1): 149.

[179] LEE K, CONBOY M, PARK H M, et al. Nanoparticle delivery of Cas9 ribonucleoprotein and donor DNA in vivo induces homology-directed DNA repair[J]. Nat Biomed Eng, 2017, 1: 889-901.

[180] LIU Q, WANG C, JIAO X, et al. Hi-TOM: a platform for high-throughput tracking of mutations induced by CRISPR/Cas systems[J]. Sci China Life Sci, 2019, 62(1): 1-7.

[181] CHEN L, LI W, KATIN-GRAZZINI L, et al. A method for the production and expedient screening of CRISPR/Cas9-mediated non-transgenic mutant plants[J]. Hortic Res, 2018, 5: 13.

[182] HE Y, ZHU M, WANG L, et al. Programmed self-elimination of the CRISPR/Cas9 construct greatly accelerates the isolation of edited and transgene-free rice plants[J]. Mol Plant, 2018, 11(9): 1210-1213.

[183] ZHANG H, SI X, JI X, et al. Genome editing of upstream open reading frames enables translational control in plants[J]. Nat Biotechnol, 2018, 36(9): 894-898.

[184] LI T, YANG X, YU Y, et al. Domestication of wild tomato is accelerated by genome editing[J]. Nat Biotechnol, 2018, doi: 10.1038/nbt.4273.

[185] XING S, JIA M, WEI L, et al. CRISPR/Cas9-introduced single and multiple mutagenesis in strawberry[J]. J Genet Genomics, 2018, 45(12): 685-687.

[186] RODRÍGUEZ-LEAL D, LEMMON Z H, MAN J, et al. Engineering quantitative trait variation forcrop improvement by genome editing[J]. Cell, 2017, 171(2): 470-480.

[187] PELEMAN J D, VAN DER VOORT J R. Breeding by design[J]. Trends Plant Sci, 2003, 8(7): 330-334.

[188] 王建康, 李慧慧, 张学才, 等. 中国作物分子设计育种 [J]. 作物学报, 2011, 37(2): 191-201.

[189] 孙立洋, 贾香楠, 陈晓阳, 等. 分子设计育种研究进展及其在林木育种中应用 [J]. 世界林业研究, 2010, 23(4): 26-29.

[190] DAI Z, LU Q, LUAN X, et al. Development of a platform for breeding by design of CMS restorer lines based on an SSSL library in rice (*Oryza sativa* L.) [J]. Breed Sci, 2016, 66(5): 768-775.

[191] FAUX A M, GORJANC G, GAYNOR R C, et al. AlphaSim: software for breeding program simulation[J]. Plant Genome, 2016, 9(3): 1-14.

[192] MA J, WINGEN L U, ORFORD S, et al. Using the UK reference population Avalon × Cadenza as a platform to compare breeding strategies in elite western european bread wheat[J]. Mol Breed, 2015, 35(2): 70.

[193] ITHIN M, HEINIG U, TZFADIA O, et al. Biosynthesis of antinutritional alkaloids in solanaceous crops is mediated by clustered genes[J]. Science, 2013, 341(6142): 175-179.

[194] ZHU Z, SUN B, CAI W, et al. Natural variations in the MYB transcription factor MYB31 determine the evolution of extremely pungent peppers[J]. New Phytol, 2019, 223(2): 922-938.

[195] FRUSCIANTE S, DIRETTO G, BRUNO M, et al. Novel carotenoid cleavage dioxygenase catalyzes the first dedicated step in saffron crocin biosynthesis[J]. Proc Natl Acad Sci USA, 2014, 111(33): 12246-12251.

[196] MÜLLER T M, BÖTTCHER C, MORBITZER R, et al. Transcription activator-like effector nuclease-mediated generation and metabolic analysis of camalexin-deficient cyp71a12 and cyp71a13 double knockout lines[J]. Plant Physiol, 2015, 168(3): 849-858.

[197] JIANG W Z, HENRY I M, LYNAGH P G, et al. Significant enhancement of fatty acid composition in seeds of the allohexaploid, *Camelina sativa*, using CRISPR/Cas9 gene editing[J]. Plant Biotechnol J, 2017, 15(5): 648-657.

[198] ALAGOZ Y, GURKOK T, ZHANG B, et al. Manipulating the biosynthesis of bioactive compound alkaloids for next-generation metabolic metabolic engineering in opium poppy using CRISPR-Cas 9 genome editing technology[J]. Sci Rep, 2016, 6: 30910.

[199] SHI J, GAO H, WANG H, et al. ARGOS8 variants generated by CRISPR-Cas9 improve maize grain yield under field drought stress conditions[J]. Plant Biotechnol, 2017, 15(2): 207-216.

[200] WANG F, WANG C, LIU P, et al. Enhanced rice blast resistance by CRISPR/Cas9-targeted mutagenesis of

the ERF transcription factor gene *OsERF922*[J]. PLoS ONE, 2016, 11 (4): e0154027.

[201] SOUTH P F, CAVANAGH A P, LIU H W, et al. Synthetic glycolate metabolism pathways stimulate crop growth and productivity in the field[J]. Science, 2019, 363(6422).: eaat9077.

[202] WURTZEL E T, VICKERS C E, HANSON A D, et al. Revolutionizing agriculture with synthetic biology[J]. Nat Plants, 2019, 5(12): 1207-1210.

[203] 陶莉, 王跃进, 尤敏, 等. AFLP 用于构建罗汉果 DNA 指纹图谱及其幼苗雌雄鉴别 [J]. 武汉植物学研究, 2005, 23(1): 77-80.

[204] 李惠敏, 黄夕洋, 高成伟, 等. 罗汉果雌雄株同工酶性别鉴定研究 [J]. 广西植物, 2007, 27(5): 792-795.

[205] 秦新民, 黄夕洋, 蒋水元. 罗汉果性别相关的 RAPD 标记 [J]. 广西师范大学学报：自然科学版, 2007, 25 (3): 109-112.

[206] BOUALEM A, TROADEC C, CAMPS C, et al. A cucurbit androecy gene reveals how unisexual flowers develop and dioecy emerges[J]. Science, 2015, 350(6261): 688-691.

[207] ZHANG Y, ZHANG X, LIU B, et al. A GAMYB homologue *CsGAMYB1* regulates sex expression of cucumber via an ethylene-independent pathway[J]. J Exp Bot, 2014, 65(12): 3201-3213.

[208] XIA M, HAN X, HE H, et al. Improved de novo genome assembly and analysis of the Chinese cucurbit *Siraitia grosvenorii*, also known as monk fruit or luo-han-guo[J]. Gigascience, 2018, 7(6):giy067.

[209] KNOPF R R, TREBITSH T. The female-specific *Cs-ACS1G* gene of cucumber. A case of gene duplication and recombination between the non-sex-specific 1-aminocyclopropane-1-carboxylate synthase gene and a branched-chain amino acid transaminase gene[J]. Plant Cell Physiol, 2006, 47(9): 1217-28.

[210] CHEN H, SUN J, LI S, et al. An ACC oxidase gene essential for cucumber carpel development[J]. Mol Plant, 2016, 9(9): 1315-1327.

[211] TAO Q, NIU H, WANG Z, et al. Ethylene responsive factor ERF110 mediates ethylene-regulated transcription of a sex determination-related orthologous gene in two *Cucumis* species[J]. J Exp Bot, 2018, 69(12): 2953-2965.

[212] QIAO J, LUO Z, CUI S, et al. Modification of isoprene synthesis to enable production of curcurbitadienol synthesis in *Saccharomyces cerevisiae*[J]. J Ind Microbiol Biotechnol, 2019, 46(2): 147-157.

[213] GUNASEKARAN K, NUSSINOV R. How different are structurally flexible and rigid binding sites? Sequence and structural features discriminating proteins that do and do not undergo conformational change upon ligand binding[J]. Journal of Molecular Biology, 2007, 365(1): 257-273.

[214] 焉雅涛, 王义, 王康宇, 等. 氧化鲨烯环化酶（OSC）基因家族研究进展 [J]. 人参研究, 2015, 27(2): 49-53.

[215] 陶苏丹, 刘佳, 陈喜文, 等. 点饱和突变技术及其在蛋白质工程中的应用 [J]. 中国生物工程杂志, 2007, 27(8): 82-86.

[216] HOSHINO T. β-Amyrin biosynthesis: catalytic mechanism and substrate recognition[J]. Organic & Biomolecular Chemistry, 2017, 15(14): 1-55.

[217] PORALLA K, HEWELT A, PRESTWICH G D, et al. A specific amino acid repeat in squalene and oxidosqualene cyclases[J]. Trends in Biochemical Sciences, 1994, 19(4): 157-158.

[218] ABE I, ROHMER M, PRESTWICH G D. Enzymatic cyclization of squalene and oxidosqualene to sterols and triterpenes[J]. Chem Rev, 1993, 93: 2189-2206.

[219] COREY E J, CHENG H, BAKER C H, et al. Studies on the substrate binding segments and catalytic action of lanosterol synthase affinity labeling with carbocations derived from mechanism-based analogs of 2,3-oxidosqualene and site-directed mutagenesis probes[J]. Jamchemsoc, 1997, 119(6): 1289-1296.

[220] THOMA R, SCHULZGASCH T, D'ARCY B, et al. Insight into steroid scaffold formation from the structure of human oxidosqualene cyclase[J]. Nature, 2004, 432(7013): 118-122.

[221] WU T K, GRIFFIN J H. Conversion of a plant oxidosqualene-cycloartenol synthase to an oxidosqualene-lanosterol cyclase by random mutagenesis[J]. Biochemistry, 2002, 41(26): 8238-8244.

[222] WU T K, LIU Y T, CHANG C H. Histidine residue at position 234 of oxidosqualene-lanosterol cyclase from *Saccharomyces cerevisiae* simultaneously influences cyclization, rearrangement, and deprotonation reactions[J]. Chembiochem, 2005, 6(7): 1177-1181.

[223] WU T K, LIU Y T, CHANG C H, et al. Site-saturated mutagenesis of histidine 234 of *Saccharomyces cerevisiae* oxidosqualene-lanosterol cyclase demonstrates dual functions in cyclization and rearrangement reactions[J]. Journal of the American Chemical Society, 2006, 128(19): 6414-6419.

[224] WENDT K U, LENHART A, SCHULZ G E. The structure of the membrane protein squalene-hopene cyclase at 2.0 A resolution[J]. J mol biol, 1999, 286(1): 175-187.

[225] LODEIRO S, SCHULZ-GASCH T, MATSUDA S P. Enzyme redesign: two mutations cooperate to convert cycloartenol synthase into an accurate lanosterol synthase[J]. Journal of the American Chemical Society, 2005, 127(41): 14132-14133.

[226] KUSHIRO T, SHIBUYA M, MASUDA K, et al. Mutational studies on triterpene synthases: engineering lupeol synthase into β-Amyrin synthase[J]. Journal of the American Chemical Society, 2000, 122(29): 6816-6824.

[227] SCHULZ-GASCH T, STAHL M. Mechanistic insights into oxidosqualene cyclizations through homology modeling[J]. Journal of Computational Chemistry, 2003, 24(6): 741-753.

[228] 刘颖, 张宁, 王学勇, 等. 甘草鲨烯合酶基因多态性对其编码酶催化效率影响的研究 [J]. 中国中药杂志, 2012, 37(24): 3777-3783.

[229] 邢朝斌, 劳凤云, 龙月红, 等. 刺五加鲨烯合酶和鲨烯环氧酶基因单核苷酸多态性及其与总皂苷量的相关性研究 [J]. 中草药, 2012, 43(10): 2020-2024.

[230] ZHANG H, YANG H, ZHANG M, et al. Identification of flavonol and triterpene glycosides in Luo-Han-

Guo extract using ultra-high performance liquid chromatography/quadrupole time-of-flight mass spectrometry[J]. Journal of Food Composition & Analysis, 2012, 25(2): 142-148.

[231] LU F, LI D, FU C, et al. Studies on chemical fingerprints of *Siraitia grosvenorii* fruits (Luo Han Guo) by HPLC[J]. Journal of Natural Medicines, 2012, 66(1): 70-76.

[232] LUO Z, SHI H, ZHANG K, et al. Liquid chromatography with tandem mass spectrometry method for the simultaneous determination of multiple sweet mogrosides in the fruits of *Siraitia grosvenorii* and its marketed sweeteners[J]. Journal of Separation Science, 2016, 39(21): 4124-4135.

[233] QIAO J, LUO Z, LI Y, et al. Effect of abscisic acid on accumulation of five active components in root of *Glycyrrhiza uralensis*[J]. Molecules, 2017, 22(11): E1982.

[234] KUSANO M, ABE I, SANKAWA U, et al. Purification and some properties of squalene-2,3-epoxide: lanosterol cyclase from rat liver [J]. Chemical & Pharmaceutical Bulletin, 1991, 39(1): 239-241.

[235] ABE I, EBIZUKA Y, SEO S, et al. Purification of squalene-2,3-epoxide cyclases from cell suspension cultures of *Rabdosia japonica* Hara[J]. Febs Letters, 1989, 249(1): 100-104.

[236] 唐其, 马小军, 莫长明, 等. 罗汉果全基因组 Survey 分析 [J]. 广西植物, 2015, 35(6): 786-791.

[237] WANG W, MAULEON R, HU Z, et al. Genomic variation in 3,010 diverse accessions of Asian cultivated rice[J]. Nature, 2018, 557(7703): 43-49.